老年疾病诊疗与康复

主编◎ 祝和成　等

JC 吉林科学技术出版社

图书在版编目（CIP）数据

老年疾病诊疗与康复 / 祝和成等主编. -- 长春:
吉林科学技术出版社, 2022.8
ISBN 978-7-5578-9503-7

Ⅰ. ①老… Ⅱ. ①祝… Ⅲ. ①老年病-诊疗②老年病
-康复 Ⅳ. ①R592

中国版本图书馆CIP数据核字(2022)第115942号

老年疾病诊疗与康复

主　　编　祝和成等
出 版 人　宛　霞
责任编辑　史明忠
封面设计　山东道克图文快印有限公司
制　　版　山东道克图文快印有限公司
幅面尺寸　185mm×260mm
字　　数　524 千字
印　　张　22.25
印　　数　1-1500 册
版　　次　2022年8月第1版
印　　次　2023年3月第1次印刷

出　　版　吉林科学技术出版社
发　　行　吉林科学技术出版社
地　　址　长春市福祉大路5788号
邮　　编　130118
发行部电话/传真　0431-81629529 81629530 81629531
81629532 81629533 81629534
储运部电话　0431-86059116
编辑部电话　0431-81629518
印　　刷　三河市嵩川印刷有限公司

书　　号　ISBN 978-7-5578-9503-7
定　　价　198.00元

《老年疾病诊疗与康复》编委会

主　编

祝和成　济南市第四人民医院
李　辉　济南市第四人民医院
苏　琳　济南市第四人民医院
乔　青　济南市第四人民医院
崔振红　济南市第四人民医院
张秀杰　济南市第四人民医院

副主编

鞠永红　济南市第四人民医院
张玉洁　济南市第四人民医院
刘海睿　济南市第四人民医院
周凯丽　济南市第四人民医院
陈　虹　山东大学附属生殖医院

前　言

随着老年医学蓬勃发展，现已成为医学领域中一门独立的新兴学科。研究衰老与延缓衰老和老年病的防治为该学科的主要内容。中医、西医及中西医结合治疗等多种方法综合应用治疗老年病已经成为老年病治疗学的发展趋势，有关临床专著层出不穷，在指导老年病治疗方面起着重要的作用。“健康与长寿”是医学永恒的主题，编写本书的根本目的，即是延缓老年人群因老而衰，提高他们的生活质量，减轻社会负担，为老人的健康长寿而奋斗。

本书详细介绍了临床常见的老年病，包括老年心血管疾病、老年呼吸系统疾病、老年消化系统疾病、老年内分泌系统疾病、老年神经系统疾病、老年肾脏疾病、老年肿瘤。最后分别对老年常见疾病的康复、老年护理、老年保健进行了阐述。本书贴近临床，具有相当的权威性、时效性、实用性，可为本科生、研究生和临床医师提供参考。充分重视老年人群疾病的防治，是落实和完善科学发展观，构建和谐社会的迫切需要。希望本书能为我国老年医学专业人才的培养贡献一份力量，为迎接人口老龄化高潮的到来做好准备。

在本书编写过程中，由于我们的业务水平所限，难免产生一些缺点和错误，敬请广大读者提出批评和建议。

编　者

目　　录

第一章 老年心血管疾病

第一节 老年心律失常

老年心律失常(ECA)是一种常见的疾病,主要有各种早搏、心动过速、心房颤动与扑动、各种房室传导阻滞及病态窦房结构综合征等。1990 年 Manyari 等报道,无心脏疾病的 60 岁以上老年人中,74%有房性心律失常,64%有室性心律失常。同时,老年人各种心血管疾病的发生率增高,更易发生致命性心律失常,其中室性心律失常最常见。

一、过早搏动

过早搏动是在心脏基本节律中出现一个或几个期外收缩,按其起源可以分为室上性(房性与交界性)与室性过早搏动。

(一)病因

(1)过早搏动可发生于无器质性心脏病的正常老年人,称之功能性早搏。

(2)过早搏动常见于冠心病、高血压心脏病、风湿性心脏病、肺源性心脏病、心肌病与心肌炎等器质性心脏病以及嗜铬细胞瘤、甲状腺功能亢进等疾患。老年人以冠心病、高血压最常见。

(3)可见于电解质紊乱,如低血钾。

(4)药物作用或中毒,如洋地黄、奎尼丁、肾上腺素等。

(5)心导管检查与心脏手术等机械性刺激。

(二)分型

1.室上性过早搏动

(1)概述:房性早搏 P 波提前出现,形态异于窦性 P 波,QRS 形态多正常,有时伴室内差异性传导,房室交界性早搏 QRS 提前出现,形态多为正常,P 波多掩盖于 QRS 中,或出现在 QRS 前。PR 间期小于0.12 s,在Ⅱ、Ⅲ、AVF 导联 P 波倒置,此即逆行性 P 波,或出现在 QRS 之后,PR<0.12 s。老年人室上性早搏较常见。部分患者发展成房性心动过速和心房颤动。

(2)治疗:①室上性早搏无明显症状且对患者血流动力学影响甚微者,可以不治疗。②由于情绪激动及烟酒过度引起的早搏,应去除诱因,口服地西泮等镇静剂。③患者症状明显,心功能尚可,可以口服维拉帕米(异搏定)40~80 mg,每日 3 次,或口服 β_1 受体阻滞剂如美托洛尔(倍他乐克)12.5~50 mg,每日1 次。严密观察心律,酌情减量。④如果患者心功能不良,口服地高辛 0.25 mg,每日 1 次,或酌情调整剂量。

2.室性过早搏动

(1)概述:室性早搏 QRS 波群宽大畸形并提前出现。其前无相关 P 波。其后常有完全性代偿间歇期。室性早搏可以单个出现。也可以成对出现。或呈二联律、三联律及并行心律形式出现。

(2)治疗:①无明显症状的功能性早搏不必治疗。②室性早搏引起心悸、胸闷等临床症状者。可以口服美西律(慢心律)0.1～0.2 g,每日3次,或普罗帕酮(心律平)0.15 g,每日3次,或胺碘酮0.2 g,每日3次,达到总量5 g后减量维持。③洋地黄过量引起的室性早搏,应立即停用洋地黄,可用氯化钾2～3 g加入5%葡萄糖中滴注,同时口服氯化钾溶液,必要时缓慢推注苯妥英钠125 mg。④下述室性早搏对血流动力学影响较大,因为可能发展成室性心动过速或心室颤动,故应予以高度重视,严重器质性心脏病,尤其是患急性心肌梗死,严重心脏病瓣膜病患者;心功能不良,射血分数低于40%者;临床症状明显,有眩晕、黑朦或晕厥者;心电图:室性早搏呈Lown3级以上表现者(多源、成对、连续3个以上或有R on T现象);心肺复苏后出现室性早搏者;心电图伴有QT间期延长者。

紧急控制室性早搏可以推注利多卡因50～100 mg。有效后以1～4 mg/min速度维持滴注。或将普罗帕酮70 mg加入50%葡萄糖20 mL中滴注。或缓慢静脉注射10%硫酸镁10～20 mL。

二、心动过速

(一)窦性心动过速

1.概述

窦性心律超过100次/min者称之为窦性心动过速,最高可180次/min。窦性心动过速时症状轻重不一,一般只有心率超过140次/min才需治疗,但二尖瓣狭窄及冠心病患者轻度窦性心动过速就可以引起明显症状,应及早治疗。再则健康老年人,最好心率随着年龄的增大而降低,平均心率在老年人也有下降的趋势,因此老年人出现窦性心动过速时,常比年轻人的症状更明显,常需要处理。

2.治疗

(1)若无明显的心肺功能不全,首选β受体阻滞剂,如阿替洛尔每次使用6.25～12.5 mg。每日1～2次。

(2)心力衰竭引起的窦性心动过速,口服地高辛0.25 mg,每日1次,或者静脉注射西地兰0.2～0.4 mg。

(二)阵发性室上性心动过速

1.概述

阵发性室上性心动过速(PSVT)心率150～250次/min。节律齐整。QRS一般不增宽。偶尔合并束支阻滞。PSVT包括以下7种类型。

(1)窦房结折返性心动过速(SNRT)。

(2)心房内折返性心动过速(LART)。

(3)心房自律性心动过速(AAT)。

(4)房室结折返性心动过速(AVNRT)慢快型。

(5)房室结折返性心动过速(AVNRT)快慢型。

(6)预激综合征房室折返性心动过速(AVRT)顺向型。

(7)预激综合征房室折返性心动过速(AVRT)逆向型。

2.病因

PSVT常见于无器质性心脏病患者，近年认为预激综合征及房室结双通道是PSVT常见原因，少数情况下PSVT可合并先天性心脏病，风湿性心脏病或冠心病。心房自律性心动过速可见于冠心病及洋地黄中毒等情况，在老年人较多见。

3.治疗

(1)终止PSVT发作：①刺激迷走神经的方法仍为首选措施，但老年人应以刺激咽部为宜，不宜按压颈动脉窦及眼球，否则可能导致心跳、呼吸停止。②如上述方法无效。患者无心力衰竭及低血压。可首选维拉帕米5～10 mg加入50%葡萄糖20 mL中，缓慢静脉注射，或用普罗帕酮70～150 mg加入50%葡萄糖20 mL中，静注。③如患者有心力衰竭。可用毛花苷丙0.4～0.8 mg加入50%葡萄糖20 mL静脉推注，但是预激综合征合并心房颤动者。禁用毛花苷丙和维拉帕米。④如果血压低，可用苯肾上腺素(新福林)5 mg或甲氧胺10 mg加入5%葡萄糖100 mL中静脉滴注，使血压升至17.3～20.0 kPa，反射性刺激迷走神经而使PSVT终止。但应慎用。⑤对于血压低心功能不良的PSVT患者。或预激综合征合并逆向AVRT心房颤动患者。可用直流电转复。

(2)防止PSVT复发：①患者本人应掌握1～2种兴奋迷走神经而终止发作的方法，如刺激咽喉催吐、憋气等。②频繁发作期间可以口服维拉帕米(异搏定)40～80 mg，每日3次，或普罗帕酮0.15 g。每日3次，以防止发作。③近年来，电消融治疗各型PSVT效果良好，成功率可达90%以上，并发症少，已迅速推广普及。

三、室性心动过速

1.概述

老年人室性心动过速有随年龄增高的趋势。据报告，健康老年人的室性早搏的发生率高达64%～90%。其中62%～80%为多源性。

室性心动过速是危险性心律失常，可致血流动力学严重障碍，心排血量减少，从而出现心力衰竭或休克，或者转变成心室颤动而致命。

室性心动过速可分为单形性与多形性两种。单形性室速是3～6个以上室性早搏连续出现。QRS宽大畸形，但形态基本一致，在其中可见融合波与窦性夺获，使QRS波不整。房室传导大多数呈分离状态，多形性室速QRS形态多，围绕等电位线扭转，多伴有QT间期延长。称之尖端扭转型室速。

2.病因

(1)老年人恶性心律失常，多见于器质性心脏病。75%死于冠心病，10%死于心肌病，10%死于心脏瓣膜病以及高血压心脏病、心肌炎等。

(2)药物中毒或药物作用：洋地黄、奎尼丁与锑剂中毒等。

(3)心脏内操作机械刺激，见于心导管检查、心脏造影与心脏手术等。

(4)有些室速患者无器质性心脏病，称之为特发性室速，如起源于右心室流出道与左心室心尖部的室速等，对血流动力学影响较小。

3.治疗

(1)终止单形性室速发作：①静脉推注利多卡因50～100 mg。必要时5～10 min后重复。但

20 min内总量不超过 250 mg 为宜。有效后以 1～4 mg/min 滴速维持。②普罗帕酮 70～150 mg 加入 50%葡萄糖 20 mL 中静脉注。③如果药物治疗无效。可用 100～200 J 直流电转复。

(2)预防复发:①可以口服美西律 0.1～0.2 g。每日 3 次。②如美西律无效,可选用普罗帕酮片0.15 g。每日 3 次、或口服胺碘酮 0.2 g,每日 3 次,7 d 后减量。长期口服注意其不良反应,胺碘酮的主要不良反应有皮疹、甲状腺功能紊乱、角膜后沉着物、肺硬化及视力障碍等,普罗帕酮的主要不良反应有眩晕、恶心、呕吐,并可能引起其他心律失常。③某些类型特发性室速与单源性室速可试用电消融或外科治疗。④消除不利因素。注意可能存在的低钾血症和(或)低镁血症、洋地黄中毒等。应予以纠正或消除;有无抗心律失常药物本身所诱发或加重的心律失常。如普托帕酮长期使用的老年人。促心律失常的发生率超过 10%;有无心肌梗死或失代偿的心功能不全;对有明显的左冠状动脉主干或三支冠状动脉病变者。应考虑作冠状动脉搭桥术。

(3)尖端扭转型室速的治疗:①去除诱因,由药物引起者,停用奎尼丁、胺碘酮等致心律失常药物,低血钾者补充氯化钾,家族性 Q-T 延长综合征用β受体阻滞剂治疗。②给予 10%硫酸镁 20 mL 加入 50%葡萄糖 20 mL 缓慢静注,有效后用 8 mg/min 速度滴注维持。③点滴异丙肾上腺素。1 mg 加 5%葡萄糖500 mL中。滴速从 1 mL/min 开始渐增,使心律维持在 100～120 次/min。改善心肌传导。缩短 QT 间期。可以终止室速,或者心脏起搏治疗。④禁用ⅠA、ⅠC 及Ⅲ类抗心律失常药物。因为这些药物会延长 QT 间期,使尖端扭转型室速恶化。

四、颤动与扑动

(一)心房颤动

1.概述

心房失去协调收缩,呈快速乱颤,称之为心房颤动。心房频率为 350 次/min 左右,心室率快且极不整齐,为 100～160 次/min。临床检查可见心音强弱不等、有脉搏短绌等。心房颤动可呈阵发性,也可呈持续性,轻者无症状,重者可致心悸、气短及胸闷等。二尖瓣狭窄合并快速房颤可致肺水肿。心房颤动是老年人常见的心律失常,约占老年人心律失常的 20%。

2.病因

(1)常见于心脏及传导系统退行性病变(约占 60%)。

(2)肺源性心脏病引起的心房颤动约占 20%,若肺功能较差,则呼吸功能改善后可使心房颤动自然消失,否则即使复律,则心房颤动也极易复发。

(3)高血压心脏病(约占 10%)。

(4)冠心病、甲状腺功能亢进症、预激综合征等。

(5)由风湿性心脏病引起的心房颤动,若心脏明显扩大,并有心功能不全者,心房颤动不宜复律。

(6)无明显原因的特发性心房颤动。

3.治疗

(1)减慢心室律:①口服地高辛,使心室率降至 100 次/min 以下,其中 8%患者可以转成窦性心律。由于房颤时心排血量减少,具有正性肌力作用的洋地黄制剂常为首选。②心功能较好者可以口服维拉帕米 40～80 mg,或氨酰心安 25 mg,或美多心安 50 mg,每日 3 次。

(2)转复成窦性心律:①药物心律转复法对发病时间 72 h 以内,超声心动图证实无二尖瓣疾病和左心衰竭者,可用氟卡胺 2.0 mg/kg,静注 1 次。不低于 15 min 完成。成功后口服索他洛尔 80 mg,2 次/d,维持窦性心律,或交替口服氟卡胺 50～100 mg,和乙胺碘呋酮 200 mg,1 次/d。如用胺碘酮,按每公斤体重 5 mg 给药,一般先用 150 mg 加入 5%葡萄糖 50～100 mL中静脉点滴,若未复律,再加 150 mg。据报道,每公斤体重 5 mg 给药不致心肌收缩力的抑制,而每公斤体重 10 mg 可致心功能减退。若有奎尼丁,则剂量宜小,以每日 0.4～0.6 g 为宜,无效时不必再加大剂量。老年人对奎尼丁的毒性作用较为敏感,使用时应慎重。②直流电心律转复对发病时间小于 12 个月。经超声心动图,甲状腺功能试验和胸部X线检查,证实无明显瓣膜疾病、左心室功能无严重障碍、左心房直径小于 50 mm 者,可选取进行一个月的抗凝治疗,然后用100～150 J电量进行直流电击,成功后,再按前述方法口服抗心律失常药物,随访 2 年。

(3)抗凝治疗:心房颤动不论是否伴有二尖瓣狭窄均易致动脉栓塞,尤其是脑动脉栓塞。动脉栓塞常见于房颤发生的数日至数周以及转复后,据报道,有卒中危险因素而未经抗凝治疗者,每年至少有4%～5%的人发生卒中。因老年房颤患者发生卒中的脑损害较重,约有半数以上患者致死或遗留严重残疾,故抗凝治疗用以预防房颤患者的卒中已成定论,抗凝剂可选用阿司匹林 50～300 mg,每日 1 次口服。如果发生了动脉栓塞,急性期可以滴注肝素,恢复期常用新抗凝或华法林等药物口服,使凝血酶原时间长至对照值的 2 倍。

(二)心房扑动

1.概述

心房扑动时 P 波消失,代之以规整的扑动波(F 波)频率 250～350 次/min,房室传导比例不等,从2∶1～4∶1,心室率 125～175 次/min,QRS 不增宽,药物治疗后室率可减慢,心房扑动常不稳定,有时可以转变成心房颤动。

2.病因

同心房颤动。

3.治疗

(1)减慢心室律,改善血液循环:主要使用延缓房室传导的药物。通常首选洋地黄制剂。如地高辛0.25 mg每日 1～2 次。或者静脉注射毛花苷丙 0.4～0.8 mg。如果患者心功能尚好。也可使用维拉帕米口服或静注。

(2)将心房扑动转变为窦性心律:给予较大剂量的洋地黄,地高辛首剂 0.5 mg,以后每 4 h 0.25 mg,直至总量达 3 mg,或者毛花苷丙静脉注射,1 d 总量可达 1.2 mg,可使部分心房扑动转变成窦性心律,但要谨防洋地黄中毒,心功能较好者,可以口服或静脉注射维拉帕米,或给予以奎尼丁 0.2 g,3 次/1 d,最有效的转复方法是电转复律,可用 20～40 J 小量直流电同步转复,成功率达 90%以上。

(3)防止复发:转复成功后,要长期口服地高辛维持,0.125～0.25 mg。1 次/d,或口服奎尼丁0.2 g,3 次/d,防止复发的根本方法是去除病因,例如手术治疗风湿性心脏瓣膜病,顽固性心房扑动引起血流动力学障碍者可试用电消融治疗。

(三)心室扑动与颤动

1.概述

心室扑动与颤动均为致命性心律失常,多见于严重心脏病、中毒与临终状态,发作时血压迅速降至0。继而意识丧失,应分秒必争进行抢救,心室扑动时,心电图 QRS-T 波消失,变成正弦样波形,每分钟150～250 次,心室颤动是心电图变成振幅不等、大小不一的颤动波,每分钟150～300次。

2.治疗

(1)现场急救:立即去除病因。及早进行心肺功能复苏及直流电非同步除颤。使用能量300～400 J。

(2)预防复发:可长期口服有效抗心律失常药物,如胺碘酮,或者安装心脏自动转复除颤器(AICD 与 PCD)。

五、窦性过缓性心律失常

窦性过缓性心律失常包括窦性心动过缓、窦性停搏、窦房阻滞与病态窦房结合征,在老年人中多见。

(一)窦性心动过缓

窦性心律每分钟低于 60 次。称之为窦性心动过缓(窦缓)。心电图 P 波形态正常。

1.病因

(1)生理性:心脏窦房结构中的起搏细胞随着年龄的增大而减少,故正常老年人的心率随着年龄增大而呈降低的趋势,老年人的心脏传导系统也发生退行性改变,60 岁时,左束支纤维束紧保留不到一半,代之以纤维组织增长,并且可见微小钙化。

(2)药物性:受体阻滞剂、维拉帕米、胺碘酮、利血平、吗啡、洋地黄、可乐定等药物可致窦缓。

(3)病理性:某些心肌梗死及缺血性心脏病、心肌病(如心肌淀粉样变)、病态窦房结综合征、颅内压升高、流感或伤寒等传染病,以及阻塞性黄疸等。

2.治疗

(1)无症状者不必治疗老年人心率在 55 次/min 以上时常无症状,但心率降到 40 次/min 时即引起眩晕,进一步降低时可致晕厥。

(2)阿托品口服 0.3 mg,或氨茶碱 0.1 g,每日 3 次,必要时静脉注射阿托品 0.5 mg,无心肌缺血时,滴注异丙基肾上腺素,滴速 1～2 μg/min,效果更好。

(3)烟酰胺:烟酰胺可增加呼吸链的逆氢作用,从而促进线粒体中能量的产生,有助于恢复窦房结和传导系统的功能,一般开始每日用 400 mg 静脉点滴,无不良反应后 600～1 000 mg/d 滴注。

(二)窦性停搏

窦性心律中有一段停顿,停搏时间不是 P-P 间期的倍数。见于某些心肌梗死、心肌纤维化及退行性变、洋地黄中毒,或者迷走神经张力亢进等情况,治疗上与窦性心动过缓相同。

(三)窦房阻滞

窦性心律中有一段停顿,其间期恰好是基础 P-P 间期的整数倍,即为窦房阻滞。窦房阻滞分为Ⅰ度、Ⅱ度与Ⅲ度，在体表心电图上，只能诊断出Ⅱ度窦房阻滞，对Ⅰ度与Ⅲ度窦房阻滞不能诊断。Ⅱ度Ⅰ型窦房阻滞表现P-P间期逐渐缩短，之后出现间歇，间歇期小于两个P-P间期之和，窦房阻滞的原因与治疗与窦性心动过缓相同。

（四）病态窦房结综合征

1.概述

病态窦房结综合征系因窦房结与其周围心房肌器质性病变使窦房结功能障碍所致，迷走神经功能亢进加重窦房结功能失常。主要表现：①为持续性心动过缓，每分钟心率低于50次。②窦房阻滞与窦性停搏。③严重窦性心动过缓。窦性停搏或窦房阻滞与房性心动过速、心房颤动或扑动交替出现，即快慢综合征。上述异常可通过心电图、动态心电图进行诊断，有些病例在运动试验或静注阿托品1～2 mg后，心率不能达到90次，必要时，进行食管心房调搏，测定窦房结恢复时间＞2 s，均可以诊断为病态窦房结综合征。

2.治疗

（1）药物治疗：阿托品0.3 mg，普鲁本辛15 mg，麻黄碱30 mg，氨茶碱0.1 g，均每日3次，可以暂时加快心率，缓解症状。必要时滴注异丙基肾上腺素，每分钟1～2 μg，效果更好，但上述药物长期应用不良反应大，患者难以耐受。

（2）起搏治疗：出现下述情况者应考虑安装人工心脏起搏器：①严重心动过缓窦性停搏，以致出现阿斯综合征，威胁患者生命者。②严重心动过缓（心率小于40次/min）而致心力衰竭、晕厥等症状，药物治疗无效者。③慢性病窦综合征患者药物治疗困难者，因为加速心率的药物常易诱发房性心动过速，安装人工心脏起搏器后可使生活质量改善。

六、房室传导阻滞

（一）概述

当房室交界未处于不应期时心房激动向心室传导延缓或完全不能下传称房室传导阻滞。房室传导阻滞分为Ⅰ度、Ⅱ度与Ⅲ度。Ⅰ度房室传导阻滞心房激动向心室传导延缓。P-R间期超过0.20 s，Ⅱ度房室传导阻滞有两种类型，Ⅰ型又称文氏Ⅰ型阻滞，特点是P-R间期逐渐延长至脱落，R-P间期逐渐缩短。Ⅱ型又称莫氏Ⅱ型阻滞，P波突然脱落，其前P-R间期固定，Ⅱ度Ⅰ型阻滞通常是良性的，很少进展到高度房室传导阻滞、Ⅱ度Ⅱ型则容易发展成严重房室传导阻滞。Ⅲ度房室传导阻滞又称完全房室传导阻滞，心房激动完全不能导入心室，因此房室分离，心室由交界区或室内异位自律节奏点控制，室率30～60次/min不等。异位起搏点位置越低，心率越慢，常发生心绞痛、晕厥等严重症状，甚至猝死。

（二）病因

（1）迷走神经张力升高。

（2）器质性心脏病，如冠心病（尤为心肌梗死）、心肌炎、心肌病等。

（3）心脏传导系统非特异纤维化。

（4）药物中毒或不良反应，例如洋地黄、β受体阻滞剂等。

（5）心脏手术或心内操作（电消融、导管检查等）。

(三)治疗

1.药物治疗

(1)异丙肾上腺素 5～10 mg,每日 4～6 次口服,或 1～2 mg 加入 5%葡萄糖 500 mL 中静脉点滴,滴速 1～2 μg/min。

(2)阿托品 0.3～0.6 mg。每日 4～6 次,口服,或 0.5～1 mg 肌注或静注,每日 4～6 次。

(3)麻黄碱 25 mg,每日 3 次。

(4)肾上腺皮质激素适于急性心肌炎、急性心肌梗死或心脏手术后的高度房室传导阻滞,可选用泼尼松 10～20 mg,每日 3 次。或地塞米松 10～20 mg,静脉滴注。

(5)乳酸钠 10～20 mg 100 mL 静脉注射,适于高血钾及酸中毒所致Ⅲ度房室传导阻。

但是,药物治疗完全性房室传导阻滞的价值有限,由于药物作用时间短暂,不良反应大,往往不能长期使用,在特殊情况下,如下壁心肌梗死伴有完全房室传导阻滞者,可以用药物治疗。或在安装人工心脏起搏器前。用药物治疗作为应急处理。

2.安装人工起搏器

对于Ⅱ度Ⅱ型房室传导阻滞与阻滞点位于希氏束以下的Ⅲ度房室传导阻滞,以及三束支阻滞造成的完全性房室传导阻滞,安装人工心脏起搏器是确实可靠的治疗方法。

第二节　老年冠心病

一、病理生理学特点

(一)血管

动脉壁结构组分随着年龄的增长而改变,中心动脉的顺应性随着老龄将会降低。一方面老年人动脉壁的胶原纤维数量增加,并由于晚期糖化终产物(AGE)作用胶原纤维间相互连接更加稳定,另一方面年龄相关的弹力蛋白酶活性上调,使中心动脉的弹力纤维处于低水平,最终导致血管的弹性回缩力和血管膨胀能力降低。除了血管结构的改变,血管内皮功能也和年龄的增加相关,如一氧化氮(NO)生成减少,依赖于 NO 的血管扩张下降。其他分子生物学的变化包括特殊的基质金属蛋白酶、转化生长因子-β_1,血管紧张素Ⅱ等增加,也导致到内皮功能失调。

血管弹性和顺应性的降低,临床常常表现为单纯的收缩性高血压。其特点是收缩压增高而舒张压降低,脉压增大。老龄化血管不能很好地缓冲心脏收缩期射血产生的脉冲波,这种能量使通过主动脉和中心动脉的血流速度增加。增快的血流速度使得脉搏波提前反射回到心脏,在收缩期即可影响到心脏,心脏的后负荷增加。而正常情况下脉搏波反射回心脏往往在舒张期,协助冠状动脉充盈。老年人失去了这种冠脉灌注的帮助,再加上心脏后负荷的增加,即使没有严重的动脉粥样硬化病变、没有心肌需氧的增加、没有左室肥厚或供氧能力的降低如贫血,也可以造成心肌的缺血。

(二)心脏

老年人的心肌质量往往是增加的。即使没有后负荷增加如高血压或主动脉瓣狭窄,中心型左室肥厚仍然存在。由于心肌细胞的凋亡和坏死，心肌的数量减少，剩余的心肌细胞代偿性扩大。心肌肥厚可能和上述所说的动脉硬化致后负荷增加相关，也和长期的动脉压力负荷相关。成纤维细胞活性也影响老化心脏的功能。一方面成纤维细胞有益于心室重塑，连接剩余的心肌细胞，改善心排量，但过度的纤维化降低心室的顺应性，导致心功能障碍。舒张性功能不全是正常的心脏老化的生理改变。但进一步的舒张功能的受损将导致心力衰竭综合征。正常老化心脏的左室射血分数可仍然保持不变。另一个常见的老年人影像学改变是室间隔和主动脉根部的成角现象，即所谓的"sigmoid septum"。有时可伴有室间隔基底部的局限性明显肥厚。这一结构改变是否可引起左室流出道的梗阻，一直存在争议。在静息状态下，往往不会造成左室至主动脉的压力阶差，但在负荷状态或心室容量降低(如血容量不足)时可产生压力阶差，可能引起梗阻症状。

主动脉瓣膜硬化是老年人常常伴有的情况。主动脉瓣瓣叶增厚，但并没有血流受阻。在年龄大于75岁者，主动脉瓣硬化发生率可达40%。因主动脉瓣硬化并不造成左室流出道的梗阻，主动脉瓣硬化本身并不是病理性的。然而研究发现经超声心动证实的主动脉瓣的硬化是不良的心血管预后风险增加的标记。少数的主动脉瓣硬化可进一步进展发展成为主动脉瓣狭窄。

关于心血管生理功能衰老的另一重要概念是心室和血管的耦合性。这一理论认为老年人血管和左心室的僵硬度均增加，使得在静息状态下有稳定的心排血量。但是这种变化在一定程度上损害了心血管系统功能，以适应压力的增加，如减少了心脏的储备功能。在老年人静息状态下的心排血量和心排指数是正常的，但在运动或负荷状态下不能像年轻人一样随需要而增加，这和多方面的机制有关，如β肾上腺素能兴奋性的降低、最大心排血量的下降而使最大摄氧量减少(VO_2max)、心脏收缩力降低、舒张和收缩加速能力降低、组织获取氧气减少。

心脏传导系统随着心脏老化而逐步发生纤维化。在一个75岁的老人，估计窦房结中原有的起搏细胞功能正常的仅剩10%。正常的系统退化使得交感神经和副交感神经反应性降低，因而老年人的静息心率减慢，运动后的最大心率也减慢。

(三)其他相关器官的老化

在老年人，肾脏系统对心血管系统的影响最为直接。肾脏的老化，排钠能力下降；肾素-血管紧张素-醛固酮系统的改变，致钠重吸收障碍，临床出现水钠潴留。因此老年人较年轻人的容量变化更加明显。压力感受器反应性的降低，使体位改变引起的血压波动更为明显。

正常的老化还影响老年人的认知功能，即使未患有痴呆症或认知损伤者，仍可有此相关的问题。年龄相关的认知能力降低包括记忆、处理问题速度等。其原因尚不完全清楚，可能的假设如氧化应激、端粒缩短、免疫功能降低等等。心脏病患者是年龄相关的认知损伤的高危人群。步态不稳和移动不能在老年人非常常见，85岁以上老人的发生率可达82%。据报道50%以上的大于80岁的老年患者每年摔倒至少一次。移动不能和久坐不动的生活方式可影响其他系统的生理功能。精神神经系统方面的用药可增加跌倒的风险。老年人的运动训练可有效地改善系统功能和生活质量，减少跌倒的风险。

老年人的虚弱症常见，源于各种生理功能和生理储备能力的降低，使得全身生理性应激能力下降，而疾病的易感性增加。典型的虚弱患者有无意中的体重下降、活动减少和认知能力降低，并且是独立性丧失、残疾、住院和死亡的独立预测因子。

（四）老化和药理学

老年人的药代动力学和药效学均有明显改变。由于老年人容量分布的减少及肌酐清除率降低明显影响药物的浓度和作用。老年人易造成药物过量，药物的副作用可更加明显。例如抗凝药物合并出血的风险增加。老年人的肌肉质量下降，血清肌酐水平减低，而实际的肾功能水平也低于同一肌酐水平的非老年人。所有老年人均应根据克罗夫特方程计算其肾小球滤过率，指导经肾脏代谢药物的剂量调整。另一方面，老年人往往罹患疾病多种，看多科的医生，同时使用多种药物。在处方时需要关注药物的相互作用，避免药物不良反应发生的概率。

二、冠心病的流行病学

根据2011年国家统计局公布的数据，我国2010年城市居民心脏病死亡率为154.75/10万，占疾病死亡的20.88%，位居第2；农村居民心脏病死亡率为163.08/10万，占疾病死亡的17.86%，位居第3。根据美国循环杂志2012年的报道美国2008年心血管疾病死亡244.8/10万，占死亡人数的32.8%。而冠心病的死亡人数为405309人，即每6个死亡者中有1人死于冠心病。美国每年约有78.5万例新发的冠心病事件，约47万例再发心脏事件，几乎每分钟都有人死于冠心病。但是近50年来，随着对冠心病病因研究的深入，冠心病诊断技术、治疗方法的发展及冠心病预防工作的重视，冠心病的死亡率下降，患者的生命得以延长。由此，冠心病的流行病学出现两个特征，即急性心肌梗死死亡率的下降和冠心病种类的变化。ST段抬高心肌梗死（STEMI）发生率呈逐年下降的趋势，而非ST段抬高心肌梗死（NSTEMI）逐年上升。心力衰竭患者的发病率和住院比率逐年上升。这和多方面的因素相关，如STEMI死亡率下降、药物的规范化使用、血肌钙蛋白在临床广泛使用，以及人口的老龄化等。冠心病的流行病学特点和老龄密切，即随着年龄增加，冠心病的发病率和死亡率增加。据相关报道，每年因冠心病死亡者中，80%以上大于65岁。日本的MIYAGI-AMI注册研究提示近年心肌梗死随年龄增长的变迁，心肌梗死患者的年龄呈增长趋势，在女性更加明显。美国的报道提示冠心病发病率和死亡率均随年龄增加而明显增加。我国已经入老龄化社会，人口老龄化将会伴随一系列的心血管疾病的增加，老年心血管病的研究将是我们面临的重要课题。

多项流行病学研究已证实冠心病的危险因素包括有年龄、性别、冠心病家族史、高血压、糖尿病、血脂紊乱和吸烟史。其中吸烟、高血压、糖尿病、血脂异常等和动脉硬化、冠心病的发生和发展密切相关，并且有协同的致病作用。其他的冠心病相关危险因素还包括体力活动减少、肥胖、高同型半胱氨酸血症、外周动脉性疾病、肾脏疾病、凝血因子功能异常及精神因素等等。对于老年人，往往合并有多项危险因素或（和）合并有多种疾病、多脏器功能受损，因而老年人群的总体危险评估取决于多种危险因素及严重程度的总和。危险因素的确定和评估将为临床诊断和处理将提供有意义的参考。

（一）高血压

老年高血压是全球的公共卫生问题。Framingham流行病学研究显示高血压患病率随年龄增长而增加。在年龄＜60岁的人群中，高血压的患病率为27%；但在＞80岁的老年人群中，高血压的患病率高达90%。我国老年高血压患者总数已达8 346万，约占老年人群的一半，位居全球之首。高血压可以导致动脉粥样硬化，造成心、脑、肾和血管等靶器官的损害，约

80%的老年高血压患者合并临床相关性疾病。高血压患者常常伴有冠心病、心脏舒张或收缩功能不全、左心室肥厚、老年退行性瓣膜钙化等。根据 Shep 和 Hyvet 的研究,降压治疗能够明显降低心血管事件及脑卒中的发病率及死亡率。单纯收缩期高血压是老年人最常见的类型,并常常伴随脉压的升高。收缩压的增高和脉压的加大都和心脑血管事件的发生相关,尤其后者是心脑血管并发症的重要预测因子。舒张压的过度降低也会带来不利的结果。目前中国高血压指南推荐:老年人高血压的标准是 150 mmHg。

(二)糖尿病

糖尿病发病率逐年增加,全球目前有超过 1.5 亿糖尿病患者,其中 2 型糖尿病占约 90%。美国估计有 1 400 万人患糖尿病,我国成人糖尿病患病率超过 10%,约为 1 600 万人。Framingham 研究显示糖尿病是冠脉硬化和周围血管疾病的明确危险因素,相对危险性平均男性增加 2 倍,女性增加 3 倍。糖尿病是冠心病等危症的观点已为大家所接受。糖尿病患者粥样硬化发生较早,其大血管并发症包括冠心病、脑血管病和周围动脉疾病,心脏微血管病变可导致冠脉血流自主调节和血管紧张度受损,影响冠脉储备功能;同时糖尿病可致血管结构改变,造成中膜、内膜增生、血管纤维化等。临床更容易出现无症状性心肌缺血、心肌纤维化和左心功能异常。糖尿病与其他冠心病的危险因子常同时存在。中国数据显示 2 型糖尿病患者,40%~55%同时伴发高血压;合并血脂异常主要是甘油三酯升高,高密度脂蛋白胆固醇降低。老年患者血糖控制也是获益的,这类患者需进行综合治疗。

(三)血脂异常

血脂异常是冠心病的独立危险因素。高胆固醇血症和冠心病的相关性最为明显。血脂水平发生变化是随年龄变化的生理特点。流行病学的研究证实,在增龄过程中,总胆固醇(TC)、甘油三酯(TG)和低密度脂蛋白胆固醇(LDL-C)随年龄的增加而升高,但在 70 岁以后逐渐下降。高密度脂蛋白胆固醇相对稳定。老年人群的流行病学研究提示,老年人的总死亡率和心血管病死亡率与 LDL-C 水平呈 U 形关系,LDL-C 过低(<2 mmol/L)或过高(>5 mg/L)时,总死亡率和心血管病死亡率均升高,而在 3~4 mmol/L 时死亡率相对较低。多项临床研究证实了他汀类药物治疗的益处。他汀类药物除降低胆固醇,同时降低老年人的心血管疾病的发病率和死亡率,尤其对有多项危险因素者,效果更加明显。对于已患有冠心病的老年人,无论是稳定型冠心病或急性冠脉综合征患者,多项研究均提示他汀类药物治疗有益。对老年人血脂异常的诊断应注意排除继发因素,尤其是伴有多种疾病、服用多种药物的老年人。

(四)吸烟

吸烟通过多种途径增加冠心病的发病风险,ARIC 研究显示,吸烟(包括主动吸烟及被动吸烟)可导致动脉粥样硬化加重及不可逆转的进展,且吸烟可以促进血栓形成以致急性冠脉事件,这在吸烟相关死亡中起主要作用。根据相关研究结果,吸烟和血脂异常是导致急性心肌梗死的两个最重要的危险因素,而且吸烟与心肌梗死风险强相关性存在剂量-风险关系,吸烟大于 40 支/d 人群患心肌梗死的相对危险是不吸烟者的 9.16 倍。而 Framingham 心脏研究表明每吸烟 10 支/d,心血管病死亡率增加 31%。吸烟导致动脉硬化发生和发展的机制涉及多个方面:烟雾中含有氧化氮及许多种类的自由基使内源性抗氧化剂损耗,损伤内皮功能;吸烟可使血脂紊乱,使 HDL-C 降低而 LDL-C 升高;烟雾中的一氧化碳和血红蛋白结合,使氧合曲线右移,降低各种组织尤其是心肌细胞的氧供,加重心肌缺血、缺氧;吸烟者循环中组织因子活性明显高于非吸烟者,血栓形成风险增加。吸烟和冠心病的发病明确。多项临床研究提示老年人的吸烟人数少于非老年。

(五)其他

肥胖、体力活动减少、进食蔬菜、水果少、精神因素等等,也和冠心病的发病相关。这些危险因素通过直接或间接的作用,促进动脉硬化的发生和发展。如肥胖可加重高血压、胰岛素抵抗等;体力活动减少不利于血压、血脂、血糖的控制等等。同时,老年人往往合并多种疾病,伴有多个脏器功能减退,如慢性肾病、左心室肥厚、外周血管疾病等,这些危险因素增加了冠心病事件的发生。

四、冠心病的临床表现

老年冠心病分型与非老年相同,包括慢性心肌缺血综合征、急性冠状动脉综合征和冠状动脉疾病的其他表现形式。临床上老年冠心病的症状多不典型,如急性心肌梗死的临床表现尤其是胸痛症状往往不明显。在 NRMI 研究中,小于 65 岁组的 ACS 患者 77%以胸痛为发病症状,而大于 85 岁组的仅有 40%。其他不典型主述症状包括气短(49%)、大汗(26%)、恶心、呕吐(19%)等等。由此造成 NRMI 研究中的老年人群中仅有一半 MI 的患者被诊断出。Framingham 的研究同样提示无症状性心肌梗死或心肌梗死误诊的发生在老年人中更为常见。在整个人群中无症状的或误诊的心肌梗死数可达 25%,在老年人可高达 60%。老年人的 ACS 常常伴发于其他急症,或加重并发症病情,如肺炎、COPD、晕厥等。其原因和供养-需氧的不匹配相关,即当各种因素使心肌需氧增加、血液动力学负荷增加,而由于动脉粥样硬化,供氧不能相应增加所致。因此非特异的临床症状及并发症的表现使患者的主诉模糊不清,治疗受到延误,进而影响预后。老年人非特异性临床表现的病理生理机制有多种,如表 1-1 所示。

表 1-1 老年人非典型心肌梗死临床表现病理生理

主要症状	可能的机制
气短	心肌缺血致左室压力短暂升高
	急性左室收缩功能异常
	年龄依赖性肺部改变
	肺相关疾病
非典型症状	合并其他情况,疼痛注意力分散
无/非典型胸痛	疼痛感知改变:
	内源性阿片类水平增加
	阿片受体敏感性增加
	外周或中枢自主神经功能受损
	感觉神经病变
	缺血预适应
	缺血反复发作的发生率高
	合并糖尿病者多
	合并多支血管病变者多

续表

主要症状	可能的机制
神经系统症状(晕厥、卒中、急性思维紊乱)	侧支循环形成者多 症状的回忆、表达能力受损 相关的脑血管疾病 急性中枢神经系统血供减少 相关的并发症(栓塞、脑出血)

(一)急性冠状动脉综合征

急性冠脉综合征(ACS)包括急性 ST 段抬高心肌梗死、急性非 ST 段抬高心肌梗死和不稳定型心绞痛,是威胁老年人生命的最常见病因之一。老年 ACS 的特点包括:①病史:首发症状往往不典型,部分表现为胸痛或胸部不适,但常表现为气短。患者可有陈旧性心肌梗死病史,临床合并多种疾病。老年人中非 ST 段抬高的心肌梗死发病比例高于非老年,65 岁以下患者不足 40%,但 85 岁以上老年人占 55%。②心电图:心电图改变不典型或合并心脏传导阻滞,较多的老年人无法根据其心电图明确诊断。在 NRMI 研究中,NSTE ACS 患者<65 岁者,23%的人心电图改变无诊断意义,>85 岁者 43%无诊断意义。③常常合并收缩性或单纯舒张性心功能不全,使得老年 ACS 的危险进一步增高。④由于老年人 ACS 常和其他急症相伴,或加重并发症病情,如肺炎、COPD、晕厥等,非特异的临床症状及并发症的表现使患者的主诉模糊不清,治疗受到延误,进而影响预后。

(二)慢性心肌缺血综合征

慢性心肌缺血综合征包括稳定型心绞痛、隐匿型冠心病和缺血性心肌病。目前常用的心绞痛分级为加拿大心血管协会的分级。和非老年相比,老年患者的体力活动受限,其心绞痛症状部分为劳力性,还有部分为非劳力型。在休息和情绪激动时也可发生症状。老年患者的症状多为不典型心绞痛,由于部分患者的痛觉减退或记忆力减退,对疼痛持续时间、疼痛部位等描述往往不清楚。而非疼痛症状描述较多,如呼吸困难、胸闷、乏力、颈部、背部或腹部疼痛等等。无症状性心肌缺血的发生据报道甚至可达 50%,即心电图或其他负荷试验有心肌缺血的证据而患者无症状。这种无症状心肌缺血在合并糖尿病患者中更为多见。缺血性心肌病往往发生在反复的心肌缺血、缺氧导致的心肌细胞减少、坏死、心肌纤维化、心肌瘢痕形成的情况下。临床表现为心脏增大、心力衰竭和各种心律失常,往往为冠心病的晚期。在老年人群,除了冠心病之外,还应注意患者的基本健康状况,其他和年龄相关的状况如贫血、体弱、肾脏疾患、行动不便和认知障碍等老年的特殊性均应加以注意。

五、冠心病的辅助检查

(一)心电图检查

心电图检查作为最简单、常用的心脏辅助检查在诊断冠心病时有重要的作用。心电图检查包括静息态检查、负荷态检查、24 或 48 小时动态检查和心电监护等。是发现和诊断心肌缺血的重要方法。静息心电图在稳定的冠心病患者可以是正常的,常见的异常有水平型或下斜型 ST 段和 T 波的改变,尤其在冠心病的随访时可进行前后比较。异常 Q 波提示陈旧心肌梗死、出现左束支传导阻滞等心律失常对诊断上也有一定意义。但ST-T的改变可出现在多种情况,如高血压、心肌肥厚、电解质紊乱或一些药物的使用等,需密切结合临床实际情况。心电图负荷检查对冠心病诊断有重要意义,特异性高于静息心电图,负荷量和时间有助于对病情严重程度的判断。但因老年人体力或活动能力受多方面影响,实际应用较非老年少。心电监护和动态心电图检查对于病情观察和诊断无症状性心肌缺血有重要意义。

(二)心肌酶学检查

心肌梗死的特异性生物标志物为肌钙蛋白(cTn),肌钙蛋白包括肌钙蛋白T(cTnT)和肌钙蛋白I(cTnI)。cTn的出现和升高表明心肌出现坏死,在老年人当临床症状和心电图不典型时,cTn的升高在鉴别不稳定型心绞痛和NSTEMI时有重要意义。当cTn的升高超过正常值的三倍,可考虑NSTEMI的诊断。cTn也是急性冠脉综合征危险分层的重要参考指标。cTn水平升高程度和预后相关。cTn水平在心肌坏死3~4小时开始升高,数天达高峰,可持续1~2周。cTn的动态变化过程与MI发生的时间、MI梗死的范围、再灌注治疗等因素有关。在SIEMI综合临床症状、心电图动态改变、肌钙蛋白升高或影像学表现新的心肌缺失,提示急性心肌梗死的发生。cTn具有良好的临床敏感性和特异性,可重复性好。其他常用的酶学改变包括肌酸磷酸激酶(CK)、肌酸磷酸激酶同工酶(CK-MB)、门冬氨酸氨基转移酶(AST或GOT)、乳酸脱氢酶(LDH)及同工酶和血肌红蛋白等。其中CK/CKMB升高诊断急性MI的敏感性和特异性均较好,在MI早期既可上升,也呈动态变化趋势,升高程度和梗死范围及预后相关。在准确性方便略低于cTn,且持续升高的时间略短。AST、LDH诊断MI的特异性低,目前不再推荐采用。肌红蛋白在心肌梗死极早期即可升高,但其特异性差,临床常用来作为胸痛的筛查。由于cTn的敏感性很高,临床常常会遇到非MI的cTn升高情况。表1-2列举了各种可能的原因,以利于鉴别诊断。

表1-2 非急性心肌梗死肌钙蛋白升高病因

疾病	肌钙蛋白释放机制
	非血栓性心脏组织损伤
充血性心力衰竭	细胞因子释放
	收缩蛋白降解
	左室肥厚
	全心的室壁牵张
	血液动力学功能损伤
	合并肾脏疾病
冠状动脉痉挛	可逆/非可逆的组织损伤
	膜通透性瞬间改变
心源性创伤	肌细胞损伤
	肌细胞完整性损伤
	冠状动脉创伤
心肌炎/心包炎	肌钙蛋白从坏死心肌细胞溢出
	外层心肌损伤

续表

疾病	肌钙蛋白释放机制
肺栓塞	右室扩张,压力改变
心脏手术后/消融术后	长时低血压和低氧状态
心脏电转复、心脏复苏后	电和机械性损伤
败血症/危重症患者	细胞因子、活性氧离子释放
	细菌内毒素直接释放
	合并有心肌炎
	长时低血压状态
	冠状动脉自主调节功能不全
终末期肾病	肾清除率下降
	尿毒症心肌/心包炎
	充血性心力衰竭
	左室肥大
	透析后血液浓缩
心律失常(心动过速/过缓)	血流动力学受损
	可逆性心肌损伤
卒中	神经介导的肌细胞损伤
癫痫发作	神经介导的肌细胞损伤
	骨骼肌强制收缩,后负荷增加,致短暂氧供需不匹配
	肌钙蛋白检测假阳性
嗜异性抗体、类风湿因子、循环抗体检测	检测误差

(三)超声心动图检查

超声心动图检查可以观察心脏各腔室的大小,室壁厚度、室壁运动和左室收缩和舒张功能等。在心肌梗死患者,超声心动图表现为室壁变薄,室壁节段性运动异常。通过超声检查可以发现室壁瘤、附壁血栓、瓣膜反流、心肌腱索断裂、心包积液等。对于是否存在心肌缺血可通过负荷超声来进行。负荷超声心动图检查分为运动负荷和药物负荷,后者常用的有多巴酚丁胺负荷检查(DSE)。负荷超声对评价心肌缺血的敏感性和特异性都较高,应用组织多普勒技术,可进一步提高其精确性。根据北京医院的资料,以冠脉造影作为参照,DSE诊断老年冠心病的敏感性为71%,特异性为75%,应用多普勒技术,敏感性和特异性可达到80%以上。

(四)心肌核素显像

心肌血流量、代谢与功能活动之间保持着密切的关系,核素心肌灌注检查是一种无创性的诊断冠心病的方法。通过负荷态和静息态心肌灌注断层显像比较,能准确诊断CAD,是一项非常敏感的检查方法。心肌负荷的增加使心肌耗氧量增加。当存在血管狭窄病变时,冠脉血流不能相应增加,心肌需氧-供氧的失平衡加重,造成缺血,此时通过核素灌注显像,可以反映出缺血的部位、范围和严重程度,从而达到诊断目的。负荷心肌灌注断层显像包括运动负荷试验和药物负荷试验。前者简单易行,但是不适于年老体弱或肢体运动功能障碍者,药物负荷可以作为运动负荷的一种有效的替代方法。目前作为负荷剂药物可分为两大类：血管扩张剂和心肌正性肌力药。常用药物有多巴酚丁胺、双嘧达莫、腺苷等。在临床上，这些药物各有其明显的局限性，例如：多巴酚丁胺作为一种合成的儿茶酚胺类药物，通过兴奋 β_1 受体增加心脏的兴奋性、传导性和心肌收缩力，从而增加心肌的耗氧，诱发心肌缺血。显然这种负荷剂不适于严重高血压、肥厚梗阻性心肌病、瓣膜病以及存在心律失常的患者。双嘧达莫的作用原理是通过抑制内源性腺苷的降解，使血管平滑肌松弛，血管扩张。而狭窄的血管不能相应的扩张，甚至产生“窃血”现象，使正常冠脉的心肌和有病变冠脉的心肌血流灌注差别扩大，此刻给予心肌灌注显像剂，正常心肌和缺血心肌之间显像剂摄取量差异显著，从而显示出心肌缺血部位、范围、程度。双嘧达莫不适于有传导阻滞、低血压、哮喘、COPD 等患者。因其作用时间较长，一旦出现并发症缓解较为困难。腺苷是近年来较为常用的负荷剂，它通过平滑肌上的腺苷 α_2 受体结合，使血管平滑肌松弛使血管扩张，而病变血管区域的心肌缺血更加明显，同时因其半衰期极短，一旦出现并发症，停药后 1 分钟左右即可迅速缓解。北京医院早年的资料提示 ATP 介入心肌灌注断层显像诊断冠心病的敏感性和特异性分别为 97.1%和 82.4%。长期临床实践证实心肌核素显像的有效性和安全性，有助于老年冠心病的诊断，确定病变部位、病变范围、严重程度；在冠心患者的术前评估、冠心病不同治疗的疗效随访、预后评估诸方面有其特殊的作用。

（五）冠状动脉 CT 检查

冠状动脉 CT 造影（CTA）通过无创的方法观察冠状动脉的解剖形态、分布走形、直径大小、内径改变以及冠脉壁的斑块，为临床的冠心病形态学诊断提供大量的信息。CTA 早期的研究以冠脉造影标准，比较 CTA 诊断的敏感性和特异性，结果显示二者符合率高。但是在冠脉功能的诊断方面，相比较其他的负荷检查，例如心电图、心脏超声和心脏核医学，通过观察负荷前后的心肌供血状态或局限性室壁运动的改变可以反映心肌缺血的严重程度、代偿状况等，CTA 的影像学检查，不能满足对这些信息的需求。一系列的研究显示，64 排的 CTA 对稳定型冠心病血管狭窄的敏感性可达 98%，特异性达 88%，阳性预测值为 93%，阴性预测值达到 96%。CTA 在急性冠脉综合征的应用往往是在急性胸痛的鉴别诊断时，不同的研究由于纳入患者疾病种类不同，其诊断冠心病比例相差较大。CTA 还可用于心脏移植的前后，作为冠心病的筛查和临床随访。在冠脉旁路术（CABG）后，应用 CAT 检查的主要目的包括：①桥血管的血流情况；②桥血管的狭窄病变情况；③桥血管近端和远端吻合口状态；④原冠脉病变及血流状况（来自原动脉或桥血管）。CABG 后 CAT 诊断要困难许多，其精确程度也降低。对于乳内动脉影像分析，常常受到手术中所用金属物造成的伪差影响。对于 CABG 患者，为获得高质量结果，从技术角度上需要的对比剂剂量大些，X 线剂量大些，憋气时间长些。CTA 用于冠脉支架术后患者，诊断的难度明显大于无支架者。首先，冠脉支架所造成的不同伪差，如随心脏运支架所产生的移动伪差，这一作用加重支架在不确定血管部位的伪差；其次是支架金属结构导致的硬化伪差，支架的金属成分所吸收的 X 线能量不同于周围软组织，使得本身的结构体积增大，影响管腔的观察；诊断中的诸多限制因素如今已较为广泛地用于冠心病的诊断。钙化和支架等高密度物质导致硬化伪影，夸大了其本身的体积，遮挡了管腔的观察。再者是“部分容积平均”伪差，可以影响图像的空间分辨率，在进行小血管分析时，将会影响较大。目前发表的研究提示支架后的CTA其诊断的精确性降低。部分学者和美国的专家共识建议对置入多枚支架、临床判断有支架内再狭窄可能者，直接行心脏介入检查。一般来说冠状动脉的钙化程度会随着年纪的增加而加重，严重钙化将影响病变部位和病变程度的判断，在一定程度上使诊断的准确性受到影响。其次，由于老年人的肾脏代偿能力降低，使用对比剂需注意对比剂肾病的发生。尤其是合并有糖尿病、高血压或已存在肾功能不全者，应注意适当检查之前的水化或检查之后的肾功能检查。对于在短期内重复使用对比剂者，要注意间隔时间以保证安全。

（六）心脏核磁检查

心脏磁共振（CMR）显像技术近年来发展迅速，主要由于CMR的分辨率高，一次检查可完成心脏结构、功能、室壁运动、心肌灌注、冠状动脉显影及血流评估等多项内容，被称为心脏的“一站式”检查方法，并越来越广泛地应用于临床。另一方面不接触X线放射性，不需应用碘造影剂，不影响肾功能，在老年患者有一定的优势。CMR常用的扫描方法包括：

1.电影磁共振成像

可清楚显示心内膜界限等特点。因测量准确性和重复性高，近年来被公认为是测定心脏射血分数、心室容量和重量的金标准。常规检查需获取从二尖瓣平面到心尖部的一系列短轴切面，以及两腔、三腔、四腔长轴切面。

2.负荷/静态灌注显像

对比负荷前后心肌各节段供血的变化，确定有无可逆的心肌缺血。缺血心肌在应用负荷剂后表现为灌注缺损的低信号区，而在静态显像中灌注正常。

3.延迟增强

正常的心肌细胞连接致密，肌纤维膜完整，对比剂很难进入。当心肌坏死后，肌纤维膜破坏，对比剂（Gd-DTPA）进入坏死细胞及瘢痕组织中，排出延迟，在T_1加权像上表现为高信号，即延迟增强（DE），这样在正常和坏死心肌组织就产生明显对比。对比剂注射15分钟后，可以清晰显示急性或陈旧心肌梗死的部位、范围，尤其是心内膜下的梗死。延迟增强CMI在诊断非缺血性心肌病变，如心肌炎、肥厚型心肌病、扩张型心肌病、结节病、心肌淀粉样变中也具有重要价值。

4.冠状动脉磁共振成像

这是另外一种冠脉成像方法，目前其图像的清晰程度、采集图像时间等还需改进。但因不接触X线放射性，不需应用碘造影剂的特点，随着CMI技术的进一步发展，会显示出它在一部分人群中的优势。以上各种方法，对检测冠心患者心肌缺血状况、判断存活心肌和梗死心肌、急性冠脉综合征患者的危险分层和心功能的诊断有着不同的意义。

（七）介入检查

冠心病的介入检查即冠状动脉造影检查，目前仍是识别冠脉狭窄情况的“金标准”，为患者选择冠心病治疗方法，如单纯药物治疗，或加以导管介入治疗或冠脉旁路移植术提供最可靠的依据。老年人的冠脉介入检查有一定的特点：①老年人常常合并不同程度的心功能、肾功能不全，需注意对液体和造影剂量的掌握。老年人造影剂肾病较非老年为多见，应注意造影术前的水化及术后的适当补液，密切观察临床生命体征。②老年人常伴有多系统、多方面的疾病，对问题的表述较差，临床表现不典型，术后的意识、精神状态、进食、两便等都应注意观察。注意合并用药的情况。③老年人的外周动脉性疾病和大动脉疾病增加，血管常有明显的钙化，容易出现血管并发症。血管介入的进路及需加以选择，术后需注意防止穿刺血管的并发症，如出血、假性动脉瘤、动静脉瘘的形成。介入检查除了冠状动脉造影，其他技术如冠脉内超声、光学相干断层显像、冠脉内压力导丝检查等及作为冠脉内治疗的旋磨技术等，老年人对于这些检查或治疗方法没有特殊的禁忌，但临床医生应根据老年人的特点全面考虑。

六、冠心病的诊断与鉴别诊断

临床各种相关的危险因素、临床症状、体征和辅助检查等有助于诊断和鉴别诊断，也有助于进行临床危险分层。对 ACS 患者危险分层，对早期识别高危患者，积极予以干预，减少严重事件的发生，改善预后有着重要的意义。

(一)诊断

对于慢性缺血综合征，包括稳定型心绞痛、隐匿型冠心病和慢性心功能不全。稳定型心绞痛中，根据心绞痛的严重程度及其对体力活动的影响，临床常常采用加拿大心血管学会(CCS)的分类方法将其分为四级(表 1-3)。

表 1-3　稳定型心绞痛的 CCS 分级

稳定型心绞痛的 CCS 分级	
Ⅰ级	日常体力活动不会引起心绞痛，如步行、上楼梯等。工作或娱乐中激烈、快速或长时间劳累可致心绞痛发作
Ⅱ级	日常活动轻度受限，可诱发心绞痛情况包括爬坡，快步行走或上楼梯，饱餐、寒冷、迎风、情绪激动时或睡醒后很短时间内步行或上楼。一般情况下，常速平地步行超过 2 个街区，或在普通楼梯上 1 层楼以上时可诱发心绞痛
Ⅲ级	日常体力活动明显受限。一般情况下，常速平地步行 1～2 个街区，或在普通楼梯上 1 层楼时可诱发心绞痛
Ⅳ级	从事任何体力劳动均有不适症状出现。休息时亦有出现心绞痛表现

由于老年人的临床症状不典型，合并疾病较多，常常为其他的主诉，或临床为无症状性心肌缺血，给诊断带来一定的难度。因此对老年患者需详细地询问病史，了解既往各种冠心病危险因素和合并的其他疾病，往往还需要的更多的辅助检查，如心电图、超声心动图、心肌核素显像、冠脉 CT 造影或直接进行冠状动脉造影检查，进行综合分析、判断。

急性冠脉综合征是内科的急症，老年人的症状同样不典型，就诊较晚，预后较差。不稳定型心绞痛和非 ST 段抬高心肌梗死(NSTEMI)的症状和心绞痛类似，但程度更重、持续时间更长、可在休息时发作，或是新近发生心绞痛症状。有相当比例的老年人以胸闷气短就诊。不稳定型心绞痛严重程度分级一般采用 Braunwald 分级方法(表 1-4)，其和预后相关急性 ST 段抬高心肌梗死(STEMI)在老年人，根据症状、ECG 改变可以做出诊断。但对于症状不典型者，诊断有一定难度。STEMI 除伴有心脏相关症状，还可有全身症状。当合并心力衰竭或心律失常时，需要及时判断，掌握治疗时机。临床体征大多无特殊，当出现并发症时，往往合并相应的体征。并发症可分为机械性、缺血性、栓塞性和炎症性。严重的并发症主要有以下几种。

表 1-4　不稳定型冠心病严重程度分级(Braunwald 分级)

	定义	一年内死亡率或心肌梗死率/%
严重程度		
Ⅰ级	严重的初发型或恶化型心绞痛,无静息时痛	7.3
Ⅱ级	亚急性静息型心绞痛(就诊前一个月发生),但近 8 小时内无发作	10.3
Ⅲ级	急性静息型心绞痛,在 48 小时内有发作	10.8
临床环境		
A 级	继发性 UA,在冠状动脉狭窄的基础上,存在加重心肌缺血的冠脉以外的诱发因素:①增加心肌耗氧的因素,甲状腺功能亢进或快速性减少冠状脉血流的因素,如低血压;②血液携氧能力下降,如贫血和低氧血症	14.1
B 级	原发性 UA,无引起或加重心绞痛发作的心脏以外的因素,是 UA 最常见类型	8.5
C 级	MI 后心绞痛,发生于 MI 后 2 周内的 UA	18.5

(1)严重心律失常:可表现为快速心房颤动、室速、心室颤动、心动过缓、房室传导阻滞等。这些均可引起血流动力学障碍,影响血压、意识等。

(2)急性乳头肌功能不全甚或乳头肌断裂:发生率较高。可以是严重缺血引起二尖瓣功能性障碍,亦可是机械性的断裂导致急性二尖瓣关闭不全。临床伴有收缩中晚期喀啦音和吹风样收缩期杂音。二尖瓣的反流可引起左室心排血量减少、左房压力增加,造成左心衰竭。

(3)心脏破裂:心肌的缺血和坏死可导致室间隔穿孔或心室游离壁的破裂,一般发生在心肌梗死后的 3～5 天。可造成急性左心衰竭。心室游离壁破裂可导致急性心脏压塞、迅速发生循环衰竭、猝死。心电图出现房室分离现象。

(4)栓塞:心肌梗死后室壁运动减弱处易形成附壁血栓,可造成体循环的脑、肾、脾等内脏或肢体动脉栓塞;心肌梗死后也可致下肢血栓形成,造成肺栓塞。

(5)心肌梗死后综合征:为炎症性并发症。表现为心肌梗死后数周至数月内发生心包炎、胸膜炎等,可伴有发热、胸痛、白细胞增高等。

急性心肌梗死后的心功能分级多采用 Killip 分级方法。

Ⅰ级:无明显心功能损害证据。

Ⅱ级:轻、中度心功能不全,查体肺底可闻及啰音,范围小于 50%肺野,听诊有 S3,或胸片有上肺淤血表现。

Ⅲ级:重度心功能不全(肺水肿)查体听诊啰音大于 50%肺野。

Ⅳ级:合并心源性休克。

(二)鉴别诊断

由于老年人临床症状不典型,合并其他疾病多,常有表述障碍等,在行诊断和鉴别诊断时,需充分考虑这些特点。临床需要和慢性稳定型心绞痛相鉴别的胸痛原因见表 1-5。

表 1-5　胸痛原因鉴别诊断

心源性胸痛	肺部疾病	消化道疾病	神经肌肉疾病	精神性疾病
主动性夹层	胸膜炎	胃食管反流	肋间神经痛	焦虑症
心包炎	肺栓塞	食管痉挛	肋骨肋软骨病	抑郁症

续表

心源性胸痛	肺部疾病	消化道疾病	神经肌肉疾病	精神性疾病
心肌病	肺炎	食管裂孔疝	带状疱疹	躯体性精神病
心肌脉瓣病	纵隔肿瘤	消化性溃疡	颈椎病	思维型精神病
心肌神经症	气胸	胰腺炎		
心肌梗死		胆囊炎		
X综合征		胆囊结石		

七、冠心病的治疗

由于多种因素老年冠心患者的症状较非老年更加不易识别。老年人的生活方式往往较为安静，缺少活动诱发的不适症状。但是冠心病患者的胸部不适仍然是最常见的主诉。

(一)稳定型心绞痛的治疗

近年来关于稳定型心绞痛的治疗策略一直存在着争议。有研究显示，合适的药物治疗(OMT)与药物治疗加介入治疗(OMT＋PCI)相比，重要心脏事件的发生率没有区别。分析其中904位年龄大于65岁的老年人，显示OMT组和OMT＋PCI组的预后，包括主要心脏事件和无心绞痛率，没有明显差别。另一个老年的相关研究也证实这一结论。该研究提示在稳定型心绞痛的患者，无论是PCI或OMT，对患者的生活质量和生存率没有区别。对于慢性稳定性冠心病，OMT包括抗血小板治疗、调脂治疗、降压治疗和抗心绞痛治疗诸方面。

1.抗血小板治疗

抗血小板治疗在一级预防和二级预防中的作用已被证实，对老年人也同样。根据荟萃分析结果，阿司匹林可以明显降低心血管死亡、心肌梗死和卒中。ACC/AHA指南建议的剂量是每日75～162 mg。除了有阿司匹林禁忌证，在稳定的慢性冠心病患者都应当使用。阿司匹林的副作用主要有胃肠道的反应，老年人尤其应当注意阿司匹林相关的消化道出血。对确实不能服用者，可以噻吩吡啶类药物替代。

2.β-受体阻滞剂

β-受体阻滞剂为慢性心绞痛的一类推荐用药。其作用机制包括负性收缩和负性传导。通过降低静息心率和降低运动负荷增加时心率反应减少心肌的需氧，进而减少缺血事件。同时延长舒张期冠脉灌注的时间和降低心肌收缩力同样减少心肌的缺血。但是在老年人群的应用尤其要避免β-受体阻滞剂的不良反应。在已存在心脏传导系统疾病患者，如窦房结功能障碍、房室传导阻滞等需慎用，并注意剂量。在合并严重气道堵塞性疾病如哮喘或慢性阻塞性肺病(COPD)患者，要选用高度受体选择性制剂，小剂量开始，避免气道阻力增加。

3.RAAS阻滞剂

ACEI类药物已被证实在冠心病的不同阶段均有明显的益处。它可通过降低心脏后负荷而减少心脏做功。HOPE研究纳入2 755例年龄大于70岁的老年人，其中58.1%为稳定型心绞痛。与对照组相比，服用雷米普利的治疗组心血管死亡、心肌梗死的发生率明显降低。EUROPA研究包括了12 000位患者，其中31%为年龄大于65周岁者，大部分无心绞痛症状，应用培多普利治疗者其一级终点事件(心血管死亡、心肌梗死或心脏骤停)的相对风险减少了20%。第三个主要临床研究为PEACE研究，该研究纳入了8 290位慢性冠心病患者，平均年龄64岁，其中11%年龄大于75岁。患者随机给予群多普利或安慰剂。综合的一级终点，包括心源性死亡、心肌梗死和再血管化治疗，两组之间没有明显差异。以上三个研究的荟萃分析显示使用ACEI可以明显降低全因死亡、心血管死亡、非致死性心肌梗死的发生和卒中的发生。最新版的ACC/AHA指南，将ACEI作为稳定型冠心病中危或高危患者的一类推荐，低危患者的ⅡA类推荐。不能耐受ACEI者以ARB替代。对于心功能不全(LVEF小于40%)或合并高血压、糖尿病或慢性肾病者有明确的使用指征。

4.抗心绞痛药物

主要包括硝酸酯类、钙拮抗剂及其他可缓解冠心病心绞痛症状类药物。硝酸甘油自1878年即开始用于临床，它可以在1～3分钟内迅速缓解心绞痛症状。长效硝酸酯类药物如单硝酸或二硝酸异山梨醇酯也常用于慢性心绞痛的治疗，但其缓解心绞痛的作用逊于口含硝酸甘油，同时应当注意产生硝酸酯类耐受性。硝酸酯类主要用于缓解症状，并不能改善冠心病患者的生存率。钙离子拮抗剂通过扩张冠状动脉和减轻心肌收缩力可以治疗心绞痛，二氢吡啶类钙离子拮抗剂如氨氯地平、硝苯地平、非洛地平，较非二氢吡啶类钙离子拮抗剂如维拉帕米、地尔硫䓬对心肌收缩力的影响要小。后者同时对心脏传导有抑制作用。对有心功能不全者，二氢吡啶类钙拮抗剂更加安全。存在心脏传导异常者，非二氢吡啶类药物应避免使用。对于合并高血压者，长效硝苯地平对缓解心绞痛有效而安全，但短效硝苯地平应尽量避免使用。雷诺嗪为一类新的抗心绞痛药物，可以减轻心绞痛症状而不伴有血流动力学的影响，临床资料显示老年亚组和非老年相同，不增加严重不良事件。临床实践中多种中成药亦可缓解心绞痛的症状。

(二)不稳定型心绞痛和非ST段抬高心肌梗死治疗

老年人的非ST段抬高性急性冠脉综合征(NSTEACS)常见，而且常常伴有各种并发症，介入治疗的风险相对较高，但这一人群的临床治疗尚缺少循证医学证据，需要根据临床实际作出正确的选择。

1.抗血小板药物

阿司匹林是冠心病抗血小板治疗的基石。即使在老年人，阿司匹林也可明显降低不良事件发生率。氯吡格雷也是有效的抗血小板药物，在CURE研究中，老年人的亚组分析显示老年同非老年一样，氯吡格雷可降低非致死性心肌梗死、心源性死亡及卒中的发生。双联抗血小板治疗中，每天服用阿司匹林75～150 mg，治疗效果同大剂量，而消化道出血的风险降低。治疗指南建议在所有高危患者包括老年人采用双重抗血小板治疗。数种新型、更有效的抗血小板药物正在临床研究之中，但对于老年人效果如何，有待于更多的临床研究数据。静脉抗血小板药物主要是指血小板糖蛋白Ⅱb/Ⅲa(GPⅡb/Ⅲa)受体拮抗剂，我国市场销售的有替罗非班等。临床研究显示这类药物用于不稳定患者，在7天随访时明显受益，但在老年人群中的疗效不确定，其出血的风险明显增加。GPⅡb/Ⅲa受体拮抗剂在介入治疗时显现一定优势，但对于老年人实施非介入治疗策略时，考虑到其疗效不确定但出血风险可能增加，不建议常规使用。当临床需要使用时应当考虑老年患者的体重和肾功能状况，予以剂量的校正。

2.抗凝治疗

肝素类药物已广泛用于临床。当和GPⅡb/Ⅲa受体拮抗剂共同使用时，需特别重视调整剂量。Ⅹa因子抑制剂磺达肝癸钠是近年用于临床较新的药物，其在老年NSTEACS中的疗效仍有争议，但出血并发症减少。比伐芦丁为凝血酶抑制剂，当用于NSTEACS患者介入治疗时,其疗效同其他抗凝药物,但出血风险降低。这对于老年患者尤其有优势。

3.早期介入治疗策略的选择

在老年 NSTEACS 的早期,选择介入治疗还是单纯药物治疗是一个重要的研究课题。早期的研究对老年患者偏向选择较为保守的治疗对策,但较近期的研究结果提示积极干预有助于预后的改善。ACTICS-TIMI 18 研究中,共入选 2 220 例平均年龄为 62 岁患者,其中 44% 患者年龄大于 65 岁。患者接受阿司匹林、肝素和替罗非班治疗,随机入选早期非介入和早期介入组。早期介入组在随机后 48 小时之内进行冠脉造影;早期非介入组仅在负荷试验提示高危或住院期间再发严重缺血症状或之后的随访提示缺血者进行冠脉造影。最终早期介入组 64%患者在住院或 6 个月的随访之中行冠脉介入治疗,早期非介入组共 45%行冠脉干预。结果提示 6 个月的死亡、心肌梗死、因再次 ACS 住院等综合终点早期介入组低于非介入组(15.9%比 19.4%,$P=0.025$)。亚组分析提示,年龄在 75 岁或以上者早期介入获益更大。但是老年介入治疗者的出血风险增加(16.6%比 6.5%,$P=0.009$)。2010 年发表的荟萃分析,对 4 个相关的临床研究结果进行分析,5 年的临床随访提示,较选择性介入治疗,常规介入治疗策略可以明显减少高危患者死亡和心肌梗死发生;中危患者的获益稍弱,但仍具有统计学的意义。2011 年发表的 ACC/AHA 更新指南提出建议:根据 TIMI 或 GRACE 评分,NSTEACS 患者中高危的或预后差者(包括老年),除非有禁忌证,应该采用早期介入治疗策略。

(三)ST 段抬高心肌梗死的治疗

ST 段抬高心肌梗死(STEMI)早期再灌注治疗除了常规的药物治疗,主要是静脉溶栓治疗和急诊冠脉介入治疗。由于老年人的临床状况变化大,并发症多,大部分的溶栓治疗临床研究未包括年龄大于 75 岁者。2007 美国心脏协会和老年协会参考相关的荟萃分析结果,认为在无已知的禁忌证时,溶栓治疗对老年人有效。老年的溶栓适应证同非老年,但禁忌证的掌握更严格。溶栓的纯获益首先和年龄的增长相关,其绝对死亡率随年龄增长而显著增加;其次是严重并发症的发生率,如左室游离壁破裂和颅内出血。有研究提示老年接受溶栓治疗者左室游离壁破裂的发生较未接受再灌注治疗和直接 PCI 患者有明显增加。颅内出血的发生率虽然很低,但因对生活质量和死亡率的严重影响,受到大家的关注。颅内出血的发生率同样随年龄增加而增加,在大于 85 岁者的发生率约为 2.9%。老年人选用的溶栓剂种类可能和其相关,如有研究提示替奈普酶较组织型纤溶酶原激活剂(rt-PA)的颅内出血并发症明显降低。辅助的肝素或低分子肝素类抗凝药物的种类和剂量,对获益和出血并发症在不同的研究有不同的结果。一般来说,在老年人更应注意剂量的调整,尤其注意肾功能的影响。鉴于老年人溶栓治疗增加严重出血风险,而在 NSTEMI 的高危老年人中介入治疗明显有效,因而假设在 STEMI 的老年人,急诊介入治疗优于溶栓治疗。但实际上很难有随机大规模临床研究验证此设想。尽管如此,现有的资料仍然支持这一假设。一项较早期的随机临床研究,将 75 岁以上 STEMI 患者随机采用急诊介入治疗或用链激酶行溶栓治疗。虽然只入选 87 位患者,但由于直接介入治疗较溶栓治疗的明显优势,30 天联合终点的风险降低 20%($P=0.01$)该试验提前终止。另一项大于 70 岁老年 STEM 直接介入治疗的荟萃研究同样得出结果,30 天时直接介入治疗组受益更明显,风险降低(13.3%比 23.6%,$P<0.05$);并且年龄高者的受益更加明显,其死亡率的降低在大于 85 岁人群为 6.9%,相比 66 岁以下者为 1%。基于以上的研究结果,老年人在

发生急性STEMI时，建议首先选择直接介入治疗。除非有明确的禁忌或行急诊介入时间已过久，可以选择静脉的溶栓治疗。

八、冠心病的预防

我国已进入老龄化社会，而冠心病是老年人群的最主要死因，冠心病的预防不仅对改善老年人的生活质量有重要意义，而且对家庭、对社会都有重要意义。无论是冠心病的一级预防或二级预防，首先建议采取健康的生活方式，如控制吸烟、控制体重、坚持体力活动等等。尽管改变生活方式往往比较困难，但仍然是预防冠心病的基础。药物预防是另一重要方面，但是近年来尝试用叶酸及B族维生素预防心脏病的研究，得出的结果为阴性。血脂紊乱仍然是冠心病发病的重要关注点，他汀类药物是降低心血管风险的重要措施。多个研究已证实他汀在抗动脉粥样硬化，冠心病一级预防和二级预防中的作用。近年公布的JUPITER研究对不同亚组人群如女性、老年、合并慢性肾病患者等进行了分析，各亚组的结果和整个人群相似，但是目前存在着一些争议诸如糖尿病的发病在一些研究提示有升高的趋势，尤其在绝经期妇女，但综合分析，他汀的益处是明显的。对其他危险因素的控制也是重要的方面，坚持如血压和血脂的常规检查和药物治疗也是非常必要的。

第三节　老年心力衰竭

心力衰竭是一种复杂的临床症状群，为各种心脏病的严重阶段，发病率高，5年存活率与恶性肿瘤相仿。老年人常同时并存多系统、多器官疾病，机体内环境稳定性发生改变，各器官储备功能显著下降，因此，老年人心力衰竭临床表现错综复杂，治疗矛盾多，预后差。随着我国人口老龄化的快速增长，心血管病危险人群基数巨大，心力衰竭已成为危害老年人群健康的重大问题。

一、病理生理学

老年人心力衰竭的病理生理改变主要表现为心脏结构和功能的老化。

（一）心脏结构的老化

研究表明心脏重量随年龄增长而增加，老年人心脏重量的增加主要是心肌细胞肥大，而心肌细胞数量却随年龄增长而减少。从30岁到70岁，心肌细胞总量大约减少了35%。由于心肌细胞肥大和结缔组织沉积致心室壁增厚，以左室后壁增厚最为显著，左心腔相对变小。也有证据表明随年龄增长会逐渐出现心房的肥大。心脏含有大量产生胶原蛋白和弹性蛋白的成纤维细胞，且数量随年龄增长而增加，从而引起心肌顺应性下降，僵硬度增加。衰老心脏心包下脂肪沉积增多，引起心包增厚并出现僵硬，进一步使心脏舒张顺应性下降。心内膜由于受血流压力及应力的影响，出现增厚、胶原纤维、弹力纤维增生以及瓣膜增厚、钙化。老年退行性瓣膜钙化主要累及主动脉瓣及二尖瓣，导致瓣膜狭窄及关闭不全。年龄相关性心脏传导系统改变主要表现为细胞数目的减少以及胶原、脂肪组织的沉积。从60岁开始，心脏窦房结的起搏细胞数量会有显著的下降。

(二)心脏功能的老化

和年轻人相比,老年人静息状态下心室每搏输出量与其相当或略高,左室射血分数也没有随年龄的增长而发生显著变化。由此看来,健康老年人静息状态下心脏收缩功能保留得较好。和收缩功能相比,老年人静息状态下心脏舒张功能变化较为明显。从 20 岁到 80 岁,左室舒张早期充盈速率降低了 50%。另外,衰老心脏心肌细胞内钙库摄取细胞内钙障碍,也会导致松弛延缓。心脏传导系统的老化,易导致心率减慢和心脏节律紊乱。休息时心率减慢,而使心脏易发生异位心律失常。

运动状态下交感神经系统激活,儿茶酚胺(去甲肾上腺素和肾上腺素)释放作用于心脏的β-肾上腺素受体,引起心率加快,心肌收缩力增强。随着年龄的增加,血液循环中去甲肾上腺素清除下降以及从各器官系统进入血液循环的儿茶酚胺的增多,引起血液循环中儿茶酚胺水平的升高。长期暴露于高水平的儿茶酚胺可以导致 β-肾上腺素受体信号转导途径敏感性下降,从而限制老年人运动时心率的增快。另外,衰老心脏的窦房结起搏细胞数量逐渐减少及冲动发放减少,也导致其运动时心脏对交感神经刺激的反应性降低,从而限制其达到运动时最大心率。研究发现,心排血量随年龄增长呈直线下降,71~80 岁与21~30 岁相比约下降 40%,每年约下降 1%。

二、流行病学

过去 10 年中,美国因急性心力衰竭而急诊就医者达 1 000 万例次。急性心力衰竭患者中约15%~20%为首诊心力衰竭,大部分则为原有的心力衰竭加重。随慢性心力衰竭患者数量逐渐增加,慢性心功能失代偿和急性心力衰竭发作,已成为心力衰竭患者住院的主要原因,每年心力衰竭的总发病率为0.23%~0.27%。Framingham 研究发现,心力衰竭的发病率随年龄增长而增加,50~59 岁年龄段心力衰竭发病率为 1%,80~89 岁年龄段为 10%,年龄每增加 10 岁,心力衰竭的发病率则成倍增长。

我国对 42 家医院 1980 年、1990 年、2000 年 3 个时段住院病历回顾性分析表明,因心力衰竭住院约占住院心血管病患者的 16.3%~17.9%,其中男性占 56.7%,平均年龄为 63~67 岁,60 岁以上者超过 60%;平均住院时间分别为 35.1 天、31.6 天和 21.8 天。我国心力衰竭的发病率亦随着老龄化的进程而逐渐升高,35~44 岁、45~54 岁、55~64 岁和 65~74 岁年龄组心力衰竭发病率分别为 0.4%、1.0%、1.3%和1.3%。临床上慢性心力衰竭患者通常表现为收缩或舒张功能不全,老年心力衰竭患者中,至少有30%~40%的患者没有明显的收缩功能不全,随着年龄的增长这一比例不断增高。老年人心力衰竭发生率高,一方面与年龄相关的心功能恶化有关(尤其是舒张功能),另一方面可能与其他慢性危险因素的累积效应相关。

三、病因和诱因

(一)多病因性

冠心病、高血压是老年人心力衰竭最常见的原因。Framingham 研究显示,老年人心力衰竭患者中约 70%以上为高血压和(或)冠心病引起。老年人往往同时患有多种疾病,如冠心病、高血压心脏病、肺心病、退行性心脏瓣膜病、贫血性心脏病等。老年人心力衰竭也可以是两种或两种以上心脏病共同作用的结果,以其中一种为主要原因,其他参与并加重心力衰竭,使病情复杂化。

(二)左室射血分数正常的心力衰竭(HFNEF)多

左室射血分数(LVEF)正常或接近正常(LVEF>45%或50%),但有症状和(或)体征的心力衰竭,临床主要指舒张性心力衰竭,由于左室松弛缓慢及僵硬度增加导致舒张功能不全引起。

(三)医源性心力衰竭发生率高

老年人心脏储备能力下降,因快速大量输液,摄取钠盐过量等因素可突然诱发心力衰竭。

(四)诱因多样化

老年人心力衰竭常见诱因与其他年龄组相同,但由于老人心脏储备功能差,更易诱发心力衰竭。其中以呼吸道感染(尤其是肺炎),急性心肌缺血最为常见;其次为心律失常,如快速心房颤动,阵发性室上性心动过速等;其他诱因包括劳累、情绪激动、饱餐、肺栓塞、肾功能不全等。

四、临床表现

(一)症状不典型

由于老年人反应较差,往往合并肝、肺、肾、甲状腺等疾病,并伴随有认知功能的下降,使得部分患者已处于中度心力衰竭可完全无症状,而一旦受到某种因素诱发,即可发生重度心力衰竭,危及生命。老年人发生急性左心衰竭时,由于心排血量下降,造成脑供血不足,可出现神经精神症状如意识障碍、失眠等。老年人心力衰竭还可表现为呼吸系统症状如慢性咳嗽,消化系统症状如腹胀、恶心、呕吐等。有些老年人白天进食或活动后出现阵发性呼吸困难,与夜间阵发性呼吸困难具有相同的临床意义。

(二)体征特异性差

肺部湿啰音、体位性水肿、第三心音或第四心音奔马律是老年人心力衰竭的常见体征。由于老年人常有多种疾病并存,心力衰竭体征的敏感性及特异性均有不同程度下降,应加强综合判断。老年人重度肺气肿可导致心浊音界缩小、杂音强度减弱、不易听到奔马律及肝下移造成肝大的假象。老年人可能因伴有窦房结功能低下或病态窦房结综合征,发生心力衰竭时心率不快,甚至表现为心动过缓。老年人心力衰竭时易合并肺部感染,肺部湿啰音不能视为心力衰竭的体征。老年人踝部水肿还见于活动少、慢性下肢静脉功能不全、低蛋白血症、药物的使用(特别是钙拮抗剂)等。

(三)易合并其他脏器功能障碍

由于老年人各脏器储备功能明显下降,心力衰竭时易合并其他脏器功能障碍,如心律失常、肾功能不全、水电解质及酸碱失衡、脑供血不足、认知功能障碍等。

(四)临床表现复杂化

老年人常同时合并呼吸系统、消化系统、泌尿系统以及贫血、脑血管病等多种基础疾病,使临床表现复杂化。

五、诊断和鉴别诊断

(一)重视心力衰竭的不典型表现

详细的采集病史与体格检查可对心力衰竭的临床诊断提供重要的依据。然而由于老年人往往不能准确地提供病史,心力衰竭的症状不典型,且合并多种疾病相互影响,掩盖或加重心力衰竭的症状及体征，导致诊断困难，容易误诊漏诊。老年人急性心肌缺血或急性心肌梗死时可无胸痛，合并心力衰竭时对心力衰竭的病因诊断困难。有些老年人即使存在心力衰竭，但活动时并不感明显气短，而表现为极度疲倦，需结合病史、体征、辅助检查等综合判断。

(二)寻找早期诊断征象

老年人心力衰竭的早期诊断较困难，下列情况有助于老年人心力衰竭的早期诊断：①轻微体力劳动即出现心慌、气短、胸闷、疲乏，因而不愿活动；②干咳，白天站立位或坐位时较轻，平卧或夜间卧床后加重；③睡眠中突然胸闷憋气，垫高枕头或坐起感觉呼吸顺畅，喜右侧卧位，难以用呼吸道感染解释；④白天尿量减少，夜尿增多，体重增加；⑤休息时脉搏增加 20 次/min，呼吸增加 5 次/min；⑥双肺底部细湿啰音，呈移动性；⑦颈静脉充盈，肝大；⑧心电图：V1 导联 P 波终末向量阳性(Ptf-V1≤0.03 mm·s)，ST-T 动态改变，早搏增多；⑨X 线胸片：双肺纹理增粗，心影增大或见到 Kerley B 线。

(三)重视 BNP/NT-proBNP 在诊断中的意义

2009 年，美国 ACC/AHA 指南突出了 BNP 或 NT-proBNP 在心力衰竭诊断中的作用，对于呼吸困难的患者，均应测定 BNP 或 NT-proBNP。研究表明，老年心力衰竭患者血浆 BNP/NT-proBNP 浓度明显高于非心力衰竭患者，测定血浆 BNP 有助于老年人心源性与非心源性急性呼吸困难的鉴别。然而，对于老年、女性，特别是合并多器官功能障碍者，如肾功能不全、肝功能不全、代谢紊乱、严重肺部感染、肺栓塞等，常有 BNP/NT-proBNP 增高的现象，因此在诊断时应结合临床确定。

(四)明确老年人心力衰竭的类型

收缩性心力衰竭和舒张性心力衰竭的药物治疗有原则上不同，诊断时必须明确老年人心力衰竭的类型。收缩性心力衰竭是指心室收缩功能障碍使心脏收缩期排空能力减退而导致心排血量减少，其特点是心室腔扩大、收缩末期容积增大和左室射血分数降低。舒张性心力衰竭即 HFNEF，是指心肌松弛和(或)顺应性降低使心室舒张期充盈障碍而导致心排血量减少，其特点是心肌肥厚、心室腔大小和左室射血分数正常。

HFNEF 多见于老年、女性、肥胖患者，起病可急骤，病情迅速恶化，通常由重度高血压或急性心肌缺血所致，心房颤动也是常见的诱因。2007 年，ESC 专家共识提出 HFNEF 新的诊断标准：①充血性心力衰竭的症状或体征：包括劳力性呼吸困难、疲乏、肺部啰音、肝大、踝部水肿等。对于无体液潴留体征的呼吸困难患者，如果 NT-proBNP＜120 pg/mL 或 BNP＜100 pg/mL，基本可排除心力衰竭可能。②正常和轻度异常的左室收缩功能：该共识中将 LVEF＞50%作为左室收缩功能正常和轻度异常的分界值，同时左室舒张末期容积指数和左室收缩末期容积指数分别不能超过 97 mL/m^2 和 49 mL/m^2。③舒张功能不全的证据：创伤性检查技术测定的指标，左室舒张末压＞16 mmHg，或平均肺小动脉楔压＞12 mmHg，或左室舒张时间指数＞48 ms，或左室僵硬度常数＞0.27。有创性检查技术测定的指标是舒张功能不全的确切证据。非创伤性血流多普勒、组织多普勒技术测定的指标：舒张早期二尖瓣流速与二尖瓣环间隔处心肌舒张速度比值 E/E'＞15。若 15＞E/E'＞8，则需要其他非创伤性指标辅助诊断，包括：①超声血流多普勒技术测定指标：二尖瓣舒张早期与舒张晚期血流速度比值 E/A 比值＜0.5，或减速时间(DT)＞280 ms，或左房容积指数(LAVI)＞40 mL/m^2，或左室质量指数(LVMI)

>122 g/m^2(女)或>149 g/m^2(男),或心房颤动;②NT-proBNP>220 pg/mL 或 BNP>200 pg/mL。若 NT-proBNP>220 pg/mL 或 BNP>200 pg/mL,合并 E/E'>8 或超声血流多普勒技术测定的相关指标异常也是左室松弛、充盈、舒张期扩张度或僵硬度异常的证据。

(五)鉴别诊断

1.劳力性呼吸困难

劳力性呼吸困难也可由阻塞性肺气肿、肺栓塞、身体虚弱或肥胖等引起,这些情况老年人均常见。夜间阵发性呼吸困难也可由支气管哮喘急性发作引起。

2.肺底湿啰音

肺底湿啰音还可见于慢性支气管炎、肺炎,支气管扩张等,一般心力衰竭引起的肺部湿啰音大多为双侧性,偶尔呈单侧或亦有哮鸣音。老年人心力衰竭合并慢性肺部疾病鉴别诊断存在困难时,以下情况支持心力衰竭的诊断:咳嗽及呼吸困难突然出现或加重、夜间阵发性呼吸困难、呼吸困难加重时肺底湿啰音异常增多且随体位变化、应用血管扩张剂或利尿剂后症状迅速缓解。

3.颈静脉充盈

颈静脉充盈亦可由肺气肿、纵隔肿瘤或上腔静脉压迫综合征等原因引起。

4.下肢水肿

老年人下肢水肿常可因下肢静脉曲张、静脉炎、淋巴性水肿、肾脏或肝脏疾病、药物使用等引起,而心脏阳性体征如心脏扩大等有助于鉴别诊断。

六、治疗

(一)急性心力衰竭的治疗

1.一般处理

(1)体位:静息时明显呼吸困难者应采取半卧位或端坐位,双腿下垂以减少回心血量,降低心脏前负荷。

(2)吸氧:应尽早采用,使患者血氧饱和度≥95%(伴慢性阻塞性肺病者血氧饱和度>90%)。必要时还可采用无创性或气管插管呼吸机辅助通气治疗。研究表明,无创正压通气可改善氧合和呼吸困难,缓解呼吸肌疲劳、降低呼吸功耗,增加心排血量,是目前纠正急性心力衰竭低氧血症、改善心脏功能的有效方法。

(3)饮食:进食易消化食物,避免一次大量进食,不要饱餐。在总量控制下,可少量多餐。

(4)出入量:肺淤血、体循环淤血及水肿明显者应严格限制饮水量和静脉输液速度,对于无明显低血容量患者每天摄入液体量一般宜在 1 500 mL 以内,不要超过 2 000 mL。保持每天水出入量负平衡约 500 mL/d,严重肺水肿者负平衡 1 000~2 000 mL/d,甚至可达 3 000~5 000 mL/d,以减少水钠潴留和缓解症状。应注意防止发生低血容量、低血钾和低血钠等。

2.药物治疗

(1)镇静剂:用于严重急性心力衰竭早期阶段的治疗,特别是伴有疼痛、烦躁不安及呼吸困难的患者。在静脉通路建立后立即给予吗啡 3 mg,必要时可重复给药一次。吗啡可减轻急性心力衰竭患者呼吸困难等症状,并可增强合并应用无创通气的效果。应注意监测呼吸,注意可能出现的低血压、心动过缓、高度房室传导阻滞及二氧化碳潴留。

(2)支气管解痉剂:常用药物为氨茶碱或二羟丙茶碱。此类药物不宜用于冠心病如急性心肌梗死或不稳定型心绞痛所致的急性心力衰竭患者。

(3)利尿剂:伴有液体潴留症状的急性或慢性失代偿性心力衰竭患者应给予利尿剂治疗。根据个体差异以产生充分利尿效应达到最佳容量状态为目标,以缓解淤血的症状和体征(水肿、颈静脉压升高、呼吸困难)为最佳剂量。以不产生症状性低血压和肾功能进行性恶化为宜。老年人,特别是高龄老人,如果以前未使用利尿剂,第一次用量宜小,如呋塞米 10 mg 静脉注射,以后根据情况进行调整。

(4)血管扩张剂:建议早期应用于左室收缩功能不全,如冠心病,高血压心脏病所致的急性左心衰竭。血压正常但存在低灌注状态或有淤血体征且尿量减少的患者,血管扩张剂应作为一线用药。在使用血管扩张剂时应当注意以下问题:①血管扩张剂禁用于心脏瓣膜狭窄的患者,以免加重肺淤血,导致心排血量的减少;②硝酸酯类推荐用于冠心病引起的心力衰竭患者,硝普钠用于高血压心力衰竭患者;③硝普钠的应用需要根据血压调整用药剂量,由小剂量开始逐渐增加至有效剂量。

奈西立肽是一种重组人 BNP,具有扩张静脉、动脉和冠状动脉的作用,降低心脏前、后负荷,增加心排血量。此外还可增加钠盐排泄和抑制肾素-血管紧张素-醛固酮系统和交感神经系统,但无直接正性肌力作用。研究表明,急性心力衰竭患者静脉输注奈西立肽可降低左室充盈压或肺毛细血管楔压、增加心排血量,改善呼吸困难和疲劳症状。鉴于奈西立肽用于急性心力衰竭患者的临床使用经验有限,而且迄今缺乏其优于硝酸盐类的明确证据,安全性也不确定,所以一般不作为治疗急性心力衰竭的一线药物。

(5)血管紧张素转换酶抑制剂(ACEI):急性心力衰竭的急性期、病情尚未稳定的患者不宜应用。急性心肌梗死后的急性心力衰竭患者可以使用,口服起始剂量宜小。ACEI 类药物应谨慎用于心排血量处于边缘状态的患者,因其可以减少肾小球滤过;与非甾体类抗炎药联合用药时,对 ACEI 耐受性下降。

(6)正性肌力药物:此类药物适用于低心排血量综合征,如伴症状性低血压或心排血量降低伴有循环淤血的患者,可缓解组织低灌注所致的症状,保证重要脏器的血液供应。血压较低和对血管扩张药物及利尿剂不耐受或反应不佳的患者尤其有效。

洋地黄制剂:洋地黄能改善临床症状,提高患者生活质量,仍然是治疗心力衰竭的基本药物。由于老年人肾功能减退,其次是心肌钾和镁的耗竭而增加心肌对洋地黄的敏感性,故用药期间应监测肾小球滤过率、血钾及血清地高辛浓度以指导治疗,避免发生洋地黄中毒,因此,老年人剂量应减少。一般应用毛花苷丙 0.2～0.4 mg 缓慢静脉注射,2～4 小时后可以再用 0.2 mg,伴快速心室率的心房颤动患者可酌情适当增加剂量。

非洋地黄类正性肌力药物:包括 β 肾上腺素能激动剂和磷酸二酯酶抑制剂,能增加心肌收缩力及外周血管扩张作用,但因其增加死亡率和室性心律失常发生率远高于洋地黄类,故不宜作一线药物,主要适用于终末期和难治性心力衰竭而常规治疗无效者,可短期静脉应用。

左西孟旦是一种钙增敏剂,与传统意义的正性肌力药物不同,它并不增加细胞内钙离子浓度,通过结合于心肌细胞上的肌蛋白 C 促进心肌收缩,还通过介导 ATP 敏感的钾通道而发挥血管舒张作用和轻度抑制磷酸二酯酶的效应。其正性肌力作用独立于 β 肾上腺素能刺激,可用于正接受β-受体阻滞剂治疗的患者。临床研究表明，急性心力衰竭患者应用本药静脉滴注可明显增加心排血量和每搏量，降低肺毛细血管楔压、全身血管阻力和肺血管阻力；冠心病患者不增加病死率。用法：首剂 12～24 μg/kg 静脉注射（>10 分钟），继以 0.1 μg/(kg·min) 静脉滴注 24 小时，可酌情减半或加倍。对于收缩压<100 mmHg 的患者，不需要负荷剂量，可直接用维持剂量，以防止发生低血压。

（二）慢性心力衰竭的治疗

1.重视病因和诱因的治疗

三分之二的心力衰竭患者合并冠心病，应尽量逆转可治疗的心肌缺血。心律失常可导致心力衰竭恶化，需要积极治疗。感染、缺氧等诱因亦在老年人心力衰竭的发生发展中起重要作用，应尽快纠正。

2.药物治疗

(1)地高辛：地高辛虽不能提高生存率，但能改善左室功能和运动耐量，从而降低心力衰竭的住院率和致残率。老年人由于肾功能减退和分布容积缩小，因而老年人用量要小，最好根据肌酐清除率计算维持量。伴有心肌淀粉样变的老年人，对地高辛特别敏感，极易发生中毒反应，应使用非洋地黄类强心剂治疗。洋地黄中毒最常见的毒性反应是胃肠道症状和室性心律失常，也易出现神经系统症状。

(2)利尿剂：利尿剂对缓解心力衰竭的充血症状十分有效，只要有容量负荷过重的表现（如肺淤血和水肿）就宜应用利尿剂，但它可激活肾素-血管紧张素-醛固酮系统，导致电解质紊乱而诱发心律失常和洋地黄中毒。老年人用利尿剂要从小剂量开始，逐渐增量，一旦体液潴留症状消失，以最小有效剂量长期维持。应以体重和尿量作为监测疗效和调整剂量的依据，避免利尿不足和利尿过度。

(3)ACEI 类药物：ACEI 类药物不仅能缓解心力衰竭的症状，而且能降低病死率和提高生活质量。ACEI 类药物最基本的作用是抑制神经内分泌的激活、逆转左心室肥厚、防止心室重构，从而阻止或延缓心力衰竭的病理生理过程。

由于 ACEI 类药物可引起低血压、肾功能损害和咳嗽等副作用，使其在老年人心力衰竭患者的应用受限，而且剂量偏小，没有达到应有的效果。临床研究表明，目标剂量在降低病死率和住院复合危险方面优于小剂量组，用药时应尽可能达到目标剂量，而且多数老年患者对此剂量有较好的耐受性。

为了确保 ACEI 类药物在老年患者中的安全应用，必须注意以下几点：①用药前避免过度利尿，纠正低钠血症和低血容量；②小剂量开始，逐渐增量，如卡托普利 6.25 mg，2～3 次/d，密切观察血压和血肌酐水平，如能耐受则每隔 3～7 天剂量增倍一次，直到达到最大耐受量或目标剂量后长期服用。由于 ACEI 类药物起效较慢，有时需数周或数月才显示治疗效应，因而不能根据症状改善与否来调节剂量，而只能以血压、血肌酐水平作为调整的依据。不能耐受 ACEI 治疗者可用血管紧张素受体阻滞剂（ARB），因两者主要副作用大致相似，仍需密切观察。

(4)β-受体阻滞剂：β-受体阻滞剂因有负性肌力作用，一直被视为心力衰竭的禁忌证。近来研究表明，在地高辛（可不用）、利尿剂和血管紧张素转换酶抑制剂的基础上，加用β-受体阻滞剂可进一步改善临床症状、降低病死率和住院率,从而确立了它在心力衰竭治疗中的地位。常用的β-受体阻滞剂有美托洛尔、比索洛尔和卡维地洛,它们具有不同的药理学特性(表1-7)。现已证明,老年收缩性心力衰竭患者应用β-受体阻滞剂具有与非老年患者相似的疗效和耐受性。

表1-7 美托洛尔、比索洛尔和卡维地洛的药理学特性

药物	β_1 选择性	α_1 选择性	内在拟交感活性	脂溶性	活性代谢产物	抗氧化作用	抗血管平滑肌细胞增值作用	扩血管作用
美托洛尔	++	−	−	++	−	−	−	−
比索洛尔	+++	−	−	+	−	−	−	−
卡维地洛	−	+	−	+++	+	+	+	++

老年收缩性心力衰竭患者应用β-受体阻滞剂应注意以下几点:①病情要稳定:β-受体阻滞剂不是心力衰竭的急救药,它不能用于急性心力衰竭患者。只有通过强心、利尿和扩血管治疗,病情相对稳定,且无禁忌证,方可考虑用药。②低起点、慢增量:由于β-受体阻滞剂早期效应是拮抗儿茶酚胺的正性肌力作用,老年收缩性心力衰竭患者用药时要小心。从小剂量开始,如美托洛尔6.25 mg,每天2次;比索洛尔1.25 mg,每天1次;卡维地洛3.125 mg,每天2次,密切观察尿量、体重、血压和心率等指标,如能耐受则每隔每2~4周倍增剂量1次,逐渐增至最大耐受量或目标剂量,然后长期维持治疗。只要清醒静息心率≥50次/min,就可继续用药。长期用药是利用其阻断儿茶酚胺的毒性作用,达到逆转心室重构、提高射血分数、阻止发展为终末期心力衰竭的目的。地高辛与β-受体阻滞剂合用时,应注意二者对心率和传导的协同作用。

(三)射血分数正常的心力衰竭的药物治疗

1.利尿剂

利尿剂可减少血容量和回心血量,降低左房压力,减轻肺淤血和外周液体储留,改善临床症状。但应避免利尿剂剂量过大而引起低血压及外周组织低灌注。

2.硝酸酯类药物

硝酸酯类药物可降低心脏前、后负荷,减轻肺淤血,改善舒张功能,缓解临床症状。但应小剂量应用,依据患者病情变化调整其剂量,避免因左室舒张末压力下降过大,导致心排血量下降。

3.β-受体阻滞剂

目前还没有明确β-受体阻滞剂在HFNEF患者治疗中的地位。β-受体阻滞剂可以降低心率,延长舒张期充盈时间,增加舒张末容积,但可能会恶化其变时能力,因此使用需小心谨慎,并严密随访。β-受体阻滞剂还具有负性肌力作用,降低心肌氧耗,抑制交感神经的血管收缩作用,从而降低后负荷。但不主张用于心力衰竭急性期。

4.血管紧张素转换酶抑制剂(ACEI)及血管紧张素受体阻滞剂(ARB)类药物

ACEI或ARB类药物可拮抗肾素-血管紧张素-醛固酮系统及交感神经系统活性,抑制血管紧张素Ⅱ发挥作用,逆转左室重构,并减弱血管紧张素Ⅱ对冠脉的收缩作用,降低心脏后负

荷，改善心肌缺血。HFNEF患者使用ACEI及ARB类药物并没有像左室射血分数降低的心力衰竭治疗效果显著，但是在没有明确证据支持其他替代治疗之前，ACEI及ARB类药物仍是HFNEF患者控制血压的一线药物，特别是同时合并糖尿病或动脉粥样硬化性血管疾病时。

5.钙通道阻滞剂(CCB)

非二氢吡啶类钙通道阻滞剂可以使心肌细胞内Ca^{2+}减少，降低室壁张力，降低心脏后负荷，降低心率，延长舒张期，增加左室充盈，提高心脏、血管松弛和顺应性。二氢吡啶类CCB可反射性引起心动过速，故不主张应用。

6.醛固酮拮抗剂

醛固酮是引起心肌和血管纤维化的强有力的刺激因子。醛固酮拮抗剂具有抗心肌纤维化，延缓或逆转左室肥厚，减轻水钠潴留，降低血压，改善左室舒张功能的作用。

7.正性肌力药物

洋地黄抑制肌浆网的钙泵，使细胞质内游离Ca^{2+}浓度升高，增加心肌收缩力和心肌氧耗，恶化舒张功能，故不主张应用。

(四)终末期心力衰竭的非药物治疗

对于等待心脏移植的难治性心力衰竭患者应考虑接受机械辅助装置治疗作为术前治疗的过渡。针对我国的临床实际，不能接受心脏移植治疗的难治性心力衰竭患者，尤其对已接受正规治疗但仍无法脱离静脉正性肌力药物的患者，应考虑采用植入式辅助装置作为永久性的机械辅助治疗措施。

心力衰竭患者在接受了最佳药物治疗后症状仍未改善的情况下可以考虑采用心脏再同步化(CRT)和心室再同步心脏复律除颤器(CRT-D)治疗。关于埋藏式心律转复除颤器(ICD)的植入以及CRT、CRT-D的使用原则等同于成年人心力衰竭的使用原则。老年心力衰竭患者由于并发症较多，在某些药物的选择和用量上往往受到一些限制，但应用三腔起搏器治疗老年心力衰竭患者未见有特殊的禁忌证。

基因治疗及干细胞移植的效果还有待于进一步研究和发展。

七、预防与保健

虽然心力衰竭的治疗得到了长足的进步，其预后也有所改善，但老年人心力衰竭病死率仍比非老年人高4～8倍，85岁以上男性较75～84岁男性高3倍，女性高4倍。老年人心力衰竭5年生存率为25%～50%。Framingham研究显示，确诊为心力衰竭后的2年内，有37%的男性和38%的女性死亡。6年后的死亡率，男性为82%，女性为61%，是一般人群的4～8倍，猝死发生是相同年龄组正常人群的6～9倍。心力衰竭发生率注册研究也显示年龄每增加1岁，1年死亡率升高2.8%。

由此看来，老年人心力衰竭预后极差。目前虽然有各种心力衰竭治疗指南，但并不完全适合老年人。我们应根据心力衰竭的发生发展机制，从早期预防、阻断疾病发展链两个阶段进行有效的早期干预，一是针对心力衰竭的高发危险人群，给予控制血压、血脂、血糖，戒烟限酒；二是对于已有结构性心脏病，例如左心室肥厚、瓣膜性心脏病或心肌梗死，但未曾有过症状或体征的患者予以积极治疗。同时要重视舒张性心力衰竭的治疗，舒张性心力衰竭不但发病率较高,而且容易被忽视,且治疗效果欠佳,对病因的治疗显得尤为重要。控制血压、血糖等不利因素,可以减缓舒张功能不全的进展,药物治疗上需要个体化,注意同时存在收缩功能不全的情况,避免加重心力衰竭。

另外,心力衰竭是导致老年人残疾的常见原因之一。老年心力衰竭患者过度休息可引起血栓形成、关节挛缩及卧床不起等一系列问题,一旦发生,治疗十分困难,应重在预防。不适当运动增加衰竭心脏的负荷而导致病情恶化,而运动潜在的益处逐渐受到人们的重视。因此,老年心力衰竭患者应进行适当的运动,不仅增加肌力和平衡能力,防止跌倒和损伤,而且能降低心源性死亡和心力衰竭再住院率。

第四节　老年慢性心功能不全

治疗慢性心功能不全立足辨证,注重辨证与辨病相结合,分期论治。兹将其治疗经验总结如下。

一、气虚为本,瘀血、水饮、痰浊为标

慢性心功能不全(又称慢性充血性心力衰竭,简称慢性心衰)是各种心血管疾病发展到危重阶段的最终结果,症状复杂,辨证困难。根据其临床表现和病理生理变化,中医学属于"喘证""水肿""心悸"等范畴,临床上常表现为乏力、气喘、咳嗽、胸闷、心悸、水肿等症状。五脏相生相克,慢性心衰病位在心肺,与肝脾肾密切相关,中医病机多为本虚标实,以气虚为本,瘀血、水饮、痰浊为标。心气虚贯穿于慢性心衰的整个病变过程。瘀血、水饮、痰浊既是慢性心衰的基本病理产物,一旦形成后,又是慢性心衰的重要致病因素。慢性心衰主要分为早、中、晚3期。在慢性心衰的早期,辨证以气虚为主,气虚血行缓慢,濡养不足;症见心悸、气短,神疲、乏力、懒言,动则气急汗出,舌淡、苔白,脉细弱。中期气虚及阴,表现为气阴两虚;症见气短乏力,心悸、口干心烦,失眠多梦,自汗或盗汗,舌质红、苔薄白,脉细数无力;如《灵枢·胀论》所云:"心胀者,烦心,短气,卧不安"。病程进展至晚期则气虚及阳,由虚致实,瘀血、水饮、痰浊内停,虚实错杂;症见胸闷气急,喘促,心悸怔忡,口唇发绀,形寒畏冷,水肿,舌质紫、淡胖或有齿痕,苔薄白,脉沉迟无力或结代;如《黄帝内经·素问·水热穴论》:"水病,下为胕肿大腹,上为喘呼,不得卧者,标本俱病"。

二、治疗以益气活血、宣肺利水贯穿全程,分期加减,注重诱因

根据慢性心功能不全的特点,应该心肺同治。心主血脉,无论外感还是内伤,损及心主血脉,均可致心气不足,心血瘀阻;肺主气、主宣发肃降、主治节,有助心行血之功,心气不足累及于肺,其气必虚,进而肺失治节,宣肃失职,最终血瘀水停。总结长期临床经验,制定益气活血、宣肺利水基本方,全方由黄芪、太子参、桃仁、杏仁、丹参、当归、枳实、葶苈子、莱菔子、猪苓等组成。重用黄芪、太子参益气利水为君药,丹参、当归养血活血为臣药,枳实、葶苈子、莱菔子、桃仁、杏仁、猪苓宣肺行气利水为佐药。早期以心气亏虚为主,酌加太子参、麦冬等益气养阴,含有既病防变之意;中期气阴两虚,酌加北沙参、麦冬、黄精、玉竹等,并在补阴基础上用少量附

子、桂枝，即善补阴者必阳中求阴之意；晚期多见阳虚水泛，酌加附子、桂枝、干姜、白术、三七等，温化痰饮，化瘀利水以消阴霾。若患者伴有便秘、抑郁、失眠，皆可以诱发或导致慢性心功能不全加重，伴有腹胀、便秘者加生大黄、枳壳、柏子仁等，抑郁者加郁金、合欢花等，失眠者重用酸枣仁、柏子仁、珍珠母、煅龙骨、煅牡蛎等。

(一)病案1

邵某，女，80岁。2013年2月27日诊。

患者1个月来胸闷气喘，动则喘甚，自觉胸口热甚，不能平卧，倦怠乏力，肢体水肿，夜不安卧，不欲饮食，大便秘，舌红苔薄黄，脉细数。1个月前住院诊断为：高血压心脏病，心功能不全。心脏左右明显扩大，病属心衰。

中医辨证属于气阴两虚，心失所养。

处方：黄芪50g，丹参30g，葶苈子15，太子参15g，当归10g，枳实20g，莱菔子15g，猪苓10g，瓜蒌30g，生大黄20g，紫苏子10g，珍珠母30g，酸枣仁30g，北沙参10g，麦冬10g。14剂，一日1剂，水煎服用。

2013年3月20日二诊：胸闷气喘好转，夜间能平卧，下肢水肿好转，大便通畅，胸口灼热感未见好转，心胸烦闷，欲饮冷水，晨起口干，胃纳欠佳，不欲饮食，舌红苔黄腻，脉滑数。

原方减珍珠母、北沙参、麦冬，加黄连10g、黄柏10g、干姜3g、焦山栀10g。14剂，一日1剂，水煎服用。

2013年4月3日三诊：胸闷气喘明显缓解，夜间能平卧，便秘好转，无心内烧灼感，晨起无口干，胃纳尚可，舌红苔薄，脉细数。

原方减黄柏，黄连改为6g。

后共服药2个月余，症情平稳。

按语：本病患者属于气阴两虚，兼有郁热，采用益气养阴、活血利水兼清里热之法。方以大剂量黄芪配伍丹参、当归益气活血利水，太子参、北沙参、麦冬益气养阴，葶苈子、莱菔子、紫苏子、猪苓泻肺平喘、利水消肿，枳实、瓜蒌理气宽胸，生大黄、黄连、焦山栀、黄柏清里热。用中医药治疗慢性心衰强调辨病与辨证有机结合，辨证施治，注重随证化裁。其治疗法则体现了中医的整体观，心肺同治，兼顾治肝、脾、肾。作用于心衰的多个病理环节，标本兼顾。可较好改善心衰症状，提高患者生活质量，延长生存期。

(二)病案2

孙某，女，80岁。住南京茶亭。2005年9月初诊。

患者冠心房颤，心功能不全，轮椅就诊。喘息呻吟，气喘不能平卧，肢体高度水肿，心慌心悸，不能食，不能平卧，长期服用地高辛0.125mg、一日1～2次，呋塞米(速尿)20mg、一日3次，口唇发绀，爪甲青紫，舌淡质紫，脉细结代。原有高血压，出现心衰后血压在130/50～60 mmHg。

证属心肾阳虚，水饮内停，心脉瘀阻，心神不宁。仍以益气活血，温肾助阳，化瘀行水。

处方：炙黄芪50g，丹参30g，桃仁10g，杏仁10g，葶苈子10g，太子参15g，当归10g，熟附片8g，苏子10g，猪苓15g，茯苓15g，泽兰20g，泽泻20g，白术12g，枳壳10g，莱菔子15g，生姜8g，炙桂枝10g，炙甘草5g。7剂。

复诊:口唇紫黯改善,夜能安卧,大小便增多,水肿明显消减,能少许饮食,原方去附子加减,前后已8年,逐步停服速尿片,地高辛 0.125mg 改一日 1 次,目前健在,定期由子女陪同前来复诊,能生活自理。

按语:纵观本案脉证,属心肾阳虚,水停瘀阻心脉之心衰。本案本虚标实,本虚在阳气,以心肾阳气不足为主。对心肾阳虚者,宜用熟附片以温心肾之阳。《黄帝内经·素问·调经论》曰:“血气者,喜温而恶寒。寒则泣不能流,温则消而去之。”心阳虚则血脉滞而不流,肾阳虚则阴精凝而不化,均可使瘀血痹阻心脉。表现气喘,肢肿,心悸,口唇、爪甲发绀,脉细结代。治宜温心肾之阳。本案以上文所述基本方加减,益气活血,宣肺利水,温肾助阳。方中熟附片 8g 意在增强温阳补气之力,用量可随证增减,因人而异。

第二章　老年呼吸系统疾病

第一节　老年自发性气胸

自发性气胸：胸膜因病变发生破裂，胸膜腔与大气沟通，气流进入胸膜腔形成胸膜腔积气，称之为气胸。老年自发性气胸多继发于肺或胸膜病变，常见为COPD或弥漫性肺纤维化疾病并发肺大疱，当肺内压急剧升高时肺大疱破裂，即发生气胸。老年自发性气胸还见于金葡菌、厌氧菌或革兰氏阴性杆菌引起化脓性肺炎并向胸膜腔溃破，即发生脓气胸；肺癌或肺结核空洞侵蚀胸膜时亦可发生气胸。

一、流行病学

近年来老年自发性气胸的发生率有逐年增高的趋势，这与COPD患病率全球性升高有关。我国老年人的自发性气胸发患者数约占全部自发性气胸的24%～33%，男女性的发病率之比为18∶1。老年人的脓气胸的发生率高。94%以上的老年自发性气胸都是继发性的。它的基础疾病中以COPD为最多见，约占60%～90%；其次为肺结核，约占20%～40%；其他疾病还有化脓性肺炎、支气管哮喘、肺脓肿、肺间质纤维化、硅沉着病、支气管扩张及恶性肿瘤等。国外报道癌性气胸约占自发性气胸的0.4%～1%，国内报告甚少。老年癌性气胸主要是因原发性肺癌所致，中青年则多见为肉瘤肺转移。

二、病因与发病机制

胸膜腔是脏-壁层胸膜间的一个闭合的腔。由于肺的弹性回缩力，它是一负压腔[－0.29～0.49 kPa(－3～5 cmH_2O)]。当某种诱因引起肺泡内压急剧升高时，病损的肺-胸膜发生破裂，胸膜腔与大气相通，气流便流入胸腔而形成自发性气胸。老年自发性气胸大都是继发性的，由于部分患者的肺组织已与壁层胸膜粘连，气胸形成时肺组织破裂瘘孔或细支气管胸膜瘘孔不能随肺压缩而闭合，致使瘘孔持续开放，胸腔压力接近于零，而成为“开放性气胸”；部分患者因支气管狭窄、半阻塞而形成活瓣样，以致吸气时空气进入胸腔，呼气时仍稽留于此，胸腔压力可超过1.96 kPa(20 cmH_2O)，成为“张力性气胸”；由于上述原因，老年气胸常难以愈合，再发气胸、局限性气胸比较多见，而单纯的闭合型气胸反而较少。

三、临床表现

老年自发性气胸临床表现常不典型，往往为原发病所掩盖。约有近1/4的病例起病缓慢，逐渐加重，主要表现为原发病难以解释的呼吸困难加重；部分病例发病没有明确诱因可寻，表现为突然或迅速加重的胸闷和气急；约40%～60%的病例以剧烈咳嗽后突发显著的气急、胸闷、心慌及呼吸困难。少数老年患者还可因体育活动、用力排便、喷嚏、负重等原因诱发。胸痛，特别是气胸典型的突发锐痛不多见。其他常见症状有咳嗽、发绀和不能平卧等。咳嗽可以是刺激性干咳，也可因基础病而有咳痰。大量气胸或张力性气胸的临床表现有时酷似肺梗死或心肌梗死，早期即可出现胸闷、胸痛、呼吸困难、心慌、大汗、脸色苍白、烦躁不安；也可在COPD基础上诱发呼吸衰竭。少量气胸时体征不明显；肺压缩30%以上时，气管向健侧移位，患侧胸廓膨隆、呼吸运动减弱、叩诊呈鼓音、心浊音界消失或肝浊音界下移、呼吸音和语颤减弱或消失，这有时易与肺气肿混淆。部分老年患者类似于哮喘样发作，严重呼吸困难的同时肺部可闻哮鸣音。此类患者多系重度肺气肿、肺功能不全，又有胸膜粘连而多房分隔。这类患者在气胸引流后气急和哮鸣音迅速消失。

肺功能检查：通常气胸在压缩20%以上时才可能出现限制性通气损害（肺容量和肺活量降低）。老年气胸由于基础疾病的存在，往往在肺压缩不到20%时就已出现严重的肺功能障碍。临床怀疑有老年气胸者不宜进行用力呼吸动作的肺功能项目检查，以免导致病情恶化。

动脉血气检查：急发期气胸患者由于萎陷肺组织的无效灌流，引起右到左的分流而出现低氧血症。后期由于萎陷肺的血流减少，低氧血症反而可以有所缓解。中青年人气胸一般在肺被压缩20%～30%以上才会出现低氧血症。老年气胸者常在轻度肺压缩时即发生低氧血症。

X线检查：气胸的典型X线为肺向肺门萎陷呈圆球形阴影，气体常聚集于胸腔外侧或肺尖部，此部透亮度增加，无肺纹。气胸延及肺下部时肋膈角显示锐利。少量气胸时积气多局限于肺尖，易被锁骨影遮掩。此时，深呼气相的X线征象有助于诊断。部分老年气胸患者由于胸膜粘连分隔而呈现为“局限性气胸”，积气影可能被肺或纵隔遮掩，需转动体位透视检查方能发现。

四、并发症

老年气胸的并发症远较中青年多见，它们不仅使病情加重，重者可导致死亡。

（一）胸腔积液

发生率约30%～40%，多在气胸发病后3～5 d出现，量通常不多，积液不仅加重了肺萎陷，对于开放性气胸者还易发展为脓气胸。

（二）脓气胸

继发于金葡菌、厌氧菌或革兰氏阴性杆菌引起化脓性肺炎，或肺脓肿，或干酪性肺炎的气胸易合并脓气胸。

（三）血气胸

气胸引起胸膜粘连带中的血管撕裂而导致。其病情轻重与撕裂的血管大小有关、小的出血随血管的收缩和内皮的卷缩而可自动停止；大的血气胸则发病急骤，除胸痛、胸闷、气促外，还有头昏、心慌、面色苍白、皮肤凉湿、血压下降等出血性休克征象，X线检查可见液气平面，胸腔穿刺为全血。

（四）慢性气胸

部分老年气胸患者由于基础病变的原因致使胸膜裂口不能随压缩而闭合；形成支气管胸膜瘘而难以愈合；支气管狭窄或闭塞而使肺不能重新充气；脏层胸膜肥厚肌化使肺不能充分复张，以致气胸延续3个月以上。

（五）纵隔气肿

多并发于张力性气胸。气量少时可无明显症状；气量多且发生迅速者则将出现循环-呼吸衰竭，病情极为险恶，体检可见发绀、颈静脉怒张、心搏不能扪及、心浊音界缩小或消失、经常伴有皮下气肿(局部肿胀、触诊有握雪感、听诊有捻发音),X线胸片表现为纵隔两旁以条索影为界的透亮带。

(六)呼吸衰竭

这是继发于COPD的老年气胸很常见的并发症。

(七)循环衰竭

多并发于张力性气胸。

(八)心力衰竭

多见于患有严重心脏病的老年气胸患者。气胸所致的低氧血症、感染、呼吸运动耗氧增加、心律失常等原因均可诱发心力衰竭。

五、诊断与鉴别诊断

老年自发性气胸临床表现很不典型,易被原发疾病掩盖而误诊或漏诊。老年患者出现下列情况时应考虑气胸的可能:①突发的不明原因的呼吸困难,或在原有呼吸困难的基础上气促突然加重,用原发疾病不能解释者。②突然发生剧烈胸憋伴呼吸困难,除外心肌梗死和肺梗死者。③不明原因的病情进行性恶化,短期内出现心慌、出汗、面色苍白或发绀、及(或)意识障碍者。④喘憋症状突然加重,双肺或单肺布满哮鸣音,而各种解痉药、皮质激素、氧疗及抗生素治疗无效者。⑤迅速或进行性加重的发绀。老人,尤其是COPD、肺结核患者出现上述情况,又伴有一侧胸廓膨隆、呼吸运动减弱、叩诊呈鼓音、气管移位、肺呼吸音及语颤减弱甚至消失者,即可初步诊断。如病情许可应及时进行X线检查以证实诊断和了解肺压缩的程度。

临床高度怀疑气胸而病情不许可或来不及作X线检查者,可以在患侧锁骨下或呼吸音明显减弱的部位用人工气胸机谨慎地行诊断性穿刺并测压。气胸机测压还可区分气胸的类型。①闭合性气胸:排气前胸膜腔内压接近或稍高于大气压,排气后胸膜腔内压下降,停止抽气后压力不再上升。该型气胸肺压缩通常小于25%。②开放性气胸:排气前后胸膜腔内压都接近于0。该型气胸肺压缩通常在50%左右。③张力性气胸:排气前胸内为正压,常超过1.96 kPa(20 cmH_2O),抽气后压力下降,但停止抽气后压力迅速上升。该型气胸肺压缩常大于75%。对于少量或局限性气胸,常需作深吸、呼气相或转动多体位的X线检查。

老年自发性气胸有时须与下列疾病相鉴别。

(一)COPD加重期

继发于COPD的闭合性气胸,有时甚至是开放性气胸常被误认为COPD加重期。气胸患者气促突出,并多为突然发生或进行性加重,而咳嗽,咳痰则相应较轻;COPD加重期常以气候变化为诱因,以上感为先导,突出表现为咳嗽、咳痰加重,脓痰、积气征是局限或单侧的,两侧不对称,而肺过度充气征多是弥漫的、双侧的;新出现的气管移位更是气胸有力佐证。X线检查及必要时的人工气胸机诊断性穿刺并测压更可帮助确诊。

(二)肺大疱

少量或局限性气胸有时需与肺大疱相鉴别。肺大疱发生发展非常缓慢,临床表现一般比较稳定;X线胸片上透亮度增加的区域内仍可见细小条纹影,复习比较往昔胸片病灶变化不大;诊断性穿刺排气后大疱影大小不变而有别于气胸。

(三)胸腔积液

老年胸腔积液患者也常表现为胸痛和气促,但体检和X线检查为积液征而别于气胸。

(四)心肌梗死、肺梗死

张力性气胸,临床表现有时酷似心肌梗死、肺梗死,都表现为突发剧烈胸痛、气促、呼吸困难、心慌、面色苍白或发绀、大汗、烦躁不安等,但张力性气胸患侧明显的胸腔积气征和气管对侧移位有助于鉴别,X线检查及人工气胸机诊断性穿刺可确诊。

(五)支气管哮喘发作

部分老年气胸患者表现类似于哮喘样发作,严重呼吸困难的同时肺部可闻哮鸣音。胸腔积气征、对解痉剂-皮质激素-氧疗无效、抽气后呼吸困难及哮鸣音消失而别于哮喘。

六、治疗

目的在于排除积气、缓解症状、促肺复张、防止复发。

(一)一般疗法

绝对卧床休息,少讲话,咳嗽剧烈者给予镇咳剂,烦躁不安者给予镇静剂,便秘者给予缓泻剂。减少肺活动和防止肺泡内压升高,以利于破裂口愈合和积气吸收。高浓度氧(3 L/min)吸入可以加速积气吸收和肺复张,但对于肺功能不全的老年患者应警惕二氧化碳潴留倾向。老年气胸往往有呼吸道感染的基础和继发感染的倾向,宜给予5~7天广谱抗生素。同时,还应积极治疗原发疾病。轻症老年气胸患者[肺压缩小于20%,并且没有呼吸困难,PaO_2>9.3 kPa(70 mmHg),一般都是闭合性的]通过上述一般疗法即可望康复;若一周后肺仍不复张者则需采用其他疗法。

(二)排气疗法

中、重症患者在一般疗法的基础上还应采用排气疗法。

1.人工气胸机抽气法

患者取坐位或仰卧位。常规穿刺点为第二肋间锁骨中线外、或第四肋间腋前线处。老年气胸经常是局限性的,所以穿刺应结合体检和X线检查定位。测定初压,抽气至呼吸困难缓解或呼气末胸膜腔内压为0.196~−0.39 kPa(2~−4 cmH_2O)停止,留针3 min,观察胸膜腔内压变化。闭合性气胸者一次抽气即可,必要时分次抽出;开放性或张力性气胸则需改用闭式持续引流(水封瓶引流)。

2.水封瓶闭式引流

同上穿刺点以套管针导入或手术切开插入引流管,引流管固定于胸壁防止脱出,导管外端接水封瓶。闭式引流又分为持续正压和持续负压排气两种。

(1)持续正压排气法:水封瓶排气用的玻璃管插至水平面下2 cm。该法适用于开放性或张力性气胸,它有利于缓解症状和裂口闭合。大多数气胸经持续正压排气处理1~3 d后裂口可以自行修复。闭合后水封瓶即无气泡逸出,夹闭24~36 h,再开放仍无气泡溢出即可拔管。裂口已闭合但肺仍未复张者在拔管前可让患者做吹瓶子(插一玻璃管深入水面,用力吹出气泡)或吹气球动作,以助肺复张。此举对于老年气胸患者应适可而止,不可过分用力,以免再发裂口。在裂口未闭合前不宜让患者做吹瓶子或吹气球动作,以免加重病情和影响瘘孔愈合。若经2~3周闭式引流仍有气泡不停逸出,表明裂口不能自行闭合修复,此时应采用药物注入胸腔行瘘孔粘连术或胸腔镜下气胸手术。

(2)持续负压排气法：引流管连接持续负压排气装置，保持胸腔压为－0.785～1.37 kPa(－8～14 cmH_2O)。此法有利于快速抽气和肺复张，它适用于难愈的、复张不好的气胸，尤其是慢性气胸和多房性气胸。对此，有学者持不同意见，认为它可能促成瘘孔更大开放、延长病程、加重病情，不如行胸膜粘连术。

(三)胸膜粘连术

在上述处理无效或复发性气胸，没有显著的胸膜肥厚者应行胸膜粘连术。经引流管注入粘连剂，转动体位、垫高臀部、患侧卧位并左右转动，使药达肺上部。通过无菌性炎症胸膜脏-壁层粘连使瘘孔闭合。与此同时仍给予闭式引流，待无气泡逸出肺复张而痊愈。粘连剂种类很多，如四环素粉、滑石粉、高渗葡萄糖液、氮芥、气管炎菌苗、卡介苗等。有报道认为，1‰～1%的硝酸银 20～30 mL 胸腔注入疗效好、不良反应少、肺功能影响小、复发者少。硝酸银的浓度随病情调整，一般用 1‰，病变较严重者可用至 1%，但不宜过大。

(四)胸腔镜下气胸手术

胸腔镜下直视可确定病变部位、性质、范围，小的裂口或支气管胸膜瘘可以采用电凝或激光治疗使破口闭合，必要时局部喷洒黏合剂促其愈合；较大的肺大疱则镜下切除，多发的肺大疱不能切除者可以直视下喷洒粘连剂。

(五)开胸手术

老年气胸除原发疾病需要手术者(如肺癌等)、胸膜显著肥厚者、大量血气胸者、双侧气胸者、不能或胸膜粘连术-胸腔镜下气胸手术失败者外宜慎采用开胸手术。

七、预后

老年自发性气胸复发率高，约 19%～36%，其中近 70%在半年内复发，并可多次复发，尤其是仅给予一般疗法或穿刺排气者，胸膜粘连术复发率低。老年气胸的病死率约为 9%～32.9%，远高于中青年，后者仅为 0.6%。病死率与肺压缩程度成正比，高龄、基础病变严重、张力性气胸及有并发症者预后险恶。老年气胸由于基础病变的缘故，往往肺压缩比例不大即出现严重的呼吸困难，是否及时施行闭式引流将大大影响预后。

八、预防

老年气胸预防的关键是积极防治原发疾病，特别是 COPD 和呼吸道感染。对于有肺大疱的老人、尤其是有气胸病史者应保持大便通畅，避免接触呼吸道刺激物，避免劳累和负重。反复发生气胸者胸膜粘连术是防止再发的主要方法。

第二节　弥漫性间质性肺疾病

一、概述

弥漫性间质性肺疾病(ILD)是以弥漫性肺实质、肺泡炎症和间质纤维化为病理基本病变，以活动性呼吸困难、X 线胸片弥漫性浸润阴影、肺功能表现为限制性通气障碍、弥散(DLCO)功能降低和低氧血症为临床表现的不同种类疾病群构成的临床-病理实体的总称。自人类首次描述1例肺纤维化病例至今已有60余年,此后相继报道了多种不同的间质性肺疾病,虽然这些疾病的病因、发病机制、病理特征、治疗和预后有所不同,但其临床表现、影像学改变和肺功能损害较为相似,因此归为一组疾病。由于这一大组疾病所侵犯的并不仅限于肺的间质,病变也可累及细支气管和肺实质,因此也称为弥漫性肺实质性疾病(DPLD),但是,ILD已应用多年,为大多数学者所熟悉,故仍常与DPLD通用。ILD可以发生在各年龄阶段,但随着年龄的增加发病率增加,尤其是寻常型/特发性间质性肺炎(UIP/IPF)更是多发于老年人,本文将重点介绍IPF。

(一)病因及分类

引起DPLD的病因有很多,涵盖了200多种疾病,由于其异质性,分类方法尚不统一。目前,较多采用的是2002年美国胸科学会(ATS)/欧洲呼吸协会(ERS)发表的专家共识所推荐的分类方法,即:①已知原因的DPLD:如药物,和结缔组织病相关和环境相关的间质性肺病等;②肉芽肿性DPLD,如结节病,外源过敏性肺泡炎(HP)等;③其他DPLD,如淋巴管平滑肌瘤病(LAM),朗格汉斯细胞肉芽肿病(LCH),肺泡蛋白沉着症(PAP)等;④特发性间质性肺炎(IIP),IIP又可分为七类:寻常型/特发性间质性肺炎(UIP/IPF)、非特异性间质性肺炎(NSIP)、隐源性机化性肺炎(COP)、急性间质性肺炎(AIP)、呼吸性细支气管炎性间质性肺疾病(RBILD)、脱屑性间质性肺炎(DIP)、淋巴样间质性肺炎(LIP)。

(二)诊断

1.病史

病史采集对于DPLD的诊断极为重要,部分DPLD有明确的致病因素。病史采集中应注重询问患者的用药史、职业环境暴露史、吸烟史、家族史和结缔组织疾病史。

2.临床表现

同原因引起的DPLD,其临床症状各有不同。最具特征性的症状是进行性呼吸困难和刺激性干咳,部分患者可伴有发热、乏力、食欲下降、体重减轻和关节痛等临床表现。在疾病早期,查体可无阳性体征。随着疾病进展,患者可表现出呼吸困难加重,查体出现口唇、指端发绀、杵状指、双侧肺基底部有Velcro啰音(爆裂音),病程晚期可出现肺动脉高压、肺源性心脏病和以低氧为主的呼吸衰竭。老年患者常常伴有其他基础疾病,如慢性阻塞性肺疾病、冠心病和心功能不全等,临床表现较为复杂。

3.肺功能测定

肺功能测定对于诊断DPLD、判断病情严重程度、评价疾病预后、评估治疗反应具有重要意义。绝大多数DPLD患者为限制性通气障碍和弥散功能降低,表现为肺活量、肺总量、一氧化碳弥散率(DLCO)、功能残气量和残气量减少,FEV_1/FVC正常或偏高。阻塞性通气功能障碍主要见于肺淋巴管平滑肌瘤病、肺朗格汉斯组织细胞增多症及部分结节病患者。DLCO能较好地反映疾病的预后,在纤维化型的IIP中,DLCO<40%是疾病进展的指征。IPF患者病初6～12个月,FVC基线降低≥10%或DLCO下降≥15%,其死亡率较高。此外,运动肺功能也有助于判断疾病的严重程度,近期研究表明,6分钟步行实验(6MWT)可提供判断预后的重要信息,无论在试验前、试验中和试验后,若氧饱和度低于88%常常提示预后欠佳。对于老年DPLD患者,由于增龄和/或基础疾病等因素,肺功能表现常常不典型,通气功能可表现为正

常、阻塞性或限制性通气功能障碍。

4.胸部影像学

胸部X线检查是诊断DPLD的第一线索，早期可正常，随着疾病的进展可表现为：磨玻璃样改变、胸膜下网格状阴影、弥漫性结节影、蜂窝肺、纵隔和肺门淋巴结肿大。但胸部X线在诊断DPLD亚型时缺乏敏感性和特异性。胸部高分辨CT(HRCT)对肺间质结构的显示更细致，可表现为：胸膜下弧线状影、不规则线状、网状影、小结节影、囊性变、磨砂玻璃样改变、蜂窝状影、肺实变影等。HRCT对于早期肺部病变及蜂窝肺具有很大的诊断价值。

此外，根据影像学的特点、病变分布、有无淋巴结和胸膜的受累等，可对DPLD进行鉴别诊断。①病变以肺上叶分布为主提示肺朗格汉斯组织细胞增生症(PLCH)、囊性肺纤维化和强直性脊柱炎；②病变以肺中下叶为主提示癌性淋巴管炎、慢性嗜酸性粒细胞性肺炎、特发性肺纤维化以及与类风湿关节炎、硬皮病相伴的肺纤维化；③病变主要累及下肺野并出现胸膜斑或局限性胸膜肥厚提示石棉肺；④胸部X线呈游走性浸润影提示变应性肉芽肿性血管炎、变应性支气管肺曲菌病、慢性嗜酸性粒细胞性肺炎；⑤气管旁和对称性双肺门淋巴结肿大强烈提示结节病，也可见于淋巴瘤和转移癌；⑥蛋壳样钙化提示硅肺和铍肺，出现Keley B线而心影正常时提示癌性淋巴管炎，如果伴有肺动脉高压，应考虑肺静脉阻塞性疾病；⑦出现胸膜腔积液提示类风湿关节炎、系统性红斑狼疮、药物反应、石棉肺、淀粉样变性、肺淋巴管平滑肌瘤病或癌性淋巴管炎；⑧肺容积不变和增加提示并存阻塞性通气障碍如肺淋巴管平滑肌瘤病、PLCH等。

5.支气管肺泡灌洗

支气管肺泡灌洗(BALF)为DPLD的诊断、鉴别诊断和治疗提供了非常有价值的参考资料。支气管肺泡灌洗检查能获得相关病因的第一手资料，如感染、肺出血、肺泡蛋白沉积症、肺朗格汉斯组织细胞增多症以及一些职业性肺病。中性粒细胞增多主要见于IPF、结缔组织病肺受累和石棉肺等；淋巴细胞增多主要见于结节病、HP等。BALF的细胞成分有助于判断特发性间质性肺炎的治疗反应和预后，以淋巴细胞增多为主者对肾上腺皮质激素(激素)反应较好，其预后也好；而以中性粒细胞和嗜酸性粒细胞增多为主者，激素效果不如细胞毒性药物，这些患者的预后相对也较差。

6.血清学检查

血清血管紧张素转化酶(SACE)对于结节病、抗中性粒细胞胞浆抗体(ANCA)对于血管炎、抗肾小球基底膜抗体对于肺出血-肾炎综合征的诊断意义较大。ANA、ENA、自身抗体等检查有助于鉴别结缔组织病导致的DPLD。

7.肺活组织检查

主要是通过支气管镜进行经支气管镜肺活组织检查(TBLB)和电视胸腔镜肺活检(VATS)或局部开胸进行。TBLB的优点为操作较简便，安全性大，可作为常规检查，但因受取材部位和标本量的限制，不能全面反映肺部病变的范围和程度，漏诊率较高。对一些特异性疾病如结节病、HP、结核、肺出血、肺泡蛋白沉着症、肺泡癌等具有诊断价值，但对特发性间质性肺炎的诊断价值有限。近年来，VATS开展越来越多，由于手术创伤较小、并发症少，并可在不同部位取材、能活检较大肺组织等优点，VATS在DPLD诊断中的作用愈发明显。需要指出的是，活检组织存在“样本错误”的问题，即所取标本的部位并不是主要的病变部位，因此，在行肺活检时，应在不同部位取材。

总之，DPLD 的诊断，需依靠病史、体格检查、实验室检查、胸部影像学和肺功能检查来进行综合分析。诊断步骤包括下列三点：首先明确是否是 DPLD；明确属于哪一类 DPLD；对 IIP 进行鉴别诊断。需要指出的是，诊断 DPLD 需要多学科协商机制（MDD），应综合临床-放射-病理进行诊断，MDD 是诊断 DPLD 的“金标准”。

二、特发性间质性肺炎

特发性间质性肺炎（IIP）为一组原因不明的 DPLD，2002 年 ATS/ERS对 IIP 分类包括 UIP/IPF、NSIP、DIP、RBILD、AIP、COP 和 LIP。新的 ATS/ERS 分类统一了既往病理和临床对 IIP 概念和分类的不同看法和认识，有利于 IIP 的诊治以及国际的科研合作。IIP 的诊断中，除 IPF 外，其他类型的 IIP 确诊均依赖于 VATS/开胸肺活检，但最后的病理诊断应密切结合临床资料和影像学，单独由临床医师、放射科医师或病理科医师作出诊断都有可能是片面的。目前提倡以多学科协商机制（MDD），即临床—放射—病理诊断（CRP）作为诊断“金标准”。

特发性肺间质纤维化/普通型间质性肺炎（IPF/UIP）。

（一）概述

IPF 在 IIP 中最为常见（占 65%左右），50 岁以上的成年人多发，约 2/3 患者年龄大于 60 岁，男性多于女性。病变局限于肺部，组织病理学和（或）影像学表现为 UIP 的特征。其发病率约为 6.8/10 万～16.3/10 万，患病率约为 2/10 万～29/10 万，从确诊到死亡的中位生存期约为 2～3 年。吸烟、环境暴露、多种病原微生物的感染、反流性食管炎（GERD）、糖尿病可能是其潜在的危险因素。

（二）IPF 与老龄

IPF 与老龄相关的机制还不清楚。高分辨率 CT 上 IPF 相关的表现多见于无症状的高龄患者（≥70 岁），而在年轻患者中几乎见不到。加速缩短的端粒酶是一个可能的机制。端粒酶随着细胞分裂逐渐缩短，当缩短到一定程度时，将激活 p53 依赖的凋亡或重复老化。端粒酶缩短可能增加 IPF 的易感性。

年龄增长使得氧化剂（活性氧和氮化物）与抗氧化剂（过氧化物歧化酶，谷胱甘肽）失衡，导致氧化应激增加。整个过程包括 DNA 的直接损伤，细胞膜多不饱和脂肪酸的氧化，以及酶的失活。过度的氧化应激产生各种有害作用，包括氧化还原敏感的信号通路的激活、细胞因子或趋化因子表达的改变、蛋白酶和抗蛋白酶平衡的修饰、促进凋亡和成纤维细胞活化等。这些有害作用可能促进 IPF 的发病。

在老年人中（>65 岁），分布于整个基因组的 DNA 甲基化重复序列逐渐减少，而甲基化重复序列的数目似乎与预期寿命成正比。表观遗传基因组的异常的重新编码与癌症的发生发展有关。

微小 RNA 是一种转录后的调节因子，它可以结合特定的序列，阻断翻译过程或者靶向降解信使 RNA，从而引起基因表达的沉默。随着年龄增长，微小 RNA 成群的表达失控，这提示微小 RNA 的行为可能受普通的转录调节因子共同控制。在老年个体中疾病的发生可能与这些转录因子调控混乱有关。

以上各种变化，导致老年人罹患 IPF 的风险增加。

(三)临床特点

IPF 的临床表现为干咳、不明原因的劳力性呼吸困难，多数患者可闻及吸气性爆裂音，以双肺底部最为明显，三分之一以上的患者可见杵状指。但由于老年人常常伴有其他心肺疾病，如慢性阻塞性肺疾病、冠心病、心功能不全等，导致临床症状较为复杂。肺功能异常主要为中至重度限制性通气功能障碍和(或)弥散功能障碍，对于合并慢性阻塞性肺疾病患者，通气功能可表现为阻塞性通气功能障碍或正常，但弥散功能通常受损。实验室检查缺乏特征性，10%～25%的患者血清抗核抗体(ANA)和类风湿因子(RF)阳性。

(四)影像学特点

胸部 X 线片主要表现是在两肺基底部和周边部的网状阴影，常为双侧、不对称性，伴有肺容积减少。HRCT 对 UIP 的诊断具有重要的意义，其诊断 UIP 的阳性预测值为 90%～100%，主要表现为两肺胸膜下和肺基底部为主的网状阴影，可有少量毛玻璃状影。在纤维化严重的区域，常有牵引性支气管和细支气管扩张，和胸膜下的蜂窝样改变，蜂窝样改变对于 UIP 的诊断具有重要意义。部分老年患者常常合并肺气肿表现，称之为肺间质纤维化肺气肿综合征(CPFE)。关于 UIP 的 HRCT 诊断标准见表 2-1。

表 2-1　UIP 的 HRCT 诊断标准

UIP(所有 4 个特征)	可能 UIP(所有 3 个特征)	非 UIP(7 个特征中任意 1 个)
病变位于胸膜下和肺基底部	病变位于胸膜下和肺基底部	病变主要分布于上、中肺叶
异常网格影	异常网格影	病变主要沿支气管血管束分布
蜂窝样改变，伴或不伴牵张性扩张	无不符合 UIP 的任何 1 条(见非 UIP 栏)	广泛磨玻璃影(范围超过网格影)
无不符合 UIP 的任何 1 条(见非 UIP 栏)		大量微结节(以双侧、上肺为主)
		散在囊泡影(多发、双侧，远离蜂窝肺区域)
		弥漫性马赛克征/气体陷闭(双侧、三叶或多叶受累)
		支气管肺叶/肺段实变

(五)组织病理学特征

低倍镜下病变呈斑片状分布，主要累及胸膜下及肺实质，显著特点是病变轻重不一，新旧病变交杂分布，肺泡间隔增宽、间质见慢性炎症，伴有纤维化和蜂窝肺改变，病变间可见正常肺组织(表 2-2)。高倍镜下，在非纤维化区，早期病变是肺泡间隔增宽充血，淋巴细胞、浆细胞和组织细胞与散在的中性粒细胞等炎性细胞浸润，伴有Ⅱ型肺泡上皮和细支气管上皮增生，部分肺泡内可见巨噬细胞；纤维化区有数量不等的胶原纤维沉积，炎症细胞相对较少，肺泡间隔毛细血管床减少乃至完全消失，其间可形成假腺样结构，表现为肺泡间隙变小，内覆增生的Ⅱ型肺泡上皮。蜂窝肺改变的区域是由大小不等的囊性纤维气腔所构成，被覆有细支气管上皮细胞。在纤维化区和蜂窝肺区可见有呼吸性细支气管、肺泡管以及重建的囊壁内有大量增生之平滑肌束，形成所谓“肌硬化”。除了上述提及的老病灶(胶原沉积的瘢痕灶)外，同时还有增生活跃的成纤维细胞，沿肺泡间隔长轴平行排列，突向被覆呼吸上皮的腔面，此结构称为成纤维细胞灶。总之，UIP 的病理组织学特点可归纳为病变“轻重不一、新老病变共存”以及在纤维化和蜂窝病变区有平滑肌增生，这些是 UIP 的重要特征，也是与 IIP 其他类型相区别的要点。

表 2-2 UIP 的组织病理学标准

UIP(所有 4 条标准)	很可能 UIP	可能 UIP(3 条标准)	非 UIP(6 条中任何 1 条)
存在显著的纤维化/结构扭曲变形，伴或不伴主要分布于胸膜下/间隔旁的蜂窝状改变	存在显著的纤维化/结构扭曲变形，伴或不伴蜂窝样改变	肺实质片状或弥漫性纤维化，伴或不伴肺间质炎症	透明膜
肺实质内片状分布的纤维化	肺实质内片状分布的纤维化和成纤维细胞灶两者中缺少任意 1 条	不存在其他符合 UIP 的特征(见第 1 列)	机化性肺炎
存在成纤维细胞灶	无任何不符合 UIP 的特征(见第 4 列)	无任何不符合 UIP 的特征(见第 4 列)	肉芽肿
无任何不符合 UIP 的特征(见第 4 列)	或仅存在蜂窝样改变		远离蜂窝区有明显的间质炎症细胞浸润
			病变沿气道为中心分布
			提示另一种诊断的特征

(六)诊断

诊断 IPF 需要符合：①排除其他已知病因的 ILD(如家庭和职业暴露、结缔组织疾病和药物所致)；②未行外科肺活检的患者，HRCT 呈现 UIP 表现(见表 2-1)；③接受外科肺活检的患者，HRCT 和组织病理学类型符合特定的组合(见表 2-2，表 2-3)。由于老年患者通常不能进行有创检查，因此 HRCT 在 IPF 中的诊断作用至关重要。

表 2-3 结合 HRCT 和组织病理学表现的 IPF 诊断标准

HRCT 类型	组织病理学类型	是否诊断 IPF
UIP	UIP	是
	很可能 UIP	是
	可能 UIP	是
	不可分类的纤维化	是
	非 UIP	是
可能 UIP	UIP	是
	很可能 UIP	是
	可能 UIP	很可能
	不可分类的纤维化	很可能
	非 UIP	否
非 UIP	典型 UIP	可能
	很可能 UIP	否
	可能 UIP	否
	不可分类的纤维化	否
	非 UIP	否

(七)预后

由于合并了多种基础心肺疾病,老年 IPF 患者的总体预后较差,常常合并感染、心功能不全和呼吸衰竭等,死亡率很高。研究表明,一些疾病的特征与死亡率具有相关性(表 2-4)。

表 2-4　与 IPF 患者死亡率增高相关的特征

与 IPF 患者死亡率增高相关的特征
基础因素
呼吸困难程度
DLCO＜预计值的 40％
6 分钟步行试验中氧饱和度≤88％
HRCT 蜂窝肺的范围
肺动脉高压
纵向因素
呼吸困难加重
FVC 绝对值下降≥10％
DLCO 绝对值下降≥15％
HRCT 纤维化加重

(八)治疗

近年来,随着 IPF 发病机制的研究不断深入,以往认为慢性炎症为主的发病机制正改变,目前认为,Th1/Th2 细胞因子紊乱、氧化/抗氧化失衡、成纤维细胞和肌成纤维细胞凋亡减少、细胞外基质调节异常以及凝血/纤溶失调等环节均与 IPF 发生、发展有关,针对其中一些关键细胞因子,如干扰素-γ、肿瘤坏死因子-α(TNF-α)、内皮素-1(ET-1)、转化生长因子-β_1($TGF-\beta_1$)和血小板衍生生长因子(PDGF)等开展了多项随机、双盲、安慰剂对照多中心临床试验。遗憾的是,尚无有力的循证医学证明任何药物对于 IPF 的治疗有确切疗效。2011 年 IPF 指南中明确否定了糖皮质激素单药、秋水仙碱、环孢素、糖皮质激素联合免疫抑制剂、干扰素-γ1b、波生坦和依那西普等药物。鉴于一些研究结果提示的潜在益处,对于充分知情且强烈希望接受药物治疗的患者,可以从如下 4 种方案中选择:①乙酰半胱氨酸＋硫唑嘌呤＋泼尼松;②乙酰半胱氨酸单药治疗;③抗凝治疗;④吡非尼酮。但是,对于老年人应用泼尼松和细胞毒类的药物时需要慎重,以防药物副作用导致免疫力低下,诱发感染。

三、非特异性间质性肺炎(NSIP)

(一)临床特点

本型的确切发病率尚不清楚,曾经认为 NSIP 并不是真正的单一疾病,仅仅是“垃圾桶”式的术语,近 10 年的研究表明 NSIP 有着相对特异的临床和病理学表现,因此逐渐为临床所认识。NSIP 发病以中老年为主,平均年龄 49 岁,起病隐匿或呈亚急性经过。已知原因可引起 NSIP 样病理表现的疾病包括结缔组织疾病(如系统性红斑狼疮、多发性肌炎、干燥综合征、类风湿关节炎等)、有机粉尘的吸入、某些药物反应(胺碘酮、呋喃妥因)。原因不明的 NSIP 称为特发性 NSIP。临床主要表现为渐进性呼吸困难和咳嗽,双下肺爆裂音,1/3 患者有发热,杵状指少见。本病预后良好,大部分患者对皮质激素有较好的反应,但不同病理类型 NSIP 患者预后有所不同,富细胞型 5 年内存活率为 100%,而混合型和纤维化型患者 10 年生存率仅为 35%。一些经活检证实为 NSIP 的患者具有 IPF(NSIP/IPF)、OP(NSIP/OP)和 HP(NSIP/HP)的临床特征。

(二)影像学特点

HRCT 所见病变分布多位于双肺下叶,邻近胸膜处,最常见的 HRCT 表现以网格影、牵张性支扩、肺容积减小、磨玻璃影表现为主,蜂窝少见。

(三)组织病理学特点

主要病理学特征为肺间质不同程度的炎症和纤维化,病变呈片状或弥漫分布,但病变在时相上是一致的。肺泡Ⅱ型上皮明显增生,灶性或片状肺泡腔内巨噬细胞聚集,常含有多量泡沫细胞。近半数病例有灶性 BOOP 改变,但所占比例很小。20%的病例可见成纤维细胞灶,但所占比例<10%。根据其间质炎细胞的数量和纤维化的程度,Katzenstein 和 Forelli 将 NS1P 分成 3 型:①富细胞型,约占 50%,主要表现为轻~中度间质慢性炎症,肺泡Ⅱ型上皮增生,很少或几乎无纤维化,其特点为肺泡间隔内淋巴细胞浸润,灶性肺泡腔内巨噬细胞聚集,细支气管炎及机化性肺炎。病变无间质纤维化、肺泡结构没有明显的破坏。②混合型,间质有大量的慢性炎细胞浸润和明显的胶原纤维沉着。本病主要特点是病变相对一致,无蜂窝肺。③纤维化型,肺间质以致密的胶原纤维沉积为主,伴有轻微的炎症反应或者缺乏炎症。很少出现成纤维细胞灶,病变一致是不同于 UIP 的鉴别要点。

(四)诊断

与 IPF 不同,NSIP 的诊断不能依赖于 HRCT,必须经过开胸肺活检或 VAST 获得组织病理学标本方可诊断。当活检确定为 NSIP 时,需要进行 MDD。

(五)治疗

目前多以糖皮质激素和(或)免疫抑制剂为主要治疗药物。硫唑嘌呤、环磷酰胺和秋水仙碱使用较多。亦有个别报道使用环孢素、氨甲蝶呤和苯丁酸氮芥。

四、隐源性机化性肺炎(COP)

(一)临床特点

COP 是一种原因不明的闭塞性细支气管炎伴机化性肺炎(BOOP),发病平均年龄为 55~60 岁,无性别差异,发病率不详。临床表现为不同程度的咳嗽和呼吸困难,平均少于 3 个月,伴有畏冷、发热、周身不适、乏力、肌痛和体重减轻等。查体可闻及局限性或广泛捻发音,无杵状指。ESR、CRP 和外周血中性粒细胞可显著升高;肺功能主要表现为轻中度限制性通气障碍;BALF 细胞学分类淋巴细胞比例增加。根据自然病程和治疗过程,分为典型 COP,急性暴发型 COP、纤维化型 COP 和孤立病灶型 COP。

(二)影像学特点

典型的胸片表现为双侧外带实变影,通常为游走性。HRCT 显示局限性胸膜下实变,伴或不伴支气管充气征。其他少见表现包括毛玻璃影、沿气管血管束分布小结节阴影(<10 mm)、大结节和外周网格影。

(三)组织病理学特点

主要病理变化是呼吸性细支气管及以下的小气道、肺泡管和肺泡腔内有机化性肺炎改变,病变表现单一，时相一致，呈斑片状和支气管周围分布。病变位于气腔内，由成纤维细胞组成和炎症细胞组成的息肉样改变，称为"马松"小体。病变区间质有轻度炎性细胞浸润，Ⅱ型肺泡上皮化生，肺泡腔内含巨噬细胞和泡沫细胞，肺组织结构保留，无纤维化。

（四）诊断

当临床症状和影像学表现典型时，TBLB 活检组织符合 OP 组织病理学表现时，可确诊。但对于不典型的病例，必须行外科活检获得病理。

（五）治疗

治疗以糖皮质激素为主，大部分患者反应良好，起始剂量 0.75～1 mg/kg，逐渐减量并维持 6～12 个月。对于疗效欠佳者可应用硫唑嘌呤、环磷酰胺和环孢素。

五、急性间质性肺炎（AIP）

（一）临床特点

AIP 罕见，为肺的急性损伤性病变。起病急剧（数日至数周内），表现为不明原因的发热、咳嗽和呼吸困难，并迅速出现急性呼吸衰竭，酷似原因不明的特发性 ARDS。发病前多有流感样症状，包括肌肉痛、关节痛、发热、身体不适等。发病年龄 7～81 岁，年轻人多发，患者发病前健康。AIP 病死率极高（＞60%），多数在 2～6 个月内死亡。

（二）影像学特点

X 线胸片显示弥漫、双侧性肺阴影，CT 扫描表现为双侧对称斑片状毛玻璃影。这种改变与急性呼吸窘迫综合征（ARDS）类似。

（三）组织病理学特点

主要的病理改变为弥漫性肺泡损伤的机化期改变。病变时相一致，低倍镜下表现为肺泡间隔显著增宽，增宽肺泡隔内有卵圆到梭形的成纤维细胞即机化性纤维和散在的淋巴细胞和浆细胞浸润，肺泡Ⅱ型上皮增生，细支气管上皮可有鳞状化生。少数肺泡腔内有少量透明膜。这是与其他 IIP 鉴别的关键点。肺小动脉见透明血栓，病变中找不到感染病原体。

（四）诊断

诊断标准：60 天内有急性下呼吸道疾病；影像学为弥漫性双肺浸润；肺活检提示机化性或增殖性的弥漫性肺泡损伤；既往胸片正常；排除其他已知病因疾病，如感染、中毒、结缔组织病。

（五）治疗

大剂量激素冲击治疗，通常甲泼尼龙 500～1 000 mg/d，3～7 天，之后逐渐减量。但总体预后较差。

六、脱屑性间质性肺炎（DIP）

（一）临床特点

DIP 多见于有吸烟史者，发病年龄较 IPF 早 10 年，平均发病年龄是 40～50 岁，男性发病为女性的2 倍。"脱屑"是指肺泡上皮脱落聚集在肺泡腔内的现象。本型肺泡腔内聚集的细胞不是肺泡上皮而是巨噬细胞，"脱屑"这个概念不准确，但一直沿用此命名。DIP 的治疗和预后都较 UIP 为好，10 年生存率大约为 70%。大多数患者为亚急性起病（数周至数月）或隐匿，临床表现与 UIP 类似，咳嗽和呼吸困难是最常见的症状，50%患者有杵状指，有些患者可变现为严重的呼吸衰竭。肺功能为限制性通气障碍，伴有弥散功能降低和低氧血症。

(二)影像学特点

20%的患者X线胸片接近正常。大约1/4的患者胸片和高分辨CT扫描显示在中下肺野出现弥漫的毛玻璃样改变,后期也可出现不规则的线状、网状、结节状间质影像。

(三)组织病理学特点

主要的组织学特点是弥慢性的肺泡内巨噬细胞聚集,均匀分布,时相一致,细胞胞质丰富,多为单核,偶见多核。早年误认为是肺泡上皮脱落聚集在肺泡腔内,故称为脱屑性间质性肺炎。后证实脱落细胞为巨噬细胞和少量上皮细胞。这种变化在呼吸性细支气管周围尤为明显,并弥散到远端气腔甚至整个肺实质。除了肺泡壁轻至中度增厚外,无纤维化瘢痕、蜂窝肺,成纤维细胞灶缺如或不明显。间质有少量淋巴细胞和浆细胞浸润。

(四)诊断

诊断通常依赖于典型的HRCT和吸烟病史,确诊主要以肺活检为主。

(五)治疗

戒烟为首选治疗方法,部分患者可缓解。对于疾病进展者可口服泼尼松治疗,起始剂量20~60 mg/d,总体上治疗反应良好。其他药物可用硫唑嘌呤、环磷酰胺。

七、呼吸性细支气管炎-间质性肺(RB-ILD)

(一)临床特点

呼吸性支气管炎同时合并间质性肺疾病时,才能称为RB-ILD。和呼吸性细支气管炎(RB)一样,好发于吸烟者或者曾经吸烟者。RB通常起病隐匿,无症状或仅有小气道阻塞;RB-ILD表现为对吸烟较为严重的反应,导致影像学出现ILD的表现,临床表现为咳嗽、呼吸困难。肺功能检查提示限制性通气功能障碍。支气管肺泡灌洗(BAL)以巨噬细胞为主,少有中心粒细胞和嗜酸性粒细胞。

(二)影像学特点

20%的患者胸部X线表现正常,50%可有弥漫对称的网状结节伴磨玻璃样变。HRCT表现为不同程度的斑片状阴影、磨玻璃样改变和小叶中心性结节。

(三)组织病理学特点

RBILD的病变与健康吸烟者导致的呼吸性细支气管有组织学不易鉴别,表现为病变相对局限在呼吸性细支气管及其周围的肺泡,管壁层慢性炎性细胞浸润,管腔内有黏液栓,肺泡腔内巨噬细胞聚集,巨噬细胞为浅棕色胞质,特染铁染色为阳性。与DIP的不同点在于其病变分布不像DIP为弥漫性肺泡腔内有巨噬细胞聚集。

(四)诊断

诊断通常依赖于典型的HRCT和吸烟病史,BAL和肺活检主要用于提供证据并除外其他疾病。RB-ILD与RB的区别主要在于疾病的严重程度,包括症状、肺功能和HRCT病变的范围。

(五)治疗

首选戒烟,没有证据表明其他干预措施有效,包括口服糖皮质激素治疗。对于疾病进展者,有应用激素和其他免疫抑制剂治疗的报道。

八、淋巴性间质性肺炎(LIP)

(一)临床特点

LIP是不同于弥漫性肺淋巴增生疾病的一种不明原因的间质性肺炎，特发性LIP发病率极低。常伴有低丙种球蛋白血症和自身免疫性疾病，如类风湿关节炎、干燥综合征、系统性红斑狼疮等免疫低下疾病。此外，在恶性贫血、自身免疫性溶血性贫血、桥本甲状腺炎、慢性活动性肝炎、原发性胆汁性肝硬化、HIV感染、苯妥英钠治疗和Castlemain病中亦有报道。特发性LIP多发于女性，临床表现隐匿，可表现为渐进性咳嗽、呼吸困难、乏力、体重下降、低热等症状。患者常有轻度贫血、ESR增快、异常蛋白血症，BAL中淋巴细胞计数增加。

(二)影像学特点

胸部X线表现为双肺网状结节影伴或不伴间隔线，并可见游走性实变。病变以下肺野为主，纵隔淋巴结肿大常提示发展为淋巴瘤可能。HRCT为磨玻璃样改变及血管周围囊状影，蜂窝少见。

(三)组织病理学特点

组织病理显示弥漫性间质增厚，伴有淋巴细胞、浆细胞和巨噬细胞浸润，病变主要浸润肺泡间隔，常有淋巴小结/生发中心可见淋巴滤泡，沿小叶间隔接近肺静脉分布，肺泡间隔狭窄而不融合，有时可见上皮样组织细胞和多核巨细胞混杂在增生淋巴细胞和浆细胞中，Ⅱ型肺泡上皮有增生，肺泡腔内有嗜酸性蛋白物渗出及小淋巴细胞和组织细胞。

(四)诊断

确诊有赖于肺活检，需要与肺淋巴瘤、弥漫性或结节性淋巴样增生、NSIP及HP相鉴别。

(五)治疗

糖皮质激素治疗最常用，但剂量及疗程不确定。亦有使用免疫抑制剂治疗的报道。

第三节　老年人肺炎

肺炎是老年人的临床常见病，也是导致老年人死亡的主要原因。与一般人群所患肺炎相比，老年人肺炎具有不同的特点，若能针对其特点，采取必要的措施，进行积极预防、早期诊断、合理治疗，对于提高对老年人肺炎诊治水平、改善预后、降低死亡率、减低医疗费用等都具有重要意义。

一、流行病学

在老年人中，肺炎是发病率高、死亡率高、危害大的疾病。尽管有越来越多强效、广谱的抗生素可以应用，但肺炎仍是导致老年人死亡的最常见感染性疾病，给社会、家庭造成的损失不可估量。在抗生素广泛运用于临床之前，老年肺炎的发生率大约是青年人的10倍，50%以上的肺炎患者是65岁以上的老人。北京某医院死因分析显示，肺炎死亡中，89%在65岁以上，肺炎已经成为80岁以上老人死亡的第一病因。调查发现，＜45岁人群中肺炎患病率为每10万人口中91人，＜65岁的老年人肺炎患病率可达每10万人口中10123人，而老年人肺炎病死率是非老年人的3～5倍。国外老年人肺部感染病死率为24%～35%，年轻人仅为

5.75%～8.00%，而国内老年人肺部感染病死率高达42.9%～50.0%。目前，老年肺炎的患病率和死亡率仍是严重问题，肺炎也是导致老年人死亡中最常见的感染性疾病。据统计，1996—2001年全国呼吸系统疾病死亡人数，占总死亡人数的18%，仅次于心脑血管病和癌症，位居第三。在众多的呼吸道疾病中，肺炎是主要死因。70岁以上肺炎患者病死率大于25%；在死亡老年人中，约有半数以上伴有程度不同的肺炎。肺炎在老年患者尸检中的发现率为25%～60%。北京医院资料显示，60岁以上尸检中存在肺炎者45%。解放军总医院统计146例老年肺炎尸检病例，占同期老年尸检的31.1%。美国1995年的统计结果表明，肺炎列死亡顺位的第6位，而在老年人升至第四位，在感染性疾病中位列第一。在因肺炎死亡的患者中，85%为65岁以上的老年人。70岁以上者肺炎病死率成百倍地增加。美国估计每年有100万老年肺炎需住院治疗，估计在美国仅老年肺炎每年医疗费就超过10亿美元。

另外，由于在老年人中，吸入性因素很常见，所以吸入性肺炎在老年患者中占重要地位。据统计，社区获得性肺炎中5%～15%为吸入性肺炎，吸入性肺炎占住院老年性肺炎的15%～23%，其病死率占所有因老年肺炎死亡病例的近1/3。需要注意的是，不是所有吸入性肺炎都有明确吸入病史。研究显示，约40%的老年肺炎患者并无明显的吸入病史，此类病例被称为隐性吸入，如急性脑卒中的患者中，有2%～25%的患者存在隐性吸入。吸入性肺炎在老年人中尤其是存在中枢神经系统疾病的老年人中很常见，这也是老年人吸入性肺炎难以治疗、死亡率高的主要原因。老年人吸入性肺炎患者中，发病原因多为脑血管病，如脑卒中，患者10%死于肺炎，最主要的就是吸入性肺炎。中枢神经系统大脑基底核脑血管病变，可导致黑质、纹状体产生的多巴胺减少，迷走神经释放到咽部和气道的神经肽，即P物质减少。而P物质被认为是吞咽和咳嗽反射的原动力，因此造成咽喉功能减退或受到抑制，表现为咳嗽和吞咽反射障碍。吸入过程多发生在进食和睡眠中，吸入时若将咽喉部寄植菌带入下气道，便可导致肺部感染。ACEI类药物引起血清和(或)气道中P物质增加，可能是其减少吸入性肺炎的机制之一。现在已经开始将ACEI类药物作为老年人吸入性肺炎的防治手段之一。

除吸入性因素外，老年人肺炎的发生还有其他危险因素：①呼吸道组织结构退行性变。老年人由于鼻、喉黏膜具有不同程度的萎缩变质，加温及湿化气体功能，喉头反射与咳嗽反射减弱等，导致上呼吸道保护性反射减弱，病原体容易进入下呼吸道；老人鼻部软骨弹性降低，吸入阻力增加，用口呼吸增多，易于产生口咽干燥，加之口腔卫生不良或原有咽喉、口腔内的慢性病灶，病原体易在上呼吸道定植，并且繁殖，发生支气管-肺部吸入性感染；喉、咽腔黏膜萎缩，感觉减退所引起的吞咽障碍，使食物容易呛入下呼吸道。骨质疏松，脊柱后凸和肋软骨钙化，肋间肌和辅助呼吸肌萎缩，胸廓活动受限，并由扁平胸变为桶状胸，使肺通气功能下降；气管支气管黏液纤毛功能下降，咳嗽反射差，肺组织弹性减退等导致排痰功能降低。②合并多种慢性基础疾病伴随老龄出现的多种慢性疾病，易于导致老人的肺部感染率和病死率增加。临床观察发现，99%的老年肺炎患者至少患有一种或多种基础疾病。刘慧等报道老年人肺炎合并基础疾病者达67.1%，孙勇等报道老年人肺炎合并基础疾病者达76.1%，合并2种基础疾病者35.3%，Riquelme等对101例老年肺炎分析发现，30%患有慢性阻塞性肺疾病，38%有心脏疾病，26%有神经系统疾病，17%有糖尿病，5%有恶性肿瘤，4%患有肾衰竭和4%有肝脏疾病。易于诱发老人发生肺炎的疾病常见于糖尿病、COPD、充血性心力衰竭、脑血管病、肿瘤、营养不良、痴呆、帕金森病、水肿、失动等。③免疫力减弱老龄化带来的免疫老化也促进了老年人呼吸道感染的发生。越来越多的最新数据表明，中性粒细胞的功能受损，即吞噬和杀灭病原微生物的能力下降，是老年呼吸道感染防御降低的原因之一。老年人最常见的免疫缺陷是适应性的免疫反应下降，表现为幼稚 T 细胞亚群减少，细胞因子产物（尤其是 IL-2）和重要的细胞表面受体（IL-2 受体、CD28）显著下降，以及由抑制 T 细胞免疫的炎症因子（如 IL-10、前列腺素 E2 等）引起的 T 细胞反应受抑制。④流行性感冒。已证实流感是导致老年人肺炎发生率和病死率增加的一个重要原因。⑤其他因素如长期吸烟，各器官功能下降，御寒能力降低，容易受凉感染，营养不良，集体居住，近期住院，气管插管或留置胃管，健康状态较差，近期手术，加之行动障碍，长时间卧床，睡眠障碍而长期使用安眠药等均可增加老年人肺炎的易感性。

另外，老年肺炎中以中毒性肺炎，即休克性肺炎多见。据有关资料报道，老年肺炎中 2/3 为中毒型，这可能与老年人机体抵抗力低下有关，感染后容易波及全身，从而引发感染脓毒症休克反应。它可以是原发的，也可以继发于慢性呼吸道感染基础上，或继发于其他系统疾病，特别是脑血管病、心血管病、糖尿病及肝、肾等疾病。

老年性肺炎病死率高，主要包括以下原因：①病原体变迁；②不合理使用抗生素；③病原学检查困难；④临床表现不典型；⑤医院获得性肺炎；⑥免疫功能低下；⑦呼吸道防御机制下降；⑧基础病多。

二、定义和分类

肺炎按照发病地点过去传统分为 3 种：①社区获得性肺炎（CAP）：是指在社区环境中罹患的感染性肺实质炎症，包括在社区感染而在住院后（通常限定为入院 48 小时内或在潜伏期内）发病者；②护理院获得性肺炎（NHAP）：其发生率、严重程度和预后等方面介于 CAP 和 HAP 之间；③医院获得性肺炎（HAP）：指患者入院≥48 小时后发生的肺炎，且入院时未处于潜伏期。HAP 又可再分为早发 HAP(住院 5 天)和晚发 HAP(住院＞5 天)。其中，NHAP 的发病率为 69～115/1000 居住者，介于 CAP 和 HAP 之间，是 CAP 的 2～3 倍。近10 余年来，发现肺炎住院患者通常是由于多种耐药（MDR）病原菌引起。其原因包括在院外广泛使用广谱口服抗生素、门诊输注抗生素增加、过早让患者从急诊室出院、老年人增加及过度使用免疫调节治疗。目前 ATS 根据是否存在 MDR 病原菌所导致的感染将肺炎分为社区获得性肺炎（CAP）和医疗保健相关性肺炎（HCAP），HCAP 包括医院获得性肺炎（HAP）和呼吸机相关性肺炎（VAP）。新的分类方法主要是指导经验性使用抗生素，但亦存在缺陷，如不是所有的 MDR 病原菌都与危险因素相关，诊断过程中，应进行个体化考虑，如存在 MDR 感染的危险因素也不能排除存在引起 CAP 的常见病原菌。HCAP 临床情况与可能的致病菌关系见表 2-5。

表 2-5　HCAP 临床情况与可能的致病菌关系

临床情况	病原菌			
	MRSA	铜绿假单胞菌	不动杆菌属	MDR 肠球菌
住院＞48 小时	+	+	+	+
3 个月前住院＞2 天	+	+	+	+
家庭护理或医疗保健机构	+	+	+	+

续表

临床情况	病原菌			
	MRSA	铜绿假单胞菌	不动杆菌属	MDR 肠球菌
前 3 个月使用过抗生素		+		+
慢性透析	+			
家庭输液治疗	+			
家庭创伤护理	+			
家人有 MDR 感染	+			

注:MDR:多重耐药;MRSA:耐甲氧西林金黄色葡萄球菌

三、临床特点

老年社区获得性肺炎(CAP)大多数起病缓慢,于冬春季节变化时多发。由于老年人各系统、器官的储备功能丧失,以及应激反应受损,某器官系统的疾病会导致另一器官系统的失代偿,导致疾病的不典型表现,即临床表现各异。但老年人在突然发生疾病或疾病加重时,又会出现一些共有的表现,这些共有的表现被归纳为四个"I":即活动受限,稳定能力下降,便失禁,意识障碍。这些表现非常常见,几乎任何疾病都可以有上述 4 种症状。

(一)基础疾病多

老年人肺炎往往伴有基础疾病,如慢性支气管炎、慢性阻塞性肺气肿及肺心病、高血压、冠状动脉粥样硬化性心脏病、糖尿病、脑血管疾病、肺癌等。王新梅的结果提示慢性阻塞性肺病占 36.3%,脑血管病26.5%,心血管疾病 24.5%,糖尿病 19.6%,肿瘤 10.8%,其他 6.9%,部分患者同时有两种或多种疾病。

(二)发热等全身症状

老年性肺炎患者体温正常或不升高者达 40%～50%,而且即使发热也大多数都是轻、中度的发热。Moreira 等采用回顾性研究以比较 257 例住院的≥65 岁老年人和<65 岁非老年人 CAP 患者的临床特征。老年人组 54.1%的患者发热,非老年人组 81.5%的患者发热。与非老年组相比,老年肺炎临床表现不典型,常缺乏发热、胸痛、咳嗽、咳痰等。往往表现为意识状态下降、不适、嗜睡、食欲缺乏、恶心、呕吐、腹泻、低热,甚至精神错乱,大小便失禁或原有基础疾病恶化。有研究提示呼吸频率增快(超过 26 次/min)可能是个很好的预示下呼吸道感染的指标,通常呼吸困难较其他临床表现早出现 3～4 天。老年性肺炎患者更多地表现为乏力、食欲缺乏。部分老年患者可表现为其他系统为主的临床表现,如消化系统症状。孙勇等回顾性分析 113 例老年肺炎患者的临床资料消化道症状 49 例(43.3%),意识障碍 46 例(40.7%),口唇周疱疹 27 例(23.8%)。

(三)呼吸道症状

只有半数的患者有咳嗽和咳痰。老年人咳嗽无力、痰多为白色黏痰或黄脓痰、少数患者表现为咳铁锈色痰及痰中少量带鲜红色血。呼吸困难较常见。胸痛表现也相对少见,Moreira 等比较老年人组胸痛27.0%,非老年人组为 50.0%。

(四)肺部体征

老年肺炎肺部体征可因脱水、浅快呼吸、上呼吸道传导音干扰等因素而改变,所以常不具备诊断意义。通常也缺乏肺实变体征。典型肺实变少见，主要多表现为干湿性啰音及呼吸音减低。并发胸腔炎时，可听到胸膜摩擦音，并发感染脓毒症休克可有血压下降及其他脏器衰竭的相应体征。

（五）并发症多

老年性肺炎并发症较多，最常见并发呼吸衰竭和心力衰竭，尤其已经有缺血性或高血压心脏病的患者，心律失常颇常见。约1/3老年肺炎患者特别是年龄＞85岁的患者易于并发急性意识障碍和精神障碍，如谵妄等。其他如酸碱失衡、水电解质紊乱、消化道大出血、急性心肌梗死及多器官衰竭常见。

（六）血常规检查

老年人发生肺炎时可无白细胞升高，并且多不升高，白细胞升高仅占半数或更低，90%有核左移，50%有贫血。

（七）血生化及炎症指标检查

血C-反应蛋白增加（CRP）、前降钙素原（PCT）增高提示细菌感染并依此可以判断感染程度及对治疗反应的依据，D-二聚体（D-Dimer）水平增高，提示感染严重度、凝血受累及是否合并肺动脉栓塞，其动态变化对判断老年重症肺炎的预后具有重要的意义。重症肺炎伴有肝、肾功能及心肌细胞累及时可有ALT、AST、BIL、LDH、CK、CK-MB、BNP、BUN、CRE增高，合并横纹肌溶解可有血肌红蛋白明显增高伴有LDH、CK的明显增高，常伴低钠血症、偶伴高钠血症。

（八）影像学检查

X线检查是肺炎最可靠的诊断手段，但对老年肺炎的诊断则欠缺可靠性。日本学者村上元孝对51例老年肺炎部位的X线诊断与病理解剖结果对比观察，结果只有37例X线照片上考虑有肺炎。考虑原因是老年肺炎患者呼吸次数增加，有的老年肺炎患者则不能在拍片时做呼吸暂停动作，而拍出的X线片效果降低，不易做出诊断；另外的原因是部分老年肺炎患者不易搬运，只能用床旁机拍片，效果不佳，从而影响X线诊断。

X线胸片或（和）胸部CT检查多呈小片状或斑片状影，少数呈大片状、网状影。可发生于单侧或者双侧，肺炎类型可以表现不一致，以支气管炎、小叶性肺炎多见，王新梅等统计支气管肺炎样表现约51.2%，间质性肺炎样表现约24%，大叶性肺炎样约15.2%，肺脓肿约8%，球形肺炎约15.2%，同时伴有胸腔积液者17.6%，伴肺不张者10.4%。老年吸入性肺炎好发于右肺下叶，多为支气管肺炎、间质性肺炎和肺部实变表现，并有肺不张、肺脓肿、肺气肿及肺纤维化等并发症。特别要指出的是老年肺炎在感染早期、脱水状态和白细胞减少症的患者中，X线可表现为相对正常。COPD和肺大疱的患者也常无肺炎的典型表现。合并肺间质纤维化、ARDS或充血性心力衰竭时，肺炎难以与基础病鉴别。

（九）细菌学检查

老年人CAP和HAP留取标本相对困难，即使能够获取标本，也有被寄植菌污染的可能，因此明确病原菌更加不易。VAP可经过气管镜采集痰标本，对明确病原菌有意义。我国采取痰培养和血培养方法检测老年性肺炎的病原菌。痰检查是发现老年肺炎肺部异常最有效辅助诊断方法。

1.痰细菌学检查

人体喉以上呼吸道黏膜表面及其分泌物含有众多的微生物，“正常菌群”包括21属、200种以上，而且细菌浓度可以非常高。老年、重症或住院患者上呼吸道细菌定植明显增加。正常菌群中某些污染菌营养要求低、生长迅速影响痰液中致病菌的分离普通痰培养易受定植菌污染，加上老年人咳痰往往困难，所以直接留痰检查特异性较差。经纤维支气管镜吸引痰液的侵袭性检查能提高检查的特异性，但是会增加检查的困难性、风险性及检查费用。由于这些原因，所以在老年肺炎诊断中的作用存在许多争议。现在的观点是，单纯痰菌检查阳性不能确立肺炎的诊断，只能提供一些辅助信息；在应用抗菌药前的痰菌检查有利于经验性用药的选择。重症肺炎可因痰菌检查而受益。对重症病例、疑难病例或抗感染治疗失败的病例以及免疫抑制宿主肺部感染，需要有准确的病原学诊断，应积极采用可避免口咽部定植污染的下呼吸道标本直接采样技术。现有方法主要包括环甲膜穿刺经气管吸引、经胸壁穿刺肺吸引、经纤维支气管镜或人工气道吸引或防污染标本毛刷采样、经纤维支气管镜防污染支气管肺泡灌洗等，各有优缺点，由于均系创伤性检查，选用时应注意掌握指征。但不推荐为老年肺炎的临床常规检查方法。

除痰培养外，尚需作痰直接涂片，若鳞状上皮细胞＜10/HP，白细胞＞25/HP，使痰培养结果可信度较高。

2.血细菌学检查

老年人菌血症较青年人多见。一项研究对192例24小时内无发热的老年肺炎患者进行血培养，25例阳性，说明发热并非血培养的绝对指征。

3.其他检查

可采用血清学或PCR方法检测军团菌、支原体、衣原体及病毒等病原体。当其滴度呈4倍以上增长时更具有临床诊断意义，但有时滴度增高时需要一定的时间，往往作为回顾性的诊断。目前PCR技术临床仅用于分枝杆菌及肺孢子菌的检测，对其他病原体检测还仅限于实验室研究。

(十)病原学

大多研究都提示老年肺炎在致病菌方面有自己的特点。国外许多学者对社区获得性肺炎(CAP)的病原体做了相关研究，感染的病原体包括细菌、病毒、真菌和原虫，门诊和住院患者的病原菌具有区别(表2-6)，新的肺炎致病菌包括偏肺病毒、引起急性严重呼吸综合征的冠状病毒及社区获得性耐甲氧西林金黄色葡萄球菌(CA-MRSA)，CAP主要是细菌感染所致，其中最重要的是肺炎链球菌和流感嗜血杆菌，且多数研究显示肺炎链球菌是最常见的病原体。老年患者由于基础疾病多、免疫力低下易致反复感染，其革兰氏阴性杆菌感染的概率明显增加。在考虑常见病原菌以外，也要结合危险因素和患者的严重程度来判断是否存在非典型病原菌(如病毒、支原体、衣原体、嗜肺军团菌等)，病毒常见的有流感病毒、腺病毒、呼吸道合胞病毒及副流感病毒等，非典型病原体对B-内酰类抗生素治疗无效，选用抗病毒药物或大环内酯类药物治疗，此外，有10%～15%的CAP为典型与非典型病原体混合感染。有吸入危险因素时，要考虑存在厌氧菌的感染，厌氧菌肺炎往往合并有肺脓肿、肺内小脓肿和肺炎旁胸腔积液。金黄色葡萄球菌肺炎通常与伴发流感病毒感染，但近年来发现MRSA是CAP的原发病原菌，尽管很少见，但临床医生必须意识到 MRSA 感染可引起严重的后果，目前还不清楚是医院的 MRSA 带到社区，还是社区本身就存在 MRSA。但 CA-MRSA 可引起健康人的感染，与患者的健康情况无关。国内统计资料显示，在社区获得性肺炎（CAP）中，链球菌肺炎是老年肺炎的最常见致病原，嗜血流感杆菌占第 2 位，革兰氏阴性杆菌较少见。

表 2-6　CAP 门诊和住院患者的病原菌

门诊患者	未住 ICU 患者	住 ICU 患者
肺炎链球菌	肺炎链球菌	肺炎链球菌
肺炎支原体	肺炎支原体	金黄色葡萄球菌
流感嗜血杆菌	肺炎衣原体	军团属菌
肺炎衣原体	流感嗜血杆菌	G⁻杆菌
C.pneumoniae	军团属菌	流感嗜血杆菌
呼吸道病毒 *	呼吸道病毒 *	

注：病原菌按发生顺序排列 ICU：重症监护病房；* 流感病毒 A 和 B、腺病毒、呼吸道合胞病毒

医疗保健相关性肺炎（HCAP），以前多数研究集中在呼吸机相关性肺炎（VAP），但从引起肺炎的病原菌及治疗策略角度看，治疗 VAP 与治疗 HAP 和 HCAP 的策略相似，不同于 CAP 的治疗策略。其共同点是治疗策略都依赖于痰培养作为微生物的诊断。其感染的病原菌均为在医院或医疗保健相关场所的定植菌。所以美国胸科学会（ATS）最新的分类为 HCAP，其中包括 VAP 和 HAP，但这一分类仍存在缺陷。

在呼吸机相关性肺炎（VAP）中，病原菌分为多重耐药菌（MDR）和非多重耐药（non-MDR）菌，非多重耐药肺炎中常见的病原菌与重症 CAP 相同，为肺炎链球菌、其他链球菌、流感嗜血杆菌、MSSA、抗生素敏感的肠球菌、肺炎克雷伯杆菌、肠杆菌属、变形杆菌和其他革兰氏阴性杆菌则常见，约占 50%～70%，发生于机械通气 5 天内。多重耐药菌（MDR）常见的病原菌有铜绿假单杆菌、MRSA、不动杆菌属、抗生素耐药的肠球菌、产超广谱酶（ESBL）的克雷伯杆菌及肺炎军团菌等。铜绿假单杆菌、MRSA、不动杆菌属可以从一个医院传到另一个医院、也可以从一个病房传到另一个病房，因此尽管是早发 VAP，如具有 MDR 菌危险因素，在治疗中也要考虑到其为致病菌的可能。真菌和病毒很少引起 VAP，也很少引起病毒的暴发流行。VAP 的危险因素包括机械通气时间延长、口腔和咽喉部及气囊上方的定植菌的吸入，细菌可以在气管插管表面形成生物膜阻止抗生素和机体对其杀菌作用，最主要的危险因素是抗生素选择压力及院内或病房内的交叉感染。

下呼吸道的防御机制目前还不清楚，因为所有插管的患者均有微量吸入，但只有约 1/3 的患者并发 VAP。有研究表明因脓毒血症和创伤入 ICU 的重症患者，免疫功能处于麻痹状态，可持续几天，这可以引起 VAP 的发生，但其免疫麻痹的机制还不清楚，有研究表明高血糖可影响中性粒细胞的功能，因此，VAP 患者可输注胰岛素将血糖控制在正常水平，但一定要注意低血糖的发生。VAP 的发病机制和预防策略见表 2-7。

表 2-7　VAP 的致病机制与相应的预防策略

致病机制	预防策略
口咽部细菌寄植	避免长时间使用抗生素
气管插管期间大量口咽部的吸入	昏迷患者短期预防使用抗生素[a]
胃食管反流	幽门后肠内营养[b] 避免过多胃内残留物
使用胃动力药物	
胃内细菌过快生长	避免应用为预防消化道内出血抑制胃酸的药物，增加胃液 pH
使用非消化道吸收抗生素进行选择性消化道去污染(SDD)[b]	
其他寄植细菌患者的交叉感染	洗手，特别是用酒精擦洗，加强感染控制教育[a]
隔离，重新使用设备的清洗	
大量吸入	气管插管，避免使用镇静剂，小肠减压
沿着气管插管周围微量吸入	
气管插管	无创机械通气[a]
上有创呼吸机时间过长	进行每日唤醒[a]，撤机试验[a]
吞咽功能异常	早期行气管切开[a]
气管插管囊上分泌物	抬高床头[a]，使用特殊气管插管持续囊上滞留物吸引[a]
避免插管，减少镇静剂及转运	
免疫功能下降	控制血糖[a]，降低输血指征，特殊成分肠内营养

注：a 预防策略至少有一项循证医学证实有效；b 预防策路循证医学结果阴性或存在争议

医院获得性肺炎(HAP)和 VAP 病原菌相似，主要区别在于 HAP 有气管插管，其免疫功能好及感染的病原菌多为非多耐药菌，因此在治疗中多考虑单一抗生素治疗。吸入是 HAP 的常见危险因素，未插管的患者易引起大量的吸入及因呼吸道感染导致低氧血症均是引起厌氧菌感染的可能，但临床上没有明确的大量的吸入的患者，也不必选用厌氧菌抗生素的治疗。HAP 和 VAP 不同的是 HAP 很难获得病原学结果，因未插管，痰留取很困难，而且很难留到合格的痰，血培养阳性结果低于 15%，因此在治疗过程中，没有细菌结果来指导抗生素的选择。在 MDR 菌高危因素中，治疗过程中很少可能进行降阶梯治疗，但在非 ICU 的患者，患者具有好的抵抗力，抗生素治疗的失败率及患者的死亡率明显低于 VAP。

国内目前仍用过去的分类方法进行研究，陆慰萱报道 20 世纪 80 年代 31 例老年肺炎，革兰氏阴性杆菌占 77%，其中铜绿假单胞菌占 48.39%，克雷伯杆菌 17.35%，大肠杆菌占9.68%；金黄色葡萄球菌占16.1%。王新梅等报道调查 125 例老年性肺炎的致病菌中，革兰氏阴性杆菌占主要地位，肺炎克雷伯杆菌、大肠埃希菌及铜绿假单胞菌是常见的致病菌。混合性感染常见。近年一些资料显示，社区获得性肺炎中，革兰氏阴性杆菌所占比例也增大。在一项 315 例社区获得性肺炎的患者痰培养资料中，与非老年患者相比，老年患者的痰培养阳性率高，以革兰氏阴性杆菌为主，主要为铜绿假单胞菌、肺炎克雷伯杆菌、阴沟肠杆菌、不动杆菌属、真菌。口咽部革兰氏阴性杆菌的寄植是 HAP 重要的危险因素，寄植率与住院时间和疾病的严重程度相关。有研究显示中度病情的患者寄植率为 16%，而危重患者达到 57%，在 ICU 中，75% 发生呼吸机相关性肺炎(VAP)的患者肺炎发生前存在口咽部细菌寄植。而院外和院内肺炎病原分布的差异可能反映了老年住院患者口咽部革兰氏阴性寄殖菌增多，及严重相关疾病导致免疫力下降和对致病菌易感。

无论院外或院内老年肺炎，厌氧菌感染均可能是主要病原，但是，不能以咳出的痰液作厌氧菌培养来判断是否存在厌氧菌感染，这是没有意义的。厌氧菌感染多发生于有神经系统疾病，如急性脑卒中、意识障碍、吞咽障碍或应用镇静剂等情况下的老年性患者，因为这部分人中大多存在有误吸倾向。

军团菌肺炎在老年人中也较年轻人多见。高龄本身就是军团菌感染的高危因素，60 岁以上感染军团菌的危险性是年轻人的 2 倍。所以在感染老年人的肺炎病原中，军团菌占有重要地位。军团菌肺炎大多呈散发性，偶有暴发性流行，可能与水污染有关，流行多发生于人群聚集的地方，如旅馆或医院。由于一般病原学检查难以兼顾军团菌，所以军团菌感染也常常被疏漏。分离军团菌，需要采用特殊检查技术，如采取呼吸道分泌物进行直接荧光抗体染色和采用特殊培养基进行细菌培养。应用通过血清军团菌抗体的检测可以诊断军团菌肺炎。若滴度呈 4 倍以上的增加，可以作为诊断。

条件致病菌、真菌及耐药性细菌的感染近年来也逐渐增多，这可能与免疫抑制剂及大量广谱抗生素的应用有关，在老年人肺炎中，如果一般抗菌治疗效果不佳时，需要警惕这些特殊病原体的感染。

病毒性肺炎也在老年人中占有一定比例。可引起老年肺炎的病毒有流感病毒、副流感病毒、呼吸道合胞病毒和腺病毒。最主要的是流感病毒，发生率与年龄相关，70 岁以上老年人的发生率是 40 岁以下者的 4 倍。在美国，曾持续多年，65 岁以上老人占流感相关死亡率的 90%，病毒性肺炎多发生于冬春季节交替时，且常呈现流行性或者暴发性。

四、老年肺炎诊断

老年人由于临床表现较年轻人不典型或与基础疾病的表现相混淆，因此极易漏诊和误断，而这种延误常常会带来老年人肺炎的高死亡率。但是，只要能透过现象看本质，多方兼顾，提高对疾病的认识，仍然能够在早期作出诊断，降低死亡率。诊断中，关键是充分了解老年人基础病史，重视老年人易患肺炎的危险因素，掌握老年肺炎的隐匿性和不典型表现，对其保持足够的警惕，对一些非呼吸系统症状，如一般健康状况的恶化，心力衰竭的发生和加重，意识的改变，突然休克等等，当一般原因不能解释时，应想到肺炎的可能，及时进行各种检查，包括临床体检、胸部 X 线检查、各种实验室检查及细菌学检查。

（一）临床诊断

确定肺炎的诊断是否成立，老年人肺炎的诊断同“指南”中的标准。但应注意，胸部 X 线检查虽然传统上被认为是肺炎诊断的金标准，但在老年肺炎感染的早期、脱水状态和白细胞减少症的患者，X 线可表现为相对正常；COPD 和肺大疱的患者常无肺炎的典型表现；合并肺间质纤维化、ARDS 或充血性心力衰竭时，肺炎难以与基础疾病相鉴别；肺癌、过敏性肺炎、肺动脉栓塞、风湿免疫病肺部表现、肺结核、胸膜疾病、炎性假瘤等均要进行细致鉴别。同时详细的病史询问也很重要。痰液检查在老年肺炎诊断中的作用存争议，因痰涂片和培养易受定植菌污染，特异性较差。经纤维支气管镜的侵袭性检查虽然提高了检查的特异性，但存在安全性、操作困难和价格等问题。血培养对于住院患者应作为常规检查。血常规、生化检查和血气分析等有利于对疾病严重程度和预后进行判断。

(二)评价肺炎严重程度病情评估对老年肺部感染十分重要

目前评价严重程度有肺炎严重指数(PSI)评分和CURB-65(包括意识障碍、血尿素氮水平、呼吸频率、血压),但因老年人临床表现不典型是否适用于老年人还有待循证医学的研究,VAP采取的临床肺部感染评分(CPIS)(表2-8),CPIS可以作为治疗效果的评价。目前我国重症肺炎的诊断标准是:①意识障碍;②呼吸频率>30次/min;③PaO_2<60 mmHg、PaO_2/FiO_2<300,需行机械通气治疗;④血压<90/60 mmHg;⑤X线胸片显示双侧或多肺叶受累,或入院48小时内病变扩大≥50%;⑥尿量<20 mL/h,或<80 mL/4h,或急性肾衰竭需透析治疗。另外,年龄>65岁,基础疾病较重或相关因素较多,白细胞数>20×10^9/L或<4×10^9/L,或中性粒细胞计数<1×10^9/L;$PaCO_2$>50 mmHg;血肌酐>10 μmol/L或血尿素氮>7.1 mmol/L;血红蛋白<90 g/L或血细胞比容<0.30;血浆清蛋白<25 g/L,也可作为重症肺炎的诊断依据。

表2-8 临床肺部感染评分(CPIS)

判断标准	评价分数
发热(℃)	
≥38.5但<38.9	1
>39或<36	2
白细胞	
<4 000/μL或>11 000/μL	1
中性粒细胞>50%	1(增加)
氧合(mmHg)	
PaO_2/FiO_2<250和没有ARDS	2
X线胸片	
局限渗出影	2
散在或弥散渗出影	1
进展的渗出影(不是ARDS或CHF)	2
气管吸出痰	
中度或高度	1
革兰氏染色形态相同病原菌	1(增加)
最高分数	12

注:肺部阴影进展不清楚,气管吸引培养结果在诊断早期无法判断最高最初评分8~10分 ARDS:急性呼吸窘迫综合征,CHF:慢性心力衰竭

(三)病原菌诊断

判断致病菌和是否存在多重耐药菌(MDR)。在初始治疗前分析最可能的致病菌,尤其MDR菌,对初期经验性治疗十分重要。可以根据全国或地区细菌监测数据,结合本单位的观察以及患者个体的情况(危险因素)判断致病菌。如65岁、3个月内应用过β-内酰胺类抗生素、酗酒者、免疫抑制性疾病及多种并发疾病是老年人感染耐甲氧西林的肺炎链球菌(PRSP)的危险因素;而养老院的老年人、患有心脏病、多种并发疾病及最近用过抗菌药者具有感染肠

杆菌科细菌的风险；铜绿假单胞菌感染的危险因素包括结构性肺疾病（支气管扩张）、激素治疗（泼尼松＞10 mg/d）、广谱抗菌药治疗＞7 天及营养不良等；老年肺部感染多合并有吸入因素，60％以上存在误吸，特别是因中枢神经系统疾患导致吞咽功能障碍的患者。

HCAP 中 VAP 和 HAP 的病原菌如上所述。患者感染多重耐药的危险因素包括：3 个月内使用过抗菌药物、住院≥5 d、在社区或医院病房中存在高频率耐药菌、有免疫抑制性疾病和（或）使用免疫抑制剂治疗以及具有以下各种基础疾病：昏迷、心力衰竭、糖尿病、肾功能不全、肿瘤、营养不良等、长期住院、使用了各种医疗器械，如插管和中心静脉置管等。

HAP 的病原菌与重症 CAP 及非 MDR 菌 VAP 相似。但注意吸入因素存在。

五、治疗

（一）抗菌治疗

针对老年人的抗生素选择，相比年轻人，须更加慎重。除了病原学的因素之外，还要根据老年人在感染和药代动力学方面的特点，所以在经验性选用抗菌药物时必须综合考虑三方面因素，即患者自身状态、致病菌和药物。只有综合考虑以上因素，才能选择正确的抗菌药物，并且避免可能发生的不良反应，而药物不良反应在老年人中非常多见，并且很可能是致命性的。

一般来讲，首先应确定患者发生感染的地点和时间，如院内还是院外，早发性还是晚发性，这将直接影响着病原菌的分布和患者的预后。其次应对患者免疫状态、基础疾病、临床表现等情况全面评估并进行严重程度分级。还应考虑到患者是否存在某些特殊病原菌感染的危险因素，如厌氧菌、军团菌、真菌等等。最后在选择药物时要特别考虑老年人对药物的耐受性，要求所选药物有良好的抗菌活性、较低的细菌耐药性、最佳的药代学和药效学特征、较低的不良反应发生率和合理医疗费用。并据此选用恰当的药物并确定合适的剂量、给药途径和疗程。

具体关于何种情况下选择哪一类抗菌药物，我国和许多其他国家都有指南详述。老年人与年轻人在抗菌药物选择具体方案上差别不大。CAP 和 HCAP（包括 VAP 和 HAP）的推荐经验抗生素治疗，但老年人用药剂量仅供参考，还需要个体化治疗。

抗菌治疗原则上遵守“早期”“适当”“足量”“短程”原则。宜选用静脉给药途径。

1.早期适当治疗

老年肺炎以混合感染多见，常有耐药菌，治疗必须及时，任何延误都可能是致命的。有研究表明，就诊 8 小时内开始抗菌药物治疗可降低老年肺炎 30 天的病死率，8 小时后，每延长 1 小时都会增加病死率。大量研究表明，起始抗生素治疗是否适当是决定预后的关键因素。国内外已有多项研究显示，初始不适当的抗生素治疗会增加抗生素的耐药性、延长住院时间和住院费用，并增加患者的院内死亡率。

2.分析最可能的致病菌，重点考虑 MDR 菌

采取经验性治疗研究发现，既往使用过抗生素及其种类与细菌耐药性显著相关。长时间多种广谱抗生素应用可以改变患者正常微生物的寄生，杀死敏感的非致病菌，导致 ESBL 和（或）MRSA 的出现，而老年患者，免疫力低下，常常不能有效清除这些致病菌，致使 MDR 菌的感染率和病死率明显增加。老年 CAP 与青年患者在致病菌、病情特点、身体状况等方面存在很大差异。首先，应对患者的免疫状况、基础疾病及临床表现等进行全面评估，然后考虑患者是否存在误吸，选用抗生素应确保覆盖主要致病原如肺炎链球菌、G-肠杆菌等。重症肺炎

(CAP 或 HAP)还需考虑军团菌感染;同时还须充分考虑到药物的安全性问题,并注意对不良反应的监测。

HAP 的最初经验性治疗,分为两类:①无多重耐药已知危险因素的、早发的、任何严重程度的肺部感染,可能病原体为肺炎链球菌、嗜血流感杆菌、甲氧西林敏感金黄色葡萄球菌(MSSA)和敏感的肠道革兰氏阴性杆菌(大肠埃希菌、肺炎克雷伯杆菌、变形杆菌和沙质黏雷杆菌),ATS 推荐使用头孢曲松;或左氧氟沙星、莫西沙星、环丙沙星;或氨苄西林加舒巴坦;或厄他培南。②对晚发的、有多重耐药危险因素的所有重症肺炎(VAP):常为多重耐药的铜绿假单胞菌、产 ESBL 的肺炎克雷伯杆菌和不动杆菌感染,ATS 推荐采用抗铜绿假单胞菌头孢菌素(CEF、CTD)或抗铜绿假单胞菌碳青霉烯类或β-内酰胺类加酶抑制剂(P/T)+抗铜绿假单胞菌氟喹诺酮类(环丙沙星、左氧氟沙星)或氨基苷类(阿米卡星、庆大霉素或妥布霉素);MRSA 所致重症肺炎采用利奈唑烷或万古霉素;军团菌所致重症肺炎采用大环内酯类或氟喹诺酮类。如果分离到产 ESBL 肠杆菌科细菌,则应避免使用第 3 代头孢菌素,最有效的药物是碳青霉烯类;铜绿假单胞菌感染推荐联合用药,单药治疗易发生耐药;对不动杆菌最具抗菌活性的是碳青霉烯类、舒巴坦、黏菌素和多黏菌素;厌氧菌感染在老年肺部感染中常见和具有独特性,对有隐性吸入者,应考虑覆盖这类细菌。

3.足够合理的剂量和恰当的治疗疗程

老年肺部感染的抗生素治疗也需要使用合理剂量,以保证最大疗效,防止耐药菌产生。治疗剂量不足不但不能杀灭细菌,导致临床治疗失败,而且还诱导耐药菌的产生;目前全球已达成共识,除铜绿假单胞菌外,恰当的初始治疗应努力将疗程从传统的 14~21 天缩短至 7 天。

在老年人肺炎中,应注意区分是否存在吸入性因素。因为吸入性肺炎在老年人中是非常常见的。吸入性肺炎多为厌氧菌和需氧菌混合感染,致病菌主要为厌氧菌、革兰氏阴性杆菌,以厌氧菌、肺炎链球菌、金黄色葡萄球菌、革兰氏阴性杆菌为主。治疗时应选择覆盖厌氧菌的抗菌药物,并注意加强吸痰、吸氧和呼吸支持治疗。保持口腔清洁,防止食管、胃反流和营养支持治疗。

由于老年人免疫功能减退和经常使用广谱高效抗生素,或长期接受糖皮质激素治疗的慢性阻塞性肺病,很容易出现菌群失调,而继发二重感染,肺部真菌感染亦较常见。临床上对体质较弱又需要使用第3 代头孢菌素、碳青霉烯类抗生素;第 4 代头孢菌素等抗生素时,可考虑联合使用氟康唑预防二重感染;如痰培养发现肺部真菌感染,应立即停用抗生素,给予氟康唑治疗。

(二)其他治疗

老年肺炎往往合并并发症,如呼吸衰竭、胸腔积液、心力衰竭、电解质紊乱、休克、消化道出血、多脏器衰竭等。在老年性肺炎的治疗过程中,应给予全身支持疗法,包括充足的营养、水电解质的平衡及免疫调节剂的应用。①老年人脏器功能减弱,口渴中枢不敏感,平时喝水又不多,患肺炎时易出现水、电解质紊乱,治疗中应注意酌情补液以纠正水、电解质紊乱;②严密观察病情,注意血压、脉搏、体温、呼吸、神态等变化,一旦出现休克还应积极进行抗休克治疗;③老年肺炎患者应住院治疗,卧床休息,注意保暖,鼓励患者做深呼吸、咳嗽,或由别人叩击背部,促进排痰,也是很重要的治疗措施;④在控制感染的同时配合吸氧,给予必要的营养,警惕并发症的发生；⑤VAP患者尽早拔除气管插管，加强吸痰和引流，防止意外拔管，进行再插管，尽早使用无创呼吸机治疗。

(三)治疗后的并发症

病情严重CAP除可并发呼吸衰竭、休克、多脏器衰竭、出血和原有基础疾病的急性发作。最重要的是迁徙感染、肺脓肿和胸腔积液。迁徙感染如脑脓肿或心内膜炎，往往被医生忽视。肺脓肿与吸入有关或者由单一细菌引起如CA-MRSA，铜绿假单胞菌(少见)和肺炎链球菌，吸入性肺炎都是厌氧菌和需氧菌混合感染，治疗应建立有效的引流，抗生素应覆盖已知或可能的病原菌。明显的胸腔积液及时诊断并为处理做好准备。如果胸腔积液pH＜7.0，葡萄糖＜2.2 mmol/L，乳酸脱氢酶(LDH)＞1 000 U/L或找到细菌或培养出细菌，就应该做充分的引流，必要时置入胸腔闭式引流管。

HAP的并发症除了死亡以外，最主要的并发症是机械通气时间延长，从而导致住ICU时间和住院时间延长，导致住院费用增加。很少患者并发坏死性肺炎(通常铜绿假单胞菌引起)，其可以引起肺出血。最常见的是坏死性感染导致支气管扩张和肺间质瘢痕形成。这种并发症医生往往未予重视。患者处于高代谢状态，引起营养不良，肌肉萎缩和全身衰弱，需要长时间才能恢复，甚至导致不能独立活动及需要长期家庭护理。

(四)对初始治疗失败的分析和处理

老年肺炎患者经过抗生素治疗3天后，对治疗效果反应慢、无效或恶化，就要想到：①患者是不是感染？②是感染的话，那么选用的抗生素治疗病原菌对吗？③是不是又出现新的院内病原菌的感染？首先因引起肺部阴影的疾病很多如COPD和肺大疱、肺间质纤维化、ARDS或充血性心力衰竭、肺癌、过敏性肺炎、肺动脉栓塞、风湿免疫病肺部表现、肺结核、胸膜疾病、炎性假瘤等，均可误诊为肺炎，要进行鉴别；其次，尽管是CAP，初始选择的药物是正确的，治疗无效的原因是否出现了选择性耐药菌或者因并发肺脓肿或肺内小脓肿阻止抗生素到达病原菌；另外要考虑是不是选择抗生素不正确或抗生素的用量不够或间隔时间过长；还有尽管是肺炎但引起肺炎的致病菌不是细菌而是其他的病原菌如结核或真菌等。还有是不是院内肺内或肺外超级感染持续存在。所以对所有引起治疗延迟反应、无效或恶化的情况，均要仔细分析和鉴别，必要时再复查胸部CT或行气管镜检查，以明确原因。

老年VAP的治疗的失败率很常见，特别是MDR菌感染。用万古霉素治疗MRSA肺炎失败率为40%。无论采用哪种治疗方案，铜绿假单胞菌治疗失败率达50%，目前还没有不动杆菌属感染失败率的统计数据。采用指南推荐的三药联合治疗方案可减少不恰当的治疗。在治疗过程中出现β-内酰胺酶耐药是重要的失败原因，特别是铜绿假单胞菌、肠杆菌属和不动杆菌属。原有病原菌引起VAP复发的原因是气管插管表面形成生物被膜，其内的病原菌重复吸入造成的。但铜绿假单胞菌所致VAP的复发有50%是新的病原菌引起的。万古霉素局部药物浓度不够可能是万古霉素治疗失败的原因。

治疗失败后的病原菌诊断很困难，在鉴别诊断中，一定要考虑到是由新的病原菌感染或存在肺外感染引起肺炎，还是药物的毒性作用。动态CPIS评分(表2-10)可更准确地反映临床治疗效果，重复细菌的定量培养可证明微生物的治疗效果。治疗3天后，CPIS值仍保持不变或增加预示治疗失败，氧合改善是CPIS中最敏感的指标。

(五)治疗效果随访

CAP 正常健康的肺炎患者经治疗 2～4 天,体温下降和血白细胞恢复正常,体征持续时间长,胸片变化较慢,需要 4～12 周完全吸收,这可能与老年人肺组织弹性减弱、支气管张力降低、肺通气不足及淋巴回流障碍及基础疾病多、多叶病变等因素有关。需要注意的是,部分老年人慢性肺炎发生机化,随诊影像学可无改变。如果病情好转或已出院,4～6 周再复查胸片。如果肺炎复发,特别是在同一部位,要警惕存在肿瘤的可能。

VAP 如果抗生素治疗有效,治疗 48～72 小时后患者病情好转,但胸片检查可能阴影加重,因此治疗早期通过胸片的变化来判断病情变化是无益的。如临床情况好转,无须复查 X 线胸片。但对于重症病例,几天进行复查胸片是合适的,但患者病情好转并且稳定,几周内没有必要复查胸片。

六、预防

老年 CAP 患者应戒烟,平时应坚持户外锻炼,呼吸新鲜空气,增强体质,提高耐寒和御寒能力;注意防寒保暖,一旦发生感冒要及时治疗。如出现发热、咳嗽、原因不明的精神不振,则必须警惕肺炎可能。

老年人体内分解代谢大于合成代谢,易出现负氮平衡,由此导致免疫力低下,故老年人应加强营养,注意蛋白质、维生素的补充,借以增强免疫功能。

老年性肺炎的预防主要手段是肺炎链球菌疫苗和流感疫苗的接种,以 23 价肺炎链球菌疫苗为例,对老年人肺炎链球菌肺炎的保护率可达 60%～70%。美国 CDC 建议＞65 岁的老年人均应接种疫苗。经过多年的应用,疫苗接种已是阻止老年性肺炎的重要手段。

HCAP 包括 VAP 患者尽早拔出气管插管脱离呼吸机或早期应用无创呼吸机治疗,减少上机时间可有效地降低 VAP 的发生。但过早拔管或患者自行拔管,后再插管是 VAP 的危险因素,所以镇静剂的应用用到既不自行拔管又不影响脱机。早期应用抗生素可减少 VAP 的发生,因机械通气起初感染的病原菌为非 MDR 菌,但长时间应用抗生素反而增加 VAP 的发生,因在晚发 VAP 的病原菌多为 MDR 菌,而且均在应用抗生素时发生的,所以尽量减少抗生素的使用时间。VAP 和 HAP 的其他预防主要是两方面,一是减少交叉感染,包括医护人员洗手、医疗器械消毒、严格的感染控制操作规程、隔离耐药菌感染的患者等。另外一方面是针对减少口咽和胃部的细菌定植和防止吸入,包括半卧位 30°～45°进食、空肠喂养、以硫糖铝代替制酸剂和 H_2 受体拮抗剂预防急性胃黏膜病变、连续转动体位治疗、持续声门下分泌物引流、选择性消化道去污染(SDD)、减少镇静剂的使用等。

七、预后

肺炎的预后与年龄相关。老年 CAP 病死率约 20%(2%～44%),如伴有菌血症死亡率更高,需入住 ICU 的重症肺炎则高达 40%。HAP 的死亡率约 30%,未行机械通气治疗的患者病死率相对低,VAP 则高达 50%～70%。肺炎严重程度分级对判断预后有意义。发生 VAP 的患者死亡率是未发生 VAP 的患者的 2 倍,MDR 菌感染患者的死亡率明显高于非 MDR 菌感染的患者,临床肺部感染评分(CPIS)越高,死亡率越高。但目前对于 CAP 的诊断评分标准如 CURB-65 或肺炎严重度指数(PSI)并不能特异性地适用于老年患者。

第四节　老年睡眠呼吸障碍

睡眠呼吸障碍(SDB)或呼吸暂停是指一组发生在睡眠状态下的呼吸疾病，表现为在睡眠过程中反复间断出现呼吸停顿或低通气。呼吸停顿指口和鼻腔气流停止至少持续 10 s 以上；低通气指当呼吸气流降低至正常 50%以下，并伴有 4%氧饱和度下降。呼吸紊乱指数(RDI)是指睡眠过程中每小时出现呼吸暂停或低通气的次数，代表睡眠呼吸障碍的程度。SDB 可分为阻塞性和中枢性两种类型，前者主要是由上气道局部解剖因素，加上睡眠时气道肌肉过度松弛，气道发生塌陷甚至完全闭塞，吸气流量受限，尽管患者呼吸努力增加，但气流并不增加，气流通过狭小塌陷的管腔发生震荡，形成鼾声，严重者管腔完全闭塞，呼吸停顿。根据疾病的严重程度，阻塞性 SDB 可分为睡眠单纯性鼾症、上气道阻力综合征和阻塞性睡眠呼吸暂停综合征(OSAS)。中枢性 SDB 是由呼吸中枢功能衰退所致，呼吸神经元不能有效刺激运动神经激活呼吸过程，导致呼吸动力缺乏，常见于心力衰竭和脑卒中患者。许多患者可同时合并有中枢性和阻塞性睡眠呼吸暂停，称为混合性 SDB。

国外报道 SDB 以 RDI 大于 10 为标准，老年男性发病率为 70%，老年女性为 56%，而年轻人的发病率分别为 15%和 5%。SDB 随年龄增大，发病率增加，因而，在老年人中十分常见。

一、病因和发病机制

大多数患者可以找到导致睡眠时反复发生呼吸停顿和(或)低通气的因素，包括睡眠时呼吸控制异常、睡眠姿势和体位、循环时间和心排血量、上气道形态学改变及遗传因素等。

(一)中枢性 SDB 的发病机制(表 2-9)

表 2-9　中枢性睡眠呼吸暂停的发病机制

呼吸调节或肌肉功能的缺陷
中枢性肺泡低通气综合征(原发、继发)、呼吸神经肌肉疾病、呼吸驱动短暂的波动、睡眠开始时的不稳定性
继发于高通气引起的低碳酸血症、低氧血症、如心肺疾病、心血管疾病、肺充血、中枢神经系统疾患、循环时间的延长
中枢呼吸驱动反射性抑制
食管反流
吸入
上气道塌陷

(二)阻塞性 SDB 的发病机制

阻塞性 SDB 发病的三个基本特征已阐明，即：①上气道的阻塞，常见咽部。如肥胖患者上气道周围脂肪增多，气道外压增高，导致管腔狭窄，肢端肥大症、甲状腺功能减退症，可能由于上气道组织增生或黏液水肿，导致管腔狭窄且易于塌陷；咽部、舌和下颌解剖结构异常，如下颌后缩或下颌过小，颈子过粗过短等到也可导致管腔狭窄。②咽腔的大小受上气道肌肉张力影响，醒觉时气道肌张力较高，睡眠时上气道肌张相应降低，快动眼睡眠期(REM)肌张力最低，此期呼吸暂停的次数往往最多。OSAS 患者上气道肌纤维断裂、神经脱髓鞘，导致肌张力下降,也是气道管腔易于塌陷的重要原因。③咽腔的大小取决于咽腔关闭压和开放压的平衡,吸气时胸膜腔内压降低,管壁倾向于塌陷;呼气时胸膜腔内压增高,管壁倾向于开放,因此气流限制和呼吸停顿仅发生在吸气相。

(三)遗传因素

SDB有家族聚集倾向。长相的遗传,使得家族中许多人有易患SDB的颌面测量学特征。研究发现对高碳酸血症和低氧的敏感也有家族性,睡眠中易于发生周期性呼吸。肥胖亦有遗传倾向。

二、病理生理改变与临床表现

SDB的主要病理生理变化是睡眠期间反复出现呼吸暂停或低通气所导致的低氧血症和(或)高碳酸血症,以及睡眠结构的改变,引起一系列的临床表现和多器官功能的损害。包括睡眠期间的症状,白天的症状和器官功能的损害与并发症。

1.睡眠期间的症状

打鼾是OSAS的主要症状,由于气流通过狭窄的咽部时咽腔软组织发生颤动所致,老年患者即使病情较重,鼾声可能较小;夜间憋醒与窒息,个别严重者可因窒息而死亡;其他症状还有失眠、遗尿、惊叫、夜游等。

2.白天的症状

白天过度困倦(EDS)往往是OSAS最突出的症状,因夜间反复睡眠中断,睡眠质量下降所致。轻者仅有注意力不集中,间歇打瞌睡。严重患者在与人谈话,甚至驾车、骑自行车时也会打瞌睡。晨起头痛,多见于女性。可出现神经精神症状,如记忆力减退、性格改变、焦虑、抑郁等,老年患者尤其明显。老年患者嗜睡程度低于非老年患者,即EDS与AHI并不呈正相关。

3.器官功能损害和并发症的表现

患者可能出现性功能障碍、易疲劳等症状,病情持久可引起或加重多个系统的疾病,如高血压、心脑血管疾病、肺心病和呼吸衰竭、糖尿病等,有时这些疾病可能是就诊的主要症状,而没有注意SDB的存在。

三、诊断与鉴别诊断

SDB的诊断并不难,根据病史、体征和对睡后15 min以上的观察,则可做出推测性诊断。注意SDB的易患因素:①40~60岁的男性患者。②肥胖。③上气道或颌面的异常如扁桃体肥大、腭垂肥大粗短或下颌后缩畸形、小颌等。④甲状腺功能减退。⑤经常服用镇静药物。⑥饮酒。但确诊分型,了解疾病轻重程度和治疗效果的观察,则须进行多导睡眠图(PSG)的监测检查,观察患者睡眠时整夜脑电图、眼动图、肌电图、心电图、脉搏、血氧饱和度(SaO_2)的记录,用热敏电阻测定鼻和口腔气流、阻抗以及胸腹式呼吸测定。根据呼吸紊乱指数(RDI)将SDB分为轻、中重度三级。轻度RDI 5~10次/h,最低SaO_2≥86%;中度RDI 20~50次/h,最低SaO_2 80%~85%;重度RDI>50次/h,最低SaO_2≥79%。多次睡眠潜伏时间试验(MSLT),可评估患者嗜睡的程度,对SDB的诊断有一定价值。方法是让患者白天在无灯光、无任何刺激的睡眠实验室内每隔2 h检查一次,共进行5次睡眠检查,观察患者5次的平均入睡时间。正常成人平均12分钟,严重患者往往小于5分钟,发作性睡病小于8分钟,同时有两次或以上可记录到REM睡眠(表2-10)。

表 2-10　鼾症患者诊断和处理示意图

临床表现	检查	诊断	处理
无症状,无呼吸暂停证明	不需睡眠检查		预防性劝告
无症状,无呼吸暂停证明	初筛检查	正常	预防性劝告
		异常	OSAS 治疗
轻至中度白天嗜睡	初筛检查	明显异常	OSAS 治疗
	AutoCPAP 系统诊断	轻度异常或正常	预防性劝告
	全夜多导睡眠监测	OSAS	OSAS 治疗
		无 OSAS	其他治疗或进一步检查
严重白天嗜睡,右心衰竭,高碳酸血症	全夜多导睡眠检测	不能诊断 OSAS 诊断 OSAS	其他治疗或进一步检查 积极治疗 OSAS

影像学检查包括 X 线摄片、CT、MPI 以及纤维支气管镜检查等,主要用于判断下颌形态,阻塞部位,对手术的指征和手术方法有指导意义。

有些睡眠疾患也有 EDS 症状,须与 SDB 相鉴别,如发作性睡病、不宁腿症和周期性肢体运动症,这些疾病有的可能与 SDB 并发。

四、治疗

(一)内科治疗

1.一般治疗

建议患者戒烟酒,睡觉取右侧卧位,睡前勿饱食,避免服用安眠药及停止注射睾丸酮,治疗与发病有联系的疾患。肥胖者,须控制体重,逐渐减肥,使体重下降 5%～10%,对改善症状及睡眠呼吸暂停,提高 SaO_2,有肯定疗效。对合并甲状腺功能减退症患者,逐渐补充甲状腺素的治疗,可使睡眠呼吸暂停完全消失或显著改善。对肢端肥大症患者,手术切除垂体肿瘤或服用控制生长激素分泌的药物,亦可减轻症状,避免病情发展。

2.药物治疗

使用增加上气道开放,减低上气道阻力的药物,如麻黄碱滴鼻或非特异性抗炎药喷鼻(如丁地去炎松等)。服用呼吸兴奋剂,如安宫黄体酮。服用普罗替林和氯丙嗪,可抑制快眼动睡眠,减轻由此引起的低通气和呼吸暂停。

3.经鼻面罩持续气道正压通气(CPAP)治疗

CPAP 对 OSAS 患者尤以中重度及中枢性 SDB 患者是一个常用的最有效的首选取治疗。CPAP 治疗后患者的呼吸暂停次数减少或消失,SaO_2 上升,睡眠结构改善,生活质量提高。坚持应用,可改善远期预后。目前双水平正压通气,(BiPAP)具有吸气、呼气正压可分别调节及呼吸、同步等到功能,增加了患者 CPAP 治疗的适应性,扩大了临床应用范围。

4.口腔正畸及矫治器治疗

根据作用方式和部位的不同,大致分为三类:①鼾声治疗装置,仅用于治疗鼾声的矫治,不适用于治疗 OSAS。其作用部位大多在软腭。如由 Paskow 发明的可调节性软腭上托器,其原理是通过矫治器的塑料扣,轻轻地上托软腭,并限制软腭在睡眠期间颤动,来降低或消除鼾声。②舌治疗装置，引舌向前以防止上气道阻塞的治疗方法。由 Samelson 发明的舌治疗装置，其作用原理是在睡眠期间戴用时，其前端的囊腔内产生负压，通过该负压吸引舌体向前，但患者的耐受差，影响推广使用。③改变下颌姿势的矫治器，用于治疗轻、中度的 OSAS。其原理可能是通过前移和(或)向下移动下颌位，使颏舌肌等肌肉张力增大，从而使舌根部及舌骨向前移，最终扩大上气道，并促进儿童下颌生长发育。适宜于不能耐受 CPAP、行外科手术危险性较大的、阻塞部位在下咽部及时治疗又不积极配合者。

(二)外科治疗

治疗的目的解决 OSAS 患者上气道狭窄和梗阻。由于手术为有创性手段，应严格掌握手术适应证，手术疗法更多地用于对 CPAP 治疗不适应的患者。气管切开或气管造口术，对 OSAS伴严重夜间睡眠时低氧导致的昏迷、肺心病、心力衰竭或心律失常的患者，是解除上气道阻塞引起的致命性窒息最有效的救命措施。由于 CPAP 治疗的应用，需要此种手术治疗者已减少。鼻阻塞性疾病的治疗，该治疗须根据不同的原因及鼻塞的严重程度，而采用鼻翼的修复术、鼻中隔矫正术、鼻息肉摘除术、肥大下鼻甲切除术，及腺样体摘除术等。腭垂腭咽成形术(Uppp)，是目前较常用的手术治疗方法，其手术指征为长软腭、过多的侧咽壁及扁桃体组织肥大。颌面外科手术，适合于下颌异常的患者。

五、预后

国内外均有资料显示，严重 OSAS(RDI＞30 次/h)，如不治疗，远期死亡率增加。

第五节　老年呼吸衰竭

呼吸衰竭是一种临床综合征，是由各种原因引起的肺功能严重损害，导致缺氧或并有二氧化碳(CO_2)潴留，严重威胁人体的重要器官功能的状况。呼吸衰竭的动脉血气标准为：动脉血氧分压(PaO_2)低于 8 kPa(60 mmHg)，伴或不伴有二氧化碳($PaCO_2$)大于 6.6 kPa(50 mmHg)。老年人呼吸衰竭病因与发病机制与非老年人呼吸衰竭基本一致，但由于各系统功能，特别是呼吸系统解剖生理及免疫功能随增龄而衰退，老年人呼吸衰竭发病率和死亡率均随增龄而升高。

一、老年人呼吸衰竭发病率增高的原因

(一)呼吸系统解剖生理退化改变

这是老年人呼吸衰竭发病率高的基础。如同样的病原、相同大小及部位肺部感染，非老年患者很少并发呼吸衰竭。特别是高龄患者，急性呼吸衰竭常是肺部病变的首发症状。

(二)阻碍外呼吸气体交换

凡能阻碍空气与肺内血液进行气体交换(即外呼吸)的任何病因均可引起呼吸衰竭。老年人因免疫功能低下，肿瘤、感染及自身免疫等疾病的易感性均比非老年人高。COPD 的老年人常因上呼吸道感染诱发呼吸衰竭；缺血性心脏病的老年人常因左心衰竭并发肺水肿时合并呼吸衰竭；脑及脊髓的肿瘤、出血及感染等使呼吸异常引起的急性呼吸衰竭，以老年人居多。

二、临床表现

(一)常见的临床表现

为基础疾病的临床表现加上低氧血症和高碳酸血症的临床表现。呼吸困难是临床最早出现的症状,当血液中还原血红蛋白绝对值超过 50 g/L,一般就可以出现发绀体征;当二氧化碳潴留时,患者会出现头痛,心率增快,烦躁不安,意识混乱,焦急,谵妄,外周和结膜的充血和扑翼样震颤。

(二)老年慢性呼吸衰竭的临床特点

老年人各脏器的老化,尤其是存在慢性肺脏疾病时,使其临床表现亦不典型。咳嗽咳痰轻微,高龄老人可无咳嗽咳痰。烦躁不安、反应迟钝或意识恍惚等神经症状常较突出。有资料表明,老年人呼吸衰竭时呼吸困难者仅为45.5%,但意识障碍发生率明显较中青年人高。老年人易发生呼吸衰竭,从基础疾病开始演变成呼吸衰竭,在老年人中,第 5 年为 63%,中青年为 57%,不少患者急性呼吸衰竭是首发症状,而且对缺氧和二氧化碳潴留耐受。由于长年生存在低氧和高碳酸血症状态下,可以引起胃肠黏膜糜烂、小血管坏死和急性溃疡等改变;红细胞增多,血液处于高黏、高聚和高凝状态;一旦应激反应,易合并多器官功能衰竭。

三、诊断

老年人呼吸衰竭发展迅猛,死亡率极高。降低死亡率的关键在于早期诊断及正确的治疗。主要诊断依据如下。

(1)呼吸系统疾病或其他导致呼吸衰竭的病史。

(2)有与缺氧和二氧化碳潴留有关的表现。

(3)血气分析是主要依据。在海平面上吸空气时,PaO_2 低于 8 kPa(60 mmHg),$PaCO_2$ 正常或略低为Ⅰ型呼吸衰竭;PaO_2 低于 8 kPa(60 mmHg),$PaCO_2$ 大于 6.6 kPa(50 mmHg)时为Ⅱ型呼吸衰竭。

四、治疗

对老年呼吸衰竭急性恶化均应分秒必争,果断、积极、正确地治疗。治疗原则包括病因治疗、改善呼吸功能、纠正酸碱失调水电解质紊乱及预防并发症。重要的是建立通畅的呼吸道,适当氧疗,保证足够肺泡通气。

(一)呼吸支持治疗

呼吸支持包括非通气支持和通气支持治疗。

1.非通气支持

急性呼吸衰竭的治疗主要是确保重要器官的氧气充足供应。吸入氧的最低浓度是使血氧饱和度达 90%[PO_2 7.98 kPa(60 mmHg)]。对于阻塞性气道疾病所致呼吸衰竭,通常通过鼻导管(1～3 L/min)或文图里管(24%～28%)给予低流量氧气吸入。氧气治疗必不可少,氧疗是治疗本病的重要手段之一。

2.通气支持

通气支持主要是维持气道的开放和确保肺泡足够的通气,可以分为面罩(非创伤性)、气管插管和机械通气。

(1)非创伤性的正压通气(NPPV):通过连续呼吸机的全面罩或鼻导管提供已经成为

COPD患者高碳酸血症呼吸衰竭的一线治疗。许多研究表明NPPV可以减少插管和减少呼吸衰竭患者ICU的住院时间。双相正压通气(BiPAP),可以改善COPD患者的血氧水平,提高血氧分压、血氧饱和度和改善组织细胞缺氧。BiPAP呼吸机提供双相气道正压通气方式辅助患者呼吸,即吸气时,通常选用一个较高的吸气压(IPAP),帮助患者克服气道阻力和胸廓回缩弹力,不费劲地吸入充足的潮气量,减少呼吸作功并降低氧耗量;当患者呼气时,BiPAP呼吸机又能立即调到一个较低的呼气压(EPAP),使患者轻易呼出气体。不仅如此,适当的呼气正压还能提供呼气末正压(PEEP)作用,防止肺泡萎陷,使血气得到进一步交换。压力支持通气不仅同步性能好,患者感觉舒服,呼吸肌做功减轻,而且同时改善通气使呼吸肌得到休息,防止呼吸肌疲劳,进而改善缺氧,减慢呼吸频率及心率,改善PaO_2、氧饱和度(SaO_2),血压和心功能也得以改善,这是一般的吸氧方法无法达到的效果。老年COPD合并Ⅱ型呼吸衰竭者使用BiPAP呼吸机,具有无创、简单、易接受等优点,适合早、中期呼吸衰竭患者使用,可以减少肺性脑病等晚期呼吸衰竭并发症的发生率,降低病死率,缩短住院时间。在使用BiPAP呼吸机过程中,患者除有咽干、轻微局部压迫不适症状外无其他不良反应。但是,BiPAP呼吸机对于支气管和肺部感染严重、气道分泌物较多或气道有梗阻者不适用。BiPAP呼吸机也存在气道湿化、吸痰引流、吸入氧气(FiO_2)调节等功能缺陷的不足。

(2)气管插管:气管插管的适应证为①补充氧气仍然有低氧血症。②上气道阻塞。③气道保护受到损害。④不能有效清除气道分泌物。⑤呼吸性酸中毒。⑥呼吸停止。一般来说,紧急情况时优先选择使用经口气管内插管而不使用经鼻气管内插管,经口气管内插管更简易、更快、创伤小。

(3)机械通气:机械通气的适应证为①呼吸停止。②急性高碳酸血症经治疗不能纠正者。③严重的低氧血症。几种正压通气模式可供利用。可控制机械通气(CMV)或辅助/控制A/C的模式为呼吸机设定每分钟给予最少的呼吸次数;在给予特定呼吸容量下,患者诱发呼吸机给予额外呼吸。同步间歇指令通气(SIMV)的模式为呼吸机设定每分钟给予呼吸次数,患者并可以进行额外的呼吸。临床常用的通气模式还有压力支持通气模式(PSV)、压力控制通气(PCV)模式和持续正压通气模式(CPAP)。呼气末正压通气(PEEP)模式则用于弥散性肺实质疾病,例如ARDS呼吸衰竭时。

COPDⅡ型呼吸衰竭患者经吸氧、内科药物治疗不能改善呼吸衰竭,如果高碳酸血症继续恶化、且合并酸中毒与意识障碍时常需要机械通气治疗。呼吸微弱者实施机械通气直接用A/C模式,有一定呼吸力量者可用PSV+SIMV模式,在短时间内(2~4 h)大量排出体内潴留的CO_2,并解除机体的缺氧状态,迅速扭转病情恶化的趋势。COPD患者因气道阻力增加致呼气末气道陷闭和肺的弹性回缩力减弱,使呼气末肺泡内滞留的气体形成一定正压,即内源性呼吸末正压(PEEPi)。有资料表明COPD在缓解期与发作期均存在PEEPi,其压力范围大致在1~19 cmH_2O,机械通气时可用PEEP以对抗PEEPi,减少患者的呼吸功耗。

(4)机械通气的并发症:机械通气潜在的并发症不少。气管套管顶端移位至主支气管可以导致对侧肺不张和插管侧的肺过度膨胀。气压伤可以表现为皮下气肿、纵隔积气、胸膜下气肿、气胸,或全身性空气栓塞。由于肺泡过度膨胀引起微小的肺实质损伤是另外一种潜在的伤害,避免气压伤的策略包括通过给予低机械潮气量或呼吸频率,有意维持低通气即"可容许的高碳酸血症”。

急性呼吸性碱中毒是由过度通气所致。胸腔压升高引起的低血压是由于全身静脉返回到心脏的血液减少引起，多发生在使用 PEEP 的患者中。

(二)呼吸兴奋剂的应用

在保证气道通畅、减少气道阻力、消除肺间质水肿、控制感染等措施的同时，应用适量的呼吸兴奋剂(尼可刹米、多沙普仑等)可能有一定疗效。但呼吸兴奋剂增加通气量的同时，也增加呼吸功，使代谢率上升，故通气量增加的效应可能被抵消。如果长期应用，使呼吸肌疲劳，得不偿失。

(三)一般支持治疗

老年呼吸衰竭患者一般病程长，病情复杂，进食少，消耗大，存在一定程度营养不良，补充足够的营养非常重要。尽量通过肠道补充营养，亦可肠外补充营养。同时注意补充维生素和多种微量元素。低血钾和低血磷可以加重由于呼吸肌无力引起的低通气。

肠内营养支持的实施方法：每日能量的供给即能量需要量的估计是先根据患者的性别、年龄、身高、体重计算基础能量消耗(BEE)。即：男 BEE(kJ)＝[66＋13.7×体重(kg)＋5×身高(cm)－6.8×年龄(岁)]×4.184，女 BEE(kJ)＝[655＋9.6×体重(kg)＋1.7×身高(cm)－4.7×年龄(岁)]×4.184。通常多以 BEE 乘应激系数计算患者所需能量，呼衰患者由于呼吸功能的需要及校正营养不良等项消耗能量，此值相当于他本人 BEE 的 65%，因而用 BEE＋0.65×BEE 来估算其实际所需能量，能量的提供要高于一般患者。

三大营养素分配及实施方法：糖按总能量的 50%供给，进食或输注过多的糖可产生 CO_2，呼吸商增大，加重通气负担。蛋白质至少每日每公斤体重供给优质蛋白 1 g，热比为 15%～20%，对于高分解代谢和营养不良患者需补给 2.3 g/(d·kg)优质蛋白。经过合理有效的营养支持，血清总蛋白和清蛋白升高，低蛋白血症得以纠正，机体的抵抗力和免疫力能有所提高。对于老年呼衰患者给予有效的营养支持治疗可明显地减少感染和呼吸衰竭的发生率，降低病死率，可使临床治疗达到事半功倍的效果。

(四)对症治疗

1.控制感染

上呼吸道和肺部感染是呼吸衰竭最常见诱因，非感染因素诱发的呼吸衰竭常很快发生感染，几乎所有的患者都应该使用抗生素。特别是老年人机体免疫功能低下，早期、有效的控制感染更为重要。在应用广谱强效抗生素的同时，应注意二重感染，反复查痰、尿、粪便。

2.解除支气管痉挛和保持呼吸道畅通

对合并有气道高反应性者，支气管解痉治疗是必要的。对无力咳嗽而痰又黏稠患者应积极排痰处理，包括：拍击背部，雾化吸入，黏液稀化剂，间断鼻气管吸引等。

3.纠正酸碱失调和电解质紊乱

呼吸衰竭引起的酸碱失衡以呼吸性酸中毒最常见，主要依靠改善通气促进二氧化碳排出来纠正。如果 pH 过低(pH＜7.2 时)，伴代谢性酸中毒时，应当适当补碱。电解质紊乱往往与酸碱失衡相互影响，最常见的电解质紊乱是低氯、低钾、高钾、低钠等。酸中毒时多为高钾，随着酸中毒的纠正则血钾减低。低钾、低氯时呈碱中毒。应根据病情变化及时调整。

4.并发症的处理

必须注意预防与缺氧相关并发症。应激性急性胃炎和溃疡可以通过给予硫糖铝、抗酸剂，或组胺 H_2 受体拮抗剂，或质子泵抑制剂来预防。如合并心衰，强心剂用量宜小。深静脉血栓和肺栓塞可以通过皮下给予肝素(3 000 U/12 h)，或在肢体远端放置顺序加压装置来预防。

五、预后

预后主要根据基础病情决定。因阿片或镇静剂过量引起的急性呼吸衰竭预后良好。因COPD引起的急性呼吸衰竭不须插管和机械通气治疗的患者近期预后较好。ARDS伴有败血症的呼吸衰竭者预后极差，死亡率达90%。对老年人来讲，所有原因引起急性呼吸衰竭能撤机的存活率为62%，能出院的存活率达到43%，出院后1年存活率达到30%。

第三章　老年消化系统疾病

第一节　慢性萎缩性胃炎

老年慢性萎缩性胃炎是老年人的常见病，发病率高达70%以上。本病是指胃黏膜腺体萎缩、数量明显减少、功能减退，并伴有肠化增生及炎症反应。一般认为属于老年退行性改变的结果，但有0.4%～5%的癌变率，因此临床亦应引起重视。

一、病因

本病的发病原因尚不十分清楚，似与下述因素有关。

(一)老化致使胃黏膜萎缩、功能减退

也有人认为自身免疫性损伤，可能使胃体发生弥漫性病变，胃黏膜腺遭到破坏而萎缩，功能减退。

(二)幽门螺杆菌

可能是引起慢性胃炎的重要因素，慢性萎缩性胃炎患者幽门螺杆菌的阳性率可达66%。

(三)十二指肠液

十二指肠液(主要是胆酸)反流长期刺激胃黏膜发炎，最后导致慢性萎缩性胃炎。

(四)慢性刺激因素

如经常吃刺激性食物、过热食物、烟酒，以及鼻咽部慢性化脓性炎症、服用对胃有刺激性药物等可发生浅表性胃炎，而浅表性胃炎可逐步发展至慢性萎缩性胃炎。

二、临床表现

(1)部分老年慢性萎缩性胃炎可无症状，常于胃镜检查时发现。

(2)有症状者其症状亦多不典型，仅有轻微餐后上腹部饱胀不适、食欲减退、嗳气等症状，伴有胃黏膜糜烂者可有消化道出血。

(3)老年慢性萎缩性胃炎主要靠胃镜及活检病理诊断，胃镜下表现为黏膜呈灰白色或暗红色，常呈灶性分布与正常黏膜相间存在，有时可见粗糙、结节；并可伴有糜烂出血。

三、治疗

老年慢性萎缩性胃炎是老年人的常见疾病，但目前尚无特殊治疗手段，只有针对可能的病因，采取相应的治疗措施。

(1)保持身体健康，生活规律，勿暴饮暴食，避免过热、辛辣食品及烟酒。

(2)患有慢性支气管炎、口腔及咽喉炎症者，应经常检查治疗，避免痰液或分泌物咽下损害胃黏膜。

(3)治疗幽门螺杆菌、幽门杆菌活动可导致慢性萎缩性胃炎恶化，出现不典型增生而加速癌变。可采用枸橼酸盐加羟氨苄青霉素及甲硝唑疗法，幽门杆菌的清除率可达80%～90%。

最近有人提出奥美拉唑 20 mg，每日 2 次，克拉仙 250 mg、每日 2 次，及甲硝唑 500 mg、每日 2 次，治疗 1 周的短程疗法，幽门螺杆菌的根除率可达 93%，有疗效高、价廉、无明显不良反应、对老年人更为适宜的优点。

(4)对低胃酸或有恶心、腹胀等消化不良者，可在餐前给稀盐酸或多酶片；对高胃酸者适当给抗酸剂；亦可用亚沙必利、吗丁啉等促进胃动力药，以增强胃蠕动，减少十二指肠液反流。

(5)因为老年慢性萎缩性胃炎是一种癌前状态，癌变率每年 1%，所以在治疗同时，应重视定期的胃镜随访，尤其对伴有息肉、不典型增生或局部性凹陷或隆起者，更要加强随访，应做多点活检，以期早期发现癌灶，及时治疗。

第二节 胃食管反流病

胃食管反流病(GERD)系指胃内容物反流入食管，引起不适症状和(或)并发症的一种疾病。胃食管反流病的临床表现轻重不一，主要的临床症状是反酸、烧心、胸骨后疼痛、胃灼热，但有的患者表现为食管以外的症状，而忽视了对本病的诊断。

一、流行病学

GERD 在西方国家很常见，人群中约 7%～15%有胃食管反流症状，发病随年龄增加而增加，40～60 岁为发病高峰。反流性食管炎(RE)近年来在国内发病率逐步上升，据北京、上海两地 1996 年调查，有反流症状者为 5.77%，RE 为 1.92%。亚洲国家的资料显示内镜检查对 RE 的检出率为 3.0%～5.2%。上海长海医院回顾总结了 14 年间近 13 万例接受内镜检查的病例，结果显示 RE 的内镜检出率为 2.95%。北京大学第三医院报告十年间共进行 50 901 例次胃镜检查，原发性 RE 总检出率为 4.1%。自 1995—2004 年，RE 发病年龄和检出率随年代变迁逐步上升，随年龄增长 RE 检出率升高、病变程度加重。这种情况的发生可能与人们生活方式改变、饮食结构逐步西化、人口老龄化，以及随年龄增长食管下段括约肌(LES)张力下降、唾液分泌减少、食管上皮修复能力下降和食管裂孔疝发病率增加有关。与国外报道相似，男性 RE 检出率高于女性，中老年人多见，轻度的(A、B 级)占大多数(82.5%)。虽然总的 RE 检出率男性高于女性，但随着年龄的增长，女性 RE 检出率增长幅度高于男性。伴食管裂孔疝的 RE 发生率随年龄增长而增高，女性高于男性。随年龄增长 LES 张力下降是食管裂孔疝形成的一个主要因素，较高的食管裂孔疝发病率是中老年人，特别是中老年女性 RE 发病率大幅增长的原因之一。

老年人 RE 临床症状多不典型，多表现为嗳气、厌食、食欲不振、吞咽困难及消化道出血，而反酸、胃灼热、胸骨后疼痛等典型 RE 症状表现较少，其原因可能为老年人食管、胃肠神经末梢感觉迟钝，对食管扩张产生的疼痛敏感度下降，对食管酸碱灌注缺乏敏感性有关。有研究显示，RE 的发生率和严重度随年龄增长而增加，而有胃灼热、反酸症状者并不增加。

研究发现老年人 RE 并存疾病种类多，病情较重。易并发食管裂孔疝、萎缩性胃炎、胃溃疡。

二、危险因素

国内外资料显示，GERD 发病的危险因素包括年龄、性别、吸烟、体质指数（BMI）增加、过度饮酒、阿司匹林、非甾体抗炎药、抗胆碱能药物、体力劳动、社会因素、心身疾病、家族史等。近年来，关于 RE 和 Hp（幽门螺杆菌）感染关系的研究很多，但是结果差异很大。有研究显示，Hp 感染与 RE 无关；还有人认为，Hp 可能是 RE 的致病因素。国内外较多的学者认为，Hp 感染是唯一与食管炎严重程度呈负相关的因素。我们的研究在排除了干扰因素后采用了灵敏度及特异度较好的检测 Hp 的方法，结果显示老年组和非老年组 RE 患者 Hp 感染率之间差异无统计学意义。老年人 RE 患病率与 Hp 的关系可能与非老年人相似。

三、病因及发病机制

胃食管反流病是食管抗反流的防御机制下降和反流物对食管黏膜的攻击作用增强，保护因子与攻击因子建立的动态平衡被打破所致的结果。主要表现为 LES 压力降低、一过性食管下括约肌松弛（TLESR）过度等。GERD 的主要损伤因素为过多的胃内容物（主要是胃酸）反流入食管，引起食管黏膜损伤，胆汁和消化酶也可造成食管黏膜损伤。

（一）食管抗反流屏障功能下降

正常时，胃食管交界的特殊解剖结构有利于抗反流，它包括 LES、膈肌、膈食管韧带、食管和胃之间的锐角等，其中主要是 LES。LES 在抗胃食管反流屏障中起关键作用。LES 是指食管末端约 3～4 cm 长的环形高压区。正常 LES 静息压为 1.3～4.0 kPa（10～30 mmg），构成了防止胃食管反流的压力屏障。LES 的舒缩受多种因素的影响，如某些激素（如胆囊收缩素、胰升糖素、血管活性肠肽等）、食物（如脂肪、咖啡、巧克力等）、药物（如钙离子通道抑制剂、多巴胺、地西泮）等。引起胃食管反流抗屏障功能下降的机制有三种。

1.LES 压力降低

正常人静息状态下的 LES 保持张力性收缩（高于胃内压），如 LES 压力降低（＜6 mmHg）会造成胃内容物自由反流至食管，中重度食管炎患者 LES 压力降低明显。GERD 患者 LES 压力降低多见，但无解剖结构异常。

2.一过性食管下括约肌松弛（TLESR）增多

TLESR 是与吞咽无关的 LES 松弛，为 LES 压力正常时反流发生的最常见机制。GERD 患者 TLESR 频繁发生，多为酸反流，而正常人气体反流为多。胃扩张、腹内压增加可通过迷走神经诱发 TLESR 的发生。胃食管反流病患者 TLESR 较频，持续时间长，是目前认为引起胃食管反流的主要原因。

3.胃食管交界处结构改变

胃食管交界处的膈肌脚、膈食管韧带、食管和胃之间的 His 角等是抗反流功能的重要保证。最常见的异常为食管裂孔疝，它是指部分胃经过膈肌的食管裂孔进入胸腔，相当多的食管裂孔疝患者有 RE。

（二）食管对反流物廓清能力降低

胃反流物中胃酸和胃蛋白酶是损害食管黏膜最强的致病因子。除了胃酸和胃蛋白酶外，反流物中还常混有含胆汁和胰酶的十二指肠液，由这类物质引起的食管黏膜损害又称为碱性反流性食管炎。胆酸、胰酶能增加食管黏膜的渗透性，加重胃酸、胃蛋白酶对食管黏膜的损害作用。正常食管对反流物的廓清能力包括容量清除和化学清除两部分。容量清除指正常时食管内容物通过重力作用，一部分排入胃内，大部分通过食管体部的自发和继发推进性蠕动将食管内容物排入胃内，是食管廓清的主要方式。化学清除指唾液的中和作用。GERD时食管体部蠕动减弱，如同时有唾液分泌的减少，则不仅对反流物的容量清除下降，且对反流物的化学清除作用也降低。

（三）食管黏膜的屏障功能减弱

在GERD中，仅有48%～79%患者发生食管炎症，而另一部分患者反流症状虽突出，却不一定有明显的食管黏膜损害，提示食管黏膜的损害是攻击因子和黏膜本身作用的结果。食管黏膜对反流物有防御作用，这种防御作用被称为食管黏膜的屏障功能。包括上皮前屏障：即食管黏膜上皮附着的黏液，对胃蛋白酶起着屏障作用，黏膜表面的能中和一部分反流的H^+；上皮屏障：在结构上有紧密排列的多层鳞状上皮细胞，不具有渗透和吸收作用，使反流物难以通过，且能中和进入上皮细胞内的H^+，减轻H^+对黏膜的损害作用；上皮后屏障：指黏膜下毛细血管提供的血液供给等保护作用。

（四）胃排空障碍

胃食管反流多发生在餐后，在GERD患者中有1/2的胃排空延缓，研究显示餐后胃扩张可引起LES松弛，促进反流。反流的频率与胃内容物的含量、成分、胃排空情况有关。

（五）胃食管感觉异常

部分患者有食管感觉过敏，特别是NERD(非糜烂性反流病)患者食管对球囊扩张感知阈和痛阈降低、酸敏感增加，抗酸治疗后食管对酸的敏感降低。

（六）其他因素

婴儿、妊娠、肥胖易发生胃食管反流，而硬皮病、糖尿病、腹水、高胃酸分泌状态也常有胃食管反流。十二指肠胃反流可增加胃容量，十二指肠液（胆盐和胰酶）对食管有消化作用。

四、GERD的分类

GERD可分为非糜烂性反流病（NERD）、糜烂性食管炎（EE）和Barrett食管（BE）三种类型，也可称为GERD相关疾病。大多数学者认为GERD的三种类型相对独立，相互之间不转化或很少转化，但有些学者则认为这三者之间可能有一定相关性。

NERD系指存在反流相关的不适症状，但内镜下未见BE和食管黏膜破损。

EE系指内镜下可见食管远段黏膜破损。

BE系指食管远段的鳞状上皮被柱状上皮所取代。

在GERD的三种疾病形式中，NERD最为常见，EE可合并食管狭窄、溃疡和消化道出血，BE有可能发展为食管腺癌。这三种疾病形式之间相互关联和进展的关系需作进一步研究。

（一）NERD

NERD主要依赖症状学特点进行诊断，典型的症状为胃灼热和反流。患者以胃灼热症状为主诉时，如能排除可能引起胃灼热症状的其他疾病，且内镜检查未见食管黏膜破损，可作出NERD的诊断。内镜检查对NERD的诊断价值在于可排除EE或BE以及其他上消化道疾病，如溃疡或胃癌。便携式24小时食管pH监测可测定是否存在病理性酸反流，但仅约50%～75%的NERD患者达到阳性标准。结合症状指数可判断酸反流是否与胃灼热症状相关，症状指数系指与酸反流（pH<4）相关的胃灼热症状发生次数占胃灼热发作总次数的比例，超过50%为阳性。PPI（质子泵抑制剂）试验是目前临床诊断NERD最为实用的方法。PPI治疗后，胃灼热等典型反流症状消失或明显缓解提示症状与酸反流相关，如内镜检查无食管黏膜破损的证据，临床可诊断为NERD。症状不典型的NERD患者，如上腹痛、腹胀、非心源性胸痛、慢性咳嗽、哮喘或慢性咽喉痛等，需行与反流相关证据的检查，明确症状与胃食管反流的关系。

NERD应与功能性胃灼热鉴别。根据罗马Ⅲ标准，功能性胃灼热的诊断标准为患者有胃灼热症状，但缺少反流引起该症状的证据，如：①内镜检查无食管黏膜损伤；且②24小时食管pH监测示食管酸反流阴性；或③症状指数<50%。PPI试验阴性提示胃灼热症状与酸反流的关系不密切，并非GERD，但因其特异性不高，故阳性结果不能排除功能性胃灼热。

（二）EE

1994年洛杉矶会议提出了明确的EE分级标准，根据内镜下食管病变的严重程度分为A～D级。A级：≥1个食管黏膜破损，最大长径<5 mm；B级：≥1个黏膜破损，最大长径>5 mm，破损黏膜无融合；C级：≥1个黏膜破损，有融合，但<75%的食管周径；D级：≥1个黏膜破损，有融合，并≥75%的食管周径。

（三）BE

BE本身通常不引起症状，临床主要表现为GERD的症状，如胃灼热、反流、胸骨后疼痛、吞咽困难等。但约25%的患者无GERD症状，因此在筛选BE时不应仅局限于有反流相关症状的人群，行常规胃镜检查时，对无反流症状的患者也应注意有无BE存在。

1.BE的诊断

主要根据内镜检查和食管黏膜活检结果。目前国际上对BE的诊断存在两种见解：①只要食管远端鳞状上皮被柱状上皮取代即可诊断为BE；②只有食管远端化生柱状上皮存在肠上皮化生时才能诊断。鉴于我国对BE的研究还不够深入，因此，以食管远端存在柱状上皮化生作为诊断标准较为稳妥，但必须详细注明组织学类型和是否存在肠上皮化生。除内镜下诊断外，还必须有组织学诊断、内镜与病理诊断相结合，有助于今后对BE临床诊断的进一步深入研究。内镜检查明确区分鳞、柱状上皮交界（SCJ）和食管胃交界（EGJ）对识别BE十分重要：①SCJ内镜标志：为食管鳞、柱状上皮交界处构成的齿状Z线；②EGJ内镜标志：为管状食管与囊状胃的交界处，其内镜下定位的标志为最小充气状态下胃黏膜皱襞的近侧缘和（或）食管下端纵行栅栏样血管末梢；③BE内镜下典型表现为EGJ近端出现橘红色柱状上皮，即SCJ与EGJ分离。BE的长度测量应从EGJ开始向上至SCJ。内镜下亚甲蓝染色有助于对灶状肠化生的定位，并能指导活检。

2.BE病理学诊断

活检取材推荐使用四象限活检法，即常规从EGJ开始向上以2 cm的间隔分别在4个象限取活检；对疑有BE癌变者应向上每隔1 cm在4个象限取活检；对有溃疡、糜烂、斑块、小结节狭窄和其他腔内异常者，均应取活检行病理学检查。组织分型：①贲门腺型：与贲门上皮相似，有胃小凹和黏液腺，但无主细胞和壁细胞；②胃底腺型：与胃底上皮相似，可见主细胞和壁细胞，但BE上皮萎缩较明显，腺体较少且短小，此型多分布于BE远端近贲门处；③特殊肠化生型：化生的柱状上皮中可见杯状细胞为其特征性改变。BE的异型增生：①低度异型增生(LGD)：由较多小而圆的腺管组成，腺上皮细胞拉长，细胞核染色质浓染，核呈假复层排列，黏液分泌很少或不分泌，增生的细胞可扩展至黏膜表面；②高度异型增生(HGD)：腺管形态不规则，呈分支或折叠状，有些区域失去极性。与LGD相比，HGD细胞核更大、形态不规则且呈簇状排列，核膜增厚，核仁呈明显双嗜性，间质无浸润。

3.分型

①按化生柱状上皮长度分类：长段BE(LSBE)指化生柱状上皮累及食管全周，且长度≥3 cm；短段BE(SSBE)指化生柱状上皮未累及食管全周或虽累及全周，但长度＜3 cm；②按内镜下形态分类：可分为全周型(锯齿状)、舌型和岛状；③按布拉格C&M分类法进行记录：C代表全周型化生黏膜长度，M代表化生黏膜最大长度。如C3-M5表示食管圆周段柱状上皮为3 cm，非圆周段或舌状延伸段在EGJ上方5 cm；C0-M3表示无全周段化生，舌状伸展为EGJ上方3 cm。

4.监测和随访

鉴于BE有发展为食管腺癌的危险性，因此应对BE患者进行定期随访，目的是早期发现异型增生和癌变。随访周期：内镜检查的时间间隔应根据异型增生的程度而定。无异型增生的BE患者应每2年复查一次内镜，如两次复查均未检出异型增生和癌变，可酌情放宽随访时间间隔；对伴有轻度异型增生的患者，第一年应每6个月复查一次内镜，如异型增生无进展，可每年复查一次；对重度异型增生的BE患者应建议行内镜下黏膜切除术或手术治疗，并密切监测随访。

五、临床表现

(一)主要的临床症状

GERD的临床表现轻重不一，主要的临床症状是反酸、胃灼热、胸骨后疼痛。胃灼热是GERD的最常见症状，约50%的患者有此症状。胃灼热是指胸骨后或剑突下烧灼感，常在餐后出现，饮酒、甜食、浓茶、咖啡可诱发；肢体前屈、卧位或腹压增高时加重，可向颈部放射。胃灼热是由于酸反流刺激了食管深层上皮感觉神经末梢所致。胸骨后疼痛常发生在胸骨后或剑突下，向胸部、后背、肩、颈、下颌、耳和上肢放射，此时酷似心绞痛。部分患者不伴有胃灼热、反酸症状，给临床诊断带来了一定困难。胃内容物在无恶心和不用力情况下涌入口腔，空腹时反胃为酸性胃液反流，称为反酸，但此时也可有胆汁和胰液溢出。部分患者有吞咽困难，可能由于食管痉挛或食管动力障碍所致，症状呈间歇性，进食固体或液体食物时均可发作。少数患者因食管瘢痕形成而狭窄，吞咽困难呈进行性加重。有食管重度糜烂或并发食管溃疡的患者可见吞咽疼痛。

(二)食管外症状

食管外症状有如慢性咳嗽、咽喉炎、哮喘等。随着流行病学和病理生理学研究的深入，GERD引起的食管外表现越来越受到各学科重视。常见的食管外表现包括以下几点。

1.反流性喉炎综合征

胃内容物反流至喉部引起损伤和炎症，继而产生的临床综合征称为反流性喉炎综合征或喉咽反流(LPR)。约10%的耳鼻喉门诊患者的症状和反流相关。对于慢性难治性咽喉炎患者，在排除其他原因且常规治疗疗效较差时，应考虑反流的存在。多数 LPR 患者没有 GERD。LPR 和 GERD 的症状特点有较大差异：前者多发生在白天、直立位，而后者多发生在夜间、平卧位。喉镜诊断 LPR 的敏感性和特异性较差，目前尚无诊断 LPR 的统一标准。

2.反流性哮喘综合征

目前研究认为反流并非哮喘的主要致病因素，但反流可诱发或加重哮喘。有研究显示，哮喘患者存在 GERD 症状的比例高于普通人群（59.2%vs.38.1%），而 GERD 患者合并哮喘的比例也高于非 GERD 患者（4.6%vs.3.9%），具有夜间反流症状患者的哮喘发生率更高。虽然临床上较难甄别反流性哮喘综合征，但这类患者常对哮喘常规治疗的反应欠佳，而使用泵离子抑制剂（PPI）可缓解部分患者的哮喘症状。因此在临床上，对成年发病、夜间发作频繁、进餐、运动和卧位时易诱发，以及常规治疗效果不佳的哮喘，均应考虑胃食管反流的存在。GERD 和哮喘的关系相当复杂，两者在发病机制上相互促进，但通过抑酸治疗抑制哮喘发作可能只适用于少数哮喘患者。

3.反流性咳嗽综合征

反流性咳嗽综合征曾被称为“胃食管反流性咳嗽”，是慢性咳嗽最常见三大原因之一（另两个为哮喘和鼻后滴流综合征），占 20%左右。多数反流性咳嗽综合征患者没有胃灼热、反酸等 GERD 典型症状和糜烂性食管炎表现。临床常使用 24 小时食管 pH 监测诊断该病。最近随着阻抗技术在食管监测中的应用，反流监测的敏感性有所提高。

4.反流性牙侵蚀症

当胃酸反流至口腔且 pH＜5.5 时，牙齿表层的无机物可发生溶解而引起反流性牙侵蚀症。流行病学研究提示 83%的牙侵蚀症患者具有病理性胃食管酸反流，40%具有典型反流症状或病理性胃食管酸反流的患者患有或曾经患有牙侵蚀症。GERD 患者患牙侵蚀症的可能性是普通人群的 3～8 倍。反流性牙侵蚀症没有特异性的临床表现。早期诊断较困难，可仅表现为轻度釉质表面脱矿而失去光泽，往往牙本质暴露时才被察觉。反流性牙侵蚀症病变分布有一定特点，常在舌面、颊面和颌面，且后牙的侵蚀程度比前牙严重。而外源性牙侵蚀症的病变常发生在唇面且前牙侵蚀程度比后牙严重。24 小时食管 pH 监测显示食管近端酸反流增多，且牙侵蚀程度同食管远端、近端 pH＜4 的时间百分比呈正相关。

六、GERD 的诊断及辅助检查

（一）诊断

根据 GERD 症状群作出诊断：①有典型的胃灼热和反流症状，且无幽门梗阻或消化道梗阻的证据，临床上可考虑为 GERD；②有食管外症状又有反流症状，可考虑是反流相关或可能相关的食管外症状，如反流相关的咳嗽、哮喘；③如仅有食管外症状，但无典型的胃灼热和反流症状，尚不能诊断为 GERD，宜进一步了解食管外症状发生的时间、与进餐和体位的关系以及其他诱因。需注意有无重叠症状（如同时有 GERD 和肠易激综合征或功能性消化不良）、焦虑、抑郁状态、睡眠障碍等。

（二）上消化道内镜检查

对拟诊 GERD 患者一般先行内镜检查，特别是症状发生频繁、程度严重、伴有报警征象或有肿瘤家族史的患者。上消化道内镜检查有助于确定有无反流性食管炎以及有无并发症和并发症，如食管裂孔疝、食管炎性狭窄、食管癌等，有助于 NERD 的诊断。

(三)诊断性治疗

对拟诊 GERD 患者或疑有反流相关食管外症状的患者，尤其是上消化道内镜检查阴性时，可采用诊断性治疗。质子泵抑制剂(PPI)诊断性治疗(PPI 试验)已被证实是行之有效的方法。建议服用标准剂量 PPI，一日 2 次，疗程 1～2 周。服药后如症状明显改善，则支持酸相关 GERD 的诊断；如症状改善不明显，则可能有酸以外的因素参与或不支持诊断。PPI 试验不仅有助于诊断 GERD，同时还启动了治疗。PPI 试验阴性有以下几种可能：①抑酸不充分；②存在酸以外因素诱发的症状；③症状不是反流引起的。PPI 试验具有方便、可行、无创和敏感性高的优点，缺点是特异性较低。

(四)胃食管反流证据的检查

1.X 线片和放射性核素检查

传统的食管钡餐检查将胃食管影像学和动力学结合起来，可显示有无黏膜病变、狭窄、食管裂孔疝等，并显示有无钡剂的胃食管反流，因而对诊断有互补作用，但敏感性较低。放射性核素胃食管反流检查能定量显示胃内放射性核素标记的液体反流，胃食管交界处(EGJ)屏障功能低下时较易出现阳性结果，但阳性率不高，应用不普遍。

2.24 小时食管 pH 监测

24 小时食管 pH 监测的意义在于证实反流存在与否。24 小时食管 pH 监测能详细显示酸反流、昼夜酸反流规律、酸反流与症状的关系以及患者对治疗的反应，使治疗个体化。其对 EE 的阳性率＞80%，对 NERD 的阳性率为 50%～75%。

(五)食管测压

食管测压不直接反映胃食管反流，但能反映 EGJ 的屏障功能。在 GERD 的诊断中，食管测压除帮助食管 pH 电极定位、术前评估食管功能和预测手术外，还能预测抗反流治疗的疗效和是否需长期维持治疗。因而，食管测压能帮助评估食管功能，尤其是对治疗困难者。

(六)食管胆汁反流测定

部分 GERD 患者的发病有非酸性反流物质因素参与，特别是与胆汁反流相关。可通过检测胆红素以反映是否存在胆汁反流及其程度。但多数十二指肠内容物反流与胃内容物反流同时存在，且抑酸治疗后症状有所缓解。因此胆汁反流检测的应用有一定局限性。

(七)其他

对食管黏膜超微结构的研究可了解反流存在的病理生理学基础；无线食管 pH 测定可提供更长时间的酸反流检测；腔内阻抗技术的应用可监测所有反流事件，明确反流物的性质(气体、液体或气体液体混合物)，与食管 pH 监测联合应用可明确反流物为酸性或非酸性以及反流物与反流症状的关系。

七、并发症

(一)食管狭窄

长期的胃食管反流，引起食管黏膜充血、水肿、糜烂、溃疡，纤维组织增生，瘢痕形成，食管壁的顺应性降低而狭窄。有 8%～20%的严重性食管炎患者发生食管狭窄。

(二)消化道出血

反流性食管炎可引起少量渗血;弥漫性食管炎或食管溃疡时可发生较大量出血,表现为呕血和(或)黑便。

(三)癌变

BE是食管腺癌的主要癌前病变,合并食管腺癌比一般人群高30～50倍。

八、鉴别诊断

(1)胃灼热的患者在PPI试验性治疗无效时多考虑功能性胃灼热或非酸反流。

(2)以胸痛为主要症状的应与冠心病鉴别。

(3)吞咽困难应考虑是否有食管运动紊乱、食管癌、贲门失弛缓症、嗜酸性粒细胞性食管炎等。

(4)内镜下食管下段炎症和溃疡须与真菌感染、药物、克罗恩病、结核或白塞病等所致者鉴别。

(5)症状不典型的患者,应排除原发性咽喉或肺部疾病。

九、GERD的治疗

GERD的治疗目标为治愈食管炎,缓解症状,提高生活质量,预防并发症。治疗包括以下几方面的内容。

(一)改变生活方式

抬高床头、睡前3小时不再进食、避免高脂肪食物、戒烟、戒酒、减肥等生活方式的改变可能使部分GERD患者从中受益,但这些改变对于多数患者而言并不足以控制症状。目前尚无关于改变生活方式与GERD治疗的对照研究,亦缺乏改变生活方式对患者生活质量潜在负面影响的研究资料。

(二)药物治疗

用抑酸药物抑制胃酸分泌是目前治疗GERD的基本方法。抑制胃酸的药物包括H_2受体拮抗剂(H2RA)和质子泵抑制剂(PPI)等。

1.初始治疗

西咪替丁、雷尼替丁、法莫替丁和尼扎替丁治疗GERD的临床试验结果显示H2RA缓解轻、中度GERD症状的疗效优于安慰剂,疗效为60%～70%。但4～6周后大部分患者出现药物抵抗,长期疗效不佳。提示H2RA仅适用于轻、中度GERD的初始治疗和短期缓解症状。

PPI治疗GERD的疗效已在世界各国得到认可。目前临床上使用的PPI主要包括埃索美拉唑镁肠溶片、奥美拉唑、泮托拉唑钠、雷贝拉唑钠、艾普拉唑等。EE患者中、短期应用PPI的临床试验表明,PPI治愈食管炎和完全缓解胃灼热症状的速度较H2RA更快。标准剂量的各种PPI治疗EE的疗效基本相同。PPI对H2RA抵抗的EE患者同样有疗效。PPI治疗EE 4周和8周时的内镜下愈合率分别为80%和90%左右。

基于PPI在疗效和症状缓解速度上的优势,治疗EE应首选标准剂量的PPI。部分患者症状控制不满意时可加大剂量。多项临床试验已证实,PPI缓解NERD患者胃灼热症状的疗效低于EE患者,但在改善症状方面的疗效优于H2RA和促动力药。对于NERD患者,应用PPI治疗的时限尚未明确,但已有研究资料显示其疗程应大于4周。

GERD的食管外症状，如反流性咽喉炎等，应用PPI治疗对大部分患者有一定疗效。

2.维持治疗

GERD具有慢性、复发性的特点，据欧美国家报道，停药半年复发率为70%～80%，故应进行维持治疗，避免GERD反复发作及由此引起并发症。PPI、促胃肠动力药均可作为维持治疗的药物长期使用，其中PPI疗效肯定。维持治疗应注重个体化，根据患者的反应，选择适合个体的药物和剂量。以PPI标准剂量维持治疗，随访半年后80%以上的患者仍可维持正常。按需治疗是间歇治疗的一种，即只在症状出现时服用药物，持续使用至症状缓解。

目前尚无对NERD患者行PPI维持治疗的多中心、随机、双盲对照研究资料。已有的文献显示按需治疗对NERD患者也有效。

促动力药物治疗：在GERD的治疗中，促动力药可作为抑酸药物治疗的辅助用药。目前临床主要用药如莫沙必利。

黏膜保护剂：目前临床主要用药如硫糖铝等。铝碳酸镁对食管黏膜也有保护作用，能吸附胆酸等碱性物质，保护黏膜。

(三)手术治疗

抗反流手术在缓解症状和愈合食管炎方面的疗效与药物治疗相当。手术并发症发生率和死亡率与外科医师的经验和技术水平密切相关。术后常见的并发症包括腹胀(12%)、吞咽困难(6%)，相当一部分患者(11%～60%)术后仍需规则用药。研究表明抗反流手术并不能降低食管腺癌的风险。因此，对于是否行抗反流手术治疗，应综合考虑患者个人意愿和外科专家的意见后再作决定。抗反流手术治疗适应证主要为：①内科治疗有效，但无法长期服用PPI；②持续存在与反流有关的咽喉炎、哮喘，内科治疗无效；③LES压力降低，食管体部动力正常。手术方式主要为胃底折叠术，合并有食管裂孔疝应行修补术。抗反流手术十年复发率为62%，并发症率5%～20%。对已证实有癌变的BE患者，原则上应行手术治疗。

(四)内镜治疗

短期初步研究提示内镜治疗可改善GERD症状评分，提高患者满意度和生活质量，并可减少PPI用量。然而，目前尚无内镜治疗与药物治疗直接比较的数据。此外，也观察到一些少见但严重的并发症(包括穿孔、死亡等)。由于内镜治疗尚有许多问题未得到解决，包括远期疗效、患者的可接受性和安全性、对GERD不典型症状是否有效等，因此建议训练有素的内镜医师可谨慎开展内镜治疗。内镜治疗方法包括射频能量输入法、注射法和折叠法等。PPI治疗有效的患者不主张用该类方法。禁忌证有C级或D级食管炎、BE、＞2 cm的食管裂孔疝、食管体部蠕动障碍等。

伴有异型增生和黏膜内癌的BE患者，超声内镜检查排除淋巴结转移后，可考虑内镜切除术。

综上所述，大多数GERD患者的症状和食管黏膜损伤可通过药物治疗得到控制。药物治疗无效时，应重新考虑诊断是否正确。适时调整药物和剂量是提高治疗GERD疗效的重要措施之一。手术和内镜治疗应综合考虑后再慎重作出决定。

十、预后

大多数GERD病例呈慢性复发性，终止治疗后复发，NERD对治疗的反应较差，长期病程对患者生活质量影响很大。与食管炎有关的死亡率极低，但 BE 有发生腺癌的倾向。随着治疗方法的不断改进和深入研究，RE 治愈率逐渐提高，严重并发症的发生率趋向减少。

第三节　消化性溃疡与幽门螺菌感染

消化性溃疡（PUD）是指消化道黏膜被胃酸和胃蛋白酶等自身消化而发生破损，且其深度达到或穿透黏膜肌层，好发于胃和十二指肠近端，也可以发生在食管下段、十二指肠远端、空肠、胃空肠吻合口及其附近以及异位的胃黏膜。在过去的 200 年中，消化性溃疡在人群中一直有着相当高的发病率和死亡率，而到了 20 世纪 90 年代以后，由于抑酸剂的发展和幽门螺杆菌的发现，使它的发病率则出现了显著的下降。但是由于非甾体类抗炎药和小剂量阿司匹林越来越广泛地应用，消化性溃疡在目前仍然是一个不容忽视的临床问题。

老年人消化性溃疡（PUA），是指 60 岁以上的老年人患有胃溃疡、十二指肠溃疡，或同时患有这两种溃疡，属于一种特殊类型的消化性溃疡。由于机体随着年龄的增长，胃黏膜呈现衰退性老化，表现为胃黏膜萎缩、血流减少，胃黏膜一黏液屏障功能减弱，加之老年人常同时患有多种疾病，服用多种药物，尤其是阿司匹林在老年人群中的广泛应用，导致 PUA 占 PUD 的比例有增高趋势。PUA 的临床表现具有一定的特点，治疗上也不完全等同于青年人，临床医生应当予以重视。

一、流行病学

消化性溃疡是一种全球范围内的常见病和多发病，据估计全球近十分之一的人口会在一生中的某个阶段罹患溃疡病。不同国家、不同人群、不同时期，PUD 的发病率有很大差异。欧美文献报道 PUD 内镜检出率为 5.3%～15.7%，年发病率 0.15%～0.40%，近年来在很多国家和地区 PUD 的发病率已呈现明显的下降趋势。

PUD 在 40～60 岁的人群中检出率最高，PUA 约占 PUD 的 18%～22%，中青年人群以十二指肠溃疡（DU）多见，老年人群中胃溃疡（GU）的检出率则明显高于中青年患者组，且并发症发生率高。国内一项临床荟萃分析显示老年组胃溃疡占 50.6%，十二指肠溃疡占 39.2%；中青年组胃溃疡占 24.7%，十二指肠溃疡占 67.5%；老年组出血并发症的发生率为 43.1%，中青年组为 25.2%，老年组消化道穿孔的发生率为 8.62%，中青年组为 3.82%。

二、病因学

经过几十年的探索，溃疡病发病机制逐渐趋向明朗。目前认为消化性溃疡的发生是因胃黏膜的损害因素与防御因素之间失衡。损害因素包括：胃酸、胃蛋白酶；幽门螺杆菌感染；药物因素如阿司匹林/非甾体类药物（NSAIDs）；乙醇；胆盐等。胃黏膜防御因素包括：①胃黏膜黏液屏障；②碳酸氢盐；③细胞再生；④前列腺素和表皮生长因子；⑤黏膜血流等。当对胃黏膜的损害因素大于防御因素时，溃疡病就可能形成，另外还有精神因素、遗传因素及其他一些因素的参与，构成了溃疡病发生的复杂致病机制。

胃溃疡与十二指肠溃疡在发病机制上有不同之处，前者主要是防御因素或修复因素的削弱，后者则是损害因素的增强，也可能两者兼有之。

(一)胃酸和胃蛋白酶

胃酸和胃蛋白酶在消化性溃疡发病中仍起主导作用,传统的"无酸无溃疡"理念至今仍沿用不衰。胃蛋白酶对胃黏膜具有侵袭作用,胃酸加胃蛋白酶比单纯胃酸更容易形成溃疡,胃蛋白酶的作用与酸密切相关,其生物活性取决于胃液 pH。胃液 pH>4 时胃蛋白酶活性迅速下降。

(二)幽门螺杆菌(HP)

HP 于 1983 年由 Warren 和 Marshall 成功分离,它的发现使消化性溃疡病因学和治疗学发生了重大变革。HP 与上胃肠道疾病关系密切、是消化性溃疡的主要病因已成为共识。HP 为微需氧的革兰氏阴性杆菌,呈螺旋形,可以定植在从幽门前区到贲门的全胃的上皮表面。

HP 致消化性溃疡的发病机制:目前认为 HP 的致病机制包括 HP 的毒素引起胃黏膜损害、宿主的免疫应答介导胃黏膜损伤及 HP 感染致胃酸分泌和调节异常。

HP 致病因子按其致病机制大致分为四大类:与 HP 定植有关的致病因子(包括鞭毛、尿素酶、HP 的黏附因子);以损伤胃黏膜为主的致病因子(包括 vacA、cagA、溶血素、脂多糖、尿素酶、脂酶和蛋白酶);与炎症和免疫有关的致病因子(包括脂多糖、cagA、热激蛋白、趋化因子、尿素酶);其他致病因子(包括过氧化氢酶和过氧化物歧化酶、离子结合蛋白和 ice 基因)。

HP 感染对胃酸分泌和调节的影响,取决于 HP 感染所致胃炎的类型和胃黏膜的萎缩程度。胃窦为主的非萎缩性胃炎可增加胃酸分泌,这种类型的患者易发生十二指肠溃疡。萎缩性全胃炎(累及胃窦和胃体,并以胃体为主)可导致胃酸分泌减少,这种类型的患者易发生高位胃溃疡和胃癌。

HP 是一种非侵袭性细菌,但可通过与胃上皮细胞的相互作用导致显著的炎症反应。HP 定植于胃黏膜后,可使上皮细胞分泌 IL-8、IL-1α,趋化和激活中性粒细胞和巨噬细胞等炎症细胞,释放溶酶体酶、白三烯、反应性氧代谢物等炎症因子损伤黏膜屏障。T 和 B 淋巴细胞被细菌抗原和炎症因子活化后,通过进一步释放 IL-1、IL-2、IL-6、IL-10、TNF 以及抗体等来调节局部及全身免疫反应。Th1 细胞为主的免疫应答造成宿主胃上皮的损伤,而 Th2 应答则有利于宿主清除细菌。此外,血小板活化因子、补体等也参与炎症反应。

HP 感染后如不采用正规治疗干预将终身受累,自愈率接近为零,故人群感染率随年龄而上升。发达国家 60 岁以上老年人 HP 感染率约为 50%,我国可达 78%~83%。

(三)非甾体类抗炎药

NSAIDs 目前已成为目前全世界应用最广泛的药物之一,每天有超过 30 000 000 人在使用,尤其是老年人。人们为了治疗骨骼和肌肉疾病(骨关节炎、类风湿关节炎、骨质疏松)、神经性疼痛、甚至是肿瘤性疼痛而长期服用 NSAIDs,并且有越来越多的老年人为了预防心脑血管疾病而服用小剂量的阿司匹林。据统计在新西兰有 15%的 65 岁以上老年人在服用 NSAIDs,在意大利则是 25%,而由于很多人使用的是 OTC 药物,所以实际上 NSAIDs 的使用率是远高于此的。

15%~30%的服用 NSAIDs 的患者内镜检查可发现溃疡。国外的临床研究显示,NSAIDs 导致消化性溃疡的危险系数为 2.12~3.10,导致消化道出血的危险系数为 5.13。NSAIDs 导致溃疡和出血的风险是与年龄明显相关的,据统计,由 NSAIDs 导致的消化道出血在65岁以下人群中发生率为1.65/10万，在65岁以上人群中为5.7/10万，在75岁以上人群中则为12.7/10万。

NSAIDs主要通过以下两个主要机制损害胃黏膜：①NSAIDs对上皮细胞的局部作用：以阿司匹林为代表的NSAIDs呈酸性，通过离子捕获效应，使得药物在局部细胞内聚积，产生直接细胞毒效应，导致上皮细胞内离子异常流动，H^+反渗增加，造成黏膜损伤；此外，NSAIDs还可以降低胃内黏液层的疏水性，破坏黏液屏障，导致黏膜损伤。局部作用不是导致消化性溃疡的主要因素，胃肠外给药或者直肠应用NSAIDs亦可出现严重副作用。②NSAIDs通过抑制环氧化物酶(COX)活性，导致内源性前列腺素的合成减少。前列腺素是胃黏膜防御机制中的重要环节，具有刺激黏液和碳酸氢盐分泌、增加黏膜血流、促进上皮的更新和修复、减少炎症介质释放等作用。前列腺素合成的减少削弱了黏膜的保护机制，易导致溃疡的发生。

NSAIDs导致溃疡的危险因素包括：老年、既往有消化性溃疡或并发症史、有其他并发症、使用大剂量NSAIDs、联合使用皮质醇激素或抗凝药物、HP感染等。小剂量阿司匹林会使消化道出血的风险增加2～3倍，尤其是同时存在HP感染时，根除HP可以降低出血的风险。在服药后12个月内为消化道损伤的高发阶段，3个月达高峰。疗程延长，危险度反而下降，可能与适应性细胞保护作用有关。泡腾片或肠溶片等剂型并不能明显降低NSAIDs消化道损伤的危险。选择性的COX-2抑制剂可以降低发生溃疡及并发症的风险，但不能完全避免。

(四)胃及十二指肠黏膜屏障的受损

黏膜屏障的损伤是消化性溃疡发病的基本原因，一个健康的黏膜屏障不会有溃疡形成，胃黏膜有抵御各种物理和化学损伤的功能，溃疡的发生是黏膜屏障被破坏的结果。老年人本身胃黏膜呈现老化状态，胃黏膜萎缩、上皮更新速度减慢，黏膜血流减少，胃黏膜—黏液屏障功能减弱，导致黏膜屏障作用薄弱，受到损伤因子攻击时易发生溃疡。老年人除NSAIDs外还会经常服用其他药物，如某些抗生素、抗癌药等，亦会对胃黏膜产生损伤。

(五)胃及十二指肠运动功能异常

1.胃排空与胃酸分泌

正常情况下胃排空速度随十二指肠内pH下降而减慢，十二指肠溃疡患者酸负荷超过正常人，但其排空速度反比正常人快，提示十二指肠溃疡患者的十二指肠腔内pH对胃反馈调节的机制发生了缺陷，其原因目前尚不清楚。也有认为与胃酸关系不大，因为部分胃酸分泌正常的十二指肠溃疡患者也有胃排空加快的表现。

2.胃排空延缓与胆汁反流

胃溃疡时多有胃排空延缓。研究表明，胃溃疡患者胃窦部肌肉肥厚，自主神经节细胞损伤或减少，肌纤维变性和纤维化。这种退行性改变可使胃窦收缩失效，从而影响食糜推进。胃排空迟缓同时又促进了胃十二指肠反流，反流的胆汁酸和溶血卵磷脂可损伤胃黏膜，受损的胃黏膜在胃酸和胃蛋白酶的作用下形成胃溃疡。

(六)精神因素

精神因素在消化性溃疡发病中的作用不可忽视。精神因素可使胃酸分泌增加。应激状态还可使胃排空率下降，使胃十二指肠运动发生改变。慢性生活应激事件及恐惧程度与溃疡的发生明显相关。精神因素对溃疡愈合和复发也有影响。

(七)遗传因素在消化性溃疡发病中的作用仍应肯定

十二指肠溃疡病患者的子女溃疡发病率较无溃疡病者的子女高3倍。胃溃疡患者后代易罹患胃溃疡,而十二指肠溃疡患者后代易罹患十二指肠溃疡,提示这两种病的遗传是互相独立的,是两种不同基因遗传性疾病。O型血者溃疡发生率高于其他血型。近年发现HP的特异定植是由于其黏附因子与胃上皮细胞上特异的受体相结合,在O型血者的胃上皮细胞表面这种特异的黏附受体表达较多。

消化性溃疡与人类白细胞抗原(HLA)具有相关性,HLA-B5、HLA-B12、HLA-BW35型人群易罹患十二指肠溃疡。

(八)其他因素

消化性溃疡发病机制复杂,除上述主要因素之外,还有其他因素参与,如:环境因素、吸烟及饮食因素,还有伴随一些老年患者常见的疾病如肝硬化、慢性肺病、冠状动脉硬化性心脏病,胰腺外分泌功能减退者及慢性肾功能不全,其溃疡病发病率增加。

三、病理

老年人群胃溃疡的发生率较十二指肠溃疡为高。在组织学上胃溃疡发生于胃窦幽门腺和胃体胃底腺移行交界区的幽门腺区侧。老年患者幽门腺区沿胃小弯向胃的近端上移扩大,故老年胃溃疡易发生于胃体中上部,称为高位溃疡,约占20%左右,老年患者还可发生胃底及贲门溃疡。胃大部切除术后发生的吻合口溃疡,多发生于吻合口的空肠侧。十二指肠溃疡多发生于球部,仅有5%位于球部以下部位,称为球后溃疡。胃溃疡一般直径小于2.5 cm,大于2.5 cm者称为巨大溃疡,老年患者巨大溃疡的发生率明显高于年轻患者。巨大溃疡需与恶性肿瘤鉴别。

四、临床表现

本病临床表现不一,典型症状为反复发作的周期性、节律性上腹痛,部分患者可无症状或仅有轻微腹部不适,少数患者直接以消化道出血、穿孔等并发症的发生为首发症状。老年溃疡病患者症状多不典型,据统计仅有约20%的老年溃疡病患者具有节律性腹痛症状,多数患者无腹痛症状,而以腹胀、嗳气、恶心、呕吐、食欲减退等非特异性的消化不良症状为主要表现,部分老年患者直接以溃疡并发症为首发症状。由于老年人消化道黏膜呈退行性变,对溃疡引起的疼痛不敏感,加之常用的非甾体抗炎药的止痛作用,使老年患者的症状体征常被掩盖,须引起临床医生注意。

五、并发症

约有25%的溃疡病患者会出现出血、穿孔或幽门梗阻等较严重的并发症,尤其是老年患者和服用NSAIDs者,因为表现为无症状溃疡,而往往以并发症为首发表现。

(一)上消化道出血

为本病最常见并发症,发生于15%~20%的消化性溃疡患者,是导致溃疡病死亡或外科手术的最常见原因,20%的老年患者以出血为溃疡病的首发表现。因出血量和出血速度不同可表现为呕血、黑便、乏力、直立性低血压、晕厥等。老年患者更容易出现持续出血,需要输血甚至外科手术的概率要高于年轻患者。

(二)穿孔

约2%～10%的溃疡病发生消化道穿孔,老年患者发生穿孔死亡率是年轻患者的3倍。游离腹腔穿孔表现为突发、剧烈的上腹痛,迅速蔓延至全腹部,可伴有发热、低血压、少尿等脓毒血症症状,并出现广泛的腹部压痛、反跳痛、板状腹以及肠鸣音消失等腹膜炎体征。应引起注意的是,在部分老年患者,以及服用类固醇激素、免疫抑制剂和麻醉类镇痛药的患者中,发生穿孔时上述症状和体征可能变得不明显。X线立卧位腹部平片检查见到膈下游离气体可以确诊穿孔,但是无膈下游离气体并不能排除穿孔的存在。

(三)幽门梗阻

大约仅有5%～8%的幽门梗阻与消化性溃疡相关,十二指肠和幽门管溃疡可导致幽门发生水肿、痉挛、瘢痕、纤维化而引起狭窄。呕吐是幽门梗阻的主要症状,呕吐量大,含有发酵宿食,此外,可有持续腹胀、早饱、体重下降、脱水以及低钾低氯性碱中毒表现,空腹时上腹部可见胃型及振水音是幽门梗阻的特征性体征。

(四)癌变

文献报道胃溃疡的癌变率在1%～3%之间,十二指肠溃疡不会癌变。胃溃疡癌变以男性及40～60岁为多见,老年患者,如胃溃疡的病程较长,近期症状的规律性发生改变,疼痛程度加重,出现食欲减退、呕吐、进行性消瘦以及腹部肿块、贫血等情况,应警惕发生癌变。溃疡癌变与溃疡型胃癌有时不易区别。

六、辅助检查

(一)内镜检查

内镜检查是确诊消化性溃疡的主要方法,内镜下可直视观察溃疡的部位、数目、大小、形态、表面、周边黏膜情况等,结合活检病理检查,确定溃疡的良恶性,并给予分期。

(二)X线钡餐检查

气钡双重对比造影及十二指肠低张造影术可提高诊断的准确性。溃疡的X线征象有直接和间接两种,龛影是溃疡的直接征象,间接征象多系溃疡周围的炎症、痉挛或瘢痕引起,钡餐检查时可见局部变形、激惹、痉挛性切迹及局部压痛点,间接征象特异性有限。

(三)HP的检测

HP为消化性溃疡的重要病因,故应常规对消化性溃疡患者进行幽门螺杆菌检测。常用幽门螺杆菌检测方法包括侵入性方法和非侵入性方法。

侵入性检测方法即依赖内镜取材的检测方法,包括快速尿素酶试验(RUT)、组织学检测、细菌培养等。对于需接受内镜检查的患者,快速尿素酶试验宜作为首选的诊断HP感染的检测方法,一般情况下,在胃窦取材检测的阳性率最高。近期应用抗生素、铋剂或质子泵抑制剂可暂时减少细菌的数量,导致假阴性结果。组织学检查也是常用的检测幽门螺杆菌的方法,HE染色诊断HP感染敏感性较差,Warthin-Starry银染色阳性率较高。细菌培养是诊断HP感染最特异的方法,常用于根除失败需做药物敏感试验者,然而分离培养技术要求具有一定的厌氧培养条件和技术,故不作为临床常规的诊断方法。

非侵入性检测方法包括血清学检测、13C/14C-尿素呼气试验(13C/14C-UBT)、粪便抗原检测等。血清学检查不能单独作为现症感染诊断依据。13C为一种稳定的同位素,不具有放射性，13C-UBT 适用于所有年龄和类型的受检者，包括孕妇和儿童，并且可在短期内多次重复。14C-UBT 可适用于大多数的成人，但孕妇及儿童不适用此项检测。近期服用质子泵抑制剂、铋剂及抗生素将导致假阴性结果。粪便抗原（HPSA）的检测方法操作简便、省时，适用于所有年龄和类型的受检查者。在检查前服用过抗生素、铋剂或质子泵抑制剂等也会导致 HPSA 检测产生假阴性结果。

以上任一种诊断方法（除血清学检查外）阳性即可诊断为 HP 现症感染。对于近期内使用过抗生素、铋剂（4 周内）或质子泵抑制剂（2 周内）治疗的患者，尿素酶依赖性的检测方法（快速尿素酶试验、13C/14C-尿素呼气试验）可能出现假阴性。对接受 HP 根除治疗的患者，应于治疗后进行再次检测，以确认 HP 是否被根除。复查应在根除治疗结束至少4 周后进行。

（四）胃酸及胃泌素检测

对于多发、难治性溃疡，应作血清胃泌素测定及胃酸检测，以除外胃泌素瘤之可能。

七、诊断及鉴别诊断

根据反复发作的慢性上腹部疼痛，具有周期性和节律性的特点，进食或服用碱性药物可获得缓解，可初步诊断为消化性溃疡。确诊则需通过内镜检查或上消化道钡餐检查，其中内镜检查更为准确可靠。老年患者尤其需要与上消化道肿瘤、胆囊及胰腺疾病、功能性消化不良及心血管疾病相鉴别。

八、治疗

溃疡病的治疗原则为消除症状、促进溃疡愈合、预防溃疡复发和防治并发症。

（一）健康教育

对于活动期溃疡患者应嘱其注意适当休息，避免精神紧张，合理饮食，避免刺激性食物。建议患者戒烟及戒酒。

（二）去除病因及危险因素

1.根除 HP

对于 HP 相关性溃疡，无论是否为活动性溃疡及有无并发症，均应进行根除 HP 治疗。根除 HP 可加速溃疡愈合，降低溃疡复发率。任何单一药物对 HP 的根除率都只能达到 0～20%，故需采取抑酸剂加抗生素的联合治疗方案，其中抑酸剂尤其是 PPI 可以加强抗生素杀灭HP的作用。

目前推荐的一线治疗方案包括：

PPI/RBC（标准剂量）＋C（0.5 g）＋A（1.0 g）每天 2 次×7 天

PPI/RBC（标准剂量）＋C（0.5 g）/A（1.0 g）＋M（0.4 g）/F（0.1 g）每天 2 次×7 天

PPI（标准剂量）＋B（标准剂量）＋C（0.5 g）＋A（1.0 g）每天 2 次×7 天

PPI（标准剂量）＋B（标准剂量）＋M（0.4 g）＋C（0.5 g）每天 2 次×7 天

PPI：质子泵抑制剂，包括埃索美拉唑 20 mg、雷贝拉唑 10 mg、兰索拉唑 30 mg、奥美拉唑 20 mg 和泮托拉唑 40 mg。

RBC：枸橼酸铋雷尼替丁 350 mg 或 400 mg。

B：铋剂，包括枸橼酸铋钾 220 mg 或 240 mg、果胶铋 240 mg。

A：阿莫西林；C：克拉霉素；M：甲硝唑；F：呋喃唑酮。

溃疡治疗结束停药后4周应进行复查，了解是否达到根除效果。

关于根除治疗的疗程历来持有争议，一项meta分析显示，将根除治疗疗程由7天延长至10天，可使根除率提高4%，将根除治疗疗程由7天延长至14天，可使根除率提高5%，故必要时可以使用两周根除方案。对一线治疗失败者，可根据情况改用补救方案，可选择左氧氟沙星、利福布汀、莫西沙星、四环素等药物。对连续两次根除治疗失败的患者，建议行细菌培养及药物敏感试验。

2.停用NSAIDs

如果有可能应尽量停用NSAIDs，直到溃疡愈合。但是对于心脑血管事件高危患者，如ACS、植入裸金属支架6个月内、药物涂层支架1个月内的患者，可以继续抗血小板治疗，但应考虑减少药物种类和剂量。严重出血威胁生命时可能需要停用所有的抗血小板药物。

(三)药物治疗

药物治疗消化性溃疡主要包括抑酸剂、制酸剂、黏膜保护剂等。

1.抑制酸分泌药物

为治疗消化性溃疡的首选药物。

质子泵抑制剂(PPIs)：目前临床上应用的质子泵抑制剂有奥美拉唑、埃索美拉唑、兰索拉唑、泮托拉唑、雷贝拉唑等。这些药物特异性地作用于胃壁细胞顶端膜构成的分泌性微管和胞质内的管状泡上，即胃壁细胞质子泵H^+-K^+-ATP酶所在部位，通过二硫键与壁细胞上的H^+-K^+-ATP酶亚单位半胱氨酸残基(Cys-813)结合，巯基被氧化使该酶失活，使壁细胞的H^+不能转运到胃腔中，从而抑制胃酸分泌而发挥治疗作用。PPIs起效快、抑酸作用强，可迅速有效的缓解症状和愈合溃疡。

研究发现，PPIs在药代动力学和药效学等方面高度依赖肝脏细胞色素P450(CYP)同工酶系统进行代谢，并受基因多态性的影响。PPIs在肝脏中的氧化代谢是由特异性或选择性CYP同工酶来催化的，根据基因多态性表达产物又可将CYP同工酶分为不同类型，参与PPIs代谢的CYP主要有CYP2C19和CYP3A4。CYP2C19的微小突变即可影响PPIs在肝脏中的活性进而影响PPIs药代动力学和药效学。所以CYP2C19的基因多态性是影响PPIs临床效果的一个重要因素。奥美拉唑、兰索拉唑和泮托拉唑主要经CYP2C19和CYP3A4代谢，而雷贝拉唑主要通过非酶代谢，因而无明显个体差异，与其他药物的相互作用较少。埃索美拉唑是奥美拉唑的左旋异构体，更多地由CYP3A4代谢，对CYP2C19依赖性小，受CYP2C19基因多态性的影响大大减少。

目前国内多数学者认为，在根除HP治疗后，十二指肠溃疡应再服用PPI 4～6周，胃溃疡则为6～8周，对巨大溃疡、有严重并发症者有人主张治疗时间还应延长。由于PPIs必须在质子泵被激活后才能起效，因此口服时宜饭前半小时服用。

H_2受体拮抗剂：国内常用的H_2受体拮抗剂有西咪替丁、雷尼替丁、法莫替丁和尼扎替丁等。H_2受体拮抗剂抑酸疗效确切、不良反应少，且价格低廉，在溃疡病治疗中应用广泛。治疗疗程一般4～8周。

2.制酸剂

为碱性药物，可中和胃酸，降低胃蛋白酶活性，可用于缓解溃疡症状，主要有碳酸氢钠、氢氧化铝等,现已较少使用。

3.黏膜保护剂

可作为十二指肠溃疡治疗的辅助用药,根据其自身结构特点和作用机制,可将胃黏膜保护剂分为以下几类。

(1)胃肠激素类:代表药物为PG及其衍生物,还包括表皮生长因子和其他生长因子。

(2)硫氢键类:以硫糖铝为代表,具有覆盖于溃疡或黏膜糜烂面形成保护性屏障,吸附胃蛋白酶和胆汁酸等功能,增强促进溃疡愈合的效果。

(3)铋剂类:此类以枸橼酸铋钾(CBS)为主,覆盖溃疡面,抑制胃蛋白酶活性,并具有杀灭HP的作用。

(4)柱状细胞稳定剂类:是一类促进胃上皮柱状细胞稳定性、抵抗黏膜损害,促进上皮细胞分裂、增殖和修复的药物。代表药物有替普瑞酮、麦滋林S、吉法酯。

(5)其他类:如铝碳酸镁,具有独特的网状结构,有较好的抗酸和抗胆汁酸作用。

(四)NSAIDs相关性溃疡的治疗

如果有可能应尽量停用NSAIDs,并进行HP的检测,如果伴有HP的感染,应进行HP根除治疗。建议使用PPI治疗至溃疡愈合,并给予维持治疗。

(五)难治性溃疡

是指经标准剂量的抑酸剂正规治疗12周后经内镜证实仍未愈合的溃疡。导致难治性十二指肠溃疡的可能原因有:HP未根除、继续使用NSAIDs、巨大溃疡需要更长的疗程、恶性溃疡、药物耐药、吸烟、患者依从性差、高胃酸状态(胃泌素瘤)等。对难治性溃疡应积极寻找原因,针对病因治疗,必要时可加大抑酸剂用量。

(六)维持治疗

部分患者需要维持抑酸治疗以减少溃疡复发和并发症的发生,具体有按需治疗、间歇治疗和长期维持治疗等方案可供选择。主要适用于非HP非NSAIDs溃疡、HP未能根除者、需长期使用NSAIDs者、有严重并发症及伴有严重疾病者。

(七)外科治疗

主要适用于急性溃疡穿孔、穿透性溃疡、大量或反复出血,内科治疗无效者、器质性幽门梗阻、胃溃疡癌变、部分难治性溃疡。

九、预防复发

对老年患者应严格掌握使用NSAIDs及抗血小板药物的适应证,并尽量调整至最低有效剂量。对既往有溃疡和溃疡并发症病史的患者故应尽量避免使用。有NSAIDs相关性溃疡及其并发症病史者如需使用NSAIDs,宜使用PPI或者米索前列醇预防溃疡复发。对首次使用NSAIDs的患者,宜检测HP,HP根除可以预防消化性溃疡。维持抑酸治疗可以减少溃疡复发。

第四节　缺血性肠病

缺血性肠病是一种因肠壁缺血、乏氧，以结肠血液供应不足导致结肠炎症和损害最常见，因此临床上也有称为缺血性结肠炎(IC)。尽管总的发病率不高，但在老年人中的发病率大大增加，多见于患动脉硬化，心功能不全的老年患者，也是肠缺血最常见的表现形式。病变多以结肠脾曲为中心呈节段性发生。血液供应不足的原因包括全身因素-循环变化(如低血压)，或局部因素如血管缩窄或凝血块阻塞。在大部分情况下，目前未发现特殊原因。

一般情况下，基于患者临床表现、体格检查和实验室检测结果而考虑缺血性肠病可能的患者，最终需通过内镜检查明确诊断。缺血性肠病严重程度变化较大，大部分患者通过支持治疗即可痊愈，如静脉补液、止痛和肠道休息(也就是禁食水，直至症状缓解)等措施。少数严重者可能发展成为脓毒血症、肠坏疽或肠穿孔，进而危及生命，需要给予更加积极的干预手段，如外科手术和加强护理。大部分患者可全面康复，也偶有可能发展为慢性并发症如肠梗阻或慢性结肠炎。

一、概述

缺血性肠病是由于结肠血管闭塞性或非闭塞性疾病所致的、以结肠供血不足为主要症状的一组综合征。1963 年 Boley 首先报道 5 例非医源性自发性结肠缺血性损伤病例，并通过动物实验结扎肠系膜下动脉，模拟出了与其临床所见相同的结肠病变，从而证实肠系膜血液供应障碍可以引起结肠缺血性病变，并根据其临床转归将其分为可逆缺血和不可逆缺血两种。自提出该病后，人们对缺血性肠病的认识不断提高，其发病率呈逐年上升趋势。1966 年 Marston 报道了 16 例缺血性结肠炎并将其命名为缺血性结肠炎(IC)，根据其严重程度分为一过型、狭窄型和坏疽型，后来又将其分为坏疽型和非坏疽型。

各种原因引起的缺血性肠病表现为肠壁血流减少，导致某段结肠壁血液供应不足或回流受阻，使肠壁营养障碍。其早期病变局限于黏膜层和黏膜下层，临床表现有腹痛、便血及腹泻，严重者可导致肠坏死、穿孔、腹膜炎及感染性休克，是下消化道出血的常见原因之一，早期确诊较为困难。

肠道供血主要来自腹腔动脉，肠系膜上动脉和肠系膜下动脉及其分支。当这些血管发生血运障碍，相应肠道可发生急性或慢性缺血性损害。缺血性肠病多由肠系膜上动脉的中结肠动脉，右结肠动脉非闭塞性缺血所致；少数由微小栓子或血栓形成闭塞性缺血所致。本病发病年龄多在 50 岁以上，其中半数患者有高血压、动脉硬化、冠心病、糖尿病。以急性腹痛、腹泻和便血为其临床特点。结肠肠壁内的局部循环则由一系列成对的小血管构成。肠黏膜接受肠壁流量的 50%～75%，因此血流的变化受影响最大的首先是肠黏膜。

二、流行病学和病因

缺血性肠病确切的发病率很难估计，由于很多轻症患者并不前往医院就诊。大约每 2 000 例住院患者中有 1 例诊断缺血性肠病，100 例接受结肠镜检查的患者中可发现 1 例缺血性肠病的患者。缺血性肠病的发病男女比例类似；其是一种老年疾病，超过 90% 的病例发生在

60 岁以上的老年人。

缺血性肠病通常按以下病因划分为:①非血管阻塞性缺血,是由于低血压或供应结肠的血管收缩;②血管阻塞性缺血,指的就是血凝块或其他堵塞物切断了结肠血液供应。

(一)非血管闭塞性缺血

大多为自发性,通常不伴有明显的血管阻塞,临床上难以找到明确的引发结肠缺血的原因。有多种原因可以诱发自发性结肠缺血,其中各种原因引起的低血压最为常见,如感染性休克、心源性休克、过敏性休克、神经性休克等,同时伴有心脏病、高血压、糖尿病以及同时服用可影响内脏血流的药物(如升压药等),可以明显增加结肠缺血的发生机会。肠系膜血供减少,引起结肠缺血;而大范围急性肠系膜血供障碍又可引起明显的不可逆性心排血量减少,因而导致肠系膜缺血的恶性循环。在血流动力学不稳定的患者(如休克),肠系膜血液灌注可能会减少。其中大部分患者为老年人,在发生结肠缺血性改变后,肠系膜血管造影显示的血管异常可与临床症状不相符。此时多数不表现出临床症状,仅表现为全身的炎症反应。

(二)血管闭塞性缺血

大部分是由于血栓栓塞。比较常见的原因有肠系膜动脉的创伤、肠系膜血管血栓形成或栓塞,以及腹主动脉重建手术或结肠手术时结扎肠系膜下动脉。

通常栓子由于心房颤动、心脏瓣膜病、心肌梗死、或心肌病。动脉粥样硬化的脱落物或来自房颤患者的左心房栓子,均可以引起肠系膜动脉的阻塞。

另外,临床上已广泛认知,当肠系膜下动脉被移植动脉覆盖修复时,缺血性肠病是常见并发症,以致患者降结肠和乙状结肠得不到充足的侧支循环的血液供应。术后出现便血和白细胞增多是诊断缺血性肠病的必要指标。

腹部钝性伤时,如果肠系膜血管受到损伤和有血栓形成或腹膜后血肿形成,都有可能引起结肠缺血,患者常伴有广泛的内脏、躯体四肢、心肺和神经系统损伤。Dauterive 等报道 870 例腹部钝性伤手术患者中,41 例伴有肠道缺血性病变。

腹主动脉造影可诱发肠系膜动脉内的血栓形成,引起缺血性肠炎,但发生率比较低,其原因可能是由于造影剂对血管内壁的刺激或者检查时导管对血管的损伤而引起。

如果仅仅是肠系膜下动脉阻塞,不伴有侧支循环障碍、进行性栓子脱落以及肠系膜上动脉根部的阻塞,则由于有边缘血管弓的存在,受累部位结肠可以通过侧支循环得到血供,一般不会发生结肠缺血。如果患者结肠血管弓先天性发育不良或双侧髂内动脉有阻塞,则单纯的肠系膜下动脉阻塞也可以引起结肠的梗死。Williams 报道称疾病的严重程度和生存率与肠系膜下动脉的梗阻情况没有直接关系,梗阻组的生存率为 65%,非梗阻组为 60%。因而单纯大动脉的是否梗阻似乎并不影响该病的临床表现和预后。

比肠系膜下动脉根部阻塞更为重要的是周围小动脉的梗阻,尤其在年轻患者。引起小动脉阻塞的原因很多,包括糖尿病、血管炎、全身胶原性疾病,尤其是系统性红斑狼疮,以及结节性多发性动脉炎、过敏性肉芽肿病、Behcet 综合征、Buerger 病、应用某些药物等。再生障碍性贫血、镰形细胞疾病、淋巴瘤、白血病以及肿瘤化疗也可以引起缺血性肠炎,静脉回流受阻和静脉血栓形成引起的结肠缺血常发生于右半结肠,研究显示,静脉阻塞可以引起肠壁的水肿、梗死和纤维化。常见的原因有门脉高压、胰腺炎伴发胰腺脓肿和胰腺假性囊肿,以及长期口服避孕药等。胰腺炎伴发结肠坏死的病死率可达50%左右。结肠壁血供会受肠道直径、肠壁内肌肉张力和肠腔内压力的影响。Saegesser报道随着肠腔内压力升高，肠壁内血流减少，肠壁内动静脉氧含量差别也减少。此时，肠黏膜缺血程度比浆膜层更为明显。结肠扩张引起结肠缺血，而结肠缺血又会进一步导致结肠扩张，从而形成恶性循环。在肠梗阻时，如果回盲瓣功能良好，几乎所有的盲肠穿孔都是由于肠壁缺血、坏死引起。除梗阻时间、梗阻部位、回盲瓣关闭功能以及肠道扩张的程度等的影响以外，各种原因引起的组织灌流不足，如休克、脱水、酸中毒、心肌功能衰竭等也可以加重由于结肠梗阻引起的肠缺血。

三、病理生理学

(一)结肠血液供应

1.结肠的血管解剖和生理

结直肠血供主要来源于肠系膜上、下动脉和髂内动脉。右半结肠的动脉来自肠系膜上动脉，左半结肠和直肠上部来自肠系膜下动脉，直肠中下部的动脉血则来自髂内动脉。肠系膜下动脉起源于腹主动脉前壁，呈弓状斜向左下方，行进2～7 cm后，相继分出左结肠动脉和乙状结肠动脉，并跨越左侧髂总动脉，移行为直肠上动脉。左结肠动脉经腹膜后向左上和左下方分出升支和降支，升支在脾曲与结肠中动脉的左支吻合，降支与乙状结肠动脉吻合，分别提供横结肠远侧和降结肠的血供。乙状结肠动脉的起点变化较大，人群中约36%直接起源于肠系膜下动脉，30%起源于左结肠动脉，数目也有较大差别，一般为2～6条。乙状结肠动脉经腹膜深面斜向左下方进入乙状结肠系膜内，互相吻合，构成动脉血管弓和边缘动脉。上部动脉与左结肠动脉的降支形成吻合支，供给降结肠远侧的血供。在最下部与直肠上动脉之间没有边缘动脉连接，成为结肠血供的另一个薄弱点，又称Sudek点，容易发生缺血性病变。直肠上动脉起自最下支乙状结肠动脉的下方，在第2骶椎水平的直肠后面，分为左、右两支，供给大部分直肠的血供。下部直肠的血供主要由发自髂内动脉的直肠中动脉和直肠下动脉缺血性肠病供给（图3-1）。

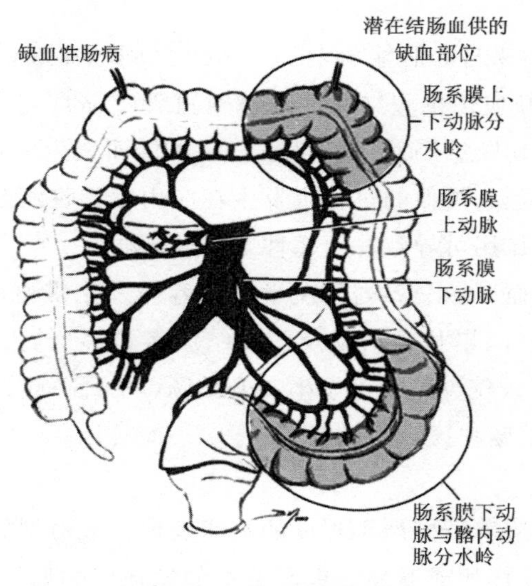

图3-1　结肠血液供应

2.结肠从肠系膜上和下动脉获得血液供应

来自这两支主要动脉交叉区的血液循环供应充足。然而,在供应薄弱的区域,或分水岭,也就是在这些动脉供应的边界处,如结肠脾曲和横结肠。这些分水岭区是当血流减少时发生缺血的最脆弱的部分,因为这部分血管供应最少(图3-2)。直肠获得来自肠系膜下动脉和髂内动脉的血液供应;直肠很少发生缺血因为有双重血供。

浅灰色的部分表示来自肠系膜上动脉(SMA)及其侧支:结肠中动脉,右半结肠动脉,回盲部动脉;深灰色的部分表示来自肠系膜下动脉(IMA)及其侧支:左半结肠动脉,乙状结肠动脉,直肠上动脉;⑦为Cannon-Böhm point,是SMA和IMA供应的交接的区,位于结肠脾曲

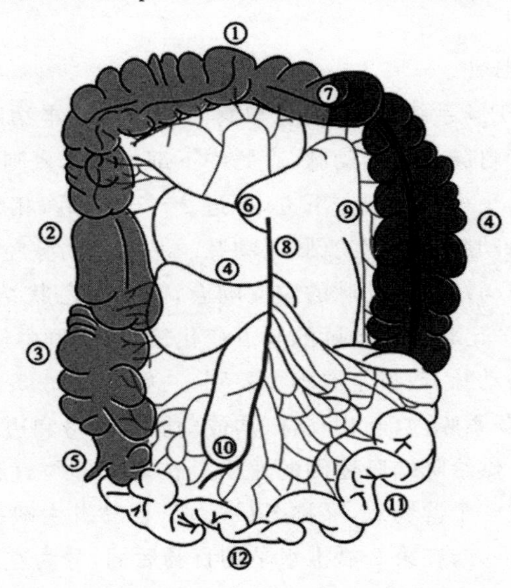

图3-2 结肠血液供应图

(二)缺血的发生

一般情况下,结肠获得来自心脏输出10%~35%之间的血液供应。如果供应结肠的血流下降超过50%,就会发生缺血。供应结肠的动脉对血管收缩剂非常敏感;这可能是一种进化过程中在应急状态下通过切断结肠血供以保证心脑血供而发生的适应性改变。结果是,在血压低时,结肠血供被大力压制;类似的过程也发生在应用血管收缩剂时,如麦角胺、可卡因或血管升压药。这些血管收缩作用可导致非阻塞性缺血性肠病。

处于两支动脉末梢供血区域交界处的左半结肠容易发生供血不足,因此发病部位以左半结肠最多。据Marcoso统计,累及降结肠及乙状结肠者最多(约占45.2%),其次为结肠脾区(43.8%)及横结肠(31.5%),仅少数病例发生在升结肠(16.4%)或直肠(11%)。因而缺血发生肠管狭窄者,则主要位于结肠脾区及降结肠。

(三)病理表现

病理的一系列改变对应着不同严重程度的临床表现。最轻型病例可见黏膜层和黏膜下层出血和水肿,可能伴有轻度坏死或溃疡。更严重些的缺血,病理改变更类似于炎症性肠病(如慢性溃疡,黏膜隐窝有小脓肿和假性息肉)。在重度病例,可见透壁的梗死,进而穿孔;康复后,

固有肌层可能被纤维组织替代，导致肠腔狭窄。随着正常血流的恢复，再灌注损伤可能再次损伤结肠。

1.可逆型结肠缺血

大多仅累及黏膜和黏膜下层，病变比较轻，没有明显的组织坏死。肉眼可见肠壁变厚，黏膜水肿，呈鹅卵石样变化，同时伴有黏膜的线形溃疡和出血。重症患者则可见明显的黏膜溃疡，但黏膜肌层很少有缺血性改变，浆膜层正常。部分患者在组织修复前可有黏膜的脱落。典型的组织学表现为黏膜下层慢性炎性细胞浸润和肉芽组织形成。于广泛存在的溃疡之间可见散在存活的黏膜岛，在黏膜脱落部位的黏膜床可见到肉芽组织和炎性细胞，有时在黏膜下动脉中可见到小动脉炎和纤维蛋白栓子。在上皮再生的部位可见到毛细血管增生、成纤维细胞和巨噬细胞。肉芽组织周围可有嗜酸性粒细胞和含血红蛋白铁的组织细胞浸润，这些含血红蛋白铁的巨噬细胞的存在提示以前有出血性肠梗死的发生，可用于与溃疡性结肠炎和克罗恩病鉴别。另外，在缺血性肠病，约80%的黏膜固有层呈透明样变性，依此可以与假膜性肠炎鉴别。

2.坏疽型结肠缺血

典型的病理表现是在病变部位可见到程度不等的组织坏死。在轻症患者，可见肠腔扩张，黏膜出血，肠壁脆弱变薄，并可见深度和范围不等的黏膜溃疡和坏死，肠腔内充满血液。肉眼观病理变化类似暴发型溃疡性结肠炎。在血管再生期，肠壁变厚，如果肠壁全层发生缺血性改变则可引起肠腔狭窄。如果缺血较轻，可以仅有黏膜的病理变化，而浆膜层正常。在重症患者，肠壁呈黑色或绿色，肠壁组织溶解变薄，肠黏膜脱落，肌层显露，部分患者肌层坏死脱落，肠壁发生穿孔。组织学检查可见黏膜和黏膜下层出血、水肿。肠腺的表层部分最早出现变化，腺管内充满炎性细胞和红细胞，黏膜表面有纤维蛋白和坏死组织沉积，与假膜性肠炎的病理变化有时难以区别。早期病变有大量炎性细胞浸润，随后黏膜脱落，形成不规则的坏死性溃疡。在黏膜和黏膜下层的毛细血管内可见到典型的纤维蛋白栓子。革兰氏染色可见黏膜下有细菌侵入。在严重缺血性肠炎的患者，正常组织已极少残存，仅有坏死的黏膜肌层和黏膜下层组织显露。

3.慢性狭窄型结肠缺血

组织结构在慢性炎症过程中由纤维组织取代，在局部形成管状狭窄。狭窄造成的梗阻一般为非完全性的，距离比较短，在乙状结肠最为常见。该狭窄段与憩室病和克罗恩病引起的狭窄难以鉴别。组织学检查的典型表现为环形的黏膜消失，溃疡区域由肉芽组织和新生的毛细血管覆盖。溃疡的边缘伴有上皮的再生，黏膜肌层扭曲并伴有广泛的纤维化。黏膜下充满肉芽组织、成纤维细胞、浆细胞、嗜酸性细胞以及慢性炎性细胞。肠壁浆膜面和结肠周围脂肪内可见散在的炎性变化。

四、诊断

突然发生的痉挛性左下腹痛或中腹部疼痛，可伴有恶心、呕吐或血性腹泻，一般24小时内排黑色或鲜红色便。应注意询问是否合并心血管系统疾病，年轻人应注意是否长期口服避孕药。可有左下腹或全腹压痛，有时左髂窝可触及“肿块”。肛指检查指套带有血迹。严重者有腹膜炎或休克等表现。可有贫血和白细胞增高，便常规见红白细胞。结肠镜检查可见肠黏膜充血、水肿及褐色黏膜坏死结节。活检见不同程度的黏膜下层坏死、出血和肉芽组织，纤维化或玻璃样变等。早期钡灌肠可见结肠轻度扩张，可有典型指压征。应与炎症性肠病、细菌性痢疾等相鉴别。

症状和体征：一个突出的特点就是体征和症状不匹配，腹痛很突出，但腹部体征不明显，局限性腹部压痛。缺血性肠病症状的严重程度取决于缺血的严重度。分为三个进展阶段：①高度活动期，最先发生，首发症状为严重的腹痛和血便。最早期的表现包括腹痛（多为左侧），同时伴随有轻到中量的直肠出血。许多患者经过这期后自行缓解。②肠道麻痹期，如果病情继续发展将进入这一期，腹痛变得范围更广泛，腹部拒按，肠蠕动减少，导致腹胀，不再发生血便，肠鸣音消失。③最后当肠液随损伤的结肠丢失时可进展到休克期。发生休克、代谢性酸中毒伴脱水、低血压、心率快和意识不清。发展到这一期的患者病情危重需要加强护理。有研究显示在73例患者中发现的敏感性为：腹痛（78%），下消化道出血（62%），腹泻（38%），发热超过38 ℃（34%）；体格检查发现：腹痛（77%）和腹部压痛（21%）。

（一）临床表现特点

（1）急性腹痛：原发性，持续性伴阵发性加剧，早期恶心呕吐，后期有不完全性肠梗阻表现，若出现腹膜刺激征提示肠坏死、腹膜炎。

（2）血性腹泻。

（3）发热。

（4）好发于老年人，多伴高血压，动脉硬化，心脏病，休克和长期服药等病史。

（二）辅助检查

1.血常规

白细胞计数和中性粒细胞升高。目前没有具诊断意义的特异性的血液学检测方法。有研究显示在73例患者中发现的敏感性为：①20例患者中白细胞计数超过15.0×10^9/L（27%）；②26例患者中血清重碳酸盐水平低于24 mmol/L（36%），显示肠腔扩张。

2.组织病理学检查

肉眼见结肠黏膜浅表性坏死和溃疡形成或黏膜全层坏死。镜检可见黏膜下增生的毛细血管、成纤维细胞和巨噬细胞；黏膜下动脉中可有炎症改变和纤维蛋白栓子；黏膜固有层可呈透明样变性；肉芽组织周围可有嗜酸性粒细胞和含血红蛋白铁的组织细胞浸润。慢性期表现为病变部位与正常黏膜组织相间的黏膜腺体损伤和腺体再生。黏膜腺体数量减少或黏膜固有层内纤维组织的存在提示原有的病变比较严重。

3.其他辅助检查

（1）直肠指诊：常可见指套上有血迹。

（2）X线平片：腹部平片可见结肠和小肠扩张，结肠袋紊乱，部分患者可有肠管的痉挛和狭窄。坏疽型缺血性肠病有时可见结肠穿孔引起的腹腔内游离气体以及由于肠壁进行性缺血、肠壁通透性升高引起的肠壁内气体和门静脉内气体。X线平片检查经常无法发现特殊改变。56%腹部X线平片53%的患者发生肠胀气，3%的发生气腹。

（3）钡灌肠造影该检查：可以对病变的程度，尤其病变的范围有比较全面的了解，但有引起结肠穿孔的危险，因此对病情严重，伴有大量便血以及怀疑有肠坏死的患者应慎用。典型的影像表现有(图 3-3):①拇指印征(假性肿瘤征):是缺血性肠病在结肠气钡双重造影检查时的早期表现。因病变部位肠壁水肿、黏膜下出血,使结肠黏膜凹凸不平地突入肠腔,在钡剂造影时由于钡剂在该部位的不均匀分布而呈现拇指样充盈缺损。一般在起病后 3 天左右出现,持续 2～4 周。该表现在结肠脾曲最为常见,但也可以在其他部位见到。②结肠息肉样变:当炎症进一步发展,形成许多炎性息肉时,在病变部位可见到典型的结肠息肉样改变。③锯齿征:伴有广泛溃疡的患者,钡剂灌肠检查可见肠腔边缘不规则,呈锯齿样改变,与克罗恩病引起的表现很相似,单纯靠钡剂灌肠检查难以鉴别。④结肠狭窄:病变严重的患者,结肠钡剂检查还可见节段性结肠狭窄,部分患者可同时伴有结肠囊性扩张。在高龄患者,如果结肠狭窄仅仅局限于某一部位,病程较短,同时伴有腹痛、大便习惯改变和便血,钡剂灌肠检查所发现的狭窄需与恶性肿瘤引起的狭窄认真鉴别。在这种情况下,纤维结肠镜检查对确诊很有帮助。

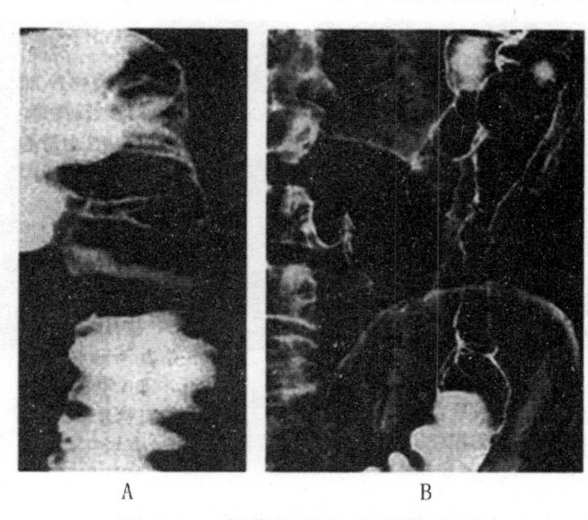

图 3-3　钡灌肠造影的影像表现

A.降结肠脾曲黏膜增粗,两侧肠壁见多发指压迹样改变;B.降结肠中段管状狭窄,轮廓光滑

(4)纤维结肠镜检查:纤维结肠镜检查是诊断缺血性肠病最有效的检查方式。当患者被怀疑有缺血性肠病,但不伴有腹膜炎体征,腹部 X 线平片没有明显结肠梗阻和结肠穿孔的影像表现时,应考虑行内镜检查(图 3-4)。缺血早期可见黏膜苍白水肿,伴有散在的黏膜充血区和点状溃疡。在伴有黏膜坏死和黏膜下出血的部位可见到黏膜或黏膜下呈蓝黑色的改变,部分患者可见隆起的黏膜中有出血性结节,与在钡剂灌肠检查时见到的拇指印征或假性肿瘤征一致。连续的纤维结肠镜检查可以观察到病变的发展过程,黏膜异常可逐渐被吸收而恢复正常,或进一步加重形成溃疡和炎性息肉。慢性期的内镜表现随早期病变的范围和严重程度而有明显不同。以前发生过缺血性肠病的患者可仅仅表现为原病变部位肠黏膜的萎缩、变薄和散在的肉芽组织。缺血性肠病具有独特的内镜下表现,同时可进行鉴别诊断如感染或炎症性肠病等疾病。

(5)肠系膜动脉造影:由于大部分缺血性肠病患者的动脉阻塞部位在小动脉,肠系膜动脉造影检查难以发现动脉阻塞的征象(图 3-5)。另外,由于造影剂有可能引起进一步的血栓形成,应谨慎使用。

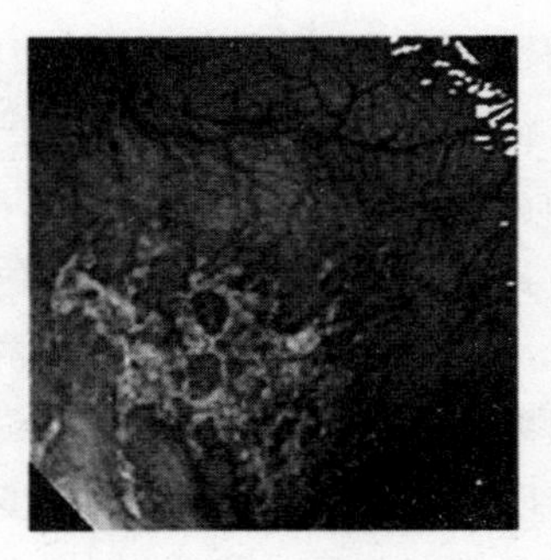

图 3-4 纤维结肠镜检查

缺血性肠病急性期结肠镜下所见,可见结肠脾曲大面积表浅溃疡

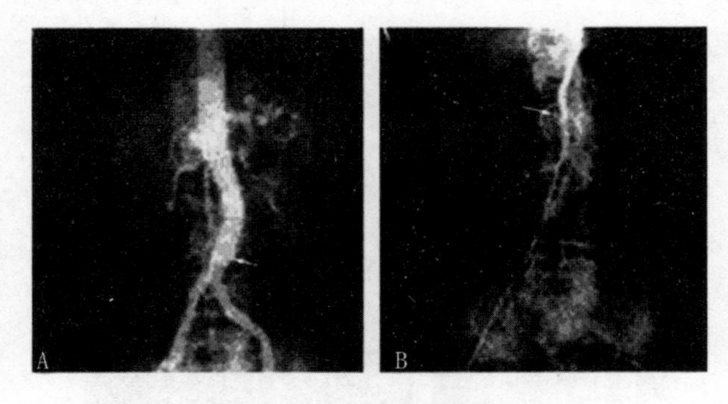

图 3-5 肠系膜动脉造影检查

A.主动脉造影示肠系膜下动脉闭塞;B.肠系膜上动脉造影示结肠中动脉闭塞

(6)CT 扫描:部分患者可见到肠腔扩张,肠壁水肿引起的肠壁变厚等非特异性变化(图 3-6)。CT 扫描常被用于评估腹痛和直肠出血,可为诊断缺血性肠病提供参考意见,发现并发症,或提供鉴别诊断依据。

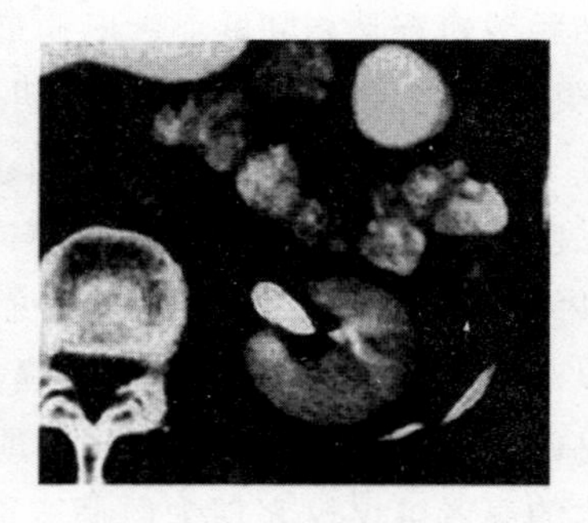

图 3-6 缺血性肠病的 CT 扫描

降结肠壁增厚,肠腔狭窄(轴位)

(7)近来有一种光学实验可检测结肠氧供应是否充足,但需辅助结肠镜检查,通过内镜可进行活检提供更多的信息。借助内镜 5 mm 孔道放置导管应用可见光分光镜检查术具有一定的诊断意义。首先被美国 FDA 认可的是在 2004 年应用可见光分光镜来分析毛细血管氧水平。在动脉瘤修复术过程中应用可检测出结肠氧水平低于可持续水平时,可以进行实时修复。

有些研究证实，对于急性结肠缺血，其特异性高达90%以上，对慢性肠系膜缺血达到83%，而敏感性达到71%～92%。但是这项技术必须同时在结肠镜中使用。

(三)诊断依据

(1)大于或等于50岁的患者，伴有高血压、动脉硬化、冠心病、糖尿病等疾病，有时可有便秘，感染、服降压药、心律失常，休克等诱因。

(2)突发腹痛，腹泻及便血。

(3)多有贫血，结肠镜有特征性缺血坏死表现；钡灌肠X线检查，急性期可见拇指印，后期肠道狭管征象；肠系膜动脉造影可发现血管狭窄或阻塞表现。

要确诊缺血性肠病，必须与许多其他导致腹痛和便血的原因进行鉴别(例如感染，炎症性肠病，肠憩室病，或结肠癌)。同时须与直接危及生命的急性小肠肠系膜缺血相鉴别，这点也很重要。有时缺血性肠病可自行缓解。

五、治疗

除了重度患者，缺血性肠病患者只需给予支持治疗。静脉补液治疗脱水，同时肠道休息(禁食水)直到症状缓解。如果可能，最好给予改善心脏功能和氧合功能，促进缺血结肠氧的运输。如果存在肠梗阻，可行鼻导管胃肠减压。

尽管近来越来越多的动物实验建议应用抗生素可增加生存机会，同时防止细菌通过受损肠壁进入血液，但目前仍然是在中度或重度病例才应用抗生素；研究资料显示，这种用法起源于20世纪50年代。预防性使用抗生素并未在人体进行预评估，但许多权威基于动物试验资料推荐使用。

进行支持治疗的患者同时实施监测。如果症状和体征恶化，如出现白细胞计数增高，发热，腹痛加重，或便血增加，那么可能需要外科手术干预，这经常包括剖腹探查和肠切除术。

(一)保守治疗

绝大多数局限于肠壁内的非坏疽型病变的发展具有自限性，可以逐渐被吸收。即使部分患者发生结肠狭窄，也大部分为不完全性肠梗阻，可以通过保守治疗缓解。

对有腹痛、腹泻和便血但无腹膜炎体征的患者，首先应采用积极的保守治疗，包括补液、全身应用广谱抗生素、禁食、胃肠减压、氧气吸入等。对预防性或治疗性应用抗凝剂，例如肝素、链激酶或尿激酶等，目前意见尚不一致。在部分患者，抗凝剂的使用有加剧出血性肠梗死的可能。病程早期充分补液对预防组织灌流不足具有重要意义。在保守治疗过程中，应当密切观察患者的脉搏、血压、体温，每天检测血细胞比容和血白细胞。对没有明显检查禁忌证的患者应尽可能争取行纤维结肠镜检查，以明确诊断，同时确定病变的程度和范围。对结肠缺血伴有结肠明显扩张的患者，可通过纤维结肠镜或经肛门插管及时进行肠腔减压，这对预防结肠缺血的进一步发展有很大的帮助。大约有2%的患者虽经积极的保守治疗，病情仍得不到改善，并进一步发展至肠梗死。在治疗过程中，如果腹痛加重、病情进行性恶化，并出现明显腹膜炎体征或休克早期表现，如低血容量、酸中毒以及低血压，提示有发生结肠梗死、肠穿孔的可能，应考虑在积极抗休克的基础上尽早行手术治疗。

(二)手术治疗

坏疽型缺血性肠病的病死率在很大程度上取决于诊断和手术治疗的及时与否、患者的全身情况以及并发症的发生情况。一旦出现呼吸窘迫综合征、肾衰竭和持续性感染等严重并发症,病死率很高手术治疗大多仅限于缺血性肠病的坏疽型患者,一旦确诊,应尽早手术。手术时,患者应采取截石位以利于术中行纤维结肠镜检查,由于在缺血性肠病的发生过程中黏膜层病变较浆膜层重,手术时结肠的切除范围有时难以确定。术中对结肠病变范围和肠壁活力不能确定或存在疑问的患者,应常规行术中纤维结肠镜检查。缺血结肠的切除范围要充分,由于大部分患者结肠水肿明显,手术吻合口瘘的发生率高,应避免行一期结肠吻合,常规行双腔结肠造口。大部分患者病变不累及直肠,因而可在充分切除近端病变肠管的同时保留直肠,以备以后病情稳定后重建肠道的连续性。坏疽型缺血性肠病伴明显结肠扩张的患者应考虑行全结肠切除。对于病情持续 2 周以上,虽经积极保守治疗病情仍无明显缓解的患者也应考虑手术治疗。大部分缺血性肠病引起的结肠狭窄为不完全性结肠梗阻,因而一般可以避免手术。对伴有慢性结肠梗阻临床症状的患者,经积极保守治疗不能缓解或与结肠恶性肿瘤鉴别有困难者宜采取手术治疗,切除狭窄肠段,一期吻合重建肠道连续性,切除组织送病理检查。

六、预后

大部分缺血性肠病的患者可完全康复,尽管预后取决于缺血的严重程度。原患有外周血管疾病或升结肠(右半结肠)缺血的患者,将面临更高的发生并发症和死亡的风险。无坏疽的缺血性肠病,其包含大部分主体病例,大概死亡率接近 6%。然而,少数发展为坏疽的患者在接受手术治疗的情况下死亡率达到 50%~75%;如果不进行手术干预,死亡率 100%。

本病是老年病之一,发病突然,坏疽型预后极差,对治疗成功与否影响重大。无论是内科、外科治疗均应掌握时机,密切观察,及时调整药物,首先去除诱因,例如便秘、感染,心律失常,不合理使用降压药、休克等,建议患有冠心病,高血压、动脉硬化及糖尿病的患者应坚持治疗,多运动,促进血液回流,若出现不明原因突发腹痛及便血应警惕此病发生。

七、慢性并发症

大概 20%急性缺血性肠病患者发生长期并发症,即慢性缺血性结肠炎。症状包括反复感染,带血腹泻,体重下降,慢性腹痛。对于慢性缺血性结肠炎,通常的治疗措施是手术切除结肠慢性病变部分。

慢性狭窄是一种局部由于缺血损伤形成条型瘢痕组织进而使结肠管腔缩窄。在这种情况下通常可进行临床观察,可能在 12~24 个月后自行缓解。如果进一步发展成肠梗阻,尽管内镜下扩张术和支架植入术已有所应用,常用手段仍然是手术切除术。

第五节　老年慢性腹泻

老年慢性腹泻指腹泻每日 3 次以上呈持续或反复出现,腹泻多由慢性消化系统疾病所致;也有由消化系统以外的慢性疾病以及其他原因所引起,病因主要为器质性的,有时也有功能性的。

一、病因

(一)肠源性

(1)慢性细菌性痢疾。

(2)慢性阿米巴性痢疾。

(3)肠道寄生虫感染。

(4)肠道菌群失调症。

(5)非特异性溃疡性结肠炎。

(6)局限性肠炎。

(7)肠道肿瘤(小肠淋巴瘤、结肠癌)。

(8)肠功能紊乱。

(二)胃源性

如萎缩性低胃酸性胃炎、胃癌、胃切除术后造成胃酸及胃蛋白酶减少,以致食物消化障碍所致,胃内未消化的食物常大量倾入肠内,引起肠蠕动增加,而发生腐败性消化不良性腹泻。

(三)胰源性

如胰腺疾病,特别是慢性胰腺炎,胰淀粉酶、胰脂肪酶、胰蛋白酶分解障碍,导致消化不良、慢性腹泻,常表现为脂肪泻(脂肪从粪便中排出增加)。

(四)胆源性

如胆管疾病,胆盐不足造成食物(主要是脂肪)消化障碍,而导致慢性腹泻。

(五)肠功能紊乱

肠功能紊乱,造成食物消化、吸收障碍,而发生慢性肠泻,临床称吸收不良综合征。

(六)全身性疾病

甲状腺疾病、肾上腺疾病、糖尿病、尿毒症及免疫功能低下等均可发生慢性腹泻。

二、诊断

(一)病史询问

慢性腹泻如上所述可为许多疾病共同症状(共性),但每种疾病均有其特殊病史及症状(特性),病史询问可获其特殊病史及症状,是诊断的重要依据。如曾患有急性痢疾,而后遗留慢性腹泻,则很可能为慢性痢疾;患有慢性胰腺炎者其慢性腹泻则胰原性的可能性大等等。

(二)大便检查

大便检查对慢性腹泻的诊断与鉴别诊断有特别重要的价值。

(1)细致多次观察新鲜排出的全部大便,脓血便可见于慢性结肠炎、结肠直肠癌、慢性痢疾、血吸虫病等;大便量多、颜色浅淡、外观无黏液,水样或粥样,见于原发性吸收不良综合征、小肠炎;腹泻间歇期间大便形如羊粪,上附大量黏液,可见于痉挛性结肠。

(2)大便镜检有无红、白细胞、溶组织阿米巴、寄生虫等,可明确慢性腹泻的病因学诊断。大便痢疾杆菌培养和肠菌谱鉴定,对诊断慢性痢疾及肠道菌群失调有重要意义。

(三)肠镜检查

可直接窥视肠黏膜的病变,并可在直视下采取黏膜或溃疡分泌物检查或作活体组织检查。近年来应用口式小肠黏膜活检装置,对诊断某些慢性小肠疾病有重要价值。

(四)胃肠钡餐检查

可发现小肠功能性与器质性病变。

(五)试验性治疗

即选用某种药物进行疗效观察,可作为诊断指标。例如抗生素、甲硝唑、胰酶、胃液素合剂、消胆胺等,常能根据疗效对某些疾病做出肯定与否定的推断。

三、治疗

(一)一般治疗

老年慢性腹泻的治疗,关键在于明确病因,进行病因治疗,即根据不同病因采取各自的有效疗法。对有些病因不明的腹泻或某些基础病因目前尚无特效治疗者,则进行对症及支持疗法,如补充液体、维持水、电解质及酸碱平衡,也可考虑给阿片酊、可待因等以减少排便频度。

(二)特殊治疗

临床上难以治疗的又常遇到的溃疡性结肠炎的治疗原则有以下几点。

1.控制感染

用阿莫西林、甲硝唑、黄连素及柳氮磺胺吡啶长时间(1～2 年)、交替口服或肛门栓剂。

2.肾上腺皮质激素

地塞米松 2.5 mg 或强的松龙 20 mg 加生理盐水 100 mL,每晚灌肠 1 次,好转后改为每周 2～3次,疗程 1～3 个月,内可加用黄连素。

3.中药治疗

锡类散 1 支、生肌散 2 支加生理盐水 100 mL 灌肠,每晚 1 次。

4.免疫抑制剂

硫唑嘌呤,可减轻结肠黏膜炎症,适合反复发作、特别对柳氮磺胺及肾上腺皮质激素无效的患者,1.5 mg/kg,分次口服,疗程 3～6 个月。注意此药常有胃肠道反应及白细胞减少,老年人免疫功能低下者不宜应用。

5.对症治疗

如止痛、止泻、补充营养、纠正贫血等亦应根据患者的具体情况给予相应的治疗。

第六节　老年慢性肝炎

慢性肝炎是由病毒、药物、酒精、自身免疫、代谢异常、遗传疾病等多种原因所引起的肝脏慢性炎症反应,其病程持续或大于 6 个月以上。由于它不是一个单一的疾病,其发病机制、组织病理学和临床表现均不相同,病情和程度轻重不一,轻微者预后良好,有的病情进行性发展,可进展成肝硬化。临床上慢性肝炎一直沿用的分类法为:慢性持续性或迁延性肝炎(简称慢迁肝,CPH)、慢性活动性肝炎(简称慢活肝,CAH)和慢性小叶性肝炎(CLH)。根据这一方案,漫迁肝和慢性小叶性肝炎发展为肝硬化者罕见,而慢性活动性肝炎很易进展为肝硬化。这一分类方案简单明了,在我国普遍应用了 30 多年。但随着各种新技术,尤其是分子生物学技术的应用,这一方案显得过于简单,由于甲、戊型肝炎病毒的发现,医学实践有了极大的丰富和提高,使慢性肝炎的病因学分类成为可能。1994 年在洛杉矶举行的第十届世界胃肠病大会建议:慢性肝炎尽可能按病因分类,如慢性乙型病毒性肝炎、自身免疫性慢性肝炎、药物性慢性肝炎等,并以病理变化程度分为轻、中、重三度。轻度慢性肝炎包括原慢迁肝、慢性小叶性肝炎及轻度活动的慢性活动性肝炎,中度相当于原中度活动的慢性活动性肝炎,重度为原重度活动的慢性活动性肝炎。

一、病因与发病机制

慢性肝炎可由于乙型病毒性肝炎病毒(HBV)、丙型病毒性肝炎病毒(HCV)、丁型肝炎病毒(HDV)、 HBV 合并 HDV、自身免疫、某些药物、乙醇中毒、肝豆状核变性、α_1-抗胰蛋白酶缺乏等引起,其中最重要的病因是 HBV,HCV 次之,甲型肝炎病毒(HAV)基本上不引起慢性肝炎。至于其他病毒能否引起,意见尚不一致。据报告,巨细胞病毒(CMV)偶尔也引起慢性肝炎,药物也是公认的病因之一,部分病例病因不明。结合老年人特点,重点介绍 HBV、HCV 所引起的慢性肝炎。

(一)乙型病毒性慢性肝炎

国内的慢性乙型病毒性肝炎患者大多系在婴幼儿期感染了乙型病毒性肝炎病毒,并成为慢性持续感染,到儿童或成人期出现慢性肝炎表现。成人期感染 HBV 者,仅 5%～10%演变为慢性肝炎,有的统计略高于此数。我国 1984—1987 年统计五省 61538 名老年人,乙肝占老年病毒肝炎的 23.9%～68.5%,慢性转化率约 5%～10%。老年人丙肝约占老年病毒肝炎的 30%～50%,其慢性化倾向更加明显,急性丙肝一年内慢性转化率达 64.7%。

造成慢性肝炎的机制,目前对 HBV 引起者有所了解,其他型机制仍不明。HBV 在体内持续感染所引起的肝脏慢性炎症,并非 HBV 对肝脏直接损伤所致,而是由于宿主免疫应答即免疫系统攻击感染病毒的肝细胞所致,病毒能在宿主体内持续存在可能由于:①通过逃避宿主的免疫监视,细胞表面组织相容抗原(HLA-ABC)表达少或核心抗体(HBc)滴度高掩盖了核心抗原(HBcAg)在肝细胞膜上的表达,T 淋巴细胞不能识别并接触病毒抗原。②淋巴细胞或巨噬细胞本身感染的病毒,产生了可溶性抑制因子,不能发挥免疫应答去清除病毒,同时也抑制了干扰素的产生。③病毒自身在复制过程中发生突变,产生缺陷的变异株不被通常的免疫机制清除。发展为慢性迁延性肝炎的患者是由于机体不能产生足量的高效价抗体,免疫反应低下,所产生的抗表面抗原抗体(抗 HBs)不足以清除体内的 HBV,病毒大量复制,使感染绵延,持续不断地导致部分肝细胞病变。因此宿主免疫功能异常是现今多数学者用以解释 HBV 慢性化的原因。

慢性活动性肝炎也是由于体内特异性细胞免疫和特异性体液免疫低下;不能清除 HBV,HBV 在肝细胞内继续复制引起细胞免疫及体液免疫紊乱,其中免疫细胞攻击含有 HBV 复制的肝组织,使病变持续进展,是导致肝细胞坏死的主要因素。

老年人由于免疫功能低下,T 细胞和 B 细胞功能减退,不能调动体内免疫因素对抗和清除病毒,故更易慢性化。

(二)丙型病毒性慢性肝炎

丙型病毒性肝炎是由丙型病毒性肝炎病毒通过输血、血制品的注射方式传播引起的肝炎,除血液传播以外,约有 15%～30%的患者可能通过日常生活的密切接触及性接触传染,50%左右可发展为慢性肝炎。既往又称非甲非乙型病毒性肝炎,1989 年 Houghton、Choo 等在美国 Chiron 公司率先将 HCV-DNA 克隆成功。HCV 是第一个利用分子生物学技术发现的病毒。

HCV感染后，在肝细胞内复制，有研究提示，该病毒外壳所含的糖蛋白gp33与gp72，其中gp72在刺激机体免疫反应中起重要作用，而机体免疫监视又在HCV外壳蛋白变异中起一定作用，因此它与HCV持续感染和慢性化有关。感染急性期，抗gp33具有中和活性，而在长期慢性活动性肝炎患者则无此作用。

二、病理

（一）慢性乙型病毒性肝炎的病理

肝外观呈暗红或褐色，略肿大，表面有褐色和白色瘢痕条纹沉着等，早期为大斑纹肝，轻度凹凸不平的粗糙感，无结节形成，边缘较厚，质地较硬。也可为斑纹结节肝，表面有结节形成，但无肝硬化时明显。慢迁肝的镜下所见：肝细胞普遍呈气球样变性，肝索结构模糊，枯否细胞相对少，肝细胞坏死很轻，炎性细胞浸润汇管区颇为显著，肝小叶界限不整齐，小叶结构轮廓清楚。慢活肝以肝细胞的碎屑状坏死和炎性细胞浸润为特征。炎性细胞浸润汇管区并向周围肝实质内侵入扩展，破坏肝小叶界板，肝小叶结构紊乱，但未破坏。较重病例小叶界板破坏成锯齿状，汇管区扩大，另一方面，小叶内的融合性坏死，塌陷和炎症反应使相邻的汇管区和小叶中央区之间连接起来，即所谓的桥状坏死（桥接坏死）。结缔组织增生活跃，小叶内纤维隔形成，即所谓假小叶。由于肝细胞坏死和炎症的反复，逐渐出现肝细胞再生结节，并向细颗粒性肝硬化转化。

（二）慢性丙型病毒性肝炎的病理

具有慢性肝炎的基本组织病理学改变。在丙型慢性活动性肝炎时，肝细胞脂肪变性，肝窦部位细胞浸润和胆小管的病变较为显著，而碎屑状坏死较轻，桥状坏死较少见。

（三）慢性肝炎

按照病变程度分为轻、中、重三度：

1.轻度慢性肝炎（包括原慢迁肝、慢性小叶性肝炎及轻型慢性活动性肝炎）

有肝细胞变性，点状或灶状坏死、嗜酸小体；汇管区有或无炎性细胞浸润、扩大，可见轻度碎屑坏死，小叶结构完整。

2.中度慢性肝炎（相当于原中型慢性活动性肝炎）

汇管区炎症明显，伴中度碎屑坏死；小叶内炎症重，伴桥状坏死，纤维间隔形成，小叶结构大部分保存。

3.重度慢性肝炎（相当于原重型慢性活动性肝炎）

汇管区炎症重或伴重度碎屑坏死；桥状坏死范围广泛，累及多数小叶、多数纤维间隔、小叶结构紊乱，或形成早期肝硬化。

三、临床表现

（一）慢性乙型病毒性肝炎

急性乙型病毒性肝炎85%可恢复正常，约10%～12%的患者迁延不愈6个月以上发展成慢性迁延性肝炎，3%转为慢性活动性肝炎，老年人转慢活肝者约占46.4%，且以慢性重型和亚急性重型肝炎为主，分别占42.4%和44%。

1.症状

慢性乙型病毒性肝炎起病缓慢或隐匿，其临床症状变化多端。①轻度患者可无症状，或仅有乏力、倦怠、食欲减退、厌油、肝区不适或隐痛伴腹胀、恶心、腹泻。偶可出现黄疸、鼻出血等。②中、重症患者症状加重，可有持续或缓慢加深的黄疸、疲乏无力、食欲明显下降、厌油食、体重减轻、恶心、呕吐、腹胀、上腹或肝区痛、鼻衄、下肢水肿、出血倾向、甚至出现腹水、肝性脑病等。可伴有肝外系统症状：持续不规律低热，或中等发热、关节痛和肿胀、皮肤病变如皮疹、红斑、痤疮、色素沉着、脉管炎、肾小球肾炎、闭经、阳痿等。以自身免疫性肝炎全身及肝外表现更多见。

2.体征

有如下表现：①轻度患者体征多不明显，可较消瘦，一般状态较好，肝脏大小正常或稍肿大，质软有轻度压痛，脾脏多无肿大。②中、重度患者常有黄疸、面色灰黑或黝黑、面部有毛细血管扩张、朱砂掌、皮下出血点或瘀斑、可见到蜘蛛痣、男性乳房发育、肝脏肿大、质地中等、有压痛和叩痛，大多有脾肿大、腹水，但无门静脉高压体征。

老年人肝炎症状和体征与非老年人无明显差异，但老年人出现意识改变和腹水者较非老年人明显增高。慢性重型肝炎可表现为所谓“三高”症状，即高度乏力、高度食欲不振和恶心以及高度腹胀；黄疸急剧升高，凝血酶原时间明显延长。进一步，则出现明显腹水和出血倾向，甚至肝性脑病及肝肾综合征。

(二)慢性丙型病毒性肝炎

其临床表现与慢性乙型病毒性肝炎相似。主要由输血引起，潜伏期约为 2～26 周。临床经过较乙肝为轻，多为亚临床无黄疸型，HCV 感染较 HBV 感染更易慢性化。据统计，约 40%～50%发展成慢性肝炎，25%发展成肝硬化，余为自限性经过。根据不同的报告，老年人输血后肝炎的慢性转化率较高。慢丙肝的肝外表现少，进程比较慢。常见单项 ALT(谷丙转氨酶)升高，长期持续不降或反复波动。

四、实验室检查

(一)血液学检查

部分患者可有红细胞及血红蛋白轻度下降，白细胞及血小板减少。少数可出现溶血性贫血(Coombs 试验阳性)。凝血因子Ⅶ最易受影响而降低，次为凝血因子Ⅱ(凝血酶原)、Ⅹ、Ⅸ最后减少，Ⅴ与Ⅰ(纤维蛋白原)也可降低，但比其他因子较晚涉及。

(二)肝功能检查

(1)轻度患者的肝功能变化较轻，血清转氨酶轻、中度升高，如≥谷丙转氨酶(ALT)正常 3 倍，胆红素多正常或仅轻度增高，$<34.2\ \mu mol/L$。血清白、球蛋白多无改变，蛋白电泳多正常，血清抗体和免疫球蛋白多正常，BSP 潴留试验可轻度异常。

(2)中、重度患者转氨酶持续或反复升高，常为正常的 3～5 倍以上。一般为 ALT＞AST(谷草转氨酶)，有时 AST＞ALT。有高胆红素血症，清蛋白减少、球蛋白增高，凝血酶原时间延长，γ-谷氨酰转肽酶和腺苷脱氢酶增多，伴肝内胆淤时碱性磷酸酶增高，BSP 滞留明显。白蛋白≤32 g/L、胆红素＞85.5 μmol/L、凝血酶活动度为 40%～60%，三项检测中有一项即可诊断为重度，中度介于轻、重度之间。

(三)病原学及免疫学检查

慢性病毒性肝炎有相应血清学标志阳性结果。自身抗体如抗核抗体、抗平滑肌抗体、线粒体抗体、肝细胞膜抗体偶可出现低滴度升高。免疫球蛋白增高，尤其是 IgG 增高较明显，总补

体和 C_3 补体降低。

而则慢性肝炎抗 HCV 和 HCV-RNA(PCR)阳性。HCV-RNA 可在 ALT 升高之前检出并且持续存在数年,也可消失数月,几年之后重新出现病毒血症。

(四)B 超检查

对肝病诊断和鉴别诊断有一定价值,慢性活动性肝炎时显示肝脏肿大,光点反射增粗、增强,血管纹理不清晰等变化。如病情发展出现肝外门静脉扩张,脾脏肿大,则要考虑有无肝硬化可能,有时可见低小波和复波。

(五)肝穿活检

对确定病变性质、判断肝实质损害及炎症活动程度有价值,有助于估计预后及评价疗效。

(六)腹腔镜检查

慢性活动性肝炎镜下呈杂色肝,表面起伏不平。慢迁肝多为大白肝,有时为大红肝,表面呈弥漫性充血或点片状白色纤维素渗出。

五、诊断及鉴别诊断

根据临床表现、实验室检查等一般不难诊断及作病因学鉴别。但需注意鉴别以下疾病。

(一)隐匿性肝硬化

约有 30%~50%的早期肝硬化可因病情不活动,代偿功能良好,临床症状缺乏特征性如乏力、食欲差、肝区不适或隐痛等,肝功正常或轻度异常,难以从临床上做出诊断,鉴别常须作肝活检或作腹腔镜检查。

(二)肝炎后综合征

急性病毒性肝炎恢复后仍有乏力、食欲不振、上腹不适等症状,但肝功能正常,活检无异常发现。

(三)原发性胆汁性肝硬化(PBC)

本病须与伴有黄疸的慢性活动性肝炎相鉴别,PBC 黄疸显著、持续,皮肤瘙痒,常有黄色瘤,肝脾明显肿大,血清中 ALP 显著升高。约 80%的患者血清中抗线粒体抗体阳性,HBsAg 阴性,必要时作肝活检确诊。此外尚需注意除外肝外梗阻性黄疸。

(四)原发性肝癌

继发于慢性活动性肝炎、肝硬化的原发性肝癌,早期症状类似慢性活动性肝炎,但该病病程进展快,肝脏肿大明显、质硬,表面不平滑,甲胎蛋白大多阳性,B 超、CT 等可鉴别。

六、治疗

(一)一般治疗

慢性病毒性肝炎的治疗,目前仍以支持疗法及对症治疗为主。

轻症患者无需特殊治疗,不强调卧床休息,但应避免过度劳累,可做些力所能及的体力活动和工作。饮食应给予较多蛋白质、营养丰富、易消化的食物,不宜进食过多的糖,禁烟酒、避免服用有损肝脏的药物,如氯丙嗪、利福平、异烟肼等,酌情服用各种维生素。

中重度或病情活动期的患者需住院治疗、卧床休息,饮食宜清淡、易消化,食欲好转后可逐渐增加蛋白质和维生素丰富的食物,并有足够的糖以提供热量,减少蛋白质消耗,使肝内有充分的糖原含量,以利于肝细胞的恢复。避免劳累及精神刺激,绝对禁止烟酒及服损肝药物。针对病情采用下述治疗。

（二）对症治疗

1.加强支持，补充多种维生素

白蛋白及血浆可改善低蛋白血症；维生素C、E、B族改善肝细胞代谢；维生素K、B_{12}和叶酸防止出血、改善贫血。还可酌情滴注复方氨基酸、葡萄糖内加维生素C、胰岛素、氯化钾、硫酸镁等，注意维持水、电解质和酸碱平衡，尤其是要防止低钾血症。

2.护肝药物的应用

如肌苷、能量合剂（辅酶A、三磷酸腺苷、胰岛素）、蛋白同化剂等可促进肝细胞再生。近些年证实，肝细胞生长素、前列腺素E_2、谷胱甘肽、半胱氨酸、维生素E等，均有抗肝细胞坏死，促进肝细胞再生的作用。肝泰乐可阻止糖原分解，减少肝脂肪量，有解毒作用。门冬氨酸钾镁中门冬氨酸在三羧酸循环中起重要启动作用，改善肝细胞供氧，钾、镁是肝细胞生存的重要离子。强力宁为甘草素与L-半胱氨酸、甘氨酸复制而成，具有保护肝细脑膜、溶酶体膜结构以及抗过敏、抗病毒、免疫调节等作用。水飞蓟素类也具有保护肝细胞膜作用，均对慢性肝炎有较好的疗效。也可选用辅酶Q_{10}、脱氧核糖核酸、磷脂类制剂如肝得健，中药多糖类（猪苓多糖、云芝多糖）等。老年人应加强活血化瘀，改善肝微循环如低分子右旋糖酐、复方丹参、川芎嗪、参脉、银杏提取液等。

3.降酶退黄治疗

联苯双酯是五味子丙素的中间体以往应用较多，其缺点是停药后转氨酶易反跳，需显效后逐渐停药。甘利欣（甘草酸二铵）、垂盆草、其他五味子中成药、齐墩果酸、门冬氨酸钾镁、熊去氧胆酸、茵栀黄、甘草甜素等均可酌情选用。

4.防治并发症如脑水肿、肝性脑病、消化道出血、继发感染、肝肾综合征等

勿过量或滥用含钠盐药物。如果出现颅内压增高症候（意识及神经反射异常）应及时应用脱水剂等。血氨增高可应用谷氨酸钠（钾）、精氨酸等，采用清洁灌肠以减少氨的生成，口服乳果糖，可降低肠道胺的吸收。使用H_2受体阻滞剂及质子泵抑制剂，预防和治疗消化道出血。早期使用多巴胺扩张肾血管改善肾血流量，使用山莨菪碱、利尿剂等防止肝肾综合征的发生。近些年，新的混合型生物人工肝的研究取得重大进展，对急、慢性重症肝衰竭有更佳的疗效。老年人免疫功能低下，易合并感染，应使用免疫增强剂和对肝肾无毒性的敏感抗生素治疗。

（三）抗病毒治疗

对有乙肝或丙肝病毒复制的病例，积极开展抗病毒治疗是阻断乙肝、丙肝病程的关键措施。目前有两大类药物，一类是直接抑制和杀灭病毒的药物；二是通过调节人体免疫功能而达到抑制、清除病毒的作用。

1.直接抑制病毒的抗病毒药

（1）干扰素：是目前广泛应用的抗病毒药物。通过与细胞膜上干扰素受体结合，诱生多种抗病毒蛋白，阻止病毒核酸和蛋白的合成以抑制病毒复制，具有调节免疫功能和增强免疫活性细胞的作用。α_2a干扰素或重组干扰素α-2b，每次300万～500万U，隔日或每周3次，皮下或肌内注射，连续4～6个月，有效可用到1年。对HBV-DNA和HBeAg阴转率为30%～50%，HCV约为30%，停药1年两者约有50%复发。HBV-DNA水平高或合并

HCV、HDV感染者疗效差。

(2)核苷类药物:包括阿糖腺苷、无环鸟苷、病毒唑、拉咪呋啶和法昔洛韦。在体内通过病毒产生的胸腺嘧啶核苷激酶磷酸化为三磷酸核苷,从而抑制病毒的DNA-P或逆转录酶的活性,使病毒的复制受到抑制。阿糖腺苷对HBV-DNA和HBeAg的阴转率为30%～40%,但其神经精神方面的不良反应限制了其应用。无环鸟苷对抑制HBV复制有一定效果,但起效慢。病毒唑对乙肝疗效差,对丙肝有一定疗效,但停药后ALT重新升高,HCV-RNA阳转,与干扰素合用可提高疗效。

拉米呋啶和法昔洛韦是第二代核苷类药物,近期多中心临床试验结果表明二者不仅能有效抑制HBV复制,降低ALT和改善肝脏病变,而且使用方便,易耐受,不良反应极少,仅需每日口服100mg(1次)。1～2周后可明显抑制HBV、使HBV-DNA抑制率达95%以上,但停药易复发,需长期治疗以减少复发。

2.免疫调节剂

机体通过体内的免疫应答以清除入侵的病毒,但过度的免疫应答可致严重的免疫病理损伤,如免疫功能低下则病毒难以清除,因而如何选用更好的免疫调节剂是临床研究的重要课题。既往临床上应用的左旋咪唑、特异性转移因子、聚肌胞、胸腺肽、白细胞介素-2、免疫核糖核酸等疗效不确切,有的还有较大的毒副反应,肾上腺皮质激素单一或与免疫抑制剂硫唑嘌呤合用更是有害无益。据报道猪苓多糖合用乙肝疫苗疗法,其疗效与干扰素相似,HBcAg和HBeAg阴转率分别可达43%和44%。或双嘧达莫合用卡介苗疗法,疗程6个月,半数以上病例有效。

近年来,应用粒网噬细胞集落刺激因子(GM-CSF)、α_1-胸腺素(Ta1)、白细胞介素-2(IL-2)体外诱导自体LAK细胞回输治疗,结果HBeAg阴转率可达60%左右,HBV DNA阴转率47%～55%。

中医中药对慢肝的治疗,无论是状况改善、恢复肝功以及转换HBV标志物均具有较好的疗效。多采用辨证论治,专方专药,或成药、单味药等治疗。但中药治疗慢肝,往往重复性不佳,应加强研究与开发。

七、预后

(1)乙型病毒性慢性肝炎预后较差,呈缓慢进行性间有反复发作,可因过劳、继发感染等因素引起,也可自发。有乙肝病史者,发生肝硬化约需10～20年。中度慢性活动性肝炎,5年内2/3发展为肝硬化。其并发肝细胞癌也高于一般人群,一组资料表明,重度慢性活动性肝炎,10年生存率仅6%,一般慢活肝为60%。除死于肝衰竭外,多数发展为肝硬化及原发性肝癌,是最坏的转归。

如能掌握向肝硬化发展的线索,防止或阻断导致肝硬化的各种因素,具有重要的临床意义。①通过症状及物理检查进行预测:患者症状加重表示病情进展,如ALT、AST等变化显著,肝硬度增加,出现朱砂掌、蜘蛛痣等均为肝硬化特征,应怀疑肝硬化可能,可通过腹腔镜或肝活检确诊。②根据HBV相关抗原抗体的消失情况:无症状HBV携带者也可发展为慢性活动性肝炎及肝硬化,不可大意。HBe抗原阳性、AST、ALT持续且显著增高或不稳定,提示炎症活动亢进,易于向肝硬化演变。

(2)丙型病毒性慢性肝炎可持续数年不愈,亦能自愈或缓解。如转氨酶持续异常或反复增高者可发展为肝硬化,多数在感染丙肝后15～30年发展为肝硬化,据统计,约占20%以上。亦可转化为原发性肝细胞肝癌。日本资料显示,肝细胞肝癌中,约40%～50%是丙肝引起。

(3)老年人一旦感染HBV、HCV极容易趋向慢性化并发生重型肝炎(10.7%～16.0%)。老年人肝硬化发生率明显高于非老年组,病情凶险,常可迅速发生肝功能衰竭。其病死率高于非老年组,上海一组资料统计慢性肝炎病死率,两组之比为10.2∶1。重型肝炎的病死率可达80%左右。

老年人肝炎导致预后不良的主要原因有:①肝脏结构和功能退化,导致肝脏储备力和再生力降低,蛋白质合成减少,凝血酶原时间延长。②免疫器官萎缩,尤其细胞免疫功能低下,易合并感染。③存在严重的夹杂症及并发症。④临床表现缺乏特异性,易于误诊和延误治疗。⑤贫血、血小板减少及白细胞减少。

第七节　老年脂肪肝

一、概述

正常人肝脏内脂质含量占肝湿重的2%～4%,包括甘油三酯、脂肪酸、磷酸、胆固醇和胆固醇酯。由各种原因引起的肝细胞内脂肪蓄积过多,脂肪含量超过肝湿重的5%,或在组织学上超过肝实质30%时,称为脂肪肝,又称肝内脂肪变性。其外观红黄相间,状如槟榔,故又称槟榔肝。

根据脂肪肝发病原因,脂肪肝分为酒精性脂肪肝和非酒精性脂肪肝,后者又包括肥胖性脂肪肝、糖尿病性脂肪肝、营养失调性脂肪肝、药物性脂肪肝、妊娠急性脂肪肝等;根据脂肪含量;可将脂肪肝分为轻型(脂肪含量5%～10%或光镜下肝小叶内1/3以上的肝细胞发生脂肪变性)、中型(脂肪含量10%～25%或肝小叶内2/3以上肝细胞发生脂肪变性)、重型(脂肪含量＞25%或肝小叶内几乎所有肝细胞构发生脂肪变使)三型。

随着生活水平和检测技术的提高,脂肪肝发病率明显增高,已成为我国最常见的肝病之一。据临床流行病学研究显示,我国脂肪肝的发病率在5.2%～11.4%,发病率随着年龄的增大而升高,好发于40～60岁。有对45岁以上中老年人群检测的研究显示,其脂肪肝检出率为23.8%,明显高于平均人口检出率,而其中老年人组检出率为29.5%,又明显高于其他年龄组。

脂肪肝的特点为起病多隐匿,临床表现缺乏特殊性,在中老年人中具有相当高的发病率,其高发率与肥胖、高脂血症和糖尿病有密切关系。预后根据病因、病情不同而各异,一般较好,也有部分发展为肝硬化,甚至肝衰竭。

中医学中无脂肪肝之病名,根据其发病特点和大量的中医药临床实践其当属中医“积聚”“肥气”“痰饮”“胁痛”“肝癖”等范畴。中医认为其起因多为过食肥甘厚腻、饮酒无度、情志失调、劳逸失当、久病体虚等,病变部位在肝,与脾、肾等脏腑密切相关。病机可概括为脾失健运;湿邪不化,痰浊内生;肝失疏泄,肝血瘀滞;肾气失化,痰瘀留滞,最终导致气滞、痰湿、淤血互绍,积于胁下;病理因素有痰独、湿热、痰血、气滞等,其中尤以痰瘀最为关键。治疗以化痰祛湿、活血化瘀、疏肝解郁、健脾益肾为主,临床显示有较好的疗效。

二、病因

多数老年脂肪肝与不良生活方式有关。

(一)长期嗜酒,饮酒过度

不论是烈性酒还是啤酒,一个健康老人如果每天摄入的乙醇超过 100 g,连续 10～12 日,就可发生脂肪肝。国外报道,嗜酒者引起的脂肪肝占全部脂肪肝患者的 57.7%。

(二)营养过度,肥胖超重

研究发现,60%肥胖者有轻度脂肪肝,腹部皮下脂肪超过 30 mm,脂肪肝发生率可达 44.4%。另外,肥胖者常合并糖尿病,进而出现脂肪肝。

(三)厌食、素食、营养不良

长期厌食与素食者,蛋白与维生素缺乏,易导致脂肪变性。蛋白质可促进损伤的肝细胞恢复与再生,而维生素 B 与维生素 C 可加快脂肪分解,促进肝内脂肪代谢。

(四)活动过少,缺乏锻炼

现代人的三大弊病是营养过剩、运动过少、易于激动。尤其老年人离退休后,易产生"船到码头车到站,平平安安度晚年"心理,耽于美食美酒,而缺乏运动锻炼,这就易于导致肥胖,而肥胖者体内释放的游离脂肪酸(FFA)增多,可直接损害肝细胞而导致肝脏脂肪变性、坏死、纤维化,甚至肝硬化。

三、临床表现

老年脂肪肝可无临床症状或有轻微肝区不适、右上腹隐痛、乏力等,肝脏常有轻度肿大。脂肪肝的临床表现与肝脏脂肪浸润程度成正比,在肝内过多脂肪被清除后症状可消失,而伴随脂肪肝的发展,可由肝纤维化进展为肝硬化。

四、实验室检查

(一)血液生化检查

1.转氨酶

一般仅轻度升高,为正常上限(ULN)的 2～3 倍,无慢性肝炎所呈现的短期内明显变动现象,非酒精性(主要指高营养性)脂肪肝 ALT/AST＞1,而酒精性 AST/ALT＞2。

2.GGT 和 ALP

酒精性 GGT 升高较常见,可达 ULN3～4 倍,ALP 升高者不到 25%,一般升高者为 ULN 的 1.5 倍,GGT/ALP＞1.5。

3.谷胱甘肽-S-转移酶(GST)

反映氧应激肝损伤,较 ALT 更敏感。

4.谷氨酸脱氢酶(GDH)和鸟氨酸氨甲酰转移酶(OCT)

脂肪肝时常见此两酶都升高,特别是酒精性者,其 GDH/OCT＞0.6。

5.胆碱酯酶(CHE)和卵磷脂胆固醇酰基转移酶(LCAT)

80%以上的脂肪肝血清 CHE 和 LACT 升高,但不包括低营养状态的酒精性脂肪肝,而其他慢性肝病 CHE 升高不足 5%,但肥胖症和(或)糖尿病、高脂血症亦可有血清 CHE 和 LCAT 升高。

(二)影像学检查

1.超声检查

弥漫性脂肪肝在B超图像上有其独特的表现:①肝肾对比或肝肾回声差异,肝实质回声强度>肾回声。②肝前后部回声差异,近场回声密集增强而远场衰减。③肝内管道结构特别是静脉变细不清。④肝脏轻度或中度肿大。B超可检出肝脂肪含量达30%以上的脂肪肝,肝脂肪含量达50%以上的脂肪肝,超声诊断敏感性可达90%。亦有报道认为,在非纤维化的肝脏中,超声诊断脂肪肝的敏感性达100%。B超现已作为脂肪肝的首选诊断方法,并广泛用于人群脂肪肝发病率的流行病学调查。

2.CT

弥漫性脂肪肝表现为用的密度(CT值)普遍低于脾脏、肾脏和肝内血管,增强后肝内血管影显示得非常清楚,其形态走向均无另常。CT对脂肪肝的诊断具有优越性,其准确性优于B超,但费用昂贵及有放射性是其不足之处。另外,磁共振及肝动脉造影现主要用于起声及CT检查诊断困难者,特别是局灶性脂肪肝难以与肝脏肿瘤鉴别时。

(三)肝活检

起声引导下肝穿刺活检组织细胞学检查是确诊脂肪肝,特别是局灶性脂肪肝的主要方法,在形态学检查时作必要的特殊染色、免疫组化、组织生化测定及特殊细胞学检查等,可提高诊断的目的性。因肝活检有创伤性,患者难以接受,故目前主要用于:①灶性脂肪肝与肿瘤区别。②探明某些少见疾病,如血色病、胆固醇酯贮积病、糖原贮积病等。③无症状性可疑NASH,肝活检是唯一诊断手段。④戒酒后ALD或ALD有不能解释的临床或生化异常表现者。⑤肥胖减少原有体重10%后肝酶学异常仍持续者,需肝活检寻找其他原因。⑥任何怀疑不是单纯肝细胞脂变或疑多病因引起者。

总之,脂肪肝的诊断应包括病因、程度及分期三方面,以便制定有效治疗方案及了解其预后。临床病理研究发现,仅20%~30%的脂肪肝有上述1项或1项以上血清学指标异常,且无特异性,因而实验室检查并不能确切反映脂肪肝及其病因;影像学检查可初步诊断脂肪肝并判断其程度,但确诊脂肪肝及其病期需靠肝活检。

五、治疗

由不良生活方式引起的脂肪肝大多预后好,及时治疗可使病情逆转,但如不积极治疗,不及时干预,后果也是相当严重的,甚至可发展为肝硬化、肝性脑病。一般来说,脂肪肝是肝硬化的前期表现,应给予足够重视。单纯药物疗法。包括降脂药、维生素类、保肝药、中草药,效果常不理想,还必须进行心理行为干预,包括饮食疗法、运动疗法、戒酒等对因疗法。

(一)对因疗法

彻底戒酒。如为酒精性脂肪肝,戒酒可使大部分脂肪肝在1~6周内消退;如为非酒精性脂肪肝,也要提倡少饮为佳。

(二)饮食疗法

讲究膳食结构,保持标准体重,一日三餐,膳食要合理。脂肪肝患者的食谱应该是高蛋白、低热量、低脂肪、富含维生素。一般规则是"四低四高"即低热量、低糖、低脂、低胆固醇、高蛋白、高纤维素与维生素、高矿物质。应注意以下几点:①蛋白之摄入要适量增加,包括鱼、禽、奶、大豆及瘦肉等优质蛋白,每日1.5～2.0 g/kg的摄入可促进肝细胞的恢复、再生。②饮食中应减少单糖摄入,限制过多热量,维持正常体重。③应给予低脂膳食,每日脂肪摄入量应控制在 60 g 以下,食油应以植物油为主,增加不饱和脂肪酸的比例,少吃或不吃高胆固醇食物如动物内脏、脑、鱼子酱、蛋黄等,胆固醇摄入每日应控制在200～300 mg以下,但要有必需脂肪酸,脂肪以不超过 15%～20%为宜。④每日摄入 500 g 新鲜蔬菜与水果,以满足机体对矿物质与纤维素、维生素的需要,而且苹果所含维生素 C 与纤维素都有降低血清胆固醇的作用。维生素 C 参与氨基酸代谢、神经递质合成、胶原蛋白和组织细胞间质合成、促使血脂降低;而高纤维膳食中的纤维素可与胆汁酸结合,增加粪便中胆盐排泄从而降低血清胆固醇的浓度。

(三)运动疗法

多锻炼、多运动、多活动。饮食疗法与锻炼身体都是减肥的基本措施,可使脂肪肝逐渐消减。运动疗法对肥胖、糖尿病、高脂血症引起的脂肪肝都有较好疗效。运动强度要遵医嘱,即最大强度的 50%左右,60～70 岁老人心率应达到 110 次/min 的标准,每次持续 10～30 分钟,每周 3 次以上。

(四)愉悦疗法

包括欢笑疗法与幽默疗法以及中医娱乐疗法。焦虑、抑郁、情绪激动、失眠、过度疲劳、生活无规律,这些因素都能使脂代谢紊乱,通过愉悦疗法,将心境调整到最佳状态,心身放松有助于恢复正常脂代谢。

第四章　老年内分泌与代谢性疾病

第一节　老年甲状腺疾病

一、概述

甲状腺是人体最大的内分泌腺，其分泌的甲状腺激素在人体生长发育及物质代谢和能量代谢中发挥重要作用，是调节人体糖、脂肪、蛋白质代谢，保持体温恒定，促进人体生长发育的重要物质。甲状腺激素（TH）包括三碘甲状腺原氨酸（T3）和甲状腺素（T4），其主要作用是通过 T3 同受体以及其他相关蛋白质相互作用后，调控靶基因的转录和蛋白质的表达而实现的。

甲状腺的基本组织结构和功能单位是甲状腺滤泡。滤泡细胞旁有少量体积较大的滤泡旁细胞（C 细胞）。滤泡腔内含有大量胶质体，胶质内贮存有滤泡细胞分泌的甲状腺球蛋白（Tg）。合成的 TH 以 Tg 形式储存于甲状腺滤泡腔内。在正常情况下，贮存在 Tg 中的 TH 可供应 100 天左右的代谢需要。

甲状腺功能主要受下丘脑分泌的促甲状腺激素释放激素（TRH）与垂体分泌的促甲状腺激素（TSH）的调节。此外，甲状腺还可进行自身调节。TSH 是调节甲状腺功能的主要激素。

老年是生命过程中组织与器官趋向老化，生理功能日趋衰退的阶段。内分泌系统同样会出现衰老趋势，老年期甲状腺与其他内分泌系统一样，也会出现衰老性变化，主要表现为：甲状腺呈一定程度的萎缩和纤维化，炎性细胞浸润及滤泡的数目减少，残余滤泡上皮细胞也变得矮小，滤泡内胶质和分泌颗粒均减少，使甲状腺激素的合成、运输、降解发生改变，甲状腺功能也随之下降。

随着年龄的增长，甲状腺激素的分泌逐渐减少可以看作是机体的一种自我调节、自我保护的过程。健康老年人下丘脑 TRH 的合成和释放随着年龄的增长而逐渐减少，TSH 水平维持在正常或正常低限，甲状腺激素分泌减少，血清 T3 随增龄逐渐下降，反 T3（RT3）增高，但血清总 T4（TT4）和游离 T4（FT_4）的水平与年轻人相比无显著差异。一方面是由于老年人基础代谢率降低、热量摄入减少，另一方面由于老年人常常合并有糖尿病、高血压、心脏病、感染及肝、肾功能异常等各种病理生理情况，1 型脱碘酶活性降低，T4 向 T3 转换减少，造成血清 T3 降低。老年人体内 T4 分泌也减少，但由于垂体对血液循环中 T3、T4 的反馈调节敏感性增加，同时身体其他脏器对甲状腺激素敏感性降低，血液循环 T4 的降解也减少，所以血清 T4 浓度能保持相对稳定。

随着社会的老龄化，衰老相关的研究越来越被人们所重视。很多研究表明，随着衰老，甲状腺结节及甲状腺功能紊乱的患病率逐渐上升，包括甲状腺功能减退症（甲减）、亚临床甲减症、甲状腺功能亢进症（甲亢）、亚临床甲亢症。

二、老年甲状腺功能减退症

甲状腺功能减退症(简称甲减)是由于甲状腺激素分泌和合成减少或组织利用不足导致的全身代谢减低综合征。

(一)流行病学

临床上甲状腺功能减退的发病率约在1%左右,女性多于男性。20世纪70年代,Tunbridge等调查首次指出甲状腺功能减退的发生率在老年人中有增加趋势。7年之后,Framingham研究再次证实了这一发现。在Framingham研究的原始队列中,大于60岁的人群中甲状腺功能减退的患病率为4.4%,老年女性的患病率更是高达5.9%。英国的Whickham研究发现老年人群中甲状腺功能减退的发病率高达11%。在美国科罗拉多进行的超过25 000人的筛查显示,血清TSH升高者占9.5%,而大于74岁的人群中亚临床甲状腺功能减退(SCH),即TSH水平升高而T3、T4水平均正常的男、女患病率分别为16%和21%。单忠艳等的研究发现,盘山、彰武和黄骅社区临床14岁以上人群甲减患病率分别为0.27%、0.95%和2.05%,45岁以上女性患病率最高,达到5.07%。北京医院715例60岁以上老人的健康体检中甲减的发病率为7.1%。

亚临床甲减症指血清TSH增高,T3和TT4正常。老年亚临床甲减的发生也逐年增加,发病率报道差异较大,从0.5%~14.4%不等。2007年发表的日本Suita研究中,70~80岁的人群亚临床甲减患病率为14.6%,而80岁以上者则达20.1%。单忠艳等报道盘山、彰武和黄骅社区亚临床甲减的患病率分别为0.91%、2.90%和5.96%。

各研究结果不尽相同,究其原因,一方面可能由于人群的选择和种族差异,另一方面,各个地区人群碘摄入量的差异也对研究结果有很大影响,尤以中国的资料最为典型。此外,也应考虑到这些研究之间的时间跨度较大,检测技术及检测水平不同也对其研究结果有不小的影响。2009年10月,卫生部组织的甲状腺疾病流行病学调查启动,此次调查在北京、上海、济南等十个城市同时进行,是我国首次组织如此大规模的城市甲状腺疾病调查,以掌握甲状腺功能异常流行病学资料。

(二)病因

老年甲减98%以上系由甲状腺本身疾病引起。原发性甲减的主要原因有甲状腺组织功能损伤和甲状腺激素合成障碍,老年性甲减大多与甲状腺组织功能受损有关。医源性甲状腺功能减退也是老年甲状腺功能减退的重要原因之一,甚至有研究报道发生率达42.37%。其他病因包括甲状腺激素合成障碍和继发性甲状腺功能减低。甲状腺激素抵抗极为罕见。

(三)临床表现

老年甲减的症状与甲状腺激素不足引起产热效应低、中枢神经系统兴奋性降低、外周交感神经兴奋和糖、脂肪、蛋白质代谢异常密切相关。但临床症状较少,不典型,易造成误诊、漏诊。

老年甲状腺功能减退主要表现为乏力、畏寒、体重增加、淡漠、感觉异常、动作减慢、智力减退、食欲减退、便秘等,这些症状易与衰老本身伴随的症状混淆而不易引起足够重视,这可能与衰老过程本身伴随甲状腺激素水平的变化有一定关系。老年与青年甲减患者症状的比较见图7-1。

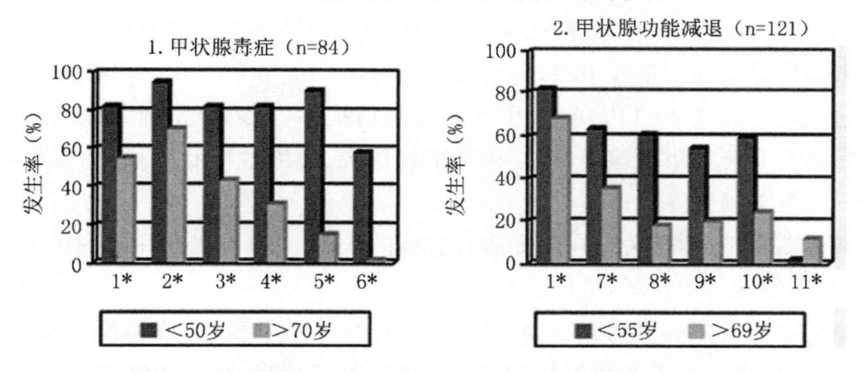

图 7-1　年龄大于 69 岁的患者与年轻患者间甲状腺毒症和甲减不同症状发生率的比较

横坐标为不同的症状：1.乏力；2.心动过速；3.震颤；4.神经过敏；5.怕热；6.食欲增加；7.怕冷；8.感觉异常；9.肌肉痉挛；10.体重增加；11.体重下降：$P<0.05$ 为甲减中两者的比较；$P<0.01$ 为甲亢中两者的比较

乏力、怕冷是最常见的症状，常伴有皮肤干燥、毛发脱落、面色苍白水肿、表情淡漠、少言懒动、食欲减退但体重增加。由于甲状腺激素分泌减少造成胆固醇分解下降，肾脏对尿酸的排泄减少，表现为高胆固醇、高甘油三酯、高低密度脂蛋白血症，高尿酸血症，甚至出现假性痛风。甲减患者关节渗出液中含有焦磷酸钙结晶，这点可与真性痛风鉴别。老年甲状腺功能减退患者肌病比较多见，主要累及肩部和背部肌肉，可有肌肉无力，也可有肌肉疼痛、强直或痉挛等症状，血中肌酸激酶升高。

心脏是甲状腺激素的重要靶器官之一，甲状腺功能减退可导致多种心血管并发症的出现。甲状腺激素分泌减少可造成心肌细胞内水钠潴留，细胞肿胀、变性、坏死、断裂，细胞间黏多糖蛋白沉积，间质水肿，血管内皮舒缩功能障碍，血管通透性增加，使心肌黏液性水肿、纤维化，心脏扩大，心脏超声检查常提示有心包积液，同时可伴胸腔或腹腔积液。甲状腺功能减退使心肌细胞 Na^+-K^+-ATP 酶的活性和肌浆网 Ca^{2+}-ATP 酶的活性降低，影响肌球蛋白 ATP 酶的活性，使心肌收缩力降低，心排血量减少。由于甲状腺功能减退时，脂质代谢紊乱产生高脂血症，尤其是高 LDL-C 血症，同时血管内皮细胞功能障碍引起凝血及血管屏障功能改变，血管平滑肌细胞舒张性下降导致舒张期高血压及激活的脂质过氧化反应等因素，均促进动脉粥样硬化的发生与发展，在老年人群中易导致冠状动脉粥样硬化性心脏病。

(四)诊断及鉴别诊断

由于老年甲状腺功能减退症状的不典型，对老年人往往很难仅凭临床症状及体征来诊断。加之在老年人中亚临床甲状腺功能减退的患病率更高，更缺乏明显的症状及体征，仅能靠实验室检查确诊，所以目前对于 65 岁以上有临床症状的老人，尤其是老年女性，推荐常规进行甲状腺功能的筛查。特别是对有不明原因贫血、乏力、便秘，以及冠心病久治不见好转的老年患者和原有甲状腺疾病的患者，及时检测甲状腺功能可减少老年甲减的误诊和漏诊。

甲状腺功能检测是诊断老年甲减的一线指标。原发性甲减患者的血清 TSH 增高，TT_4 和 FT_4 降低。TSH、TT_4 和 FT_4 的水平与病情程度相关。血清总 T_3（TT_3）和游离 T_3（FT_3）的水平可正常或减低。因为 T_3 主要来源于外周组织 T_4 的转换，而老年人由于 1 型脱碘酶活性降低，T_4 向 T_3 的转换减少，可造成血清 T_3 降低，所以 T_3 水平不作为诊断原发性甲减的必备指标。亚临床甲减仅有 TSH 水平增高，TT_4 和 FT_4 水平正常。继发性甲减主要包括由于垂体和下丘脑疾病导致的中枢性甲减，化验血清 TSH、TT_4 和 FT_4 水平均降低。

甲状腺过氧化物酶抗体(TPOAb)、甲状腺球蛋白抗体(TgAb)是确定原发性甲减病因的重要指标和诊断自身免疫甲状腺炎(包括桥本甲状腺炎、萎缩性甲状腺炎)的主要指标。一般认为 TPOAb 的意义较为肯定。

老年甲减诊断并不困难，关键在于提高对疾病的认识，对疑有老年甲减的患者应及时进行甲状腺功能检查，做到早期诊断，早期治疗。

老年甲减的诊断需依赖甲状腺功能的检测，所以临床上发现 TSH 增高的患者，应排除其他原因引起的 TSH 升高。常见的原因如下：①TSH 测定干扰：被检者体内存在抗 TSH 自身抗体可以引起血清 TSH 测定值假性增高，但 TT_4 和 FT_4 正常。②低 T_3 综合征的恢复期：低 T_3 综合征恢复期时，由于机体解除了应激状态，血中皮质醇，儿茶酚胺水平下降，解除了对 TRH 的抑制作用，同时 5’-单脱碘酶(5’-MDI)活性恢复正常，血清 TSH 可以增高至 5～20 mIU/L。这是机体对应激状态的一种调整。③20%的中枢性甲减患者表现为轻度 TSH 增高(5～10 mIU/L)。④肾功能不全：10.5%的终末期肾病患者有 TSH 增高，可能与血清中 TSH 清除减慢、过量碘摄入、结合于蛋白的甲状腺激素从肾脏丢失过多有关。⑤糖皮质激素缺乏也可以导致轻度 TSH 增高。⑥生理适应。有研究显示，当人体暴露于寒冷环境中 9 个月时，血清 TSH 水平可升高 30%～50%。

(五)治疗

老年甲减的治疗目标为临床甲减症状、体征消失，血清 TSH、TT_4、FT_4 维持在正常范围。首选左旋甲状腺激素($L\text{-}T_4$)替代疗法，一般需终身替代。治疗的剂量取决于患者的病情、年龄、体重和个体差异。总剂量需随年龄的增加而减少。原则上从小剂量开始，逐渐加量，大约 1.0 μg/(kg·d)。老年患者使用左旋甲状腺素前需常规评价心脏状态，起始剂量一般为每天 25～50 μg，如合并心血管系统疾病，可以从更低的每天 12.5 μg 开始，每 3～4 周增加 12.5～25 μg，直到血清 TSH 降至正常范围。近年也有研究显示，在无心血管疾病的甲状腺功能减退患者中，开始甲状腺素替代治疗时即用足全量是安全的，并且与低起始剂量的疗法相比更方便、经济。但是这种方法在老年人中使用仍需谨慎。

理想的服药时间为早餐前，与其他药物的服用间隔应在 4 小时以上。肠道吸收不良和氢氧化铝、碳酸钙、消胆安、硫糖铝、硫酸亚铁和食物纤维添加剂等可影响 $L\text{-}T_4$ 的吸收。苯巴比妥、苯妥英钠、卡马西平、利福平、异烟肼、洛伐他汀和胺碘酮等老年人的常用药物可以加速 $L\text{-}T_4$ 的清除。

对老年人的亚临床甲状腺功能减退是否进行甲状腺激素替代治疗至今仍存在争议。老年亚临床甲减的主要不良后果为发展为临床甲减。英国 Whickham 前瞻性研究证实，单纯甲状腺自身抗体阳性、单纯亚临床甲减、甲状腺自身抗体阳性合并亚临床甲减每年发展为临床甲减的发生率分别为 2%、3%和 5%。亚临床甲减本身也脂质代谢紊乱、动脉粥样硬化、心脏功能不全和记忆力下降、认知力受损、抑郁等某些神经心理疾病的危险因素。目前尚无研究证实治疗亚临床甲减可以降低甲减的发病率和病死率。对亚临床甲减进行治疗的潜在风险主要在于进展为亚临床甲状腺功能亢进。目前绝大多数学者认为对于血清 TSH>10.0 mU/L 的患者应给予治疗，目标和方法与临床甲减的治疗一致。应定期监测 TSH 水平，防止L-T_4过量导致心房颤动和骨质疏松。当血清 TSH 在 4.0～10.0 mU/L 之间时不主张给予 L-T_4 替代治疗，仅监测 TSH 变化即可。对于此类患者同时合并 TPOAb 阳性，需密切观察 TSH 变化，因为这类患者发展为临床甲减的概率较大。

（六）预防

碘摄入量与甲减的发生显著相关。匈牙利学者调查发现，随尿碘排泄量从 72 μg/gCr 升高到100 μg/gCr和 513 μg/gCr，老年人甲减的患病率则从 0.8%增加到 1.5%和 7.6%。将碘摄入量维持在尿碘 100～200 μg/L 的安全范围是预防甲减的基础措施，尤其是对于有甲状腺疾病家族史、甲状腺自身抗体阳性和亚临床甲减的易感人群。

三、老年甲状腺功能亢进症

甲状腺毒症是指血液循环中甲状腺激素过多，引起以神经、循环及消化等系统兴奋性增高和代谢亢进为主要表现的一组临床综合征。其中由于甲状腺腺体本身功能亢进，合成和分泌甲状腺激素增多所导致的甲状腺毒症称为甲状腺功能亢进症。老年甲亢与其他人群甲亢的病因及病理生理并无本质的不同。

（一）流行病学

在老年人群中，甲状腺功能亢进的发病率远低于甲状腺功能减退。20 世纪 80 年代，虽然 TSH 的检测尚不敏感，还不能成为甲亢诊断的敏感指标，在一些小规模的临床研究中，已发现老年人中临床甲亢的发病率约有 0.7%（高 T4，低 TSH 或未检测 TSH）。英国的 Whickham 研究提示，老年人群中甲状腺功能亢进的发病率可达 2.5%。Diez 对 313 例老年甲亢患者的性别和年龄分布情况的分析结果如表 4-1 随着近年来甲状腺功能检测技术的提高，老年甲状腺功能亢进的发病率似有增加趋势，亚临床甲亢较临床甲亢发病率更高。文献报道男性亚临床甲亢的发病率为 2.8%～4.4%，女性为 7.5%～8.5%，60 岁以上的女性会高达 15%。

表 4-1　不同年龄和性别的老年甲亢患者分布情况

	甲亢(n/%)	亚临床甲亢(n/%)	合计
年龄(岁)			
50～64	73(53.7)	63(46.3)	136
≥65	94(53.1)	83(46.9)	177
性别			
男性	40(59.7)	27(40.3)	67
女性	127(51.6)	119(48.4)	246
合计	167(53.4)	146(46.6)	313

（二）病因

与中青年甲亢不同，老年人甲状腺功能亢进症大多因毒性多结节性甲状腺肿引起，尤其是服用较大量碘剂（碘甲亢）者，其次为毒性弥漫性甲状腺肿。垂体 TSH 瘤较为罕见。Graves 病较青年人少见。具体病因分类见表 4-2。

表 4-2 老年甲亢的病因分类

老年甲亢的病因分类
原发性
毒性多结节性甲状腺肿
毒性弥漫性甲状腺肿
甲状腺功能自主的毒性甲状腺腺瘤
甲状腺癌
碘甲亢
继发性
垂体 TSH 瘤

(三)临床表现

老年人由于内分泌功能减退,下丘脑和垂体对甲状腺的调节作用减弱,甲状腺组织也出现萎缩,一部分腺体细胞被纤维组织所代替,甲状腺激素的合成与分泌减少,同时外周组织对甲状腺激素反应减弱,所以,老年甲亢起病缓慢,病程较长,症状较轻微、不典型,容易误诊漏诊。1931 年 Lanay 首先提出淡漠型甲亢,约占老年甲亢的 20%。其发病机制具体不清,可能是由于甲亢长期未得到治疗,机体严重消耗所致。常表现为乏力、心悸、厌食、抑郁、嗜睡和体重明显减少。

老年甲亢与年轻人相比,多无心悸、多食、多汗等表现,反而表现为厌食、恶心、呕吐、便秘,甚至发生恶病质。老年甲亢常见乏力和肌肉软弱无力症状,表现为四肢远端肌无力、肌萎缩,上、下楼和蹲起时行动困难,有的可以出现眼肌或低钾周期性瘫痪等。老年甲亢震颤较为多见,尤其双手平举向前伸出时发生。但因老年人震颤可由多种原因引起,因此并不具备诊断的特异性。

并发症常常是老年甲亢的首发症状。心律失常,特别是心房颤动非常常见,高达 50%,约是中青年甲亢患者的 8 倍。在老年人不明原因的心房颤动中约有 10%是甲亢引起。老年甲亢伴心房颤动与年轻人不同,其心率一般较慢,多不超过 100 次/min,甲亢控制后转为窦性心律的可能性较小。老年人常常合并高血压、冠心病等基础心血管疾病,甲亢时易发生心力衰竭、心绞痛和心肌梗死等,因此当老年人发生了难以控制的心力衰竭时,应考虑是否有甲亢的可能。

(四)诊断及鉴别诊断

老年甲亢常起病隐匿,多无典型的高代谢症状和神经兴奋症状,常常因为某一系统的突出表现而掩盖甲亢的典型症状,容易被误诊为心脏病、胃肠道疾病,甚至恶性肿瘤等。因此,老年患者中出现原因不明的心动过速且休息或睡眠时心率仍快,阵发性或持续性房颤,对洋地黄制剂反应差,以及存在表情淡漠、厌食、腹泻、消瘦或衰竭等情况均应考虑甲亢的可能,应及时检查甲状腺功能,做到早期诊断,及时治疗。

血清敏感 TSH(sensitive TSH,sTSH)是国际上公认的诊断甲亢的首选指标,可以作为单一指标进行甲亢的筛查。临床甲亢是指血清 TSH 降低(一般小于 0.1 mIU/L),TT_3、TT_4、FT_3、FT_4 增高。老年人也可仅有 FT_4 或 FT_3 升高,即 T_4 甲亢和 T_3 甲亢,亚临床甲亢则指

TSH低于正常下限而TT_3、TT_4、FT_3、FT_4水平正常。

甲状腺B超可以及时发现甲状腺的结构改变。Graves病常表现为弥漫性甲状腺肿大，血流丰富；而结节性甲状腺肿则多表现为甲状腺多发结节。结节边界较清晰，周边可有血流，结节内可以出现囊性变。甲状腺核素扫描高功能腺瘤呈现典型的热结节，周围组织和对侧甲状腺组织受抑制或者不显像。甲状腺吸^{131}I率检查可以将破坏性甲状腺毒症（例如亚急性甲状腺炎、安静型甲状腺炎）、碘甲亢和外源性甲状腺激素摄入过多所致甲状腺毒症与甲状腺自身功能亢进所致的甲状腺毒症相鉴别，前三者甲状腺^{131}I率降低，而后者甲状腺吸^{131}I率增高，高峰前移。老年人常因患有多种疾病长期服用多种药物，许多药物能够影响吸^{131}I试验的准确性，尤其是含碘的多种营养素、胺碘酮和造影剂等，需加注意。

（五）治疗

甲亢的一般治疗包括免碘饮食，休息，补充足够热量和营养。尤其是淡漠型甲亢患者，由于长期消耗且年龄较大，应注重全身支持治疗及心理安慰，并给予高蛋白、高维生素饮食。心悸明显者可以给予β-受体阻滞剂，如普萘洛尔（心得安）10～20 mg，每日3次，或美托洛尔25～50 mg，每日2次。但老年患者如合并患有支气管哮喘、心力衰竭、房室传导阻滞者禁用，合并2型糖尿病者慎用。失眠者可以给予苯二氮类镇静药。

抗甲亢的治疗目前有3种，分别为抗甲状腺药物治疗、放射性^{131}I治疗和甲状腺次全切除手术。老年人因多患有循环、呼吸、内分泌代谢及神经系统等多种疾病，心肺功能常常不能耐受手术治疗，只有在甲状腺肿大并引起压迫症状或者怀疑有恶性肿瘤可能的情况下才考虑手术治疗。近年来，国内外对老年人甲亢多主张首选放射性^{131}I治疗，中国甲状腺疾病诊治指南已将老年甲亢列为放射性^{131}I治疗的适应证之一。因老年人对同位素的敏感性比较差，常需要重复治疗。

抗甲状腺药物治疗依然是老年甲亢的常用治疗方法之一。常用的抗甲状腺药物（ATD）有甲巯咪唑和丙硫氧嘧啶（PTU），其主要机制为抑制甲状腺激素的合成和TSH受体抗体形成。近年来研究认为甲巯咪唑的免疫抑制作用的主要靶点是甲状腺滤泡细胞，作用效果主要取决于药物在甲状腺内的浓度。甲巯咪唑15～20 mg每日1次顿服，其疗效与传统的10 mg每日3次的疗效相似，而药物的副作用大大减少。同时，每日一次顿服提高患者的治疗依从性，对记忆力减退的老年人尤为适宜。PTU的常规使用剂量为100 mg，每日3次。在甲亢临床症状基本缓解，同时实验室测试甲状腺功能基本正常后可开始减量。药物减量的基本原则为先快后慢，前期可在1～2个月内减少甲巯咪唑5 mg或PTU 50～100 mg，待病情进入稳定阶段需放慢减药速度，同时延长观察间隔至每2～3个月一次。通常在治疗一年左右的时候进入维持量治疗阶段。对于老年患者，维持治疗的剂量有时可减至甲巯咪唑2.5 mg每日或者隔日一次。理论上甲亢可以通过口服药物达到完全临床治愈并停药，但是对于病情易于出现反复，同时又不适合其他治疗方法的老年患者，也可选择小剂量药物长期维持治疗，以达到稳定控制病情的目的。

ATD的主要副作用是皮疹、皮肤瘙痒、白细胞减少症、粒细胞减少症、中毒性肝病和血管炎等。甲巯咪唑的副作用呈剂量依赖性，PTU的副作用则是非剂量依赖性的。粒细胞缺乏是ATD的严重不良反应，老年患者发生粒细胞缺乏的危险性较中青年高，多数发生在ATD起始治疗的2～3个月或再次用药的1～2个月,也可以发生在服药的任何时间。患者主要表现为发热、咽痛、全身不适,所以老年甲亢的药物治疗应该从小剂量开始,并在用药过程中定期化验血常规,尤其是出现发热、咽痛症状时,应及时进行相关检查。如果中性粒细胞小于1.5×10^9/L则应立即停药。甲巯咪唑和PTU存在交叉反应,当其中一种药物引起粒细胞缺乏时,通常不能换用另一种药物继续治疗。中毒性肝病和血管炎主要由PTU引起,甲巯咪唑导致的胆汁淤积性肝病较为罕见。

对于亚临床甲亢的治疗意见尚不一致。亚临床甲亢的主要不良后果是:①发展为临床甲亢:TEARS研究发现,亚临床甲亢的患者诊断后不经治疗,2年、5年、7年后有0.5%～0.7%的患者进展为临床甲亢,其中81.8%、67.5%、63.0%仍为亚临床甲亢,而17.2%、31.5%、35.6%的患者则恢复正常。我国的研究显示,亚临床甲亢5年发展为临床甲亢者为5.4%。②对心血管系统、骨骼和老年认知功能的影响:TEARS研究证实,亚临床甲亢可增加冠心病、心律失常、骨折和老年痴呆的发病危险,排除由亚临床甲亢发展为临床甲亢的患者后,仍与冠心病、心律失常和老年痴呆的发生相关。相关研究也证实亚临床甲亢者心房颤动的发生率显著高于甲状腺功能正常者。因此,老年人如诊断亚临床甲亢需在2～4个月时复查,以排除一过性TSH降低。对确诊为持续性亚临床甲亢的老年患者,原则上将TSH划分为两部分,血清TSH在0.1～0.4 mIU/L为部分抑制,血清TSH小于0.1 mIU/L为完全抑制。对于完全抑制的患者应给予ATD治疗或者病因治疗,对于部分抑制患者可以定期观察。对于合并严重骨质疏松、冠心病、房颤或明显甲亢症状的患者应考虑给予ATD治疗。

四、甲状腺结节

甲状腺结节是指各种原因导致甲状腺内出现一个或多个组织结构异常的团块。

(一)流行病学

甲状腺结节十分常见。由于检查方法的不同,患病率报道不一,随着高清晰超声检查广泛用于临床,使甲状腺结节的检出率明显增高,为甲状腺结节的早期诊治提供了有利条件。丹麦百岁老人甲状腺超声检查显示甲状腺结节的患病率为26.0%;日本健康成年人超声检出的甲状腺结节发生率在男性为18.5%,女性21.0%,40岁以上女性甲状腺结节的发病率为35.3%,发病率随年龄增长而增高;路万虹等的研究也证实,我国中老年人的甲状腺结节发生率高,在男性达37.16%,女性达45.70%,随着年龄的增长,结节的发病率逐渐上升,直径也逐渐增大,多发性结节的比例也逐年增高。北京医院715例60岁以上老人健康查体发现甲状腺结节发病率更是高达82.4%,其中多发结节者达65.6%。虽然上述报道存在着一定差异,但都反映出中老年人群甲状腺结节的发病率很高,应给予高度关注。

(二)病因学

甲状腺结节多为良性,恶性结节仅占甲状腺结节的5%左右。老年人甲状腺结节以腺瘤为多见,其次为结节性甲状腺肿。大部分类型病因不明,少部分与甲状腺自身免疫病有关,部分患者可能与遗传因素有关。环境因素,如碘、锂、木薯类植物等也是致甲状腺肿的因素之一。

(三)临床表现

绝大多数甲状腺结节患者没有临床症状,常常在体检、自身触摸或影像学检查时无意发现。当结节在短期内迅速增大或压迫周围组织时,可以出现相应的临床症状,如颈部肿胀、疼痛、声音嘶哑、憋气、吞咽困难等。

（四）诊断及鉴别诊断

由于甲状腺结节常常没有明显的症状和体征，因此极易被忽视。老年甲状腺结节诊断的目的在于区分良恶性，早期识别甲状腺癌，及时治疗，延长生存期，改善生存质量。

详细的病史采集和全面的体格检查对于评估甲状腺结节的良恶性非常重要。提示甲状腺恶性结节的临床证据包括：①颈部放射线检查治疗史。②有甲状腺髓样癌或MEN2型家族史。③年龄大于70岁。④男性。⑤结节增长迅速且直径超过2 cm。⑥伴持续性声音嘶哑、发声困难、吞咽困难和呼吸困难。⑦结节质地硬、形状不规则、固定。⑧伴颈部淋巴结肿大。

所有甲状腺结节患者均应进行甲状腺功能检查。如果合并甲亢，提示有甲状腺高功能腺瘤，多为良性。甲状腺过氧化物酶抗体（TPOAb）和甲状腺球蛋白抗体（TgAb）水平的检测有助于慢性淋巴细胞性甲状腺炎的诊断，少数慢性淋巴细胞性甲状腺炎可以合并甲状腺淋巴瘤或乳头状癌。甲状腺球蛋白（Tg）水平测定对甲状腺结节良恶性鉴别没有帮助。血清降钙素（CT）水平明显增高提示甲状腺髓样癌。

高分辨率B超检查是评价甲状腺结节最敏感的方法，为甲状腺结节的筛查提供了无创、便利、可重复的良好条件，显著提高了甲状腺结节的检出率，并帮助鉴别良恶性，也可以在超声引导下进行甲状腺穿刺和细胞学、组织学检查。B超下提示甲状腺恶性结节的证据包括：①结节边缘不规则。②结节内血流紊乱。③结节内微小钙化。结节的良恶性与结节大小、多少以及是否囊性变无关。

甲状腺细针穿刺和细胞学（FNAC）检查是鉴别甲状腺结节良恶性最可靠、最有价值的检查方法，简单易行，准确性高。FNAC通常有良性、恶性、可疑恶性和不能诊断4种结果。囊性变可能影响FNAC的结果。美国《甲状腺结节和分化型甲状腺癌诊治指南（2006）》建议细胞学结果显示为良性者，不须进一步检查和治疗；恶性者，手术治疗；不能诊断者，需重复活检。仍不能诊断时，进行严密观察或手术切除；可疑恶性者，除功能自主结节外，推荐行甲状腺单叶切除或甲状腺全切除。

甲状腺核素显像提示热结节者，几乎可以判断为良性结节，但冷结节对判断良恶性帮助不大。磁共振显像（MRI）和计算机断层扫描（CT）检查对判断甲状腺结节良恶性敏感性差，且价格昂贵，不推荐常规使用。

（五）治疗

甲状腺结节的治疗方法取决于良恶性的诊断，确诊甲状腺恶性肿瘤者首选手术治疗。甲状腺未分化癌恶性度极高，发现时多已合并远处转移，需选择综合治疗，预后较差。甲状腺淋巴瘤对放疗和化疗均较敏感，一旦确诊，首选放、化疗。

甲状腺良性结节绝大多数不需要特殊治疗，需间隔6～18个月复查一次，如结节有增长，重复FNAC检查。甲状腺高功能腺瘤可以选择手术或放射性^{131}I治疗。目前认为，L-T4抑制治疗可以明显增加老年患者房颤、骨质疏松、骨折的发生，不推荐常规用于老年甲状腺结节的患者。

第二节　老年糖尿病

一、老年糖尿病流行病学与临床特点

随着人类寿命延长,老年糖尿病发病逐年增长。老年人中已诊断的糖尿病占7%～18%,约占整个糖尿病人群的40%以上。估计有一半人未诊断。20%老人糖耐量减低(IGT)。随着年龄增长,将有更多的老年人发生糖尿病。

老年糖尿病有其独特的临床特点,有关临床和基础研究逐年增多。老年糖尿病的防治已日益受到内分泌专家和有关医务人员的重视和关注。

(一)老年糖尿病的流行病学

1.老年糖尿病患病率

美国糖尿病患病率6.8%。65～74岁组糖尿病患病率为18.7%,其中白种人占17.9%,黑种人占26.4%。该年龄组IGT占22.8%。总之,65岁以上美国人有400万患糖尿病。

英国伦敦超过60岁者,4%有糖尿病,超过80岁者,占9%,IGT分别为6%和13%。

澳大利亚超过65岁者糖尿病占10%,IGT为80%。超过75岁分别为15%和10%。

日本超过45岁者糖尿病患病率为10%,IGT为15%。

芬兰65～84岁老年人糖尿病占30%,IGT为32%。

我国不同地区流行病学研究显示,老年糖尿病患病率为9.19%～20%。上海2001年的调查发现,60岁以上老年糖尿病患病率已达18.7%。北京解放军总院1996年-2000年对一组老年人群的随访调查,显示60岁以上人群糖尿病平均患病率为28.7%,其中60～69岁为17.6%,70～79岁为30.2%,80岁以上为37.8%。

2.影响患病率的因素

(1)年龄:几乎所有流行病学调查均表明,随年龄增长,糖尿病及IGT人数均增加,加到曲线平坦,然后下降。不同的地区开始增长的时间、增长速率、高峰时间、下降速率均不相同。

(2)性别:综合32个国家75个社区糖尿病患病率,性别比例差别较大。男性占优势或女性占优势的地区差别明显。非洲、亚洲和美洲,男性糖尿病占优势;太平洋地区女性占优势。少数老年人群调查,未证实性别差异。

(3)居住国家和地区:糖尿病是一种年龄相关的疾病。一个国家的患病率决定于该国家的年龄结构。西方国家老龄人口多,糖尿病患病率高;相反,发展中国家老龄人口少,患病率低。

移居人群处在产生糖尿病的特别危险中。中国和印度移民较当地居民糖耐量异常患病率高,表明环境因素的重要性。

同一国家内不同地区糖尿病患病率不同。美国夏威夷和密西西比河东部糖尿病患病率最高。既往中国城市糖尿病患病率高于农村,近年农村糖尿病患病率逐渐升高,有的地区与城市发病接近。

(4)种族:美国黑种人妇女糖尿病较白种人高2倍,男性黑种人甚至高3倍。美国非白种人患病率比白种人高2～6倍。

(5)社会经济状况和生活方式:1996年我国糖尿病调查显示,在大部分地区,糖尿病患病率与该地区平均收入成正比。不良的生活方式,如社会因素和缺乏体力活动均增加患2型糖尿病的危险。

(6)肥胖:肥胖是糖尿病的危险因素。美国调查表明,肥胖者糖尿病发生的可能性增加1倍。但也有无明显相关的报道。

(7)遗传因素:挪威的一项为期22.5年的前瞻性研究发现,父、母患糖尿病者,其子女患病的相对危险度分别为1.41和2.51,父母均患糖尿病者,其相对危险度为3.96。

(二)老年糖尿病的临床特点

(1)患病率高,50岁以上约3倍于总人口的患病率,60～70岁为患病峰龄。

(2)起病隐匿,症状不明显,易漏诊。老年人肾小球滤过率下降,肾糖阈值可高达11.1 mmol/L,尿糖常阴性,不能排除糖尿病。常因糖尿病并发症而首诊于非糖尿病专科。如因视力减退首诊于眼科;因高血压、冠心病首诊于心内科;因肾病首诊于肾内科;因下肢坏疽首诊于外科;因外阴瘙痒首诊于妇科等。

(3)血糖控制不理想,治疗依从性差,并发症多,病死率高。老年人器官老化,免疫功能下降,心脑血管及神经系统发病率高,加之社会-心理因素,不愿控制饮食,血糖控制差,达标者仅占20%。

(4)主要的急性并发症为糖尿病非酮症高渗综合征。一旦发生,不及时诊治,预后差。病死率达40%～60%。

(5)老年糖尿病主要死亡原因为心血管病变,常有动脉粥样硬化及微血管损害,导致高血压、冠心病及心肌梗死,成为老年糖尿病并发症的防治重点。

二、老年人糖耐量减退的机制

(一)胰岛素分泌减少

胰岛素分泌可在空腹、口服或静脉注射葡萄糖后测定。文献中关于老年人胰岛素分泌测定结果有些差异,可能与选择对象有关。一般认为,老年人糖负荷后,胰岛素没有绝对的缺乏。但与合并高血糖者相比,老年人胰岛素分泌减少。活性低的胰岛素原增加,特别是餐后胰岛素原增加,易致餐后高血糖。

(二)胰岛素抵抗

正常的胰岛素数量产生低于正常的生物学效应,称胰岛素抵抗。表明胰岛素对靶组织的作用受损。常用钳夹技术测定胰岛素抵抗,发现老年人的组织对胰岛素不敏感,脂肪、肌肉和肝脏均存在胰岛素抵抗。老年人葡萄糖清除率明显低于年轻人。

老年人胰岛素抵抗的原因:①组织细胞胰岛素受体减少,仅为青年人的30%。②细胞膜离子转运机制的变化。③受体后缺陷,是由于葡萄糖摄取减少以及细胞内葡萄糖代谢受损。胰岛素抵抗导致老年人高胰岛素血症。这一代偿机制,用较高浓度胰岛素以克服老年胰岛素抵抗。

(三)升糖激素变化

1.儿茶酚胺

通过以下机制使糖耐量减退:抑制胰岛素分泌,促进肝糖产生,使葡萄糖利用减少。老年人空腹去甲肾上腺素水平本来就比较高,在胰岛素引起低血糖时刺激去甲肾上腺素分泌更多。

2.胃抑多肽(GIP)

GIP可能是胰岛素分泌的中介物。其在血中水平,年轻人与老年人中无差别。但老年人β细胞对GIP的敏感性比年轻人低,年龄与β细胞对GIP的敏感性呈负相关。

3.胰升糖素

老年人糖耐量减低与胰升糖素关系尚未阐明。

4.生长激素

随年龄增长,生长激素升血糖作用的敏感性无改变。

5.人胰多肽

老年人空腹及葡萄糖餐后胰多肽水平较年轻人高,其意义不明。

(四)肥胖

老年人肥胖及腹部脂肪沉积,增加了胰岛素抵抗,以及与增龄有关的代谢紊乱。

(五)体力活动减少

研究表明,不锻炼的老年人较锻炼者有较高的血糖和胰岛素水平。运动可改善糖耐量和胰岛素敏感性。

(六)其他因素

饮食中碳水化合物含量减少、镁摄入量不足、肾功能减退。低血钾和交感神经活性增加均促进老年人糖耐量异常和胰岛素抵抗。老年人服药较多,皮质类固醇激素及噻嗪类利尿剂易导致糖耐量异常和胰岛素抵抗。

三、老年糖尿病诊断

(一)老年人高血糖的临床表现

老年糖尿病常无临床表现,在诊断糖尿病时,长时间的糖尿病并发症已经常存在,但患者可无任何症状。有的患者可能仅有一些非特异症状,而误认为是正常的衰老。由于老年人常有多种病理损害,使诊断进一步复杂化。

高血糖的典型症状常被忽视,如多尿、多饮、夜尿、口干、多食、中度体重降低及乏力。患者常有情绪变化、记忆差、抑郁和痛阈下降。

某些老年患者可能存在糖尿病并发症症状,如视力下降或丧失、周围神经异常、冠心病、心肌梗死、充血性心力衰竭、周围血管病、间歇性跛行以及脑血管病。高渗性非酮症综合征常表现为严重脱水、昏迷、脑栓塞等。

即使无高血糖症状,应寻找老年人糖尿病的危险因素。如肥胖、糖尿病家族史、冠心病、高血压、脑血管病、高脂血症、某些人种(如亚洲移民)及应用致血糖升高的药物(皮质类固醇激素、雌激素、噻嗪类利尿剂、β受体阻滞剂、苯妥英钠等)。

(二)老年糖尿病诊断标准

曾认为老年人糖耐量减低是生理现象,故不能用年轻人的血糖标准诊断糖尿病。现认为不分年龄,均用统一的血糖标准。目前多采用1999年世界卫生组织的糖尿病诊断标准。

1996年以来,美国糖尿病学会和世界卫生组织重新审议,定义和更新了糖尿病的分型和诊断标准。1999年国际糖尿病联盟亚太地区2型糖尿病的政策组发表了“2型糖尿病的实用目标和治疗指南”，糖尿病的诊断标准为：空腹静脉血浆葡萄糖≥7.0 mmoL/L(126 mg%)，或口服葡萄糖(75 g)耐量试验(OGTT)，2 h或随机血糖≥11.1 mmol/L(200 mg%)；空腹血糖<7.0 mmol/L，餐后2 h血糖介于7.8～11.1 mmol/L，为IGT，≥11.1 mmoL/L为糖尿病。空腹血糖≥6.1 mmol/L，但<7.0 mmol/L，而负荷后时血糖正常者为空腹血糖受损(IFG)。IGT与IFG均属于糖尿病前期。

(三)慢性并发症的初步筛选

不少老年糖尿病患者，诊断糖尿病时虽无症状，但早已存在慢性并发症。应根据病史、体检、实验室检查，寻找下列并发症：心脑血管病、神经病变、眼病以及骨质疏松等。

四、老年糖尿病的并发症

(一)急性并发症

老年糖尿病急性并发症可持续数小时至几日，不及时抢救病死率高(达到20%以上)，关键是早期识别及治疗。多数患者经适当治疗可完全缓解。

1.糖尿病非酮症高渗综合征

(1)本症的临床特点：①多见于老年人。②常无糖尿病史，或为轻型2型糖尿病，1型糖尿病患者少见，且常与酮症酸中毒并存。③首发症状可为心肌梗死、脑血管意外等，收住非糖尿病科，故常易误诊。④主要的临床表现是高渗性脱水，表现为皮肤干燥、厌食、恶心、尿少、心悸、意识淡漠、幻觉、失语、偏瘫乃至昏迷。

(2)实验室检查：①血糖≥33.3 mmoL/L。②血钠>145 mmol/L。③血浆渗透压≥330 mmol/L。一般无酮症和酸中毒。

(3)治疗：①小剂量胰岛素。持续短效胰岛素静脉点滴，2～3 U/h，直至血糖降至14 mmol/L，改为皮下注射。②补液用等渗还是低渗液体有争论。一般认为在高渗状态下等渗液体相当于相对低渗液。不主张给0.45%氯化钠溶液。以高血糖为主用氯化钠溶液，以高血钠为主用葡萄糖溶液。③补钾及治疗并发症。

2.糖尿病酮症酸中毒

糖尿病酮症酸中毒是以高血糖、高酮血症和代谢性酸中毒为主要表现的临床综合征。在胰岛素应用以前是糖尿病的主要病死原因。胰岛素问世后病死率降为1%～5%。

临床常见症状为食欲不振、乏力、头晕头痛、恶心、呕吐、腹痛，重者出现昏迷。实验室检查血糖升高，常高于16.7 mmol/L，可高达33.3 mmol/L以上。血酮体增高，尿酮体阳性。血pH和二氧化碳结合力降低。常有血电解质紊乱。

治疗原则是小剂量胰岛素(静脉点滴低于4 u/h)、补液、补钾、消除诱因及治疗并发症。

老年糖尿病酮症酸中毒主要问题是脱水、高血糖、酸中毒、低血钾。老年人较难忍受脱水致低血压和酸中毒。补液时注意速度不宜过快，以免负荷过重诱发心力衰竭。血pH<7.1时，应用小剂量碳酸氢钠。

3.低血糖

低血糖症是血糖降至2.7 mmol/L以下，并产生脑功能和认知功能紊乱，以及交感神经兴奋症状。表现为衰弱、饥饿、心悸、出汗、寒战、视物模糊、言语不清、头痛、异常行为、偏瘫甚至昏迷。老年人低血糖脑病发生率可达7.48%。

老年糖尿病低血糖的最常见原因是药物源性。包括:①胰岛素。常发生在调整胰岛素剂量,注射胰岛素后未及时用餐、改变胰岛素剂型,以及运动量过大。②口服降糖药。老年人应避免使用作用时间长的磺酰脲类降糖药。因老年人肾功能及代谢能力减退,易积蓄导致低血糖发作。禁用氯磺丙脲类降糖药(半衰期36小时)。慎用格列苯脲。选用半衰期短的磺酰脲类等。③合并应用促进磺酰脲类降血糖作用的药物如水杨酸盐、磺胺药、华法林等。

低血糖处理:应立刻静脉注射25%～50%葡萄糖。老年人从昏迷中恢复,比年轻人慢。此外对磺酰脲药所致低血糖的治疗反应差,需要药物完全代谢排泄后,可能持续24～36小时,更长者达数日,此时应静脉内持续补充葡萄糖。

4.乳酸性酸中毒

老年糖尿病发生乳酸性酸中毒的最常见原因是服用苯乙双胍所致。该药增加无氧酵解,乳酸产生增加,肝脏和肌肉对乳酸摄取减少,肾脏排酸功能降低,致血乳酸升高。

临床表现为乏力、倦怠、呕吐、腹痛、腹泻、头昏、面部潮红、意识障碍,重者昏迷。实验室检查血乳酸增高(>5 mmol/L),血pH<7.35,阴离子间隙>18 mmol/L。

老年糖尿病乳酸性酸中毒病死率高达30%。一旦确诊,应立即停用苯乙双胍,迅速输注大量生理盐水,大量补充碱性药物,一般用1.3%碳酸氢钠,可同时用胰岛素加葡萄糖,有利于解除丙酮酸代谢障碍。

老年糖尿病患者应慎用双胍类降糖药。即使选用不良反应较小的二甲双胍,剂量也不宜过大。

(二)慢性并发症

老年糖尿病慢性并发症随糖尿病病程增加而增加,各种并发症可单独或合并存在,如神经病变或肾病患者可合并多种其他并发症。失明者可合并肾病或神经病变。遗传因素在并发症发生中的重要性已越来越清楚。但目前未发现产生某种并发症的特殊标志。

持续高血糖是发生并发症的原因。高血糖抑制肌肉对糖的摄取及利用,使血浆及组织蛋白糖化,血黏度增高。中间代谢产物堆积,山梨醇增加,产生超氧自由基,致细胞损伤。

1.糖尿病大血管并发症

(1)冠心病:老年糖尿病合并冠心病的特点:①心绞痛症状不典型。②无痛性心肌梗死多。③心律失常发生率高且严重。心肌梗死范围广,猝死及心力衰竭发生率高。溶栓效果差,再梗死率高。

治疗除控制血糖外,应用β受体阻滞剂及改善血小板聚集药物,溶栓治疗严格掌握适应证。必要时可考虑冠脉搭桥术及经皮冠脉腔内成形术。

(2)脑血管病:老年糖尿病合并脑血管病的特点:①脑梗死多见,发生率为非糖尿病患者的3～4倍,以腔隙性脑梗死最多。临床上常无任何症状。②缺血性脑卒中明显多于出血性脑卒中。③一过性脑缺血为对照组的3倍,易与心源性晕厥混淆。

治疗宜采用综合措施,应用抗血小板聚集药、脑血管扩张剂、活血化瘀中药以及改善脑细胞代谢药物。

(3)间歇性跛行和下肢坏疽:老年糖尿病并发间歇性跛行和下肢坏疽,约占总数的10%。不积极防治,严重者需截肢。

2.糖尿病视网膜病变

糖尿病导致失明为一般人群的25～27倍。失明的主要原因是视网膜病变、白内障及出血性青光眼等，以视网膜病变为主。

老年糖尿病视网膜病变常见，新诊断的2型糖尿病患者估计20%有视网膜病变，随糖尿病病程增加，视网膜病变患病率也上升。老年糖尿病20～25年后，80%～90%发生视网膜病变。

糖尿病视网膜病变早期表现为微血管瘤，伴出血，逐渐出现渗出，新生血管及机化物增生，最后导致视网膜脱落及失明。

防治宜严格控制代谢，使血糖尽可能正常。一旦发生视网膜新生血管及毛细血管渗漏，及早采用激光治疗。中药有助于眼底出血时止血及血液吸收。

3.糖尿病肾病

糖尿病肾病的临床特征是持续性蛋白尿，即24小时尿蛋白排出量超过500 mg。同时伴有肾小球滤过率下降及高血压。

大多数有尿蛋白的糖尿病患者存在糖尿病肾病。特别是在蛋白尿逐步发生，且同时有糖尿病视网膜病变者。但老年2型糖尿病伴其他肾脏病者较年轻人1型糖尿病多。在终末期肾衰患者中，约有1/3的2型糖尿病伴随其他肾病者，而1型糖尿病仅占10%。这些疾病包括高血压肾脏病变、肾盂肾炎、肾小球肾炎和其他少见病。因此，在诊断糖尿病肾病时，应排除其他原因引起的蛋白尿。

糖尿病肾病发展至肾功能衰竭时，应限制蛋白质摄入，每日0.4～0.6 g/kg，以优质动物蛋白质为主，进行腹膜透析和血液透析。对65岁以上老人较少适宜肾移植。口服降糖药应用短效且不经肾排泄的磺脲类，如格列喹酮。格列苯脲不宜采用。高血压可用血管紧张素转换酶抑制剂、血管紧张素Ⅱ受体拮抗剂、钙拮抗剂及β受体阻滞剂。

4.糖尿病神经系统并发症

糖尿病周围神经病变很常见，且随着年龄增长而增多。临床有3种类型：①进展型弥漫性髓鞘病变，即自主神经病变的对称性感觉神经病变。②可逆的单神经病变和神经根病变，包括近端运动神经病变、脑神经病变和急性疼痛性神经病变。③压力性麻痹，显著的腕管综合征等。

临床表现迥异。如热痛感丧失，手指、足趾麻木感，直立性低血压，心动过速，出汗，勃起功能障碍，神经性膀胱炎，腹泻，胃痛，复视，皮肤烧灼感及疼痛等。老年人症状性自主神经病变较年轻人少。

治疗可选用神经营养药物，如肌醇、弥可保、抗血小板聚集药。醛糖还原酶抑制剂疗效不肯定。尚可用中医活血化瘀药。

五、老年糖尿病防治

老年糖尿病治疗的目的是解除高血糖引起的临床症状，预防和延缓各种并发症的发生和进展，防止体重明显下降，避免低血糖及其他药物的作用，从而保障健康和良好的生活质量。

(一)老年糖尿病防治原则

1.强调早期诊断

新诊断的老年糖尿病患者中30%～50%表现空腹血糖正常,仅餐后血糖升高。因此在测定空腹血糖的同时,须测定餐后2小时血糖,以免漏诊。

2.重视糖尿病前期的防治

糖尿病前期是一个可逆的过渡时期,已经存在大血管和微血管损害。此期有三个发展趋势,经过认真干预,部分人群可转化正常或维持糖尿病前期;若不防治,将发展成为糖尿病。也只有在这个阶段,糖尿病是可以防治的。

3.老年糖尿病血糖控制目标

应遵循个体化原则。对预计寿命长,独立生活能力强,可从长期强化治疗获益,并愿意进行自我监测的患者,其治疗目标应与非老年糖尿病患者相同;对有严重威胁生命的并发症、并发症或智能缺损者,相同控制目标可偏宽。空腹血糖可在8 mmol/L左右,餐后2 h血糖12 mmol/L左右,HbA1c 8～9 mmol/L。

4.全面控制心血管危险因素

世界各种糖尿病防治指南版本均指出,为更大程度减少老年糖尿病患者并发症的发生率和病死率,除严格控制血糖外,需全面控制心血管危险因素,包括肥胖、血压、血脂及戒烟等。

(二)老年糖尿病综合治疗

1.饮食疗法

总的原则是总量控制,结构合理。限制每日总热量的摄入。按每千克标准体重约104.6 kJ(25 kcal)计算。比例为碳水化合物50%～60%,每日200～250 g;蛋白质10%～15%,脂肪20%～25%(饱和脂肪酸<10%),纤维素摄入量每日不得少于30 g,葡萄糖和蔗糖忌用,可用阿斯巴甜蛋白糖类甜味剂。水果富含纤维素、维生素和糖类,食用时按食品交换法,相应减少主食量。

2.运动疗法

运动可增强周围组织对胰岛素的敏感性,加速脂肪分解,减少脂肪堆积,促进全身代谢旺盛,增强体力,消除应激,有利于控制并发症的发生和进展。

运动疗法的适应证:大多数轻、中度2型糖尿病,尤其是肥胖型,以及稳定期的1型糖尿病。

禁忌证:血糖未控制的1型糖尿病,伴有严重肾病、心功能不全、眼底病变及神经病变;频繁发作脑供血不足;糖尿病足;急性感染及糖尿病急性并发症。

运动处方制定因人而异,有的老年人因骨关节病变或脑卒中偏瘫而无法运动。运动项目自由选择,如散步、体操、骑自行车、上下楼梯、乒乓球、舞蹈、太极拳、游泳、网球等。以竞技性不强为佳,运动强度适中,不宜过大,随时调整。

3.糖尿病教育、心理治疗和监测

糖尿病教育包括:一般人群、糖尿病专业医师、护士和营养师、糖尿病患者及其家属。糖尿病心理治疗能增强患者的自我保健意识和技能,提高自控水平。

糖尿病患者应建立自己的健康档案,包括病史、体格检查及实验室检查,定期复查。

对检查后难以自理的老年糖尿病患者，对其亲属的教育特别重要。因其担负患者的生活及医疗的管理。

4.药物治疗

(1)口服降糖药。

促胰岛素分泌剂：①磺酰脲类降糖药：老年糖尿病宜选用半衰期短、排泄快的短效药物。氯磺丙脲作用时间长，肾功能损害时易积蓄，产生低血糖，对60岁以上老人不宜应用。老年人慎用格列苯脲。老年糖尿病常伴发其他多种疾病，服药较多，其中有些药物增强磺酰脲类药降糖作用，如青霉素、水杨酸盐、吲哚美辛、磺胺类药、氨茶碱、利舍平、可乐定、芬氟拉明等，应注意防止引起低血糖。②瑞格列奈(及那格列奈)：餐时血糖调节剂，发生低血糖少，较适合老年人使用。

双胍类降糖药：老年糖尿病患者不宜用苯乙双胍，易发生乳酸性酸中毒。世界各国均已改用二甲双胍，其代谢并发症较苯乙双胍明显减少。但在肾功能减退或循环衰竭时，二甲双胍仍有促进乳酸性酸中毒的危险，故对老年糖尿病患者剂量不宜过大。每日剂量小于2 g，75岁以上老人慎用。单用二甲双胍不会产生低血糖症，但与磺酰脲药或胰岛素合用，则可引起低血糖。

α糖苷酶抑制剂：阿卡波糖和伏格列波糖是一组α糖苷酶水解酶的竞争抑制剂，可减慢小肠上端80%的淀粉及糊精分解为葡萄糖，因而使餐后血糖减少，导致胰岛素抵抗降低，一般对于肾功能无影响，适用于老年糖尿病。但对进食碳水化合物较少的老年糖尿病患者效果不佳。

阿卡波糖加磺酰脲类药物，可使血糖进一步降低约3 mmol/L，HbA1c降低0.8%～1.0%。

不良反应为腹胀气、腹痛、腹泻。有的老人难以忍受。

胰岛素增敏剂：罗格列酮和吡格列酮具保护β细胞功能和增强胰岛素敏感性作用。一般是安全的。Dream研究表明，罗格列酮在糖尿病前期患者应用可延缓发生糖尿病。经研究证实，吡格列酮能减少心血管事件发生率和病死率。增敏剂应用前途较佳。治疗中注意监测肝功能。不良反应为水钠潴留及水肿，停药后可恢复。

中草药：有些中草药具有轻微降糖作用，临床上主要用于减轻症状，治疗并发症。

(2)胰岛素：老年糖尿病胰岛素治疗可维持患者健康，预防长期的血管并发症，保障生命质量。主张尽早应用。

老年人新诊断的1型糖尿病少见，一旦确诊，通常每日注射2次胰岛素，用自混、预混或低精蛋白胰岛素。剂量一般早晨2/3，晚间1/3，使用标准注射器或胰岛素笔。

2型糖尿病胰岛素治疗指征：伴发急性病，如严重感染、心梗、外科手术；预防和治疗长期的血管并发症；血糖控制差，临床症状明显。2型糖尿病患者最终将有一半需胰岛素治疗。每日2次胰岛素已足够，因这类患者还有一部分内源性胰岛素分泌。

2型糖尿病胰岛素治疗易发生高胰岛素血症，对老年糖尿病患者易出现腹部肥胖，故对肥胖的老年糖尿病患者，胰岛素与二甲双胍和阿卡波糖或胰岛素增敏剂合用，尽量减少胰岛素剂量。胰岛素应用过程中，应严密观察，避免发生低血糖。

六、老年糖尿病患者外科处理

老年糖尿病患者进行外科手术，是临床常见的实际问题。既往文献报道，糖尿病患者外科手术病死率较无糖尿病者高。近年调查表明，糖尿病患者进行外科手术，只要处理正确，并发症及病死率并不增加。

(一)外科手术对代谢的影响

手术的组织损伤，刺激传入神经，引起ACTH、皮质类固醇、儿茶酚胺、生长激素和胰升糖素分泌增加，加重患者胰岛素抵抗，使分解代谢占优势，糖异生及分解、脂肪分解导致高血糖及酮症倾向。

(二)术前准备

(1)常规准备：包括拍胸部X线片，作心电图、血糖、电解质及肝功能等检查。

(2)控制血糖：餐后2 h血糖维持在11.1 mmol/L以下较佳。避免应用长效磺酰脲类降血糖药，若血糖控制不佳，加用胰岛素。1型糖尿病，必须用胰岛素治疗。

(三)外科手术处理原则

1.2型糖尿病

(1)若既往口服降糖药，术后进食时再服，术中用胰岛素。

(2)对血糖控制差，术前已经用胰岛素者，术中及术后仍需用胰岛素。

(3)避免含乳酸液体和葡萄糖静脉滴入，必要时可用GIK极化液。

2.1型糖尿病

(1)胰岛素皮下或静脉滴注，有条件者应用输液泵，以便更好控制胰岛素进量。

(2)GIK的应用适用所有的患者。

第三节　糖尿病眼病

糖尿病眼部并发症包括糖尿病视网膜病变、糖尿病性白内障、糖尿病性虹膜睫状体炎、角膜溃疡、视神经病变、青光眼及屈光不正等。糖尿病视网膜病变(DR)是糖尿病重要的眼部并发症，是成人主要致盲原因，本节重点就糖尿病视网膜病变的流行病学、病因和发病机制、诊断和治疗作一叙述，同时简要介绍糖尿病并发白内障和青光眼。

一、糖尿病视网膜病变

(一)流行病学和危险因素

糖尿病视网膜病变，包括黄斑水肿、视网膜新生血管、视网膜剥离、玻璃体出血及黄斑变性等病变，是成人视力下降和致盲的主要原因之一。来自美国的报告，每年全部失明患者中约12%(约8 000人/年)由糖尿病所致，全国1 600万糖尿病患者发生失明的危险性是普通人群的25倍，30岁前诊断糖尿病者与30岁以后诊断者相比，前者糖尿病视网膜病变常较严重。糖尿病视网膜病变的发生率和病变程度与病程、血糖控制、蛋白尿和血压等有关。

1.病程

文献报告1型糖尿病患者最初糖尿病视网膜病变的出现多在病程大于4年，在病程的第

5年时，非增殖性糖尿病视网膜病变（NPDR）发生率约为1%，在病程大于15年的1型糖尿病患者中，NPDR和增殖性糖尿病视网膜病变（PDR）的发生率分别约98%和25%；病程大于35年者，PDR的发生率约67%；年龄大于55岁者，失明发生率可达12%，约占1型糖尿病患者失明的86%。在2型糖尿病患者中，有报告NPDR的发生率在病程小于5年和大于15年的患者分别为29%和78%，PDR分别约2%和16%，单一糖尿病视网膜病变所致失明约占2型糖尿病患者失明的33%。白内障、黄斑水肿、黄斑变性和青光眼是导致糖尿病患者失明比较常见的其他原因。

2.高血糖

糖尿病视网膜病变在非糖尿病患者中是极其罕见的，而1型糖尿病患者在病程足够长时，几乎100%伴不同程度糖尿病视网膜病变，这提示糖尿病或持续高血糖暴露是糖尿病视网膜病变的主要原因。许多流行病学和临床试验证实高血糖和糖尿病视网膜病变不同阶段的发生有关，最近大范围的“糖尿病控制和并发症试验”（DCCT）证实高血糖和NPDR的发生或其向PDR的进展明显有关，高血糖不仅影响糖尿病视网膜病变的发生，而且促进其进展。有研究提示糖尿病视网膜病变存在高血糖阈值，糖化血红蛋白（HbA1c）水平大于8%时，糖尿病视网膜病变的发生和发展明显加速，而HbA1c在6%～8%时，糖尿病视网膜病变发生的危险性仅轻微增加。DCCT的研究结果显示与常规治疗组（HbA1c平均水平9.1%）相比，强化胰岛素治疗（HbA1c平均水平为7.2%）使无视网膜病变的患者糖尿病视网膜病变的平均发病风险下降76%，糖尿病视网膜病变进展的发生风险下降54%，并使增殖性糖尿病视网膜病变或严重的非增殖性视网膜病变的发生减少47%。来自UKPDS的研究报告亦强烈证实，与常豢治疗组相比（HbA1c：7.0%VS 7.9%），强化血糖控制可明显降低2型糖尿病患者视网膜病变的发生和发展，减少需激光光凝治疗和视力丧失的危险性。

3.血压

血压升高或高血压与糖尿病视网膜病变的发生危险有关。有学者报道收缩压与糖尿病视网膜病变的发生有关，而舒张压与糖尿病视网膜病变的进展相关，与舒张压＜70 mmHg的1型糖尿病患者比较，舒张压＞70 mmHg者，糖尿病视网膜病变进展的危险性明显增加。

4.蛋白尿

糖尿病患者糖尿病视网膜病变与蛋白尿的发生呈平行关系，在1型糖尿病患者中，伴微量清蛋白尿的患者约90%合并糖尿病视网膜病变，一旦出现临床大量清蛋白尿则几乎100%伴不同程度的糖尿病视网膜病变，而且随着大量蛋白尿的出现和肾功能的损害，糖尿病视网膜病变的进展明显加速。在2型糖尿病患者中，因非糖尿病性蛋白尿（如高血压肾病、慢性肾炎和痛风性肾病等）的发生率较高，蛋白尿与糖尿病视网膜病变相关的危险性相对较低。

5.心血管自主神经病变

有学者报道PDR的发生与心血管自主神经病变相关，该相关性不依赖于血糖、血压和蛋白尿的出现，但尚不清楚心血管自主神经病变是发生PDR的危险因素抑或是PDR危险性的提示。

6.糖尿病起病年龄

糖尿病视网膜病变与糖尿病起病年龄有关，在病程10年以内的患者中，10岁以下起病者未见有眼底改变;15 岁以下者亦很少见;发病年龄 16～20 岁者,眼底改变的发生率约为 40%;发病年龄大于 20 岁者,糖尿病视网膜病变的发生率约 60%。但如糖尿病病程超过 10 年,则无论糖尿病发病年龄,眼底改变的发生率均高。此外,妊娠可促进视网膜病变发生和进展。

7.血脂

一些临床研究证实升高的血脂水平与伴糖尿病视网膜病变患者视网膜"硬性渗出"的发生和严重性有关。有报告血浆 LDL 水平最高者发展为有临床意义的黄斑水肿(CSME)的风险增倍,TG 与 HDL 之比最高者 CSME 风险增大 4 倍。

8.DR 与微量元素镁

低镁可促进 DR 的发生,但机制尚不十分清楚。大多数学者认为,低镁可引起胰岛素抵抗,加重糖代谢紊乱,这是导致糖尿病视网膜病变发生的重要原因之一。镁离子是糖酵解过程中多个关键限速酶必不可少的辅助因子。对糖尿病大鼠视网膜糖酵解限速酶活性的研究表明,糖尿病大鼠视网膜组织的己糖激酶、磷酸果糖激酶和丙酮酸激酶活性均显著下降并随着病程延长下降更明显,补镁后这三种酶活性显著增高。低镁使葡萄糖正常糖酵解过程进一步受阻,使细胞内代谢紊乱进一步加重,视网膜缺血缺氧,内皮细胞增生,视网膜前新生血管形成,从而导致 DR。

9.DR 与炎症

DR 是 2 型 DM 患者常见的微血管并发症之一,其病因除了代谢因素和遗传因素外,是否有炎症因素的参与目前尚不十分清楚。有认为糖尿病微血管并发症-DR 与亚临床炎症有关。亚临床炎症引起 DR 的机制可能为:2 型 DM 患者非酶糖基化终产物(AGEs)增多,与视网膜微血管内皮细胞上的 AGEs 受体或配体结合,使其炎症性细胞因子如 TNF-α、IL-6 等表达和合成增加,刺激肝脏产生 C-反应蛋白(CRP),并且引起局部炎症,引起血管内皮细胞功能障碍或直接损伤内皮细胞产生微血管病变,参与 DR 的发生。另外,与 CRP 水平增高有关的胰岛素抵抗也可引起视网膜微血管内皮细胞的病理性增生,与亚临床炎症共同作用,促进 DR 的发生。

10.血尿酸(UA)与 DR

UA 是体内主要的内源性水溶性抗氧化剂之一,而自由基的产生、氧化作用的增强与微血管病变的发生密切相关,机体抗氧化能力代偿性增加,可使 UA 水平增加。2 型 DM 患者广泛存在的微血管病变可致组织缺氧、血乳酸水平增高,使 UA 清除减少。2 型 DM 患者在出现肾小球损害常伴有或早已有肾小管损害,从而影响 UA 排泄。因此,动态监测 2 型 DM 患者血 UA 水平,可能对预测 DR 的发生有价值。有研究表明,尿酸可能参与了微血管病变的发生:尿酸在体外增加血小板聚集,血尿酸增高可形成尿酸结晶,增加微血管栓塞的可能,并通过与脂蛋白结合,引起血管炎症反应,进一步加重微血管病变。有研究认为:尿酸可能作为一个独立危险因素与微血管病变发生有关。

11.血同型半胱氨酸(HCY)与 DR

HCY 是一种含硫基的氨基酸,是蛋氨酸代谢的中间产物,HCY 在体内的代谢需要叶酸和 $VitB_{12}$的参与。文献报道糖尿病患者由于糖代谢紊乱导致体内叶酸和 $VitB_{12}$ 的缺乏,从而引起 HCY 水平升高。有研究认为:高 HCY 血症不仅促进 DR 的发生,而且与 DR 病变的严重程度有关。糖尿病患者高 HCY 血症促进 DR 发生的可能原因是:高 HCY 血症可直接造成微血管内皮细胞损伤和血管功能异常,从而引起血管内皮细胞衰老、自由基产生增多、一氧化氮表达或活性降低,使血管舒张反应降低,加重视网膜微血管缺血、缺氧;另外高 HCY 血症还可抑制肝素的合成和血栓调节素的表达,促进血小板的聚集,促进纤溶酶激活物抑制剂的表达,从而导致微血管硬化和微血栓形成。

此外,导致 DR 的危险因素还有吸烟、肥胖、妊娠和遗传因素等。

(二)糖尿病视网膜病变的诊断和分级

1.糖尿病视网膜病变的诊断手段

糖尿病视网膜病变的预后和对视力的影响很大程度取决于早期诊断,鉴于糖尿病视网膜病变的发生与病程有关,一般建议对 1 型糖尿病患者可以在确诊 3～5 年后作第一次眼底检查,但由于 2 型糖尿病病程难以确定,不少患者在首次诊断之时就存在糖尿病视网膜病变,常要求在确诊时就应该作第一次眼底检查,如无糖尿病视网膜病变的证据,应每年随访 1 次,伴轻度 NPDR 者,建议随访间隔时间为 6～12 月,伴 PDR 者,随访间隔时间为 4～6 个月,严重 PDR 者,随访间隔不超过 3 个月。常用的方法是散瞳眼底镜检查和七视野立体照相。如在最初的七视野立体照相检查中未发现有任何糖尿病视网膜病变,则一般 4 年内不需再作普查,但应每年作散瞳眼底镜检查,对血糖控制不佳者或伴有蛋白尿者无论采用何种方法都应每年进行视网膜检查。对计划妊娠的糖尿病妇女应考虑到妊娠可能使糖尿病视网膜病变加重,应在妊娠前和妊娠头 3 个月内做详细的眼底检查,并在妊娠的全过程中密切随访,起码每 3 个月随访 1 次,但这不适用于妊娠糖尿病患者,因为妊娠糖尿病不会明显增加糖尿病视网膜病变的危险。

散瞳直接眼底镜检查:采用散瞳直接眼底镜检查糖尿病视网膜病变的方法简便、有效和快速,比较适用,但检查者需经过良好的训练。眼科医生检查糖尿病视网膜病变常规通过散瞳用直接和间接眼底镜在裂隙灯和接触透镜帮助下进行视网膜检查。眼底检查应从视盘开始,然后到周边视网膜,最后包括黄斑区,检查者应寻找糖尿病视网膜病变各种可能的病变特征。应用检眼镜检查眼底糖尿病视网膜病变的敏感性和准确性与检查者的经验和熟练程度有关,存在一定的漏诊率。另外,检眼镜检查的资料缺乏过硬的客观的永久性证明,限制了其在随访检查中的可比性和利用度。

眼底照相:是检查和诊断视网膜病变的“金”标准,眼底照相提供了检查和证实视网膜病变的客观、敏感和可重复的方法。彩色立体视镜 30°七个标准视野照相已成为临床试验中证明糖尿病视网膜病变严重性和进展的标准方法。

视网膜荧光血管造影:可用于测定视网膜血流、毛细血管闭合和渗出。一些研究报道荧光血管造影和彩色立体眼底照相在发现和预见糖尿病视网膜病变进展上的价值是相似的,由于荧光血管造影是有创伤的检查,其不良反应还包括过敏和在随访研究中难以维持血管造影的稳定质量,因此在流行病学调查和临床研究中不常采用。其他还包括电视网膜摄影、视觉诱发电位和血流测定等,亦被建议为诊断和预见糖尿病视网膜病变进展的有用手段,但除一些研究中心和用作科研之外,这些技术不易被采用作视网膜病变的常规检查手段。

2.糖尿病视网膜病变的分级

糖尿病视网膜病变一般呈缓慢进展的过程,临床根据视网膜病变的严重程度分为3级:正常视网膜(NDR)、非增殖性视网膜病变(NPDR)和增殖性视网膜病变(PDR)。正确的诊断和分期是决定治疗和预后的关键,区别NPDR和PDR的临床标准是有无视网膜新生血管。其中PDR和黄斑水肿变性最可能发生视力丧失。

(1)NDR:临床眼底检查未见异常征象,但可能存在视网膜血流动力学异常和视网膜毛细血管外皮细胞(内皮细胞的支持细胞)的丢失,外皮细胞的丢失可能导致与其有关的内皮细胞的异常,最终在后期与视网膜的病变发生有关。此期视网膜血流的变化报告不一,增加、正常或降低。相比,视网膜血流自身调节可能明显受损,并与糖尿病有关的外皮细胞功能丧失亦有联系。一般认为,早期测定视网膜功能如视网膜血流及其自身调节有助于视网膜状态的定量评价和预测随后糖尿病视网膜病变发生的危险性。糖尿病早期视网膜病变的确切病理变化尚有争议。

(2)NPDR:NPDR的临床证据为视网膜微血管瘤、点状和/或火焰出血、硬性渗出、静脉串珠、棉絮状斑点或称软性渗出和视网膜内微血管异常,后三者较容易发展为PDR,常归为增殖前期视网膜病变,应密切随访。糖尿病患者只要有足够长的病程,100%将可能发生不同程度的NPDR。根据NPDR病变的严重程度临床再进一步将其分为不同阶段,这对估价预后和决定随访有价值。随着NPDR的发生,视网膜血流开始升高,并认为视网膜血流的增高与毛细血管非灌注和视网膜缺血有关。另外,随视网膜病变的加重,视网膜自身调节障碍更加明显,最终视网膜缺血增加,启动血管增殖因子的产生,随后新生血管形成。

微血管瘤:是NPDR最早期和最多见的临床征象,直径15~100 μm,呈红或暗红色的圆形斑点,以颞侧较多,较重者可分布于眼底任何象限,且密集成群,来自于视网膜毛细血管。眼底镜下的小红点,可以是微血管瘤,亦可能是视网膜深层点状出血。荧光造影有助于确定微血管瘤,典型者瘤内充满造影剂,呈圆形,边界光滑,可与点状出血相鉴别。其病理为内皮细胞增殖和基底膜增厚,微血管瘤区外皮细胞消失。随着糖尿病视网膜病变的发展,视网膜毛细血管因内皮细胞增殖和基底膜增厚而闭塞。

视网膜内出血:微血管瘤壁脆易破裂和新生血管结构异常,两者均可发生视网膜出血,呈点状圆形或椭圆形,位于视网膜的深层(外层),分布与微血管瘤相似;火焰状出血位于视网膜内层(神经纤维层),这亦发生在无糖尿病的高血压患者。如果存在许多火焰状出血应怀疑系高血压所致。视网膜出血与微血管瘤在眼底荧光造影时较易区别,出血遮蔽荧光及呈弱荧光点,微血管瘤则为强荧光点。

硬性渗出:为视网膜黄白色沉积斑,边界比较清楚,大小似微血管瘤,当病变靠近黄斑区域时形成一种不完整的环形或星形改变,在渗出处,特别在环形的中心,能发现微血管瘤外渗现象,外渗成分主要为血清脂蛋白、晶体样物质和水分。硬性渗出在数月至数年中会时隐时现,逐步自行吸收,但有时长时间存在的硬性渗出斑可机化成斑块,最终形成圆盘状瘢痕。在靠近渗出处对外漏微血管作激光治疗能加速吸收速度。

黄斑病变:黄斑水肿可见于糖尿病视网膜病变的任何阶段,在糖尿病视网膜病变中9%~10%可见黄斑病变,在增殖性视网膜病变的患者中70%可见黄斑病变。黄斑病变各种各样,有弥漫性单纯性水肿、局限性单纯水肿、囊泡样黄斑水肿、环状视网膜病变、脂质沉着和缺血性黄斑病变等，是NPDR患者视力降低最常见的原因之一，但这种改变一般是可逆的。组织学上表现为血-视网膜屏障发生障碍，视网膜血管通透性增高，血浆成分漏出，积蓄在视网膜内，如发生在黄斑区，则出现黄斑水肿；黄斑缺血变性是视力丧失(不可逆性)的另一重要原因，脂质沉着和环状视网膜病变是包括在水肿范围内的病态，可能是水肿浓缩的状态。黄斑病变可发生在NPDR期和PDR期，临床上只有当视网膜增厚方可被眼底镜发现，而荧光造影可见黄斑水肿或黄斑部毛细血管消失。

增殖前期视网膜病变：软性渗出表现为位于视网膜内层(神经纤维层)小绒毛状的白色渗出区域，边界不清楚。组织学上显示神经纤维缺血性小梗死(与轴浆流的淤滞有关)；静脉串珠表现为扩张的和狭窄的静脉交替出现，由于静脉周围纤维组织收缩或视网膜血流增加而形成；视网膜内微血管异常表现为视网膜内微血管呈扩张和不规则形状，血管造影时荧光不外漏。组织学上显示为不规则扩张但仍开放的毛细血管，典型的可在无灌注区(缺血性)和灌注区视网膜之间的边缘区发现。

(3)PDR：是糖尿病视网膜病变比较严重的阶段，常对视力构成威胁。视网膜表面新生血管活动性增殖是其特点，新生血管较常出现在无灌注和灌注的视网膜边缘，尤其多见于严重无灌注区，且比较严重，因而认为新生血管的形成是视网膜毛细血管无灌注致缺氧的结果。新生血管形成是从视网膜内血管的内皮增殖芽开始，通过内界膜伸展至视网膜表面，并在视网膜和玻璃体之间的潜在间隙内生长。新生血管本身很少导致视力丧失，但新生血管壁脆，可致玻璃体出血，是引起视力丧失的重要原因。在严重情况下，新生血管可出现在眼的前部，尤其在虹膜和前房角，如果新生血管阻塞房水的流出，将导致新生血管性青光眼，对视力丧失构成严重威胁；视网膜新生血管常伴纤维胶质的增生和收缩，导致视网膜牵引，如此牵引使视网膜结构歪曲，诱导玻璃体出血和视网膜脱离；在最严重糖尿病视网膜病变的阶段，纤维组织可产生完全的视网膜脱离。上述病变如不及时处理，可导致严重或完全不可逆性视力丧失。早期的PDR可无症状，但对它的早期检出极为重要，即在发生玻璃体出血、纤维增殖和视网膜剥离之前检出(表4-3、表4-4)。

表4-3　NPDR和PDR的眼底改变

期别	视网膜病变	
NPDR	早期	微血管瘤、点状出血、硬性渗出
	增殖前期	软性渗出、静脉串珠、视网膜内微血管异常
PDR		视盘新生血管形成，视网膜其他部位新生血管形成、玻璃体出血、纤维化血管增殖、视网膜剥离

注：黄斑病变可出现在糖尿病视网膜病变的任何阶段

近年来国外亦有对糖尿病视网膜病变进行如下分期的，并结合分期提出不同的治疗措施，简介如下，供参考。

0期：眼底正常，无视网膜和血管的异常。

第一期：轻度NPDR：视网膜散在个别的微血管瘤。无特殊处理，每12个月随访1次。

第二期：无黄斑水肿的NPDR：视网膜可见散在微血管瘤、硬性渗出、视网膜点状出血。无特殊处理。每6～12个月随访1次。

表4-4　糖尿病视网膜病变分期标准

分期		视网膜病变
单纯期	Ⅰ期	微血管瘤合并小出血点
	Ⅱ期	黄白色"硬性渗出"或伴有出血斑
	Ⅲ期	白色"软性渗出"或伴有Ⅰ期和/或Ⅱ期病变
增殖期	Ⅳ	新生血管或伴有玻璃体出血
	Ⅴ	新生血管和纤维增殖
	Ⅵ	新生血管和纤维增殖,并有玻璃体脱离

第三期:NPDR伴无临床意义的黄斑水肿:眼底可见微血管瘤、硬性和软性渗出、视网膜出血、静脉袢和静脉串珠,一个视野内视网膜内异常微血管。黄斑中心或500 μm范围以内无视网膜增厚,视敏度正常。无特殊处理,每4～6个月随访1次,约23%的患者在4年内可能发展为有临床意义的黄斑水肿。

第四期:NPDR伴有临床意义的黄斑水肿:眼底改变基本同第三期,但有临床意义的黄斑水肿(黄斑中心或500 μm范围以内有视网膜增厚;黄斑中心或500 μm以内有硬性渗出)。特殊处理:激光光凝疗法。

第五期:严重的NPDR(增殖前期视网膜病变):眼底改变基本同第四期,但在一个视野以上有视网膜内微血管异常。特殊处理:如患者不能密切随访应行泛视网膜激光光凝疗法。每2～4个月随访1次,约10%的患者可能在1年内进展为PDR。

第六期:非高危PDR:眼底改变为视网膜周边区域(距视盘边缘一个视盘直径以上)毛细血管无灌注和新生血管。特殊处理:如双眼同时患病并估计痊愈的可能性很小时,可行泛视网膜激光光凝疗法。每2～3个月随访1次。

第七期:非高危PDR伴临床意义的黄斑水肿。眼底改变兼有第四期和第六期病变。特殊处理:对有临床意义的黄斑水肿可行局灶性激光光凝疗法,加用泛视网膜激光光凝的疗法的价值尚未证实。每2～3个月随访1次。

第八期:高危PDR。眼底改变:视盘部新生血管;玻璃体或视网膜前出血;伴有轻度的视盘部新生血管或1/2视盘以上大小的视盘外新生血管。特殊处理:整个视网膜散点式的泛视网膜激光光凝疗法可能降低严重视力减退的危险性。如有以下情况应加作激光治疗:新生的血管不消退;新生血管增加;新的玻璃体出血;新的范围内有新生血管形成。如有临床意义的黄斑水肿应作局灶性激光光凝疗法。每3～4个月随访1次。

第九期:不适宜激光治疗的高危险性PDR。眼底改变:严重的玻璃体内或视网膜前出血;收缩性视网膜剥离或收缩性玻璃体剥离。特殊治疗:玻璃体切除术、硅油或长期作用的气泡填塞术。

(三)糖尿病视网膜病变的病因和发生机制

糖尿病视网膜病变是糖尿病全身微血管病变的表现之一,其病因和发病机制可能与其他脏器如肾小球硬化的发生有相似性,但因全身和局部的因素所起的作用可能不完全相同。糖尿病视网膜病变的病理生理特点为毛细血管扩张、通透性增加、基底膜增厚、内皮细胞和外皮细胞丧失、局部毛细血管闭塞和动-静脉短路，上述病变联合血液流变学的异常可导致视网膜缺血，视网膜的缺血刺激代偿新生血管的形成。确切的病因和机制尚不完全清楚，主要包括代谢异常、视网膜毛细血管血流动力学异常和血液流变学异常，遗传因素可能亦起一些作用。

1.代谢紊乱

主要为高血糖，动物实验和临床研究已证实高血糖促进糖尿病视网膜病变的发生，应用胰岛素理想地控制血糖可明显防止糖尿病视网膜病变的出现和进展。高血糖可通过活化山梨醇代谢旁路、致蛋白质非酶糖化增加、激活蛋白激酶 C 及氧自由基产生增加等机制而损害视网膜毛细血管内皮和外皮细胞功能和结构，使毛细血管外皮细胞丧失，内皮细胞肿胀，甚至脱落，内皮细胞间的紧密连接破坏，毛细血管基底膜增厚及血管外基质的三级结构和生物物理性质发生变化，结果毛细血管扩张、微血管瘤形成、血管通透性增加，血浆大分子物质渗出。另外，糖尿病患者常伴脂代谢的紊乱，最近有临床研究发现高胆固醇血症、高甘油三酯血症和血清LDL-胆固醇水平升高与糖尿病视网膜病变硬性渗出的严重性有关，如血清胆固醇高于6.2 mmol/L或 LDL-胆固醇大于 4.1 mmol/L 者与血清胆固醇低于 5.2 mmol/L 或 LDL-胆固醇小于 3.4 mmol/L 者相比，视网膜硬性渗出的危险性增加 2～3 倍。

2.视网膜毛细血管血流动力学改变

前已叙及肾小球血流动力学改变在糖尿病肾病的发生中起重要作用，同样，视网膜毛细血管血流动力学改变对糖尿病视网膜病变的发生可能亦起一定作用。临床病例报告，一侧颈动脉狭窄的糖尿病患者，与未狭窄的对侧相比，颈动脉狭窄侧眼底视网膜病变的程度明显较轻(该侧视网膜毛细血管灌注和毛细血管内压明显低于对侧)。相关流行病学研究报告，增高的眼灌注压预示糖尿病视网膜病变的发生和进展。糖尿病早期高血糖时，可降低视网膜毛细血管前阻力，而毛细血管后阻力降低较弱，毛细血管扩张，致毛细血管高压，促进微血管硬化。高血糖时，毛细血管扩张的机制部分可能由高血糖致内皮细胞产生内皮细胞衍生的松弛因子(NO)增加所介导；此外，糖尿病控制不良时，HbA1c 增高，红细胞内 2,3-二磷酸甘油减少，带氧血红蛋白的氧离曲线左移，使组织处于相对缺氧状态；视网膜毛细血管外皮细胞的丧失亦使其易于扩张。系统性血压升高或高血压可加剧毛细血管内高压，促进糖尿病微血管病变的发生和发展。微血管病变的发生进一步损害其自身调节功能，血流动力学异常加剧。良好的血糖控制可使糖尿病视网膜微血管血流动力学异常改善或恢复正常。

3.血液流变学异常

糖尿病患者血液流变学存在多种异常，表现为高凝、高黏和高聚集的特点。常见的异常有血小板的黏附、聚集和释放功能增强；红细胞黏附性增强和变形能力减低，易在血管内淤滞和聚集；血浆中纤维蛋白原、α_2 巨球蛋白和 von Willebrand 因子浓度等增加，抗凝血酶Ⅲ功能减低，血液呈现高凝；纤溶酶原激活物抑制物-1(PAI-1)活性增高和组织型纤溶酶(tPA)活性减低，致纤溶功能受损；上述血液流变学异常加之糖尿病患者常同时存在血管壁内皮细胞受损和结构异常，血管内皮细胞的受损和结构异常进一步加剧血液流变学异常，两者互为因果，相互促进，形成恶性循环，导致血管内淤血和血栓形成。

4.遗传因素

遗传因素在糖尿病视网膜病变中的作用尚不十分肯定，可能没有在糖尿病肾病中表现的明显。有报道在1型糖尿病患者中，糖尿病视网膜病变的易感性与HLA-DR有关联，而与DR_3无关联，但未得到一致的证实；在15对同卵双生的2型糖尿病患者，糖尿病视网膜病变的一致率为14/15，但在1型糖尿病患者中仅为5/10。最近有学者报告醛糖还原酶、糖基化终末产物受体基因、血管内皮生长因子基因、对氧磷脂酶基因、血管紧张素转换酶基因、甲基四氢叶酸还原酶基因、维生素D受体基因、血小板黏合素$\alpha_1\beta_2$基因和内皮性NO合酶等基因的遗传多态性与糖尿病视网膜病变的发生和发展有关，但尚存争议。

5.视网膜新生血管的形成

目前较一致的观点认为是视网膜缺血代偿所致。早在20世纪50年前就有学者提出PDR最可能是由于视网膜释放的生长因子作用的结果，这些生长因子的释放可能由视网膜缺血所诱导。临床观察发现视网膜新生血管常发生在血液灌注和非灌注的边界或远离非灌注区。现已在眼内发现和证实存在许多生长因子，其中一些可诱导毛细血管生长，这些生长因子包括成纤维细胞生长因子(FGF)、胰岛素样生长因子(IGFs)和血管内皮细胞生长因子(VEGF)等，有假说生长激素(GH)和IGFs起允许作用，FGF起协同作用，而VEGF则最可能是一种重要的介质。VEGF分子量为45 000，最近不少研究发现其可诱导血管形成，其诱导血管形成作用具内皮细胞特异性，并在组织缺氧时产生明显增加。研究证实来自视网膜的多种细胞如外皮细胞、内皮细胞、Muller细胞和视网膜黑色素上皮细胞均可产生VEGF，且在缺氧时产生明显增加，同时证实视网膜内皮细胞拥有高亲和力的VEGF受体。动物实验证实在视网膜缺血的动物模型中，玻璃体内注入VEGF抑制剂可使模型动物减低缺血诱导的新生血管的形成；在体外试验亦证实VEGF的抑制剂能预防VEGF刺激的内皮细胞生长和缺氧刺激的内皮细胞生长。基础研究报道血管紧张素-Ⅱ(AngⅡ)是VEGF分泌的重要传导信号，应用ACE抑制剂和AT_1受体1阻滞剂可明显降低糖尿病视网膜病变动物模型的视网膜新生血管的形成。另有动物实验和临床研究报告，增殖性视网膜病变的玻璃体液中VEGF和TGF-β_1水平明显升高，经激光治疗后上述生长因子的水平下降，也间接提示PDR与视网膜缺血刺激生长因子合成分泌有关。关于生长因子与PDR关系的研究已成为目前糖尿病视网膜病变研究的热点问题之一。

(四)糖尿病视网膜病变的防治

关于糖尿病视网膜病变的防治，临床应根据不同的阶段重点采取不同的治疗方案，对无糖尿病视网膜病变者应强调理想地控制血糖和其他并存的危险因素，对伴NPDR和PDR者，在控制血糖等危险因素的前提下可选择视网膜激光等治疗。

1.控制糖尿病及其危险因素

(1)控制血糖：糖尿病视网膜病变的发生和发展与高血糖直接有关，大量的动物实验和临床研究已证实，尤其是DCCT和UKPDS的研究结果强烈提示，理想地控制血糖可明显防止糖尿病视网膜病变的发生，降低NPDR的进展速度，使严重NPDR和PDR发生的危险性显著降低。另外，积极开展流行病学调查和加强对糖尿病高危人群的普查，早期发现糖尿病，早期治疗亦十分重要，因许多2型糖尿病患者在初次被发现时即伴有一定程度的视网膜病变，甚至以糖尿病视网膜病变致严重视力下降而就诊眼科的亦不在少数。

(2)控制血压：临床研究发现血压处于较低水平者，糖尿病视网膜病变发生的危险性低且进展比较慢，有效地控制血压可明显减少糖尿病患者糖尿病视网膜病变发生的危险性并延缓其进展。有学者报告ACEI短期治疗可明显减少NPDR患者眼底视网膜的渗出，延缓其进展，该作用不完全依赖系统性血压的降低和血糖的控制，可能由于ACEI在降低血压的同时降低视网膜毛细血管内高压。改善毛细血管结构和血-视网膜屏障功能。

(3)改善血脂：升高的血清胆固醇、LDL-胆固醇和甘油三酯被发现与糖尿病视网膜病变的“硬性渗出”明显有关并增加视力丧失的危险性，同时，一些临床研究评价了长期降脂治疗可降低糖尿病视网膜病变患者视网膜“硬性渗出”的数量和视力丧失的危险性，这些研究提示降脂治疗不仅对心血管疾病和肾脏病变有益，对糖尿病视网膜病变同样亦有一定的保护作用。

(4)改善血液流变学：临床可应用抗血小板药物如阿司匹林、潘生丁和西洛他唑及中药丹参及川芎等；抗凝药物如小剂量低分子肝素钙可能亦有一定作用，但应注意监测眼底出血情况；近年来不少基础实验和临床研究报道导升明(2,5二羟基苯磺酸钙)可明显改善糖尿病视网膜毛细血管高通透性、血液高黏滞性和血小板高活性等，其作用强度呈剂量依赖关系，对各种不同程度视网膜病变均有一定的防治作用。胰激肽原酶(属于丝氨酸蛋白酶类，分子量26 800，由18种氨基酸和4种糖所组成，在体内与激肽原、激肽等共同组成激肽系统)，能提高纤溶活性，降低血黏度，防止微血栓形成并改善视网膜血液流态，纠正视网膜缺血缺氧，减少血浆蛋白的渗出和微动脉瘤的形成，促进眼组织新陈代谢，对糖尿病视网膜病变有较好的防治作用。应用止血药物治疗糖尿病视网膜病变伴视网膜出血是不适宜的。

(5)其他：动物实验显示应用氨基胍(阻断蛋白非酶糖化)、醛糖还原酶抑制剂(抑制山梨醇旁路)、蛋白激酶C抑制剂及自由基清除剂等都对糖尿病视网膜病变的发生和发展有不同程度的防治作用，但上述药物的临床应用价值尚待进一步评价；一些学者提出如能开发VEGF抑制剂应用于临床可能对防止视网膜新生血管形成有较好的作用。

2.激光治疗

激光治疗是糖尿病视网膜病变的常用方法，它可直接凝固封闭新生血管、微血管瘤和有荧光渗漏的毛细血管，促进临床意义的黄斑水肿的引流；另外，激光治疗可间接通过对视网膜大面积的破坏，使脉络膜视网膜耗氧高的视网膜杆体与锥体细胞被耗氧低的瘢痕组织所替代，光凝后视网膜变薄，有利于来自脉络膜血液循环的氧供应至视网膜内层，从而改善视网膜缺血状态，减少缺血所致的血管生长因子的释放，明显防止NPDR的进展及视网膜新生血管所带来的严重后果，有效地保护视力。其主要的适应证为：糖尿病性黄斑水肿；视网膜出血斑多；眼底荧光造影示荧光渗漏显著者；伴新生血管，尤其是有视盘新生血管者；玻璃体出血合并虹膜出血。激光治疗最早使用的是氦激光，最近是氩激光，进而使用氪激光。激光治疗新生血管时，首先封闭其供养动脉并同时激光凝固其周围的视网膜，使其由缺氧状态变为不需氧状态，因而减少新生血管形成并使之萎缩。激光凝固有直接局部病灶光凝固和除黄斑与视盘附近大血管外的全或泛视网膜激光凝固(PRP)。局部光凝固需每年作补充治疗以封闭新发的新生血管；PRP为一次性凝固，不需反复进行，凝固不完全者可间隔2个月后再追加1次，为防止视野狭小，要留有间隔，凝固斑不要连续。激光治疗对NPDR 90%以上有效，对PDR可阻止其发展。美国“糖尿病视网膜研究组”评价了PRP治疗对PDR的作用，与对照组相比，激光治疗的患者在2年内进展为严重视力丧失的危险性降低50%，完成治疗后患者应长期随访，如果在几个月内新生血管没有满意的消退,应作另一次PRP,他们认为PRP是当前PDR的首选治疗方法。美国“早期治疗糖尿病视网膜病变的研究”同时评价了局部光凝对明显黄斑水肿的疗效,该治疗直接应用小直径激光光凝黄斑区渗漏的毛细血管,小心避免损伤视网膜中心凹。结果显示与对照组相比,激光治疗的患者在3年后视力丧失的危险性减少50%。激光治疗疗效确切,无全身并发症,但有时可能有局部并发症如光凝近中心凹的视网膜可能使视力下降;或所用激光能量不足反促使新生血管生长;黄斑区及其周边如60%以上毛细血管发生阻塞时进行光凝或功率过大使凝固过多可导致黄斑水肿恶化及视力下降;新生血管在治疗中可发生较多出血和暂时性眼压升高等。

激光治疗是否有效,不能根据治疗后的视力决定,而是观察治疗后眼底病变是否稳定和危害视力的因素是否消除,激光治疗的目的是防盲而不是为了改善视力,激光治疗后的视力取决于治疗前的视力水平。因此,眼底激光治疗在视力严重损害之前进行,效果更好。见表4-5。

表4-5 糖尿病视网膜病变光凝适应证、目的及实施标准

病变类型	目的	检眼镜所见	荧光造影	光凝部位
NPDR	预防治疗黄斑病变及预防向增殖性视网膜病变进展	黄斑病变(见下),弥漫性视网膜水肿,血管通透性增加,多发性软性渗出和视网膜内血管微血管异常	广泛的血管扩张,血管扩张和通透性显著增加,病灶位于整个视网膜或后极部	除后极部外的病灶部位 除黄斑外的病灶部位,仅有软性渗出不适合光凝
		白线化血管	广泛血管闭塞	血管闭塞区
PDR	预防新生血管出血和退缩及新的新生血管形成	视网膜内微血管异常 新生血管	广泛血管闭塞和来自新生血管的荧光漏出	血管闭塞区(全视网膜光凝)
		合并纤维增殖	同上	同上(增殖膜外)以玻璃体手术为前提
		合并玻璃体牵拉	同上(除视网膜剥离外)	
黄斑病变		弥漫性单纯性水	黄斑周围通透性弥漫性增高	格子状光凝同时注意处理黄斑周边部病灶部位
		肿局限性单纯性水肿	毛细血管瘤	
		囊泡样水肿	囊泡造影	弥漫性荧光漏出:格子状光凝;局限性荧光漏出:病灶光凝
		环状视网膜病灶	硬性白斑内的异常	异常血管,如远离黄斑无必要光凝
			血管异常	
		脂质沉着	通透性增高	病灶及格子状光凝非适应证
		缺血性黄斑病变	黄斑部血管闭塞	
角膜及虹膜新生血管			广泛血管闭塞,循环延迟	全视网膜光凝,根据房角闭塞程度可并用其他方式治疗

3.玻璃体切割术

由于发展了高科技设备和纤维光照(能在眼内使用),使得玻璃体手术治疗严重 PDR 成为可能,使用这种仪器可清除眼内异常结构(玻璃体积血),解除牵引,视网膜复位等,而不会太多扰乱其他眼内结构。在过去 20 多年中,玻璃体切割术的手术治疗已经挽救了数以千计只眼的视力。美国“糖尿病视网膜病变玻璃体切割研究组”对 PDR 引起的严重视力受损者比较了早期玻璃体切割术与延期 1 年作手术治疗的效果,在早期玻璃体切割组,2 年后 25%的患者维持着较好的视力,而延期手术者只有 15%。一般报告单纯玻璃体出血时施行玻璃体切割术疗效较好,约 80%患者视

4.脑垂体手术

既往临床观察发现生长激素分泌不足的侏儒型糖尿病患者比非侏儒型糖尿病患者视网膜病变发病率低,且进展慢;糖尿病患者伴严重视网膜病变而无心肾功能不全者,经垂体切除用甲状腺素、肾上腺素及性激素替代治疗后,视网膜病变明显好转。垂体手术效果不是所有被手术者都能取得相同效果,仅部分病例得到改善,有效者可减少玻璃体出血和浑浊,怒张的静脉内径缩小,微血管瘤减少,新生血管缩小或消失,网膜出血吸收,血管通透性降低等。因其可致永久性垂体功能减退,在有激光凝固治疗的今天已很少使用。有认为对重症视网膜病变,且新生血管显著者,同时用激光光凝和其他治疗均不能阻止其进展,及无严重肝肾心脏并发症者,且至少有一只眼视力良好并年龄较轻者必要时可考虑采用。鉴于上述提示,有学者提出应用生长抑素或其类似物可能对防治糖尿病视网膜病变有效,有待进一步研究予以评价。

为全面防治糖尿病视网膜病变和尽可能减低糖尿病患者失明的危险,需内科医生和眼科医生通力合作。长期良好的控制糖尿病和视网膜病变发生的可能危险因素、早期发现伴视网膜病变的患者和在适当的时候安排激光光凝和/或玻璃体切割术是关键。

二、糖尿病与白内障

白内障是糖尿病眼部并发症的又一常见者,是导致糖尿病患者视力下降和致盲的重要原因。有文献报告 60%～65%的糖尿病患者伴不同程度的晶体浑浊,糖尿病患者白内障手术摘除率比非糖尿病患者高 4～6 倍。

(一)发病机制

正常情况下,晶体无血管,是一个富有弹性的双面凸透明体,位于虹膜与玻璃体之间,它通过其表膜吸收前房水中的营养物质,排除代谢产物,主要功能是完成屈光作用。糖尿病情况下,若长期高血糖得不到良好控制,葡萄糖自由透过晶体表面膜进入晶体内,过多的葡萄糖经过醛糖还原酶转化为山梨醇和果糖,山梨醇在晶体内形成过多,不能透出晶体膜,代谢不及时可在晶体内堆积,使晶体渗透压升高,晶体即吸收水分而肿胀和变性,透明的晶体可变为浑浊而引起白内障;晶体内山梨醇通路增强,可降低其抗氧化能力,晶体内自由基水平增高,加速白内障形成;另外,晶体内葡萄糖浓度增高可导致晶体蛋白的非酶糖化增加,晶体蛋白理化性质改变,导致或加速白内障的发生。

(二)分类

糖尿病合并白内障可分 2 大类:一是典型的糖尿病性白内障,又称真性糖尿病性白内障,较少见,多发生于长期血糖控制不良的青少年发病的 1 型糖尿病患者中。其表现为双眼同时

发病，进展快，可在数周或数月内发生晶体浑浊（开始呈灰白色斑片状浑浊，最终完全浑浊），有的患者可数日内完全成熟，甚至在48小时内完全浑浊，视力迅速下降，以至失明，或仅有光感。二是一般性白内障，与常见的老年性白内障相似，它并非由糖尿病直接导致，而是由于糖尿病加速它的发生和发展，其发生率较高，较一般老年性白内障发病年龄要早，发病速度要快。其表现为初期晶体周边部灰白色浑浊，逐渐增多；肿胀期前房变浅，晶体浑浊肿胀，可能伴发青光眼；成熟期晶体肿胀消失，全部或大部分晶体呈灰白色浑浊。

此外，血糖的波动可影响晶体的屈光度，血糖较高时，房水中的葡萄糖浓度升高，随着葡萄糖进入晶体内和被代谢为山梨醇，晶体内渗透压升高，于是水分也随同进入晶体内，使晶体膨胀，屈光度增加而导致近视；如经过治疗短期内使血糖迅速下降，则又可产生一过性远视。这种晶体屈光度的波动，是最早出现的糖尿病眼部并发症，但其与白内障的形成无明显关系。

（三）治疗

长期良好地控制血糖可明显防止或延缓糖尿病并发白内障的发生和进展，适当补充维生素C和维生素E等也可能对防治糖尿病白内障有一定作用。

糖尿病性晶体浑浊早期尚可逆，严格控制血糖、必要时辅以药物治疗，可以控制晶体浑浊的进展，甚至可以消失，极早期的浑浊可在几天内消失，时间长者可能需要几个月，多数可在6周内恢复透明。但当浑浊的晶体严重影响视力时，则应进行手术治疗。成熟期糖尿病白内障的治疗与老年性白内障相似，但易发生出血和手术后感染。

糖尿病合并老年性白内障时，一旦出现晶体浑浊目前尚没有任何药物可以使浑浊的晶体再变为透明，早期可滴一些眼药水如卡他林（一种含吡啶酚黄素核的羧酸制剂，是一种还原剂）、白内停和谷胱甘肽眼药水等，每日3～4次，但疗效均不确切。白内障发展到成熟或接近成熟时，在控制好糖尿病（一般术前应将血糖控制在8 mmol/L以内）和其他糖尿病眼部并发症（如有青光眼、葡萄膜炎和增殖性视网膜病变，白内障术前应给予控制）的前提下，可以行白内障摘除术。由于许多糖尿病合并白内障的患者常同时有视网膜病变，且白内障手术后有糖尿病视网膜病变加快发展的趋势，术后6～8周，活动性视网膜病变可致虹膜病变，故术前应尽可能在扩瞳的前提下作眼底检查，如有危险征象，应尽早行眼底激光治疗；若术前无法了解眼底状况，应向患者说明清楚，白内障术后的视力恢复与眼底是否存在视网膜病变或其病变的严重程度有关（视网膜病变严重者，术后视力恢复差或无改善）。若在白内障手术后才发现眼底有增殖性视网膜病变或眼底病变较术前有肯定发展，应在白内障术后5周内行激光治疗；若白内障术后未见眼底视网膜病变或仅有很轻的视网膜病变，可在术后植入人工晶体，若眼底视网膜病变很严重则不宜植入人工晶体，因即使植入人工晶体，视力也很难恢复。

三、糖尿病与青光眼

青光眼是指眼内压力升高，造成眼组织，尤其是视神经损害；或者眼压不高，但眼血流灌注减少引起视神经损害，最终影响视力并可导致失明的一组眼病。青光眼也是糖尿病患者重要的眼部并发症之一，并常导致失明。有文献资料报告糖尿病患者青光眼的发生率为12.6%，比非糖尿病人群高3倍。

（一）发病机制与分类

青光眼本身不是一种眼病，而是包括不同性质和不同类型等许多情况的一组眼病。糖尿病与青光眼的关系比较复杂，导致青光眼的机制和类型也不同。糖尿病可以引起前房角小梁硬化，房水外流不畅，眼压升高而发生原发性青光眼；糖尿病患者血液循环障碍可致眼部血流灌注减少，引起青光眼性视神经损伤而发生正常眼压性青光眼；在持续高血糖的情况下，晶体可发生肿胀，导致前房角关闭，眼压升高而引起继发性闭角性青光眼；最重要的是一种继发糖尿病视网膜病变的新生血管性青光眼：糖尿病视网膜病变引起视网膜组织缺血缺氧，刺激其产生具有活性的血管形成因子（如血管内皮细胞生长因子和成纤维细胞生长因子等）增加，上述生长因子可向眼前部扩散，刺激虹膜形成纤维血管膜，跨越前房角，影响房水排泄，致眼压升高，形成开角型青光眼；当纤维血管膜收缩，前房角粘连，则变成继发性闭角型青光眼。文献报告约 22%糖尿病视网膜病变的患者发生新生血管性青光眼。

（二）防治

糖尿病青光眼一旦发生，治疗比较困难且效果差，因此，青光眼的治疗在于早期发现和早期诊治，只有在青光眼早期，视神经损害较轻的前提下及时治疗，才可以获得比较好的效果。

糖尿病青光眼一旦发生，治疗比较困难且效果差，因此，青光眼的治疗在于早期发现和早期诊治，只有在青光眼早期，视神经损害较轻的前提下及时治疗，才可以获得比较好的效果。

1.预防

长期良好的血糖控制可防止和减少糖尿病青光眼的发生；定期眼科检查，对糖尿病眼底进行监测，早期发现糖尿病视网膜病变，尤其是增殖性视网膜病变并给予及时有效的治疗，改善视网膜缺血缺氧状态，减少血管形成因子的产生，预防虹膜新生血管的形成；行玻璃体切割手术时应尽可能保留晶体，如需晶体摘除，应作囊外摘除。

2.治疗

治疗方法：1①快速控制高眼压，尽可能使用乙酰唑胺和静脉快速滴注甘露醇，以降低眼压，为治疗虹膜红变提供充分时间；如果药物治疗失败，应在 48 h 内行手术治疗。②虹膜红变的治疗，行亚激光全网膜光凝治疗，如晶体屈光介质浑浊，不能清楚看见眼底，可作 1～2 次整个周边部网膜的冷凝治疗。③止痛治疗，如视力完全丧失，疼痛明显，可以分步骤地表面滴阿托品、类固醇激素及 β 受体阻滞剂以解除神经支配；重复球后注射利多卡因、乙醇混合剂；止痛性虹膜嵌顿术；眼球摘除和眼内容物摘除术。

第四节　老年痛风

痛风是一种多种原因引起体内嘌呤代谢紊乱性疾病。近年来，随着生活水平的提高、饮食习惯的改变和人类寿命延长，痛风患病率有增加趋势。大概 90%的原发性痛风患者为男性，尤其以中老年人为最高，女性发作往往在绝经后。

一、病因及发病机制

（一）痛风分为原发性和继发性两大类

1.原发性痛风

有人报道 20%～50%患者有痛风家族史，为多基因性遗传。酶及代谢缺陷（包括磷酸核糖焦磷酸合成酶量或活性增高,次黄嘌呤鸟嘌呤磷酸核糖转换酶部分缺少),使尿酸代谢异常。

2.继发性痛风

与这一获得性高尿酸血症相关的继发因素,包括:药物(特别是利尿药物、环孢菌素、低剂量的阿司匹林和烟酸),骨髓增殖性疾病,多发性骨髓瘤,血红蛋白病,慢性肾脏疾病,甲状腺功能低下,银屑病,结节病和铅中毒等。酒精摄入过多也可以通过尿酸盐产生过多和尿酸分泌减少引发高尿酸血症,继而可出现痛风的病征。

(二)组织学特性是痛风石(水尿酸单钠结晶)的结节样沉积

这种改变可以在软骨、皮下组织、关节周围组织、肌腱、骨骼、肾脏等地方发现。痛风的急性炎症反应是通过多形核白细胞吞噬尿酸盐结晶而激活的,随后中性粒细胞释放趋化因子或其他物质介导炎性反应。但是,急性痛风性关节炎的准确机制还不十分清楚。血尿酸的增高是诱发痛风的重要原因。

二、临床表现

多数患者在查体时已发现高尿酸血症,但无临床症状。从高尿酸血症到关节痛症状出现时间可长达数年至数十年,有的甚至可以持续终生而不出现症状。最具特征性的症状是急性痛风性关节炎,通常在夜间发生,或在过量运动和饮酒后发作,第一跖趾关节为主小关节红、肿、热、痛和活动受限。部分老年人始终只表现为大关节受累。全身发热常见,体温可以达到39 ℃,数天或数周内自行缓解。在第一次发作后几个月或数年可以呈现无症状期。但约60%在一年内复发,78%的患者2年内发作,只有7%的患者在10年内不发作。反复发作变成慢性关节炎,伴随功能障碍和致残。

慢性痛风患者约1/3出现肾脏损害,表现为两种形式:一是痛风性肾病,早期可仅为蛋白尿,晚期可发生肾衰竭。二是尿路结石,约10%~20%患者表现为肾结石。

三、实验室检查

(1)血清尿酸盐测定:血尿酸大于6.0 mg/dL(360 μmol/L)称为高尿酸血症。

(2)X线检查:在急性关节炎时可见关节软组织肿胀,慢性关节炎可见关节间隙狭窄,关节面不规则,典型者可见骨质呈凿样缺损。

四、诊断和鉴别诊断

近年来提出痛风诊断标准较多,但未达成共识。老年痛风症状、体征及X线表现常不典型,临床易误诊。有资料表明,临床误诊率可高达58%~73%。

本病的诊断要点是:①急性不对称小关节炎,常于深夜骤发,疼痛剧烈。②亦可夜间突发急性大关节痛,反复发作,自然缓解,间隙期完全无症状。③暴饮暴食后,尤其摄入高脂、过量鱼虾及饮酒后出现关节痛。④关节痛伴皮肤结节,特别是耳郭结节。⑤肥胖、高血压、糖尿病者伴有关节痛者。⑥绝大多数老年痛风患者血尿酸可明显升高,但有少数呈波动性,故血尿酸正常并不能否定痛风的诊断。⑦老年痛风典型X线骨穿凿性改变者仅为20%,不能以X线未见典型改变而否认痛风诊断。

本病主要与风湿关节炎、类风湿关节炎、软组织感染、假性痛风区别。细菌学检查可以排除急性化脓性关节炎。假性痛风(关节腔内焦磷酸钙沉积)血清尿酸含量正常,X线检查呈现软骨钙质沉着症的改变,相对来说秋水仙碱治疗无效。

五、治疗

(一)急性发作性痛风性关节炎的治疗

首先治疗痛风性关节炎,随后治疗高尿酸血症,血尿酸下降可加重痛风性关节炎。

1.非甾体抗炎药

首选非甾体抗炎药(NSAID),传统的治疗药物是吲哚美辛,起始剂量为 25～50 mg,1 次/8 h,直至症状缓解(通常需要 5～10 d)。活动性溃疡病、肾功能障碍和 NSAID 过敏者为 NSAID 的禁忌证。

2.秋水仙碱

秋水仙碱通过干扰多形核白细胞的趋化作用而减轻炎症反应,对本病有特效。剂量为每 1 小时口服 0.5 mg 或 1 mg/2 h,直至症状缓解。通常总量需要 4～6 mg,不应该超过 8 mg。从静脉给予秋水仙碱可以减少胃肠道副反应发生率。毒性不良反应主要为注射部位的疼痛、血管外的组织损伤、骨髓抑制等。起始剂量为 2 mg 加入 20～50 mL 的生理盐水静脉给予,间隔 6 小时可重复再给,总量不超过 4 mg。肝、肾功能不全为秋水仙碱的禁忌证。

3.皮质类固醇类

皮质类固醇类药物可以迅速缓解急性痛风的发作。皮质类固醇类药物最好是在不能口服非甾体抗炎药时应用。如果患者为单关节病变,关节腔内注射(曲安西龙,10～40 mg)最有效。如果多关节病变,可以通过静脉给予甲基泼尼松龙 40 mg/d,7 日后逐渐减量,或口服泼尼松 40～60 mg/d,7 日后逐渐减量。

4.止痛剂

有时患者急性发作性的疼痛需要阿片类药物,阿司匹林应该尽量避免使用,因为可以加重高尿酸血症。

5.卧床休息

卧床休息是急性发作期主要的治疗,卧床休息应该持续到发作缓解后 24 h,过早的活动可以诱发痛风发作。尽管热敷或抬高患肢使患者更舒适,急性期理疗很少有效。

(二)发作间期的治疗

无症状期间治疗的主要目的是降低血尿酸浓度,减少尿酸盐在组织中沉积。尿酸盐在组织中沉积可以导致慢性痛风石性关节炎。一般认为血尿酸的浓度在 0.45～0.535 mmol/L (8～9 mg/dL)以下者可不给药物治疗,以饮食治疗为主。

1.饮食

不摄取高嘌呤食物(肉类、海鲜类、动物内脏等),蛋白质摄入量限制在 60～70 g,严格戒酒,少饮浓茶和咖啡,多饮水,24 小时尿量在 2～3 L 以上,有利于尿酸排出,防止结石形成(表4-6)。

2.避免使用引起高尿酸血症的药物

噻嗪类和襻利尿剂抑制肾脏排泄尿酸,低剂量的阿司匹林(＜3.0 g/d)和烟酸使高尿酸血症加重,应避免使用。

表 4-6 食物的嘌呤含量

类别	食物
低嘌呤饮食	
	精制谷类、谷类产品、脆玉米片、白色面包、意大利面食、面粉、竹芋粉、西米、木薯淀粉、蛋糕
	奶、奶产品、蛋类
	糖、甜味剂、食用胶
	黄油、多不饱和人造黄油和其他脂肪、花生油
	生菜、西红柿、绿色蔬菜(除以下高嘌呤饮食列出之外)
	低嘌呤蔬菜拌成的奶油汤,但是不含肉或肉质原料
	水果、坚果、兴奋性饮料、含碳酸饮料
高嘌呤饮食	
	所有的肉类,包括动物器官和海产品
	肉膏和肉汤
	酵母粉和酵母抽取物、啤酒和含酒精的饮料
	蚕豆、豌豆、小扁豆、麦片粥、菠菜、芦笋、菜花、蘑菇

嘌呤食物含量反映了核蛋白的含量和周转。食物含的核多(肝脏)具有嘌呤就多,生长快的食物如芦笋嘌呤含量也多。消耗大量含嘌呤低的食物可能提供比消耗少量高嘌呤饮食更大的嘌呤负荷

3.抑制尿酸合成

别嘌醇,其作用机制是通过抑制黄嘌呤氧化酶,使尿酸生成减少。此药与排尿酸药物合用可加强疗效。

4.促尿排泄尿酸的药物

这类药物主要抑制肾小管对尿酸盐的重吸收而促尿酸排泄。目前常用的有 3 种。

(1)丙磺舒:起始剂量 0.5 g/d,以后逐渐增加到 1～2 g/d。

(2)磺吡酮:起始剂量 50～100 mg,2 次/d,以后逐渐增加到 200～400 mg/d。

(3)苯溴马隆:是一种强效促尿酸排泄药物,大部分患者初始剂量为 50 mg/d。

第五节 老年甲状旁腺功能亢进症

原发性甲状旁腺功能亢进症(PHPT)是由于血液循环甲状旁腺激素(PTH)水平增高引起的钙、磷和骨代谢异常。由于此病发病率在老年患者中增加,故此病在老年人中较为重要。

原发性甲状旁腺功能亢进症(PHPT)可以发生在任何年龄,但是最常发生于 40～65 岁之间,此年龄段的发病率约为 1/1 000。女性发病率高于男性,发病率比为 2∶1,并且女性常常在绝经后的前十年中发病。

一、病因和病理生理

该病主要的特点是相对血钙水平而言有不适当的 PTH 分泌,而高血钙对大多数腺瘤无抑制作用或有 PTH 分泌的钙调定点改变。如和正常细胞相比,抑制其 PTH 分泌所需的钙浓度要高得多。在这种情况下,PTH 的过度分泌是由于基本缺陷引起细胞增生所致,细胞数量

的增多使PTH的分泌不受抑制。当PTH分泌轻度增加时，引起骨转换增加和皮质骨骨密度降低而不影响松质骨。在很高浓度时，PTH引起骨膜下骨吸收甚至髓质的纤维化和囊性变（"棕色瘤"和"纤维囊性骨炎"）。过多的PTH使骨钙溶解释放入血，肾小管和肠道吸收钙的能力均加强，致使血钙升高，当血钙浓度超过肾阈值时，从肾小球滤过的钙增多，尿钙排出增加。虽然PTH能促进远端肾小管对钙的重吸收，但由于此时钙滤过负荷增高，出现高尿钙。但一般情况下甲状旁腺功能亢进症和非甲状旁腺疾病引起的同等水平的高钙血症，前者的尿钙排量常低于后者。50%的PHPT患者可致尿磷排出增多及血磷降低，这是因为PTH使近端肾小管重吸收磷降低，尿磷排出增多，随之血磷降低。

二、临床表现

（一）高钙血症

血钙增高所引起的症状可影响多个系统。中枢神经系统方面有淡漠、消沉、性格改变、反应迟钝、记忆力减退、烦躁、过敏、多疑多虑、失眠、情绪不稳定和衰老加速等。高血钙还可引起心血管症状，如心悸、气短、心律失常、心力衰竭以及眼部病变（如结合膜钙化颗粒、角膜钙化及带状角膜炎）等。

（二）骨骼系统表现

骨骼受累主要表现为广泛的骨关节疼痛，伴明显压痛。绝大多数有脱钙、骨密度低。80%以骨骼病变表现为主或与泌尿系结石同时存在，但亦可以骨量减少和骨质疏松为主要表现，而纤维性囊性骨炎罕见。

（三）泌尿系统表现

长期高钙血症可影响肾小管的浓缩功能，同时尿钙和磷排量增多，因此患者常有烦渴、多饮和多尿。可反复发生肾脏或输尿管结石，表现为肾绞痛或输尿管痉挛的症状，血尿或砂石尿等，也可有肾钙盐沉着症。

三、诊断与鉴别诊断

（一）诊断标准

具有下列特点之一者应怀疑本症。

（1）反复活动性尿路结石或肾钙盐沉着。

（2）骨质吸收、脱钙、甚至囊肿形成。

除临床表现外，诊断依据要点：①血清钙经常＞2.5 mmol/L，且血清蛋白无显著变化，伴有口渴、多饮、多尿、尿浓缩功能减退、食欲不振、恶心、呕吐等症状。②血iPTH增高。如血钙过高伴有iPTH增高，结合临床和影像检查可诊断该病。如同时尚有尿钙、尿磷增多、血磷过低则更典型。

（二）鉴别诊断

1.恶性肿瘤

恶性肿瘤性高钙血症常见。

（1）肺、肝、甲状腺、肾、肾上腺、前列腺、乳腺和卵巢肿瘤的溶骨性转移。骨骼受损部位很少在肘和膝部位以下，血磷正常，血PTH正常或降低。临床上有原发肿瘤的特征性表现。

（2）假性甲状旁腺功能亢进症（包括异位性PTH综合征），患者不存在溶骨性骨转移癌，但肿瘤(非甲状旁腺)能分泌体液因素引起高血钙。假性甲状旁腺功能亢进症的病情进展快、症状严重、常有贫血。体液因素包括 PTH 类物质、前列腺素和破骨性细胞因子等。

2.维生素 A 或 D 过量

有明确的病史可供鉴别,此症有轻度碱中毒,而甲状旁腺功能亢进症有轻度酸中毒。皮质醇抑制试验有助鉴别。

3.甲状腺功能亢进症

由于过多的 T3 使骨吸收增加,约 20%的患者有高钙血症(轻度),尿钙亦增多,伴有骨质疏松。鉴别时甲状腺功能亢进临床表现容易辨认,PTH 多数降低、部分正常。如果血钙持续增高,血 PTH 亦升高,应注意甲状腺功能亢进症合并甲状旁腺功能亢进症的可能。

4.结节病(sarcoidosis)

有高血钙、高尿钙、低血磷和 ALP 增高,与甲状旁腺功能亢进症颇相似,但无普遍性骨骼脱钙,血浆球蛋白升高,血 PTH 正常或降低。类固醇抑制试验有鉴别意义。

5.多发性骨髓瘤

可有局部和全身性骨痛、骨质破坏及高钙血症。通常球蛋白、特异性免疫球蛋白增高、血沉增快、尿中本-周(Bence-Jones)蛋白阳性,骨髓可见瘤细胞。血 ALP 正常或轻度增高,血 PTH 正常或降低。

四、定位诊断

(一)颈部超声

B 超(10 Hz)可显示较大的病变腺体,定位的敏感性达 89%,阳性正确率达 94%。

(二)放射性核素检查

(1)123I 和 99mTc-sestamibi 减影技术可发现 82%的病变。

(2)99mTc 和 201Tl 双重核素减影扫描(与手术符合率可达 92%)可检出直径 1 cm 以上的病变,对于甲状腺外病变也特别敏感,阳性率为 83%,敏感性为 75%。

(三)颈部和纵隔 CT

能发现纵隔内病变,对位于前上纵隔腺瘤的诊断符合率为 67%。可检出直径 1 cm 以上的病变。

五、治疗

目前认为并非所有甲状旁腺功能亢进症患者都需手术治疗,对于有高钙血症症状和体征的患者,手术为首选。若存在以下任何一种情况者,应手术。

(1)年龄在 50 岁以下。

(2)血清钙持续在 2.7～3.0 mmol/L 之间或不断升高。

(3)血浆 PTH 有 1 次或 2 次高于正常。

(4)尿钙排出超过 250 mg/24 h。

(5)有骨病变或有肾功能受损。

(6)不能长期内科监测或不愿长期内科监测。

(一)手术治疗

1.术前准备

对已确诊者,按一般术前处理即可。血钙明显升高者,应先行内科治疗,将高血钙控制在安全范围内，并加强支持治疗，改善营养，纠正酸中毒。

2.术中注意事项

术中应做好高血钙危象的抢救准备工作，术中仔细检查甲状旁腺，如属腺瘤，不论单发或多发，应全部切除，仅保留 1 枚正常腺体；如系增生，常为多枚腺体同时累及，故宜切除其中的 3 枚，第 4 枚切除 50%左右；如属异位腺瘤，多数位于纵隔，可沿甲状腺下动脉分支追踪搜寻。有时异位甲状旁腺包埋在甲状腺中，应避免遗漏。

3.术后处理

手术成功者，血磷常迅速恢复正常，血钙和血 PTH 则多在术后 1 周内降至正常。伴有明显骨病者，由于术后钙、磷大量沉积于脱钙的骨组织，故术后数日内可发生手足搐搦症。有时血钙迅速下降，可造成意外，故必须定期检查血生化指标。轻度低钙血症经钙盐补充和维生素 D 治疗可纠正，较重者应给予活性维生素 D 制剂，如 1α-(OH)D3 或 1,25-(OH)2D3。如低钙症状持续 1 个月以上，提示有永久性甲状旁腺功能减退症，需按甲状旁腺功能减退症治疗。

手术是治疗 PHPT 的有效措施。新近开展的射线引导下的甲状旁腺切除术可以治愈 95%的患者，大大降低了老式手术方式的危险性，在手术中，一般认为无论是否为肿瘤或增生，均应探查所有的甲状旁腺，如为腺瘤，做腺瘤摘除；如为增生，则主张切除 3 个半腺体或 4 个腺体，然后取小部分做甲状旁腺自体移植。如为腺癌，则应做根治术。

(二)内科治疗

对于无手术指征的患者，可定期随访并采用内科治疗。要求患者多饮水，限制食物中钙的摄入量，如忌饮牛奶，注意补充钠、钾和镁盐等，并忌用噻嗪类利尿剂、碱性药物和抗惊厥药物。鼓励患者适当活动。每 3～6 个月全面复查一次与甲状旁腺功能亢进症相关的实验指标以及患者的症状。同时研究发现二磷酸盐和雌激素替代能有效改善骨密度，降低甲状旁腺功能亢进症患者的骨转换。

第六节　血脂紊乱

血脂紊乱是脂质代谢障碍的表现，属于代谢性疾病，是指血浆中一种或多种脂质成分的增高或降低、脂蛋白量和(或)质的改变。血脂紊乱被公认为心血管系统最重要的危险因素之一，大规模临床试验及荟萃分析结果表明，积极治疗血脂紊乱是老年人心血管疾病防治的重要组成部分。

一、老年人血脂代谢特点

血脂是血浆中胆固醇(TC)、甘油三酯(TG)和类脂(如磷脂等)的总称。血脂水平发生变化是老年人的生理特点，基因和环境因素与衰老过程中的脂代谢变化密切相关。根据美国胆固醇教育计划第 3 版成人治疗指南(NCEP ATPⅢ)，随着年龄增加，高胆固醇血症患者显著增多[＞65 岁的人群中TC＞5.2 mmol/L(200 mg/dL)，男性占 60%、女性占 77%]。我国的流行病学调查显示，男性在 65 岁以前，TC、LDL-C 和 TG 水平随年龄增加逐渐升高，以后随年龄增加逐渐降低；中青年女性 TC 水平低于男性，女性绝经后 TC 水平较同年龄男性高。在增龄过程中,HDL-C 水平相对稳定;与欧美国家相比,我国老年人的 TC、LDL-C 和 TG 水平低于西方人群,以轻中度增高为主。

人们提出了许多机制用来说明与年龄相关的血脂蛋白浓度的变化,尤其是 LDL-C 的浓度变化。这些机制包括与年龄相关的进食油脂增加、肥胖、体育锻炼减少,健康状况下降以及肝细胞上 LDL 受体数量随年龄增长而逐渐减少、功能减退。血脂紊乱是心脑血管疾病的独立危险因素,随着年龄增长,动脉粥样硬化发生率增加,老年人是发生心脑血管事件的高危人群。

二、病因

血脂紊乱的发生是由于脂蛋白生成加速或者降解减少,抑或两者同时存在。原发的血脂紊乱可能是由于单基因突变所致的生物化学缺陷,也可能是多基因或者多因子所致。继发的血脂紊乱在老年人中更常见,是由于肥胖、糖尿病、甲状腺功能减退以及肝、肾疾病等系统性疾病所致。此外,某些药物,如利尿剂、β 受体阻滞剂、糖皮质激素等也可能引起继发性血脂升高。

三、临床表现

多数血脂紊乱的老年患者无任何症状和体征,常于血液常规生化检查时被发现。脂质在血管内皮沉积可引起动脉粥样硬化,由此引起心脑血管和周围血管病变,因此血脂紊乱的首发症状往往与心血管疾病症状相关。

TG 水平中度升高会导致脂肪肝和胰腺炎,如果 TG 水平继续升高则会在背部、肘部、臀部、膝部、手足等部位出现黄色瘤。严重的高甘油三酯血症[TC＞5.2 mmol/L(200 mg/dL)]会导致视网膜的动静脉呈白乳状,形成脂血症视网膜炎。某些形式的高脂血症可以导致肝脾增大,从而出现上腹不适感或者压痛,而患有罕见的 β 脂蛋白不良血症的患者则可能出现手掌黄斑和结节状的黄色瘤。

四、诊断

鉴于目前老年人群的研究数据缺乏,建议老年人血脂紊乱的分类和合适的血脂水平参考 2007 年《中国成人血脂异常防治指南》制定的标准,诊断老年人血脂异常时应重视全身系统性疾病,如肥胖、糖尿病、甲状腺功能减退、梗阻性肝病、肾病综合征、慢性肾衰竭等和部分药物,如利尿剂、β 受体阻滞剂、糖皮质激素等以及酒精摄入、吸烟引起的继发性血脂异常。对老年患者而言,检测甲状腺功能十分重要,因为无临床症状的甲状腺功能减退与继发性血脂异常相关。

然而,国内外大规模前瞻性流行病学调查结果一致显示,患有心血管疾病的危险性不仅取决于个体具有某一危险因素的严重程度,更取决于个体同时具有危险因素的数目,而仅依靠血脂检查结果并不能真实反映出被检查者的血脂健康水平。当前,根据心血管疾病发病的综合危险大小来决定血脂干预的强度,已成为国内外相关指南所共同采纳的原则。

因此,2011 年 ESC/EAS 血脂指南取消了"血脂合适范围"的描述,更加强调根据危险分层指导治疗策略,建议采用 SCORE 系统将患者的心血管风险分为极高危、高危、中危或低危,以此指导治疗策略的制订。我国仍然采用 2007 年《中国成人血脂异常防治指南》血脂异常危险分层方案,按照有无冠心病及其等危症、有无高血压、其他心血管危险因素的多少,结合血脂水平来综合评估心血管病发病危险,将人群进行危险性分类,此种分类也可用于指导临床开展血脂异常的干预。

五、治疗

(一)老年人降脂治疗的现状

对老年人群的流行病学研究显示，老年人总死亡率及心血管疾病病死率与LDL-C水平呈U形关系，LDL-C＜2 mmol/L(77 mg/dL)或＞5 mmol/L(193 mg/dL)时，总死亡率及心血管疾病病死率升高；LDL-C在3～4 mmol/L(115～154 mg/dL)时总死亡率及心血管疾病病死率最低。老年人TC与心脑血管疾病关系的研究为矛盾结果，多年来人们担心降低TC水平对老年人可能存在不利影响，严重影响了调脂药物的临床应用。大量循证医学证据显示，他汀类药物显著减少老年人心血管事件和心血管死亡，强化降脂治疗对老年患者非常有益。另外近年研究显示，血脂异常患者即使经过大剂量他汀类药物强化降胆固醇治疗后仍面临很高的心血管剩留风险，而在2型糖尿病、肥胖、代谢综合征和(或)心血管病患者中，TG升高和HDL-C降低是构成心血管剩留风险的主要血脂异常表型。因此，在关注高胆固醇血症的危害性以及强调他汀类药物在心血管疾病防治中基石地位的同时，亦应充分重视对TG增高等其他类型血脂异常的筛查和干预。

(二)血脂紊乱的治疗

1.老年人血脂紊乱治疗的目标水平

基于循证医学证据，结合我国近10～20年随访结果，2007年《中国成人血脂异常防治指南》指出，调脂治疗防治冠心病的临床益处不受年龄影响，对于老年心血管危险人群同样应进行积极调脂治疗。推荐参考2007年《中国成人血脂异常防治指南》，根据老年患者的血脂水平和合并的危险因素确定治疗策略及血脂的目标水平。

2.治疗性生活方式的干预

2011年ESC/EAS指南与我国血脂管理指南一致强调治疗性生活方式改变(TLC)是控制血脂异常的基本和首要措施。国际动脉粥样硬化学会于2013年7月发布的《全球血脂异常诊治建议》也指出生活方式干预的主要目的是降低LDL-C和非HDL-C，其次是减少其他危险因素。提倡用富含纤维的碳水化合物或不饱和脂肪酸代替过多的饱和脂肪酸。提倡减轻体重、规律进行有氧运动，并采取针对其他心血管病危险因素的措施，如戒烟、限盐以降低血压等。

3.药物治疗

对许多患有血脂紊乱存在冠心病风险的老年人而言，治疗性生活方式干预不能有效降低LDL-C水平以达到控制目标，需要在健康生活方式改变的基础上开始个体化的调脂药物治疗。临床上供选用的调脂药物主要有他汀类、贝特类、烟酸类、树脂类药物和胆固醇吸收抑制剂，以及其他具有调脂作用的药物，以下做简单介绍。

(1)他汀类：在肝脏合成胆固醇的过程中，羟甲基戊二酰辅酶A(HMG-CoA)还原酶催化其中的限速反应，他汀类药物可以抑制HMG-CoA还原酶，从而减少胆固醇的生成。这类药物有如下作用：上调肝细胞的LDL受体，从而使含有ApoE和ApoB的脂蛋白从循环中清除增多，还使肝脏合成、分泌的脂蛋白减少。他汀类药物降低LDL-C水平、增加其清除，并减少极低密度脂蛋白和中等密度脂蛋白(非HDL-C)等残存颗粒的分泌。所以他汀类药物对LDL-

C和TG水平升高的患者是有效的。临床常用制剂有阿托伐他汀、辛伐他汀、洛伐他汀、氟伐他汀、瑞舒伐他汀、匹伐他汀等。他汀类药物是目前临床上最重要、应用最广的降脂药。现有的临床证据表明,他汀类药物治疗可显著减少老年人心脑血管事件。

(2)贝特类:贝特类药物降低VLDL的产生、增加富含TG的脂蛋白的清除。后者是通过过氧化物酶体增殖物激活受体(PPAR)α以及增强脂蛋白脂肪酶的脂解活性来实现的。贝特类药物还能升高HDL-C和ApoAⅠ的水平,适用于TG高、HDL-C低的患者。临床常用制剂有非诺贝特、苯扎贝特、吉非贝齐等。

(3)烟酸类:烟酸抑制脂蛋白的合成,减少肝脏产生VLDL,且抑制游离脂肪酸的外周代谢,从而减少肝脏产生TG、分泌VLDL,并减少LDL颗粒。烟酸促进ApoAⅠ产生增多,因此可以升高HDL-C的水平。临床常用制剂有烟酸、阿昔莫司等。AIM-HIGH研究结果显示,烟酸缓释制剂虽然提高了HDL-C水平、降低TG水平,但并未减少心脏病发作、卒中或其他的心血管事件。临床试验结果的公布对烟酸类药物在心血管病防治中的地位产生较大影响。

(4)树脂类:树脂类药物一般作为治疗高胆固醇血症的二线用药。胆汁酸多价螯合剂在肠道中结合胆汁酸,从而减少了胆汁酸的肝肠循环。这类药上调7-α羟化酶促使肝细胞中更多的胆固醇转变成胆汁酸,从而肝细胞中TC的含量下降、LDL受体表达增多,LDL和VLDL残粒从循环中的清除增加。同时,胆汁酸多价螯合剂使肝脏胆固醇合成增加,从一定程度上否定了螯合剂的降LDL-C的作用。TG水平高的患者应用树脂类药物需要注意该类药物会使肝脏产生更多的VLDL而致TG升高。临床常用制剂有考来烯胺、考来替哌等。

(5)胆固醇吸收抑制剂:胆固醇吸收抑制剂依折麦布抑制肠道吸收胆固醇,使胆汁及食物中运送至肝脏的胆固醇减少,且减少致动脉粥样硬化的残余颗粒中VLDL、LDL胆固醇的含量。肠道向肝脏运输的胆固醇减少使得肝细胞LDL受体活性增强,从而导致循环中LDL的清除增多。

(6)其他调脂药物:普罗布考可以通过渗入到脂蛋白颗粒中影响脂蛋白代谢,降低TC、LDL-C,也可降低HDL-C,可用于高胆固醇血症的治疗。n-3脂肪酸制剂是深海鱼油的主要成分,可降低TG和轻度升高HDL-C。一类全新的降低LDL-C药物——人类前蛋白转化酶枯草溶菌素9(PCSK9)抑制剂,临床研究提示该药能显著降低LDL-C水平,有望用于不能耐受他汀类药物或者他汀类药物治疗不能达标的患者。

综上,老年人群同样应该遵循2007年《中国成人血脂异常防治指南》,根据患者心脑血管疾病的危险分层及个体特点选择调脂药物,如无特殊原因或禁忌证,应鼓励具有多种心脑血管疾病危险因素的老年人使用他汀类药物。当最大剂量他汀类药物治疗未能达到LDL-C目标或不耐受大剂量他汀类药物,可联合使用依折麦布。如果LDL-C达标,而非HDL-C和TG水平明显升高,可加用贝特类药物、烟酸或高剂量的n-3脂肪酸,TG明显升高的患者,需要及时干预,预防急性胰腺炎的发生。

4.老年人药物治疗的安全性

降脂药物较为常见的不良反应是胃肠道不适,少数的不良反应为肝功能异常和肌病,肾损伤、周围神经病变等也曾有报道。总体而言,随着老年人降脂治疗研究的深入,已经证明老年人使用降脂药物是安全有效的;但是无论是血脂紊乱还是药动学、药效学,老年人均有其独特特点，老年人的降脂治疗应在遵循一般原则的前提下，进行个体化治疗，建议应从小剂量开始，并充分考虑到药物相关副作用，尽可能单药调脂，以避免药物相关肌病的发生，同时密切监测相关症状和生化指标，从而使调脂治疗的获益最大化。

六、关于老年人血脂紊乱有待解决的问题

目前，血脂异常防治指南已经深入临床实际，但关于他汀类药物治疗的观察与思考仍未停止。60 岁以上老年人的他汀治疗，无论是一级预防还是二级预防，总体是获益的。但对于 80 岁以上老年人存在是否还要进一步分层、制订新的他汀治疗目标及剂量选择的问题。目前已经公布的关于降脂治疗的临床试验缺乏 80 岁以上人群研究的结果，缺乏专为高龄老年人设计的前瞻、随机、对照、大规模临床试验。

在血脂研究领域，针对 LDL-C 降脂达标是老年人血脂紊乱治疗的主要目标，升高 HDL-C 和综合降脂治疗对老年人预后的影响是未来应关注的热点，期待更多专为老年人群设计的大规模随机临床试验，以解决老年人降脂治疗中存在的问题。

第五章　老年神经系统疾病

第一节　缺血性脑血管疾病

一、概述

(一)脑血管病概念及分类

脑血管病是各种血管源性病因引起的脑部疾病的总称。血管源性病因包括两个方面,一是颅内外血管本身的疾病,如血管发育异常、创伤、肿瘤等;二是心血管系统和其他系统或器官的病损,累及脑部血管和循环功能。最常见的为动脉粥样硬化、心源性栓塞等。根据损伤的血管部位,大体可分为视网膜、脊髓及脑血管病变。而根据损伤的血管性质可分为动脉、静脉及毛细血管。

根据起病的方式,可将脑血管病分为急性及慢性。急性脑血管病又称(脑)卒中或中风;慢性脑血管病包括血管性痴呆、大脑缺血(慢性)及脑动脉粥样硬化等。

根据病理生理,脑血管病可分为缺血性及出血性脑血管病。前者主要由于各种原因(如动脉梗阻或脑血流灌注量下降)导致的脑、脊髓或视网膜细胞缺血缺氧。后者主要由于各种原因导致脑、脊髓血管破裂,溢出的血液对脑组织形成压迫导致的病理生理改变。

脑卒中为突然起病的脑血液循环障碍所致的神经功能缺损。包括缺血性卒中(IS),如脑血栓形成、脑栓塞及分水岭梗死等,也可统称为脑梗死(影像学概念);出血性卒中(HS),如脑出血、蛛网膜下腔出血。短暂性脑缺血发作(TIA)为短暂性的、可逆的、局部的脑血液循环障碍,可反复发作,少者1~2次,多者数十次。多与动脉粥样硬化有关,也可以是脑梗死的前驱症状。可表现为颈内动脉系统和(或)椎-基底动脉系统的症状或体征,症状和体征应在24小时内完全消失。IS/TIA占所有脑卒中病例的60%~80%。虽然IS与TIA的临床表现及预后有很多不同之处,但他们的病理生理过程是一致的,而IS/TIA的病理生理过程与缺血性脑血管病也是基本一致的,因此本文主要将IS/TIA作为一个整体,重点阐述。

根据国际疾病分类(ICD-10),缺血性脑血管病主要有如下分类:①脑梗死(I63);②脑动脉闭塞和狭窄,未造成脑梗死(包括I65:入脑前动脉的闭塞和狭窄,未造成脑梗死;I66:大脑动脉的闭塞和狭窄,未造成脑梗死);③其他脑血管病(I67):包括大脑动脉粥样硬化(I67.2)、高血压脑病(I67.4)、由于大脑静脉血栓形成引起的脑梗死(I63.6),其他特指的脑血管疾病(I67.8),如大脑缺血(慢性)等;④短暂性脑缺血性发作和相关的综合征(G45);⑤血管性痴呆(F01);⑥新生儿大脑缺血(P91.0)。可见,缺血性脑血管病的类型很多,但缺血性脑血管病主要累及脑动脉,其中最常见的是急性起病形式的IS/TIA,而缺血性脑血管病的病理生理过程与IS/TIA也基本相同。另外,虽然目前脑卒中的发病有年轻化的趋势,但IS/TIA仍以老年人多见。因此本文通过重点阐述老年人IS/TIA的相关知识,进而了解缺血性脑血管病。

（二）IS及TIA概念的演变

有关IS的概念没有太多的变化，但TIA概念的变化较大。自19世纪开始，对短暂性（每次数分钟或数小时左右）卒中样发作即有认识，如1856年，有专家描述了一位感染性动脉疾病的妇女，“在5年内反复发作左侧肢体无力”。对这种发作，过去有多种名称，如“脑间歇性跛行”“小卒中”“短暂性脑功能不全”等。

1951年美国神经病学家首先将“暂时出现的短暂的神经定位体征”命名为TIA。1965年美国普林斯顿会议上TIA定义为：由于大脑局灶性或区域性缺血产生的神经功能缺损症状，并在24小时内完全消失。1975年美国国立卫生研究院（NIH）的疾病分类正式将上述定义作为TIA的标准定义。后来，专家对TIA的定义作了进一步的完善，其定义为：“脑或视觉功能的急性丧失，症状持续小于24小时，经各项检查后，推测神经功能丧失是由于栓塞或血栓形成的血管性病变引起”。

1995年，美国国立神经疾病与卒中研究所（NINDS）进行的tPA治疗急性脑梗死试验显示，不管是在安慰剂组还是在治疗组中，那些有明显局灶性神经功能缺损表现且持续时间超过1小时并能在24小时内完全缓解的患者只占2%。为了适应临床需要，美国斯坦福大学医学院的Albers等建议用以下新定义：TIA是短暂发作的神经功能障碍，由局灶性或视网膜缺血所致，临床症状持续时间一般不超过1小时，且没有急性缺血性卒中的明确证据。若临床症状持续存在，并有与急性缺血性卒中相符的特征性影像学表现，则应诊断为缺血性卒中。

2009年2月，美国某杂志发表了美国心脏协会（AHA）/美国卒中协会（ASA）卒中协作组对TIA概念的更新。定义为：由于颅内外血管及视网膜血管病变造成的短暂的脑、脊髓及视网膜的缺血性症状，在相关的神经影像上未见到任何相关病灶。TIA概念的演变，实际上反映的是缺血性脑血管病病理生理、发病机制、影像学检查技术及治疗手段的演变过程，目的是临床诊断更精准，并且对治疗提供更准确的指导。

（三）IS/TIA的流行病学

脑血管病是目前导致人类死亡的第二位原因，我国2004—2005年完成的全国第三次死因回顾性抽样调查报告显示，脑血管病已跃升为国民死因的首位。我国每年新发脑卒中病例约为150万～200万，校正年龄后的年脑卒中发病率为116/10万～219/10万人口，年脑卒中死亡率为58/10万～142/10万人口。脑卒中后幸存者约为600万～700万，其中约70%为缺血性卒中。随着人口老龄化和经济水平的快速发展及生活方式的变化，缺血性脑血管病的发病率明显上升，提示以动脉粥样硬化为基础的缺血性脑血管病发病率正在增长。

脑卒中是单病种致残率最高的疾病，世界卫生组织公布，在各种神经系统疾病中脑卒中的残疾调整生命年（DALY）排在首位。本病的高发病率、高患病率、高死亡率和高致残率，给社会、家庭和患者带来沉重的负担和巨大的痛苦。中国脑血管病直接医疗费用超过400亿人民币。因此，有效防治IS/TIA意义重大。

最近的研究资料显示，IS/TIA有如下常见的危险因素，包括：①不可改变的危险因素：年龄、性别、低出生体重、种族、遗传；②可改变的危险因素：高血压、吸烟、糖尿病、血脂异常、非瓣膜性房颤、其他心脏病、无症状颈动脉狭窄、镰状细胞病、激素替代治疗、口服避孕药、饮食与营养、缺乏活动、肥胖等；③潜在可改变的危险因素：偏头疼、代谢综合征、饮酒、药物滥用、睡眠障碍、高同型半胱氨酸血症、脂蛋白 a 增高、高凝状态、炎症和感染等。

二、脑循环的病理生理

(一)脑动脉构成

脑部的动脉血液供应主要来自两个系统,即前循环的颈动脉系统和后循环的椎-基底动脉系统。颈动脉系统供应大脑半球前 3/5 部分的血液,这一系统中最主要的动脉为双侧颅内外颈内动脉(ICA)、大脑中动脉(MCA)及大脑前动脉(ACA)。后循环,即椎-基底动脉系统的血管,是从胸腔内的右侧无名动脉及左侧锁骨下动脉发出椎动脉(VA),双侧椎动脉进入颅内后至脑桥的尾部会合成基底动脉(BA),基底动脉最后延续为双侧的大脑后动脉(PCA)。椎-基底动脉系统的主要动脉为椎动脉、基底动脉、小脑后下动脉(PICA)、小脑前下动脉(AICA)、小脑上动脉(SCA)及大脑后动脉。

脑动脉最终分出两种分支,一是走行在脑组织表面的分支,在大脑半球称为皮质分支,在脑干及小脑称为长旋动脉及短旋动脉;另一种分支为穿通动脉,深入到脑组织的深部,在大脑半球称为中央支,在脑干及小脑称为旁正中动脉。

(二)脑血流调节

正常成人的脑重约 1 500 g,占体重的 2%～3%,每分钟有 750～1 000 mL 血液流经脑循环,每 100 g 脑组织每分钟的脑血流量(CBF)平均约为 55 mL,即 55 mL/(100 g · min),约占每分钟心血搏出量的 20%。脑组织几乎无能量储备,对缺血缺氧损害十分敏感。影响脑血流的主要因素包括:动脉压、静脉压、颅内压、脑血管阻力、二氧化碳和氧的血液浓度及血液流变性。脑血流有自动调节能力,其可能的机制包括:肌源性、生化机制、神经源性和肽能机制。

总之,脑血流量可以通过不同机制得到保证,有较强的脑循环储备能力或代偿能力。但一旦脑循环失代偿,则易引起不可逆的脑组织损害,因此,IS/TIA 应该以预防为主。

(三)脑动脉病变的病理生理学改变

1.大动脉粥样硬化

大动脉粥样硬化是最常见的致病原因,其病变部位常常位于各大动脉起始部位或动脉分叉处。大动脉粥样硬化导致缺血的方式有三种:①导致严重狭窄或梗阻性病变,当管腔狭窄程度>70%时,狭窄远端的脑血流量降低,此时如果再出现脑血流灌注量下降,如血压偏低,则在其供血区可能引起分水岭梗死;②动脉粥样硬化血栓形成导致动脉梗阻,梗阻远端脑组织梗死;③动脉粥样硬化处,坏死斑块脱落,导致动脉源性栓塞。

2.小穿通动脉的疾病

小穿通动脉常常指与脑组织表面行走的动脉垂直,深入到脑实质内、直径 100～200 μm 的小动脉。这些动脉的梗阻常由两种原因引起。一是与穿通动脉相邻的微动脉或大动脉粥样硬化,随着斑块的延伸堵塞了穿通动脉分支的入口。另一种原因是穿通动脉本身脂肪玻璃样变,形成血管壁内纤维素样物质及内膜下泡沫样细胞,显示穿通动脉局灶扩张及小的出血性渗出。这种脂肪玻璃样变最常见于高血压。

3.夹层动脉瘤

夹层动脉瘤指动脉的破裂,最常累及动脉中层。可分为外伤性的及自发性的,但最常见于外伤或机械压迫。颈部的突然运动和过伸是主要原因。若伴有先天性或获得性的动脉中层及弹力层异常，则更易出现夹层动脉瘤。可因血管狭窄导致其供血区的低灌注。

4.栓塞

国外文献报道，1/5的后循环血管梗死为心源性栓塞，1/5是由来自近端大动脉粥样硬化病变处的斑块脱落，从而导致颅内椎-基底动脉远端栓塞，冠状动脉造影及心导管手术产生的栓子以及心脏的反常栓子，更容易导致后循环血管栓塞。

5.肌纤维发育不良

可累及任意或整个动脉壁，病理上为非动脉粥样硬化性病变。肌纤维发育不良引起脑缺血的原因，具体不清楚。功能性的血管收缩导致低灌注量，而在扩张的血管段则导致血流减慢，继而形成血栓。

6.动脉瘤

最常引起蛛网膜下腔出血，有时动脉瘤内可有栓子脱落，导致远端血管的栓塞。

7.血管畸形

主要导致脑出血或颅内占位性效应。

8.动脉扩张变长

动脉扩张变长指血管扩张，即梭状动脉瘤形成，表现为动脉的肌肉层和内弹力层缺乏，遗传可能为主要因素，特别是年轻人。基底动脉的梭状动脉瘤是最常见的，头部磁共振成像(MRI)及磁共振血管造影(MRA)能获得较好的确诊。这些扩张的血管通过不同方式产生症状：产生占位效应，使脑神经及脑干移位，或扭曲、牵拉脑神经及其他动脉；扩张的血管内血流缓慢，形成血栓；动脉内的血栓堵塞穿通动脉及短、长旋动脉的开口处，引起这些分支的缺血；动脉内的血栓斑块脱落，在远端形成栓塞。

9.偏头痛

典型偏头痛(伴先兆)累及到后循环血管，常见的为基底动脉偏头痛(Bickerstaff综合征)。发作时患者有反复的脑干及小脑功能障碍，出现眩晕、复视、步态蹒跚、感觉异常、失明及焦虑不安，有时出现意识障碍。典型的基底动脉偏头痛发作后，PCA供血区可发现梗死灶。血栓形成的因素：长时间的血管收缩导致血流减少，血管内皮受刺激，从而激活血小板及凝血通路。

10.低血压及低灌注

往往在脑动脉主干严重狭窄的基础上，血压下降，导致狭窄远端出现脑血流低灌注，最终引起脑组织“分水岭”区梗死。最常见的区域在额顶、顶枕及颞枕区。亦有报道发现小脑的SCA、AICA及PICA之间的分水岭区域也可因低氧性缺血导致“分水岭”脑梗死，其形状呈线状或柱状。

11.药物滥用

年轻人中药物滥用(特别是可卡因)是引起脑出血及缺血的常见原因。使用可卡因可导致脑梗死及心脏、肠道、骨骼肌缺血，而脑梗死更易发生在上位脑干及丘脑区。脑血管造影很难找到异常发现。毒品导致缺血的机制没有完全弄清楚，但可逆性的血管收缩、血小板聚集性增高及动脉炎的可能性较大。脑梗死还见于静脉给予海洛因、含有吡甲胺的镇痛新以及盐酸哌醋甲酯(利他林)。

12.烟雾病(Moyamoya 综合征)

血管造影证实,该病为颈内动脉进行性变细及闭塞,导致大脑前、中动脉穿通支的扩大,并且形成永久性的吻合通道,血管造影上显示像烟雾,病理上显示,动脉因内皮增生、纤维化伴内弹力层增厚异常及血栓形成,最终导致血管严重梗阻,但没有严重炎症。

13.MELAS

为线粒体肌病、线粒体脑病、乳酸中毒、卒中样发作四种临床疾病的英文首字母缩写。其中卒中常累及枕叶。一般为少年及年轻人出现偏头痛样发作、癫痫、进行性的视力下降,有时有认知及行为障碍。头部 MRI 可见顶枕叶、皮质下白质及小脑多灶性的高密度影。病变主要在 PCA 区,但也并不局限于后循环。临床上进行性发展的视野缺失及共济失调较常见。

14.CADASIL

CADASIL 是 cerebral autosomal dominant arteriopathy with subcortical infarcts and leukoencephalopathy 的首字母缩写词,中文称伴有皮质下梗死和白质脑病的大脑常染色体显性遗传性动脉病,是一种新确定病因的卒中和血管性痴呆。病理学显示大脑白质存在广泛疏松区,伴有多发小梗死,主要位于白质及基底节,也可见于枕叶脑室旁及脑干的脑桥。在上述区域,MRI 的 T1 加权像显示为点状或结节状低信号,T2 加权像显示为高信号。CADASIL 的临床表现主要为中年起病,偏头痛常为首发症状,可以出现卒中、痴呆、及较严重的情感障碍。

15.脊椎关节强直

椎动脉受骨赘压迫是椎-基底动脉缺血的常见原因。在颈椎骨关节病导致骨赘突入椎动脉行程上的横突孔时,一旦转头,常可中断椎动脉血流;按摩疗法操作颈部可导致椎-基底动脉梗阻;头向后外侧时,对侧椎动脉可受到压迫,从而可导致该动脉狭窄甚至梗阻。

16.动脉炎及其他非动脉硬化性血管病

(1)巨细胞动脉炎(颞动脉炎):最重要的表现为头痛、体重下降、身体不适、疲劳、低热、弥漫性躯体、肢体痛及单眼失明。颅外椎动脉远端易受累,易在脑干及小脑形成梗死。

(2)Takayasu 病(无脉症):主动脉弓及其分支最易受累。组织学上可见内、中、外膜同时局灶性受影响,有时有弥漫性的弹力组织及平滑肌伴有半圆形细胞浸润。最常见的受累血管为锁骨下动脉,最终导致脑内血流低灌注。

(3)白塞病:有血管炎,常累及脑干。主要的临床表现为:口腔及生殖器内的小溃疡、葡萄膜炎、亚急性脑膜炎及复发性的局灶性的神经体征。最终导致动脉狭窄或梗阻。最常见的受累部位为脑桥、大脑脚及丘脑。

(4)由各种感染因子引起的动脉炎。

病毒感染:水痘-带状疱疹病毒(HVZ)是最常见的引起脑血管炎的病毒。病毒感染后直接沿支配椎动脉的颈神经,侵入到椎动脉,导致椎动脉炎,最终导致椎动脉狭窄或梗阻。

细菌、螺旋体及真菌性脑膜炎:颅底脑膜炎后,颅底的动脉被各种病菌的渗出物浸泡,常使血管壁感染及增厚,即所谓的 Heubne 动脉炎。床突上部的颈内动脉及其他穿过硬脑膜的大动脉常受累及。当累及到基底池中穿过的穿通动脉,可导致中脑及丘脑梗死,从而导致昏迷及第三对脑神经麻痹。目前,获得性的免疫缺陷病毒(AIDS)及脑血管梅毒导致的脉管炎也较常见。

神经结节病形成的血管炎：主要病理变化为视网膜炎性变化、脑脊液细胞数增多及脑膜感染。小动脉及静脉常显示有血管周围袖套样及炎性改变，小脑及脑干可见脑梗死，而脑出血更常见。

(5)其他非动脉粥样硬化性脑血管病变：可导致脑梗死的其他非动脉粥样硬化性脑血管病变包括结缔组织病、肉芽肿性血管炎、结节性多动脉炎、纤维条索样改变、Sneddon 综合征、Marfan 综合征、Ehlers-Danlos 综合征、Kohlmeyer-Degos 病、Fabry 病、弹性假黄瘤病、抗磷脂抗体综合征、血胱氨酸尿症、镰状红细胞贫血、血栓性血小板增多性紫癜、血液的高凝状态等。

三、IS/TIA 的病因及发病机制

(一)病因

脑梗死按病因的临床分型(TOAST 分型)：大动脉动脉粥样硬化；心源性脑栓塞；小血管闭塞(包括无症状脑梗死)；其他病因确定的脑梗死；病因不能确定的脑梗死。

(二)IS/TIA 的发病机制

关于 IS 及 TIA 的发病机制，目前常提到的有微栓子学说及血流动力学危象学说，另外还提到了血管痉挛、血管的机械梗阻、炎症、盗血综合征、血液学异常等学说。上述发病机制有时是同时起作用，最终导致了脑神经元的代谢需求与局部血液循环所能提供的氧及其他营养物质(主要是葡萄糖)之间突然供不应求。上述可能的发病机制最终主要作用在三个致病环节上，即脑动脉、心脏及血液。分述如下。

1.微栓子学说

目前国内外学者普遍认为，微栓子是引起 IS/TIA 的最主要发病机制。微栓子的来源主要有三个方面，即来源于心脏、近端大动脉粥样硬化斑块及反常栓子，如心脏先天畸形伴右至左分流时出现的栓子。微栓子信号可以用经颅多普勒超声仪(TCD)探测到。

2.血流动力学危象学说

Heiss 指出，脑血流有神经功能缺损的域值及膜衰竭的域值，这两个域值之间的区域称为“缺血边缘域”。只有血流灌注量低于膜衰竭阈值时才会导致相应区域的脑梗死。Calandre 等指出，TIA 主要是低灌注时间长，但尚未达到引起梗死的程度。上述研究均说明，由于血流动力学危象导致的脑血流灌注减少，是可以导致神经功能缺损，随着血流动力学恢复正常，脑血流灌注量也可恢复正常，神经功能缺损可以是短暂的。

血流动力学危象导致的 IS/TIA，往往是在脑动脉狭窄或梗阻的基础上促发的。当脑血流灌注量下降(如血压下降)，狭窄动脉远端因相对灌注量低于神经功能缺损的阈值，即可导致 IS/TIA 的发生。

3.其他发病机制

(1)血管痉挛：血管痉挛可使血管狭窄，并导致相应的病变血管远端缺血。原则上局灶性的血管痉挛应有血管壁的局灶刺激，如蛛网膜下腔出血、动脉血管造影时导管对血管壁的直接刺激等，均可导致局灶的血管痉挛并诱发神经功能缺损，甚至导致脑梗死。另外，偏瘫性偏头痛往往也可因局灶性的血管痉挛导致 TIA 样的发作。弥漫性脑血管痉挛常见于动脉血管造影，其缺血往往是广泛的。但血管痉挛不能解释大部分 IS/TIA 的发病原因。

(2)血液学异常：Virchow 提出，静脉血栓形成常由 3 种因素引起：血管壁病变，血液学异

常(如高凝状态、血液黏稠度增高等),血流异常。血液学异常中血液黏稠度增高的常见原因有:红细胞增多、血浆纤维蛋白原增多,其他原因有白细胞增多、血浆异常蛋白增多(如巨球蛋白血症等)、高血压、糖尿病、动脉粥样硬化及低血流状态等。但与血流动力学异常一样,血液学异常也很难单独引起局灶症状,往往是在脑血管狭窄或梗阻的基础上促发IS/TIA的。

(3)盗血综合征:如锁骨下动脉盗血综合征可导致椎-基底动脉IS/TIA,这种发病机制,也是一种血流动力学危象导致IS/TIA的机制。

(4)炎症机制:动脉粥样硬化实质上就是一种特殊的炎症过程,动脉粥样硬化本身及其在血栓形成、血小板聚集以及栓子栓塞血管等过程中都有炎症因子的参与,并在其中起关键作用。在机体炎症成分上调时,栓子易脱落;栓子栓塞血管后的继发性反应也是一种炎症反应。因此,整个血管壁损伤的本质就是一种慢性炎症综合征。

(5)机械梗阻:如颈椎压迫椎动脉,当头转向一侧并同时弯向后方时,对侧椎动脉将在颈枕连接处受压,如果受压侧椎动脉本身是完好的,则受压后就会发生椎动脉缺血,出现眩晕、恶心和平衡障碍。

4.与TIA有关的特殊临床现象

(1)TIA与缺血耐受性:近年来的研究发现,TIA持续10～20分钟,可产生所谓的缺血耐受。进一步的研究表明,从TIA到脑梗死发生间期为1周以内的患者才有较好的预后,超过1周则预后不受影响。动物实验也证实,缺血耐受的产生最早是在首次短暂性脑缺血后的24小时,并持续1～2周。TIA发生的次数与脑梗死预后也存在一定关系,有过2～3次TIA者预后较好的比例高于仅有1次或3次以上TIA者。以上这些事实表明,缺血耐受的产生需要一定适度的刺激,过多和过长时间的缺血刺激可能造成缺血耐受的消失。关于缺血耐受的产生机制目前仍不清楚,推测TIA诱导的神经保护作用可能通过血管和神经元2个方面介导。大量实验提示,缺血耐受的产生分为2个阶段。早期相为预处理数分钟内,主要是通过血流量和细胞代谢介导缺血耐受;延迟相发生于预处理数天内,但其精确的机制目前仍不清楚。但人们已经认识到,缺血耐受的产生是一个预处理刺激后始动因子所促发的多步级联反应过程。许多细胞因子和蛋白质都参与了这一过程的发生发展,其中就包括TNF-α和蛋白P450 2C11等。

(2)TIA对认知功能的影响:由于TIA患者的症状和体征可完全消失,因此临床医生大多忽略了对其高级神经功能的检查。早在20世纪70年代即有学者提出TIA可导致不同程度的认知障碍,涉及智力、注意力、空间感知能力、语言、计算和记忆等方面,其中记忆尤其是短时记忆障碍可能是其最敏感的指标。进一步的研究表明,TIA后可有明显的组织病理学改变,包括海马CA1区、颞叶皮质、新皮质和纹状体神经元脱失。Bakker等研究认为,颈动脉闭塞性疾病引起的TIA患者,尽管其局灶性神经功能缺损可以恢复,但认知障碍却持续存在。近年来,很多文献都指出TIA是血管性痴呆的重要危险因素,它可加速脑的退行性变和认知功能下降的进程。Walters等通过简易痴呆量表(MMSE)和影像学研究发现,首次出现孤立性TIA的患者,排除年龄因素,与对照组相比,在随后的岁月中出现脑萎缩的概率是对照组的2倍,在TIA发病后的1年中,其认知功能的减退和脑萎缩均比同龄人明显。因此,TIA患者不但要预防TIA的复发以及缺血性脑卒中的发生,还要防止血管性痴呆的发生或认知功能的下降。

四、IS/TIA的诊断及鉴别诊断

(一)临床表现

1.TIA的临床表现

TIA的临床表现因受累的血管及其供血不同可表现出多种症状和体征。

(1)短暂性单眼盲:又称发作性黑朦,短暂的单眼失明是颈内动脉分支,眼动脉缺血的特征性症状。

(2)颈动脉系统TIA:以偏侧肢体或单肢的发作性轻瘫最常见,通常以上肢和面部较重;主侧半球的颈动脉缺血可表现失语、偏瘫、偏身感觉障碍,偏盲亦可见于颈动脉系统缺血。

(3)椎-基底动脉系统TIA:常见症状有眩晕和共济失调、复视、构音障碍、吞咽困难、交叉性或双侧肢体瘫痪或感觉障碍、皮质性盲和视野缺损。另外,还可以出现猝倒症。

2.IS(脑梗死)的临床表现

和受累的血管的部位、大小、次数、原发病因、血管血供应的范围和侧支循环的情况,以及患者的年龄和伴发疾病和血管危险因素的有无和多少有关。以下介绍典型的神经系统表现。

动脉粥样硬化性血栓性脑梗死、脑栓塞、腔隙性脑梗死是缺血性脑卒中最常见的类型。其中动脉粥样硬化性血栓性脑梗死约占缺血性脑卒中的60%~80%,起病相对较慢,常在数分钟、数小时甚至1~2天达到高峰,不少患者在睡眠中发病,约15%的患者以往经历过TIA。脑梗死主要的临床表现涉及到前循环和后循环,或颈动脉系统和椎-基底动脉系统。

(1)颈动脉系统脑梗死:主要表现为病变对侧肢体瘫痪或感觉障碍;主半球病变常伴不同程度的失语,非主半球病变可出现失用或认知障碍等高级皮质功能障碍。其他少见的临床表现包括意识障碍、共济失调、不随意运动及偏盲等。

(2)椎-基底动脉系统脑梗死:累及枕叶可出现皮质盲、偏盲;累及到颞叶内侧海马结构,可出现近记忆力下降;累及脑干或小脑可以出现眩晕、复视、吞咽困难、霍纳综合征、双侧运动不能、交叉性感觉及运动障碍、共济失调等。累及到脑干上行网状激活系统容易出现意识障碍。

(3)腔隙梗死:腔隙梗死是指脑或脑干深部的缺血性小梗死,大小介于直径为0.5~1.5 cm之间,多由穿通动脉阻塞所致,主要累及前脉络膜动脉,大脑中动脉,大脑后动脉或基底动脉的深穿支。

腔隙梗死主要见于高血压患者。受累部位以多寡为序,有壳核、脑桥基底、丘脑、内囊后肢和尾状核;另外也可累及内囊前肢、皮质下白质、小脑白质和胼胝体。腔隙梗死预后良好,但多次发生可导致假性延髓性麻痹和血管性认知功能障碍。腔隙梗死表现至少有20种症状各异的临床综合征,但最多见腔隙梗死临床综合征有以下四型:①运动轻偏瘫:多是由于内囊、放射冠或脑桥基底部腔隙梗死所致。临床表现为单侧的轻偏瘫或偏瘫,主要累及面及上肢,下肢受累很轻,可伴有轻度构音障碍,特别是疾病开始时,但不伴有失语、失用或失认,也不能有感觉、视野或高级皮质神经功能障碍。临床上很难区别腔隙梗死位于内囊还是脑桥,但是若伴有构音障碍或病前有一过性步态异常或眩晕时则支持脑桥定位。缺血性皮质梗死也可造成纯运动轻偏瘫。②纯感觉卒中:可称作纯偏身感觉卒中,多是由于丘脑腹后外侧核腔隙梗死所致。临床表现为偏身麻木、感觉异常,累及面、上肢、躯干和下肢。主观感觉障碍比客观发现的感觉障碍要重。放射冠或顶叶皮质的缺血梗死,脑桥内侧丘系的腔隙梗死也可表现纯感觉卒中。中脑背外侧小出血若只局限于背侧脊髓丘脑束也可表现为纯感觉卒中。③偏轻瘫共济失调：又称同侧共济失调和足轻瘫，是由于内囊后肢或脑桥基底部的腔隙梗死所致。临床表现为病变对侧下肢为主的轻瘫，并伴有瘫痪同侧上下肢的共济失调、足跖反射阳性，但无构音障碍，面肌受累罕见。该综合征也可见于丘脑、内囊、红核病损；也见于大脑前动脉表浅支阻塞造成的旁中央区病损。轻偏瘫和共济失调同时发生在一侧肢体的解剖学基础尚不完全肯定。同侧上肢共济失调认为是由于累及皮质-脑桥-小脑束致使小脑功能低下所致，而以足受累为主的轻偏瘫是由于放射冠上部病损所致，因为曾发现由于左侧大脑前动脉供应区的旁中央区的皮质下梗死造成的右轻偏瘫和共济失调患者的左外侧额叶皮质和右侧小脑半球的血流皆降低，被认为是交叉大脑-小脑神经功能联系不能所致。④构音障碍-手笨拙综合征：多是由于脑桥上 1/3 和下 2/3 之间的基底深部的腔隙梗死所致。临床特征是核上性面肌无力、伸舌偏斜、构音障碍、吞咽困难、手精细运动控制障碍和足跖反射阳性。内囊部位的腔隙梗死也可造成这种综合征。另外，壳核和内囊膝部的腔隙梗死和小的出血除可造成构音障碍-手笨拙综合征外尚伴有写小字征。

以上所述四型临床综合征实际上只是解剖学意义的综合征，但其病原以缺血性腔隙梗死为最多见而已，其他性质的病损，特别是皮质下和脑干的局限小出血同样也可造成这些综合征。

（二）诊断要点

1.动脉粥样硬化性血栓性脑梗死

(1)常于安静状态下发病。

(2)大多数发病时无明显头痛和呕吐。

(3)发病较缓慢，多逐渐进展或呈阶段性进行，多与动脉粥样硬化有关，也可见于动脉炎、血液病等。

(4)一般发病后 1～2 天内意识清楚或轻度障碍。

(5)有颈内动脉系统和(或)椎-基底动脉系统症状和体征。

(6)头部 CT 或 MRI 检查：多能发现和症状及体征相一致的责任病灶，影像学表现需符合缺血性改变；另外有助于确定病灶的大小和排除非缺血性病变。

(7)腰穿脑脊液一般不含血。

2.脑栓塞

(1)多为急性发病。

(2)多数无前驱症状。

(3)一般意识清楚或有短暂性意识障碍。大面积梗死时可伴有病侧头痛、恶心和呕吐。偶有局部癫痫样表现。

(4)有颈动脉系统或椎-基底动脉系统的症状和体征。

(5)腰穿脑脊液一般不含血，若有红细胞可考虑出血性脑梗死。

(6)栓子的来源可为心源性或非心源性，也可同时伴有其他脏器、皮肤、黏膜等栓塞症状。

(7)头部 CT 或 MRI 检查可发现梗死灶。

3.腔隙性梗死

(1)发病多由于高血压动脉硬化引起,呈急性或亚急性起病。

(2)多无意识障碍。

(3)可进行 CT 或 MRI 检查,以明确诊断。

(4)临床表现常不严重。

(5)腰穿脑脊液无红细胞。

(三)特殊的综合征

根据 IS/TIA 特殊的临床表现,定义了一些特殊的综合征,其中后循环 IS/TIA 的综合征最多,本章主要介绍后循环 IS 相关综合征。

后循环缺血性脑血管病的定位诊断主要涉及 3 个方位:①嘴尾侧:也可以认为是脑组织的矢状位,从嘴侧至尾侧依次为双侧枕叶、双侧颞叶下内侧、双侧丘脑后 4/5(包括内囊后肢)、中脑、脑桥、延髓与小脑。②背腹侧位:即判断病变是位于脑干的顶盖、被盖、还是基底部;是小脑的上部还是下部,或多部位并存。③内外侧位:病变在脑干就要确定病变是位于其内侧(中线附近)还是外侧,是单侧还是双侧,或两者均存在;病变在小脑就应明确其定位是在小脑内侧(蚓部)还是外侧(半球),或两者均有;位于丘脑或大脑半球后部的病变,应明确其病变是位于左侧还是右侧,或双侧均有。后循环支配区不同部位均有自身特殊的临床综合征。

1.延髓的综合征

(1)延髓背外侧综合征(Wallenberg 综合征):常见原因为椎动脉梗阻,有时见于小脑后下动脉梗阻;损伤了延髓的背外侧;重要症状为突然眩晕发作、共济失调、恶心、呕吐、言语困难和呃逆。

(2)延髓内侧综合征(Dejerine 综合征):通常由于椎动脉或基底动脉旁中央支梗阻所致,病变偶为双侧性;表现为同侧舌下神经迟缓性瘫痪,对侧偏瘫,伴 Babinski 征阳性;对侧后索性触觉、振动觉和位置觉减退;若病变累及内侧纵束,则出现眼球震颤。

(3)Ondine Curse 综合征:由于双侧椎动脉梗阻所致的双侧延髓被盖外侧梗死。其特征性的临床表现为,睡眠中呼吸停止。

(4)Jackson 综合征:又称舌下神经交叉瘫综合征。损伤了第Ⅹ、Ⅺ、Ⅻ脑神经。病灶侧周围性舌下神经麻痹,对侧偏瘫,可由脊髓前动脉闭塞所致。

(5)橄榄体后部综合征:病变位于Ⅸ、Ⅹ、Ⅺ、Ⅻ脑神经核区,椎体束常可幸免,有时可侵犯脊髓丘脑束。因各脑神经受累的结合方式不同,而构成不同的综合征。包括 Schmidt 综合征:第Ⅸ、Ⅹ、Ⅺ脑神经受损;Tapia 综合征:第Ⅸ、Ⅹ、Ⅻ脑神经受损;Avellis 综合征:第Ⅸ、Ⅹ、Ⅺ、Ⅻ脑神经受损。

2.脑桥的综合征

(1)脑桥前下部综合征(Millard-Gubler 或 Foville 综合征):基底动脉周围支梗阻;同侧展神经周围性瘫痪、面神经核性瘫痪,对侧偏瘫、痛觉消失、温度觉消失,触觉、振动觉和位置觉减退。

(2)脑桥中部基底综合征:基底动脉旁中央支或短周支梗阻;同侧咀嚼肌迟缓性瘫痪,同侧面部感觉减退及痛温觉消失,同侧偏身共济失调及协同不能,对侧痉挛性瘫痪。

(3)脑桥基底部微小梗死综合征:单侧或双侧基底部的多发性微小的通常为陈旧的囊性梗死,多发生在伴有糖尿病的基底动脉硬化患者;假性延髓麻痹伴有因运动性脑神经核上纤维受损所致的发音分节、吞咽障碍。

(4)脑桥被盖下部综合征:基底动脉短周支和长周支梗阻;同侧展神经和面神经核性瘫痪;眼球震颤(累及内侧纵束);向病灶侧注视不能,同侧偏身共济失调(累及小脑中脚);对侧痛温觉丧失(累及脊髓丘脑侧束);触觉、位置觉及振动觉减退(累及内侧丘系);同侧软腭及咽肌节律性失常(累及中央被盖束)。

(5)脑桥被盖上部综合征:基底动脉长周支梗阻,偶见小脑上动脉梗阻;同侧面部感觉丧失(三叉神经所有纤维中断);同侧咀嚼肌瘫痪(累及三叉神经运动核);偏身共济失调、意向性震颤、轮替运动不能(累及小脑上脚);对侧除面部外所有躯体感觉丧失。

(6)脑桥被盖综合征(Raymond-Cestan 综合征):病变位于脑桥被盖,损害了内侧丘系、内侧纵束、小脑结合臂、脊髓丘脑侧束;同侧展神经与面神经瘫痪;病变侧小脑性共济失调;对侧本体感觉障碍;两眼不能注视病灶侧。

(7)脑桥幻觉:大脑脚后部及上部脑桥被盖内侧纵束附近受累所致;看到墙壁弯曲、扭曲或有倒塌感,有时仿佛隔墙看见邻室物件,甚至见人经墙进入邻室,患者无批判力。

(8)一个半综合征:当脑桥一侧的病变累及到了内侧纵束(MLF)和脑桥旁正中网状结构的侧视中枢(PPRF)时,导致病变侧眼球居中(即不能水平运动),对侧眼处于外展位(伴眼震),且该侧眼球内收不超过中线。

(9)闭锁综合征(locked-in 综合征):双侧脑桥基底部病变所致,大脑半球及脑干被盖部网状激活系统无损害。患者意识清醒,对言语理解正常,可用眼球上下活动示意,但不能讲话,四肢不能活动,脑桥以下脑神经均瘫痪,眼球垂直运动和辐辏运动保存。

3.中脑的综合征

(1)红核综合征(Benedikt 综合征):基底动脉脚间支或大脑后动脉梗阻,或两者均梗阻;同侧动眼神经瘫痪伴瞳孔散大(中脑内的动眼神经根纤维中断);对侧触觉、振动觉、位置觉及辨别觉减退(累及内侧丘系);由于红核病变,引起对侧运动过度(震颤、舞蹈、手足徐动);对侧强直(累及黑质)。

(2)大脑脚综合征(Weber 综合征):基底动脉脚间支或大脑后动脉梗阻,或两者均梗阻;同侧动眼神经瘫痪;对侧痉挛性瘫痪;对侧强直(累及黑质);对侧随意运动失控(累及皮质脑桥束)。

(3)中脑幻觉(又称大脑脚幻觉):病变部位在中脑及丘脑;常在黄昏出现,看到活动的人物,丰富多彩的画面和景色,患者对之有批判力。上述幻觉细致且多姿多彩,常伴触觉及听觉的虚构。

(4)其他中脑综合征:红核下部综合征(Claude 综合征)、Parinaud 综合征(或导水管综合征)等,因其致病原因主要为肿瘤或炎症,此处不作赘述。

4.小脑的综合征

(1)绒球小结叶病变:平衡失调和站立不稳、行走不能、蹒跚、步态呈醉酒状(躯干或体轴性共济失调),但闭眼时共济失调不会加重;损害小结,使前庭功能的冷热和旋转测试反应消失。

(2)旧小脑病变(小脑蚓部):提供站立和运动时维持平衡的肌张力强度,它的病变主要导致躯干性的共济失调,如 Romberg 征站立不稳、步距过宽等。

(3)新小脑病变:主要累及肢体远端的共济失调;辨距障碍(过指或运动过度);协同不能(运动分解不能);轮替运动障碍;意向性震颤;回弹现象;肌张力下降;断续言语;不能辨别重量。

5.丘脑的综合征

(1)后外侧丘脑综合征(Dejerine-Roussy 综合征):本病由 Dejerine 和 Roussy 于 1906 年首次描述。主要原因是供应丘脑腹后外侧核的区的丘脑膝状体动脉梗阻。表现为对侧周围感觉障碍和更广泛的深部感觉障碍;对侧实体感觉丧失和偏侧共济失调;对侧半身自发性疼痛;对侧暂时性轻偏瘫,不伴痉挛性收缩;舞蹈手足徐动样运动。

(2)单侧前外侧丘脑综合征:主要是因为单侧丘脑穿通动脉分支梗阻所致。表现为静止性震颤或意向性震颤、舞蹈徐动样运动,有时可能出现丘脑手。没有感觉障碍和丘脑性疼痛。

(3)双侧腹内侧丘脑综合征:主要由于双侧丘脑穿通动脉梗阻,导致双侧腹内侧丘脑梗死所致。出现严重的嗜睡(由于网状上行激活系统的丘脑部分受损所致),有时可长达数周甚至数月,患者可被唤醒,能辨认周围环境,并能进食,但之后又立即入睡;由于患者有严重的嗜睡,所以很难检查出其他特征性的丘脑体征。病理上主要为丘脑腹内侧,围绕内髓板非特异性核团有大的对称性蝴蝶状软化灶。

6.丘脑下部的综合征

又称间脑综合征,如肥胖性生殖不能综合征、Albright 综合征、Laurence-Moon-Biedl 综合征、Turner 综合征等,由于其致病原因主要为肿瘤或炎症,本节不作赘述。

7.颞叶内侧的综合征

短暂性全面遗忘(TGA):发作时突然不能记忆,患者对此有自知力,无神经系统其他异常发作,可持续数十分钟或数小时,甚至数天。表现为全面遗忘,然后记忆大部分恢复。多认为是边缘系统的海马回或穹隆的缺血病变所致。

8.枕叶的综合征

(1)皮质盲:由视觉皮质的病损引起,视觉完全丧失,强光照射及眼前手势均不能引起反射性闭眼,视盘外观正常,瞳孔正常或光反射存在。可伴有其他定位体征,如偏身感觉、运动障碍等。

(2)Anton 综合征:由于基底动脉分叉处的骑跨状栓子阻塞双侧 PCA,使双侧距状区受累,导致双侧偏盲,而成为全盲。这种失明是完全的,患者可作相应的运动;患者有疾病缺失感,即否认自己有失明;有时还伴有 Korsakoff 样虚构。

(3)Balint 综合征:其病变部位在顶枕叶,其 3 个特征性的临床表现为画片中动作失认(精神性注视麻痹)、凝视失用(空间性注意障碍)及视觉性共济失调。

9.其他特殊的综合征

(1)基底动脉尖综合征(TOBS):基底动脉尖端梗阻,同时累及双侧大脑后动脉、小脑上动脉,以及它们的穿通支。可引起双侧中脑、丘脑、颞叶内侧、枕叶以及小脑上部梗死。出现相应的临床表现。其中主要的临床表现为皮质盲及偏盲、焦急不安的谵妄、严重的遗忘、大脑脚幻觉、意识障碍、眼球运动及瞳孔异常,常伴有头痛。

(2)无动性缄默症:系脑干上部和丘脑网状激活系统受损所致,大脑半球及其传出系统正常。患者处于一种缄默不语、四肢不动的特殊意识状态。能注视周围的人,貌似清醒但不能动,不能讲话,肌肉松弛,无锥体束征,尿便失禁,存在觉醒与睡眠周期。

(3)Gerstmann 综合征:见于左侧顶叶角回病变(有时大脑后动脉梗阻可影响到该区域),临床表现为不辨手指、不辨左右、失计算、失写等,有时伴失读。

(四)IS/TIA 的诊断流程

1.IS 诊断流程

(1)是否为脑卒中?排除非血管性疾病。

(2)是否为缺血性脑卒中?进行脑 CT 或 MRI 检查排除出血性脑卒中。

(3)脑卒中严重程度?根据神经功能缺损量表评估。

(4)能否进行溶栓治疗?核对适应证和禁忌证。

(5)病因分型?参考 TOAST 标准,结合病史、实验室、脑病变和血管病变等检查资料确定病因。

2.TIA 诊断流程

(1)对就诊的急性神经功能缺损患者对照 TIA 的定义进行评定,确定是否为真正的 TIA。

(2)同时,在神经影像学结果的帮助下,对急性神经功能缺损进行鉴别诊断,容易与 TIA 混淆的临床综合征主要包括:局灶性癫痫后的 Todd 麻痹、偏瘫型偏头痛、内耳眩晕症、晕厥、颅内占位病变、硬膜下血肿、血糖异常(低血糖或高血糖)、眼科病等。

(3)区分导致 TIA 症状的供血动脉系统,是颈内动脉系统还是椎-基底动脉系统。这需要结合临床与影像学检查结果。①颈内动脉系统的 TIA:多表现为单侧(同侧)眼睛或大脑半球症状。视觉症状表现为一过性黑矇、雾视、视野中有黑点或有时眼前有阴影仿佛光线减少。大脑半球症状多为一侧面部或肢体的无力或麻木,可以出现言语困难(失语)和认知及行为功能的改变。②椎-基底动脉系统的 TIA:通常表现为眩晕、头昏、构音障碍、跌倒发作、共济失调、异常的眼球运动、复视、交叉性运动或感觉障碍、偏盲或双侧视力丧失。注意临床孤立的眩晕、头昏、或恶心很少是由 TIA 引起的。椎-基底动脉缺血的患者可能有短暂的眩晕发作,但需同时伴有其他的症状,较少出现晕厥、头痛、尿便失禁、嗜睡、记忆缺失或癫痫等症状。

(4)明确 TIA 的病因(发病机制)。经过病史询问、神经系统查体及头部 CT 或 MRI 检查,临床上明确短暂性神经功能缺损为 TIA 后,需要对患者进行全面检查,尽可能明确 TIA 的病因,以便制订出全面的治疗方案。TIA 的病因检查涉及到如下三个环节:①血液学检查:常规查全血细胞计数、血沉、凝血象、血生化(肝功能、肾功能、血糖、血脂、电解质);如果有异常或相应指征,可以做更全面的血液学检查。②心脏检查:常规查心电图、超声心动图,必要时可以做更全面的心脏专科检查。③脑动脉检查:首先针对颈部颈动脉及椎动脉以及颅内大动脉行血管超声检查,也可同时行磁共振血管造影(MRA)或 CT 血管造影(CTA)检查;必要时行数字减影血管造影(DSA)检查。其他检查:测双上肢血压,了解是否有锁骨下动脉盗血综合征;颈椎片,了解椎动脉是否受压等。

(5)评估 TIA 的危险因素,指导 TIA 的治疗及二级预防。

(五)IS/TIA 的鉴别诊断

1.IS 的鉴别诊断

脑梗死主要需与脑出血鉴别,特别是小量脑出血易与脑梗死混淆。但头部 CT 的普遍应用,缺血性脑卒中与出血性脑卒中的鉴别诊断已不再困难。如患者有意识障碍,则应与其他引起昏迷的疾病相鉴别(如代谢性脑病、中毒等)。其他可以导致急性神经功能缺损的疾病均应与 IS 作鉴别,包括脑炎、脑卒中、癫痫后状态、脑外伤、中枢神经系统脱髓鞘疾病、代谢性疾病或躯体重要脏器功能严重障碍导致的神经功能缺损等。

2.TIA 的鉴别诊断

简单的说,TIA 的鉴别诊断就是明确短暂性神经功能缺损是血管源性还是非血管源性因素所致。有几种常见的疾病需要与 TIA 鉴别:①局灶性癫痫:癫痫发作常为刺激症状,如肢体的抽搐、发麻;发作部位固定,发作形式刻板;发作时间短暂,很少有十几分钟的发作。老年患者局灶性癫痫常为症状性,脑内常可查到器质性病灶。过去有癫痫病史或脑电图有明显异常(如癫痫波等),有助鉴别。②偏瘫性偏头痛:其先兆期易与 TIA 混淆,但多起病于青春期,常有家族史,发作以偏侧头痛、呕吐等自主神经症状为主。而局灶性神经功能缺损少见,每次发作时间可能较长。③内耳眩晕症:老年人易与椎-基底动脉 TIA 混淆。内耳眩晕症除了眩晕症状外常伴有耳鸣、听力下降,除了眼球震颤、共济失调外,没有其他后循环神经功能缺损的症状和体征。④晕厥:是因为大脑短暂的弥散性缺血导致的全脑功能丧失。亦为短暂性发作,多有意识丧失,无局灶性神经功能损害。发作前常有血压偏低、心律失常的表现。⑤颅内占位病变:偶有慢性硬膜下血肿等颅内占位病变,在早期或病变累及血管时,引起短暂性神经功能缺损。但详细检查可以发现持续存在的神经功能缺损的阳性体征,头部影像学检查可以发现颅内相应的器质性病变。⑥眼科病:视神经炎、青光眼、视网膜血管病变等,有时因突然出现视力障碍而与颈内动脉眼支缺血症状相似,但多无其他局灶性神经功能损害。

TIA 应与可以导致短暂性神经功能障碍发作的疾病相鉴别,如伴先兆的偏头痛、部分性癫痫、颅内结构性损伤(如肿瘤、血管畸形、慢性硬膜下血肿、巨动脉瘤等)、多发性硬化、迷路病变、代谢性疾病(如低血糖发作、高钙血症、低钠血症等)、心理障碍等;发作性黑矇应与青光眼等眼科疾病相鉴别。

五、IS/TIA 急性期治疗

(一)IS/TIA 急性期的治疗

IS/TIA 急性期的治疗应强调早期诊断、早期治疗、早期康复和早期预防再发。整个急性期的治疗包括院前处理、急诊室诊断及处理、卒中单元、急性期诊断与治疗四个环节。

1.院前处理

院前处理的关键是迅速识别疑似脑卒中患者并尽快送到医院。

(1)院前脑卒中的识别:若患者突然出现神经功能缺损的症状,主要指运动异常,如肢体、面部或咽喉肌无力(言语不清、饮水困难),眼球运动障碍(视物成双等);感觉异常,如视力模糊或丧失,面部、肢体麻木等;高级皮质功能异常,如意识障碍(昏迷)、抽搐、精神异常或认知功能下降等;其他突发,非特异型症状,如眩晕伴呕吐、头晕、头痛、呕吐等。

(2)现场处理及运送:现场急救人员应尽快进行简要评估和必要的急救处理,包括:处理呼吸道、呼吸和循环问题、心脏观察、建立静脉通道、吸氧、评估有无低血糖。应避免非低血糖患者输含糖液体;过度降低血压;大量静脉输液。应迅速获取简要病史,包括症状开始时间、近期患病史、既往病史、近期用药史及可能的致病因素。应尽快将患者送至附近有条件的医院,即能 24 小时进行急诊 CT,有条件实施溶栓治疗(动脉或静脉)等。

2.急诊室诊断及处理

由于 IS/TIA 治疗时间窗窄,溶栓治疗的时间窗为 4.5 或 6 小时之内,因此及时评估病情并准确诊断至关重要,医院应建立脑卒中诊治快速通道,以免贻误病情。原则上尽可能使到达急诊室后 60 分钟内完成脑 CT 等诊断性评估并制订出合理的治疗计划。IS/TIA 的诊断流程参考本章相关内容。急诊室处理的关键是密切监护基本生命功能,如气道和呼吸;心脏监测和心脏病变处理;血压和体温调控。需要紧急处理的情况为:颅内压增高、严重血压异常、血糖异常和体温异常、癫痫等。

3.卒中单元

卒中单元是组织化管理住院脑卒中患者的医疗模式,把传统治疗脑卒中的各种独立方法,如药物治疗、肢体康复、语言训练、心理康复、健康教育等组合成一种综合的治疗系统。Cochrane 系统评价(纳入23 个试验,4 911 例患者)已证实卒中单元明显降低了脑卒中患者的病死率和残疾率。因此,所有 IS/TIA 患者应尽早、尽可能收入卒中单元。

4.急性期诊断与治疗

(1)评估和诊断:IS/TIA 的评估和诊断包括:病史和体征、影像学检查、实验室检查、疾病诊断和病因分型等。有关 IS/TIA 的临床表现、诊断要点及诊断流程参考本章相关内容。针对 IS/TIA 的病因学诊断,实验室及影像学检查应包括如下内容:脑 CT/MRI、脑灌注功能检查、脑血管检查[血管超声、CT 血管造影、MR 血管造影、数字减影血管造影(DSA)]、颈动脉斑块性质的检查;血糖、血脂、肝肾功能、电解质、血常规、凝血功能及氧饱和度检查;心电图和心肌缺血标志物、超声心动图、胸部 X 线检查;为了进行鉴别诊断,有部分 IS/TIA 患者还需要进行下述检查,如毒理学检查、血液酒精水平、妊娠试验、动脉血气分析、腰穿、脑电图等。

(2)一般处理:包括吸氧与呼吸支持、心脏监测与心脏病处理、体温控制、血压控制、血糖控制、营养支持。

(3)特异治疗有以下几种。

溶栓治疗:对 IS 发病 3 小时内和 3～4.5 小时的患者,应根据适应证与禁忌证的综合评估严格筛选患者,尽快静脉给予 rt-PA 溶栓治疗。使用方法:rt-PA 0.9 mg/kg(最大剂量 90 mg)静脉滴注,其中 10%在最初 1 分钟内静脉推注,其余持续滴注 1 h,用药期间及用药 24 小时内严密监护患者;发病 6 小时内的 IS 患者,如不能使用 rt-PA,根据适应证与禁忌证的综合评估严格筛选患者后,可考虑静脉给予尿激酶,使用方法:尿激酶 100 万～150 万 IU,溶于生理盐水 100～200 mL,持续静脉滴注 30 分钟,用药期间严密监护患者;发病 6 小时内由大脑中动脉闭塞导致的严重 IS 且不适合静脉溶栓的患者,经过严格选择后可在有条件的医院进行动脉溶栓;发病 24 小时内由后循环动脉闭塞导致的严重的 IS 且不适合静脉溶栓的患者,经过严格选择后可在有条件的医院进行动脉溶栓;溶栓患者的抗血小板或特殊情况下还需抗凝治疗者,应推迟到溶栓 24 小时后开始。

抗血小板：对于不符合溶栓适应证且无禁忌证的IS患者应在发病后尽早给予口服阿司匹林150～300 mg/d。急性期后可改为预防剂量50～150 mg/d。溶栓治疗者，阿司匹林等抗血小板药物应在溶栓24小时后开始使用。对不能耐受阿司匹林者，可考虑选用氯吡格雷等抗血小板药物治疗。

抗凝治疗：对大多数IS/TIA患者，不推荐无选择地早期进行抗凝治疗。关于少数特殊患者的抗凝治疗，可在谨慎评估风险、效益比后慎重选择。特殊情况下溶栓后还需抗凝治疗的患者，应在24小时后使用抗凝剂。

降纤治疗：对不适合溶栓并经过严格筛选的脑梗死患者，特别是高纤维蛋白血症者可选用降纤治疗，药物包括降纤酶、巴曲酶、安克洛酶、蚓激酶、蕲蛇酶等。

扩容：对一般IS/TIA患者，不推荐扩容。对于低血压或脑血流低灌注所致的脑梗死如分水岭脑梗死可考虑扩容治疗，但应注意可能加重脑水肿、心力衰竭等并发症。此类患者不推荐使用扩血管治疗。

扩血管治疗：对一般IS/TIA患者，不推荐扩血管治疗。

其他治疗：神经保护、中医中药、高压氧和亚低温等治疗的疗效与安全性尚需开展更多更高质量临床试验进一步证实。

(4)IS/TIA急性期并发症的处理：涉及内容包括脑水肿与颅内压增高、出血转化、癫痫、吞咽困难、肺炎、排尿障碍与尿路感染、深静脉血栓形成等。

(二)IS/TIA预后的预测方法

IS/TIA发生之后，最重要的任务是防止IS/TIA复发，因此有必要对IS/TIA复发风险进行评估。

(1)目前常用的IS复发风险评估方法为ESSEN评分。所包括的内容及分值如下：＞75岁，2分；＜65岁，0分；65～75岁，1分；既往IS/TIA病史，1分；糖尿病，1分；既往心肌梗死，1分；外周动脉疾病，1分；高血压，1分；其他心脏病(除外心肌梗死或心房颤动)，1分；吸烟，1分。最高分9分，0～2分为低危；3～6分为高危；7～9分为极高危。

(2)目前常用的TIA复发风险评估方法为ABCD2评分，所包括的内容及分值如下：①年龄(A)＞60岁，1分；②血压(B)，SBP＞140或DBP＞90 mmHg，1分；③临床症状(C)，单侧无力2分或不伴无力的言语障碍1分；④症状持续时间(D)，＞60分钟，2分，或10～59分钟，1分；⑤糖尿病(D)，1分。最高分7分，0～3分，低危；4～5分，中危；6～7分，高危。

六、IS/TIA的预防

(一)IS/TIA的一级预防

IS/TIA的一级预防主要涉及三个方面的内容：①一是健康的生活方式。②危险因素控制，包括不可改变的危险因素：年龄、性别、低出生体重、种族、遗传；可改变的危险因素：高血压、吸烟、糖尿病、血脂异常、非瓣膜性心房颤动、其他心脏病、无症状颈动脉狭窄、镰状细胞病、绝经后激素替代治疗、口服避孕药、饮食与营养、体育活动、肥胖等；潜在可改变的危险因素：偏头痛、代谢综合征、饮酒、药物滥用、睡眠障碍、高同型半胱氨酸血症、脂蛋白a增高、高凝状态、炎症和感染等。③药物或其他治疗，主要是阿司匹林的应用、颈动脉内膜剥除术、血管内支架植入术等。下面分别予以阐述。

1.保持健康的生活方式

(1)戒烟:大量观察研究显示,不同性别、年龄和种族的人群中,经常吸烟均是缺血性卒中的危险因素。吸烟时可以增加心率,升高平均动脉压和心脏指数,降低动脉的弹性。吸烟的近期效应可能会促进狭窄动脉的血栓形成,其远期效应则可能加重了动脉粥样硬化进展,两者共同增加了脑卒中发生的风险。

32 项研究结果的荟萃分析显示,吸烟者与不吸烟者相比,缺血性卒中的 RR 值是 1.9(95%CI 1.7～2.2)。另一项对中国人群吸烟与脑卒中危险的研究也发现,吸烟是脑卒中的独立危险因素,并且两者存在剂量反应关系。近期许多研究也表明长期被动吸烟同样是脑卒中的危险因素。有证据显示,约 90%的不吸烟者可检测到血清可铁宁(N-甲-2-5-吡咯烷酮),考虑是由于暴露于吸烟环境所致。

最有效的预防措施是不主动吸烟并且避免被动吸烟,戒烟也同样可以降低脑卒中的风险。

(2)饮食和营养:在观察性研究中,饮食中的很多方面和脑卒中危险性相关。水果和蔬菜高摄入组相比低摄入组的脑卒中事件的 RR 为 0.69(95%CI 0.52～0.92)。在至少每月一次进食鱼类的人群中,缺血性卒中风险有所下降。钠的高摄入量伴随脑卒中风险性增高,同时钾摄入量增多伴随脑卒中危险性降低。北曼哈顿研究(NOMAS)显示,在日本人群中,每日钠摄入量超过 4 000 mg(4 g)者,缺血性卒中风险显著增高,日常钙摄入能够降低脑卒中死亡率。均衡的饮食(富含水果蔬菜,低脂奶制品,低脂和低饱和脂肪)能够降低血压。2002 年对我国居民饮食习惯的现场调查结果显示,蔬菜使用频率普遍很高是中国人膳食的优点。不足之处表现在:蛋白质类食品摄入较少,食用水果相对较少,奶及奶制品和水产品禽肉类蛋白质的摄入频率很低,而熏制食品的使用频率较高。

良好的饮食习惯包括:每天饮食种类多样化;降低钠摄入(<4 g/d),增加钾摄入(≥4.7 g/d);每日总脂肪摄入量应<总热量的 30%,饱和脂肪<10%;每日摄入新鲜蔬菜 400～500 g、水果 100 g、肉类50～100 g、鱼虾类 50 g;蛋类每周 3～4 个;奶类每日 250 g;食油每日 20～25 g;少吃糖类和甜食。另外还应该重视对高尿酸的防治。

(3)体力活动:体力活动是指任何由骨骼肌肉引发的、导致能量消耗超出身体在静止状态下消耗。体力活动能降低不同性别、种族和年龄层次人群的脑卒中风险。队列和病例对照研究的荟萃分析显示,与缺乏运动的人群相比,体力活动能够降低脑卒中或死亡风险;与其相似,与不锻炼的人群相比,适当运动能够降低脑卒中风险。中、老年人应特别提倡有氧锻炼活动,典型的有氧运动有步行、慢跑、骑车、游泳、做健美操、跳舞和非比赛型划船等。

公众应采用适合自己的体力活动来降低脑卒中的危险性,中老年人和高血压患者进行体力活动之前,应考虑进行心脏应激检查,全方位考虑患者的运动限度,个体化制订运动方案。对于成年人(部分高龄和身体因病不适合活动者除外)每周至少有 5 天,每天 30～45 分钟的体力活动。

(4)饮酒:大多数研究表明,酒精消耗和脑卒中发生的危险度之间有一种 J 形关系。也就是说,轻中度饮酒有保护作用,而过量饮酒会使脑卒中风险升高。其机制可能与轻中度饮酒(女性 1 drink/d,男性2 drink/d;1 个 drink/d 饮酒量相当于 12 g 酒精含量)可以升高 HDL-C,减少血小板聚集,并且减低血浆纤维蛋白原的凝聚有关。重度饮酒则可能导致高血压或血液高凝状态,继而减少脑血流量,或使心房颤动的发生率增加,继而导致脑卒中风险增高。因此建议,不饮酒者不提倡用少量饮酒来预防心脑血管病;饮酒应适度,不要酗酒;男性每日饮酒的酒精含量不应超过 25 g,女性减半。

(5)精神心理因素:有资料显示,不良情绪可以增加缺血性脑卒中的发生率。文献报道,患脑卒中后,60%左右的患者会出现抑郁症,严重影响患者的康复。另外,不良情绪会使血压波动,心脏功能受影响等。因此,注意调整和稳定情绪对预防 TIA 或卒中很重要。

2.危险因素的控制

本文主要阐述常见的危险因素控制策略。

(1)高血压:积极治疗高血压,一般将血压控制在 140/90 mmHg 以下,糖尿病或肾病患者应控制在 130/80 mmHg 以下。当伴有单侧颈动脉狭窄≥70%时,收缩压应维持在 130 mmHg以上,而当伴有双侧颈动脉狭窄≥70%时,收缩压应维持在 150 mmHg 以上。对大多数缺血性卒中/TIA 患者急性期,除非收缩压>220 mmHg,或舒张压>120 mmHg,以及出现急性心肌梗死、肾衰竭、主动脉夹层分离或视网膜出血等特殊情况,否则不应在缺血性卒中或 TIA 后立即积极治疗高血压(主要指最初 24 h)。同样,在 TIA 后最初 2 周内也不主张积极治疗高血压,2 周后再继续或开始抗高血压治疗是合理的。降压药的选择参考高血压防治指南,原则是首先保证将血压降至目标水平,其次注意保护靶器官。针对后者,血管紧张素转换酶(ACE)抑制剂是理想的选择。

(2)糖尿病:糖尿病流行病学研究表明糖尿病是缺血性脑卒中独立的危险因素,2 型糖尿病患者发生脑卒中的危险性增加两倍。有 IS/TIA 危险因素的人应定期检测血糖,必要时测定糖化血红蛋白(HbA1c)和糖化血浆清蛋白或糖耐量试验。糖尿病患者应改进生活方式,首先控制饮食,加强体育锻炼。2～3 个月血糖控制仍不满意者,应用口服降糖药或使用胰岛素治疗。糖尿病合并高血压患者应严格控制血压在 130/80 mmHg 以下,至少选用一种血管紧张素转移酶抑制剂(ACEI)或血管紧张素Ⅱ受体阻滞剂(ARB)进行降压治疗。在严格控制血糖、血压的基础上,联合他汀类调脂药亦可有效地降低 IS/TIA 风险。

(3)心房颤动:首先明确心房颤动发生血栓栓塞的危险因素分级及种类。低危因素:女性、年龄65～74 岁,冠心病、甲状腺毒症;中危因素:年龄≥75 岁、高血压、心力衰竭、左室射血分数≤35%、糖尿病;高危因素:既往脑卒中、TIA 或栓塞,二尖瓣狭窄,心脏瓣膜置换术后。没有危险因素的心房颤动患者,可服用阿司匹林 75～325 mg/d;有一个中等危险因素,可服用阿司匹林 75～325 mg/d 或华法林(INR:2.0～3.0,靶目标 2.5);任何一种高危因素或一种以上的中等程度危险因素,华法林(INR:2.0～3.0,靶目标 2.5)。

(4)其他心脏病:除心房颤动外,其他类型的心脏病也可能增加 IS/TIA 的危险,包括急性心肌梗死、心肌病、瓣膜性心脏病、先天性心脏缺陷、心脏外科手术等。不同类型的心脏病均制订了相应的减少IS/TIA风险的指南和对策,可以参照相关指南实施。

(5)血脂异常:40 岁以上男性和绝经后女性应每年进行血脂检查,IS/TIA 高危人群则应定期(6 个月)检测血脂;血脂异常者首先应进行治疗性生活方式改变,改变生活方式无效者采用药物治疗,药物选择应根据患者的血脂水平以及血脂异常的分型决定;糖尿病伴心血管病患者为 IS/TIA 极高危状态,此类患者不论基线 LDL-C 水平如何,均提倡采用他汀类药物治疗,将 LDL-C 降至 2.07 mmol/L(80 mg/dL)以下，或使 LDL-C 水平比基线时下降 30%～40%；患冠心病、高血压等高危的患者即使 LDL-C 水平正常，也应该改变生活方式及给予他汀类药物治疗。

(6)颈动脉狭窄：无症状颈动脉狭窄患者应尽量去除其他可治疗的 IS/TIA 危险因素，并应对所有已确定的 IS/TIA 危险因素进行强化治疗；除禁忌证外，推荐无症状的颈动脉狭窄患者使用阿司匹林；IS/TIA高危患者(男性、狭窄≥70%、预期寿命>5 年)，在有条件的医院(围术期并发症或死亡率<3%的医院)可以考虑行颈动脉内膜切除术，对手术风险较高的颈动脉狭窄患者，可以考虑血管内支架成形术。

(7)肥胖：肥胖和超重者可通过健康的生活方式、良好的饮食习惯、增加体力活动等措施减轻体重，以降低 IS/TIA 风险。

(8)代谢综合征：代谢综合征患者应从改变生活方式和药物治疗两个方面给予主动干预。药物治疗应根据患者的具体情况，针对不同危险因素，实施个体化治疗(包括降低血压、调节血脂、控制血糖等)。

(9)高同型半胱氨酸血症：普通人群(非妊娠、非哺乳期)应通过食用蔬菜、水果、豆类、肉类、鱼类和加工过的强化谷类满足每日推荐摄入量叶酸(400 μg/d)、维生素 B_6(1.7 mg/d)、维生素 B_{12}(2.4 μg/d)，有助于降低 IS/TIA 风险。已诊断为高同型半胱氨酸血症的患者，可以给予叶酸和维生素 B 族治疗。

(10)口服避孕药：年龄 35 岁以上，或有吸烟、高血压、糖尿病、偏头痛、既往血栓病史(其中任何一项)的女性，应避免使用口服避孕药，并积极治疗 IS/TIA 危险因素。

(11)绝经后激素治疗：IS/TIA 的预防措施不推荐使用绝经后激素治疗。对于存在其他使用激素替代疗法适应证的患者，目前尚无有效的证据资料可供参考。

(12)睡眠呼吸紊乱：成年人(尤其是腹型肥胖和高血压人群)应注意有无睡眠呼吸紊乱症状。如有症状(特别是对药物不敏感型高血压人群)，应进一步请有关专科医师对其进行远期评估。

(13)高凝状态：目前尚无足够证据表明需对具有遗传性或获得性血栓形成倾向的患者进行 IS/TIA 的预防性治疗。

(14)炎症与感染：炎性标志物，如 CRP、Lp-PLA2 对于无 IS/TIA 病史的人群可以作为危险风险的评估指标；对于患类风湿、红斑狼疮等慢性炎性疾病的患者，易患 IS/TIA；不推荐使用抗生素治疗慢性感染以预防 IS/TIA 的发生；使用他汀治疗 hs-CRP 增高的患者可以降低 IS/TIA 的发生风险；每年使用流感疫苗可能会减少 IS/TIA 的发生风险。

3.阿司匹林的应用

对于低风险人群(特别是男性)、单纯糖尿病或(和)伴无症状周围动脉病变者不推荐使用阿司匹林预防首次 IS/TIA 的发生。对于≥45 岁、无脑出血高危因素、且胃肠耐受性较好的女性患者，可服用低剂量阿司匹林(100 mg/d)预防首次 IS/TIA。而对于伴有心房颤动、冠心病、无症状颈动脉狭窄等高危因素的患者，建议使用阿司匹林以预防 IS/TIA，具体使用方法参考本章相关内容。

(二)IS/TIA 的二级预防

IS/TIA 后二级预防的目的是防止 IS/TIA 复发,主要包括如下五个方面。

1.危险因素控制

IS/TIA 后的二级预防在“保持健康的生活习惯”及“控制危险因素”方面与一级预防相同,在此不再赘述。

2.大动脉粥样硬化性 IS/TIA 患者的非药物治疗

(1)颈动脉内膜剥脱术(CEA):①症状性颈动脉狭窄 70%～99%的患者,推荐实施 CEA;②症状性颈动脉狭窄 50%～69%的患者,根据患者的年龄、性别、伴发疾病及首发症状严重程度等实施 CEA,可能最适用于近期(2 周内)出现半球症状、男性、年龄≥75 岁的患者;③建议在最近一次缺血事件 2 周内施行 CEA;④不建议给颈动脉狭窄<50%的患者施行 CEA;⑤建议术后继续抗血小板治疗。

(2)颅内外动脉狭窄血管内治疗:①对于症状性颈动脉高度狭窄(>70%)的患者,无条件做 CEA 时,可考虑行 CAS,如果有 CEA 禁忌证或手术不能到达、CEA 后早期再狭窄、放疗后狭窄,可考虑行 CAS。对于高龄患者行 CAS 要慎重;②症状性颅内动脉狭窄患者行血管内治疗可能有效;③支架植入术前即给予氯吡格雷和阿司匹林联用,持续至术后至少 1 个月,之后单独使用氯吡格雷至少 12 个月。

3.心源性栓塞的抗栓治疗。

(1)心房颤动:①对于心房颤动(包括阵发性)的 IS/TIA 患者,推荐使用适当剂量的华法林口服抗凝治疗,以预防再发的血栓栓塞事件。华法林的目标剂量是维持 INR 在 2.0～3.0。②对于不能接受抗凝治疗的患者,推荐使用抗血小板治疗。

(2)急性心肌梗死和左心室血栓:①急性心肌梗死并发 IS/TIA 的患者应使用阿司匹林,剂量推荐为 75～325 mg/d;②对于发现有左心室血栓的急性心肌梗死并发 IS/TIA 的患者,推荐使用华法林抗凝治疗至少 3 个月,最长为 1 年,控制 INR 水平在 2.0～3.0。

(3)瓣膜性心脏病:①对于有风湿性二尖瓣病变的 IS/TIA 患者,无论是否合并心房颤动,推荐使用华法林抗凝治疗,目标为控制 INR 水平在 2.0～3.0。不建议在抗凝的基础上加用抗血小板药物以避免增加出血性并发症的风险。②对于已规范使用抗凝剂的风湿性二尖瓣病变的 IS/TIA 患者,仍出现复发性栓塞事件的,建议加用抗血小板治疗。③对于有 IS/TIA 病史的二尖瓣脱垂患者,可采用抗血小板治疗。④对于有 IS/TIA 病史伴有二尖瓣关闭不全、心房颤动和左心房血栓者建议使用华法林治疗。⑤对于有IS/TIA病史的二尖瓣钙化患者,可考虑抗血小板治疗或华法林治疗。⑥对于有主动脉瓣病变的 IS/TIA 患者,推荐进行抗血小板治疗。⑦对于有人工机械瓣膜的 IS/TIA 患者,采用华法林抗凝治疗,目标为控制 INR 水平在 2.5～3.5。⑧对于有人工生物瓣膜或风险较低的机械瓣膜的 IS/TIA 患者,抗凝治疗目标 INR 控制在 2.0～3.0。⑨对于已使用抗凝药物 INR 达到目标值的患者,如仍出现 IS/TIA 发作,可加用抗血小板药。

(4)心肌病与心力衰竭:①对于有扩张性心肌病的 IS/TIA 患者,可考虑使用华法林治疗(控制 INR 在 2.0～3.0)或抗血小板治疗预防 IS/TIA 复发;②对于伴有心力衰竭的 IS/TIA 患者,可使用抗血小板治疗。

4.非心源性IS/TIA的抗栓治疗

(1)抗血小板药物在非心源性IS/TIA二级预防中的应用:①对于非心源性栓塞性IS/TIA患者,除少数情况需要抗凝治疗,大多数情况均建议给予抗血小板药物预防IS/TIA复发。②抗血小板药物的选择以单药治疗为主,氯吡格雷(75 mg/d)、阿司匹林(50～325 mg/d)都可以作为首选药物;有证据表明氯吡格雷优于阿司匹林,尤其对于高危患者获益更显著。③不推荐常规应用双重抗血小板药物。但对于有急性冠状动脉疾病(例如不稳定性心绞痛,无Q波心肌梗死)或近期有支架成形术的患者,推荐联合应用氯吡格雷和阿司匹林。

(2)抗凝药物在非心源性IS/TIA二级预防中的应用:①对于非心源性IS/TIA患者,不推荐首选口服抗凝药物预防IS/TIA复发;②非心源性IS/TIA患者,某些特殊情况下可考虑给予抗凝治疗,如主动脉弓粥样硬化斑块、基底动脉梭形动脉瘤、颈动脉夹层、卵圆孔未闭伴深静脉血栓形成或房间隔瘤等。

5.其他特殊情况下IS/TIA患者的治疗

(1)动脉夹层:①无抗凝禁忌证的动脉夹层患者发生IS/TIA后,首先选择静脉肝素,维持活化部分凝血酶时间50～70 s或低分子肝素治疗;随后改为口服华法林抗凝治疗(INR 2.0～3.0),通常使用3～6个月;随访6个月如果仍然存在夹层,需要更换为抗血小板药物长期治疗。②存在抗凝禁忌证的患者需要抗血小板治疗3～6个月。随访6个月如果仍然动脉夹层,需要长期抗血小板药物治疗。③药物治疗失败的动脉夹层患者可以考虑血管内治疗或者外科手术治疗。

(2)卵圆孔未闭:①55岁以下不明原因的IS/TIA患者应该进行卵圆孔未闭筛查。②不明原因的IS/TIA合并卵圆孔未闭的患者,使用抗血小板治疗。如果存在深部静脉血栓形成、房间隔瘤或者存在抗凝治疗的其他指征如心房颤动、高凝状态,建议华法林治疗(目标INR 2.0～3.0)。③不明原因IS/TIA,经过充分治疗,仍发生IS/TIA者,可以选择血管内卵圆孔未闭封堵术。

(3)高同型半胱氨酸血症:IS/TIA患者,如果伴有高同型半胱氨酸血症(空腹血浆水平≥16 mmol/L),每日给予维生素B_6、维生素B_{12}和叶酸口服可以降低同型半胱氨酸水平。

总之,IS/TIA仍然是目前我国危害公众健康的常见病、慢性病及重大疾病。有关IS/TIA的基础研究、临床研究还有待进一步深入、广泛地开展,有关指南的内容还有待进一步推广,针对IS/TIA的有效防治还有大量的工作要做。

第二节　脑出血

脑出血指非外伤性脑实质和脑室内出血,也称自发性脑出血。其中大多由高血压引起,称为高血压性脑出血。脑出血占全部脑卒中的比例因国家和地区不同变化于10%～40%。

脑出血发病率因地区种族而不同,世界范围内平均为10/10万～20/10万,其中黑人较白人高,男性高于女性。日本统计>40岁女性可达106/10万,中国北京地区为77.8/10万,上海地区61.3/10万,流行病学调查显示自1984—1999年,北京市脑出血发病粗率自84.8/10万降至63.8/10万，脑出血的构成比自42%降至16%。人口标化发病率自109.5/10万降至59.5/10万。脑出血再发率在患病后第一年为2.1%。患病率根据种族不同患病率1.6%～6%。脑出血患病率较脑梗死明显低，但死亡率高，脑出血死亡占全部脑血管病死亡18%～38%。30天致死率高达37%～52%。病程6月时预后只有20%达工作和生活功能完全恢复。2009年意大利报告病程7天病死率34.6%，30天达50.3%，1年59.0%，10年存活率只有24.1%。不同部位脑出血1年病死率：深部出血51%，脑叶出血57%，小脑出血42%，脑干出血65%。有资料显示住院患者死亡率为19.3%(85/440)。

一、病因

(一)高血压

是脑出血最常见的原因。脑内动脉壁薄弱，厚度和颅外同等大小的静脉类似，中层和外膜较相同管径的颅外动脉薄，没有外弹力膜。豆纹动脉、丘脑穿通动脉等自大动脉近端直角分出，因其距离大动脉甚近，承受压力高，冲击性大，因此容易发生粟粒状动脉瘤、微夹层动脉瘤，受高压血流冲击易破裂出血。这些微动脉瘤发生在小动脉的分叉处，多数分布于基底节的穿通动脉供应区和壳核、苍白球、外囊、丘脑及脑桥，并与临床常见的出血部位相符合，少数分布于大脑白质和小脑。长期高血压和动脉硬化导致血管内膜缺血受损，通透性增高，血浆蛋白脂质渗入内膜下，在内皮细胞下凝固，在内膜下与内弹力层之间形成呈均匀、嗜伊红无结构物质，弹力降低，脆性增加，血管玻璃样变和纤维素样坏死，使动脉壁坏死和破裂。高血压引起远端血管痉挛，小血管缺氧坏死，引起斑点样出血及水肿，可能为子痫时高血压脑出血的机制。无长期高血压病史出现的急性血压增高的患者，其血管功能及结构没有对血压增高的储备，血压急剧增高时处于高灌注状态，脑出血危险增加，如寒冷脑出血及麻将桌脑出血。

(二)脑血管淀粉样变性

β淀粉样蛋白沉积在脑膜和皮质及小脑的细小动脉中层和外膜，血管中外膜被淀粉样蛋白取代，弹力膜和中膜平滑肌消失，是70岁以上脑出血的主要原因之一。老年人脑出血约12%～15%和淀粉样血管病相关，常发生于老年非高血压自发脑叶出血患者。出血部位多发生在脑叶如额叶顶叶，易反复发生，多灶性出血机会高。尸检证实90岁以上患者50%以上存在脑淀粉样血管病。

(三)其他

脑动脉粥样硬化，动脉瘤，脑血管畸形，脑动脉炎，梗死性出血，血液病(白血病、再生障碍性贫血、血友病和血小板减少性紫癜等)，脑底异常血管网(moyamoya病)，抗凝/溶栓治疗，静脉窦血栓形成、夹层动脉瘤、原发/转移性肿瘤内新生血管破裂或侵蚀正常脑血管等均可引起脑出血，维生素B_1缺乏可引起斑片状出血。

二、危险因素

(一)不可干预改变的危险因素

1.年龄

队列研究显示，随着年龄增长脑出血危险性增加，年龄每增加10岁脑出血风险成倍增加。

2.性别

女性妊娠期和产后6周内脑出血相对危险达28。

3.种族

中国脑出血占全部脑血管病构成比为17.1%～39.4%，日本男性和女性分别为26%和29%，原因可能与高血压患病率高和控制差有关。黑人脑出血发病率为50/10万，是白人的2倍。

(二)可以干预改变的危险因素

1.高血压

为脑出血最重要的危险因素，在美洲、欧洲、亚太地区研究结果是一致的。尤其是年龄大于55岁，吸烟，降血压药物依从性差的个体危险性大。病例对照研究显示同年龄组有高血压患者脑出血风险值为5.71倍，血压控制后脑出血风险平行下降。

2.糖尿病

脑出血后高血糖增加早期死亡危险，脑出血患者合并糖尿病住院死亡率增加1倍。

3.吸烟

吸烟者脑出血相对危险为1.58。

4.血脂异常

年龄大于65岁血清总胆固醇水平低于4.62 mmol/L(178 mg/dL)脑出血相对风险为2.7，且发病2天内死亡率增加。

5.饮酒

大量饮酒增加发生脑出血风险。

6.抗凝治疗

欧美10%～12%脑出血患者服华法林，口服抗凝药物脑出血相对危险增加7～10倍，抗凝药相关脑出血住院死亡率接近50%。

7.微出血

磁共振成像显示微出血可能为脑出血危险因素，随年龄增加微出血增多，研究显示脑出血患者64%可见微出血灶，有微出血患者出血量大，是无微出血患者的3倍。

8.毒品

如可卡因、安非他命与脑出血相关，尤其见于年轻人群。

9.血液透析治疗

回顾性分析显示长期血液透析治疗随访13年，脑出血发生率是正常人群的5倍。前瞻性研究慢性血液透析患者脑出血相对危险是10.7。

10.肿瘤

转移性黑色素瘤是最容易出血肿瘤(17/23)，原发肿瘤中少突胶质细胞瘤和星形细胞瘤出血率为29.2%。

三、病理生理特点

出血部位50%～60%位于壳核，丘脑、脑叶、脑干、小脑各10%。壳核出血常常向内压迫内囊，丘脑出血向外压迫内囊，向内破入脑室系统，向下可影响丘脑下部和中脑。高血压、淀粉样血管病、动脉瘤、动静脉畸形常导致血管破裂，出血量大；血液病、动脉炎及部分梗死后出血常为点片状出血，临床症状轻。

脑出血后，细胞毒性物质如血红蛋白、自由基、蛋白酶等释出，兴奋性氨基酸释放增加，细胞内离子平衡破坏，血脑屏障破坏；血浆成分进入细胞间质，渗透压增高，引起血管源性水肿；血肿溶出物如蛋白质、细胞膜降解产物、细胞内大分子物质使细胞间液渗透压增高，加重脑水肿。离血肿越近水肿越重。一般水肿2～3天达到高峰，稳定3～5天，最长可持续2～3周。

病理所见，出血侧脑组织肿胀，脑沟变浅，血液可破入脑室系统或蛛网膜下腔，出血灶为圆形或卵圆形空腔，内充满血液或血块，周围为坏死脑组织或软化带，有炎细胞浸润。血肿周围脑组织受压，水肿明显，使周围脑组织和脑室受压移位变形和脑疝形成，幕上出血挤压丘脑下部和脑干，使之受压变形和继发出血，出现小脑天幕疝；如颅内压增高明显或脑干小脑大量出血引起枕骨大孔疝，脑疝是脑出血死亡的直接死亡原因。

新鲜出血呈红色，急性期后血块溶解形成含铁血黄素为棕色，吞噬细胞清除含铁血黄素和坏死脑组织，胶质增生，小出血灶形成胶质瘢痕，大出血灶形成中分囊，内含含铁血黄素和透明液体。

四、临床表现

(一)一般表现

1.发病形式

大多数发生于50岁以上，急性起病，一般起病1～2小时内出血停止。病前常有情绪激动、体力活动等使血压升高的因素。1/3患者出血后血肿扩大，易发生在血压显著增高，有饮酒史，肝病或凝血功能障碍患者，病后未安静卧床或长途搬运，早期不适当用甘露醇过度脱水治疗可能是血肿扩大的促发因素。

2.意识障碍

除小量出血外，大多数有不同程度意识障碍。

3.头痛和恶心呕吐

最重要的症状之一，50％患者发病时出现剧烈头痛，脑叶和小脑出血头痛重，深部出血和小量脑出血可以无头痛，或者头痛较轻未得到注意。因脑实质为非痛觉敏感结构，只有当脑血管收到机械牵拉、脑膜痛觉敏感纤维受到刺激、或三叉血管系统受到血液刺激方可引起头痛。老年人痛觉敏感性低，往往无头痛。呕吐出现常常提示颅内压增高或继发脑室出血，如继发应激性溃疡，呕吐物可为咖啡色。

4.癫痫发作

发生于10％患者，常常为部分性发作。我院回顾性分析显示脑出血后癫痫发生率为4.33％，其中脑叶出血和脑室出血达10％，合并癫痫发作患者病死率高。

5.脑膜刺激征

出血破入蛛网膜下腔或脑室系统可以出现颈部强直和Kernig征。

6.颅内压增高

大量出血及周围水肿可出现颅内压增高表现，包括深沉鼾声呼吸或潮式呼吸，脉搏慢而有力，收缩压高，大小便失禁，重症者迅速昏迷，呼吸不规则，心率快、体温高，可在数天内死亡。

(二)局灶症状和体征

1.壳核出血

高血压脑出血的最常见部位，约占脑出血50％～60％，多为豆纹动脉外侧支破裂，症状体征取决于出血量和部位,向内压迫内囊出现偏瘫、偏身感觉障碍、偏盲及凝视麻痹等。小量出血:不伴头痛呕吐等,与腔隙性脑梗死不易鉴别,只有影像学检查才能检出。壳核前部出血可以出现对侧轻偏瘫,主侧半球出现非流利型失语和失写,非优势半球出现忽视,壳核后部出血可出现对侧偏身感觉障碍;同向性偏盲。中等量出血:常出现头痛,半数以上出现凝视麻痹和呕吐,可有意识障碍,对侧中枢性面舌瘫,对侧肢体偏瘫,对侧同向偏盲,偏身感觉障碍。大量出血:迅速昏迷,呕吐,双眼看向病灶侧,对侧完全瘫痪,恶化迅速,双侧病理征,压迫脑干上部出现瞳孔扩大呼吸不规则,去脑强直甚至死亡。

2.丘脑出血

占脑出血10%,原因多为高血压脑出血。临床表现特点:感觉障碍重,深感觉障碍突出,感觉过敏和自发性疼痛。优势半球丘脑出血半数出现丘脑性失语,表现为语音低沉缓慢,自发性语言减少或不流畅,错语和重复言语等,情感淡漠。非优势半球出血可出现对侧忽视和疾病感缺失,出血量大影响内囊出现对侧偏瘫,可出现锥体外系症状如运动减少、震颤、肌张力障碍、舞蹈/手足徐动/投掷样动作。出血累及中脑可出现眼球垂直运动障碍,瞳孔异常眼球分离等。向下发展影响丘脑下部出现尿崩、血压变化、应激性溃疡等。

3.尾状核头部出血

较少见,临床表现似蛛网膜下腔出血,头痛呕吐脑膜刺激征,可无局灶体征,临床常常误诊。有时可见到不自主运动、手足徐动和扭转痉挛。向后扩展影响内囊出现对侧偏瘫。

4.脑叶出血

位于各脑叶皮质下白质,多因淀粉样脑血管病、脑血管畸形、脑底异常血管网病、动脉瘤、凝血功能障碍引起,高血压性脑出血少见。额叶、顶叶常见,颞叶枕叶可发生,常可见多叶受累。临床表现为突然发病头痛恶心呕吐,可有脑膜刺激征,出血近皮质癫痫性发作较其他部位多见,可出现精神异常如淡漠、欣快、错觉和幻觉。额叶出血的表现:对侧运动障碍,Broca失语,情绪淡漠,欣快,记忆和智能障碍,行为幼稚,出现摸索、吸吮、强握等。顶叶出血表现:对侧肢体感觉障碍,轻偏瘫,优势半球出现Gerstmann综合征(手指失认,失左右,失算、失写)等,非优势半球出现失用症。颞叶出血:偏盲或象限盲,优势半球出现Wernicke失语,性格和情绪改变。枕叶出血:偏盲或象限盲,视物变形。

5.脑桥出血

约占脑出血10%,最凶险的脑出血,常位于脑桥中部水平。小量出血意识常清醒,症状包括同侧面神经和展神经麻痹,对侧肢体偏瘫,可有凝视麻痹。出血量大时症状很快达高峰,表现为深度昏迷,四肢瘫痪,去大脑强直,头眼反射消失,瞳孔可缩小至针尖样,凝视麻痹,双侧锥体束征,多数有呼吸异常,可有中枢性高热,可在1～2天内死亡。

6.小脑出血

占脑出血10%,常见为高血压引起,其次为动静脉畸形、血液病、肿瘤和淀粉样血管病等。突发枕部疼痛,频繁呕吐,眩晕,平衡功能障碍,眼震,共济失调,吟诗样语言,构音障碍,脑膜刺激征。脑干受压出现脑神经麻痹,对侧偏瘫,昏迷,严重时枕骨大孔疝死亡。压迫第四脑室脑脊液循环受阻出现高颅压表现:头痛加重,意识障碍。

7.脑室出血

小量出血表现头痛呕吐，脑膜刺激征，血性脑脊液，CT 可见脑室积血。大量出血出现突然头痛、呕吐，迅速进入昏迷或昏迷逐渐加深，双侧瞳孔缩小甚至针尖样瞳孔，四肢肌张力增高，病理反射阳性，早期出现去大脑强直，血压不稳，脑膜刺激征阳性；常出现丘脑下部受损的症状及体征，如上消化道出血、中枢性高热、大汗、血糖增高、尿崩症等；预后不良。

(三)老年人脑出血的临床特点

病因中淀粉样血管病较为常见，脑叶出血多见，意识障碍重，头痛程度相对较轻甚至无头痛，因老年人常见不同程度的脑萎缩，故相同出血量脑疝机会低，因多合并心肺肾等脏器功能减退，故并发症多。临床观察证实高龄老年人脑出血死亡率高，致残率高，85 岁以上组和85 岁以下组比较，意识障碍更多见(64%和 43%)，住院死亡率高(50%和 27%)，出院时中等和严重神经功能缺损比例高(89%和 58%)。80 岁以上高龄老人高血压脑出血的临床特点包括：更少患者合并肥胖和糖尿病，收缩期、舒张期和平均血压较低，更多患者血肿破入脑室，丘脑出血更常见，多变量分析结果显示，年龄、入院时格拉斯哥昏迷评分低、出血量大和幕下出血为住院死亡的独立预测因素。

五、辅助检查

(一)影像学检查

突然起病神经系统局灶症状，收缩压明显增高，头痛，呕吐，意识水平下降，数分钟或数小时内进行性加重，高度提示脑出血，强烈建议神经影像学检查。美国 AHA/ASA 2011 建议 CT/MRI 均可作为首选检查。CT 检查对急性出血高度敏感可以作为“金标准”。磁共振梯度回波 T_2 和磁敏感成像(SWI)对急性出血敏感性和 CT 相似，对慢性期和陈旧性出血敏感性高于 CT 检查。因耗时、费用、患者耐受性、临床状况、提供可能性限制了磁共振检查的应用比例。

1.CT 表现

是诊断脑出血安全有效的方法，平扫显示圆形或卵圆形均匀高密度影，边界清楚，CT 值 75～80 Hu，可确定出血量、部位、占位效应，是否破入脑室或蛛网膜下腔，脑室及周围组织受压情况，中线移位情况，有无梗阻性脑积水，周围水肿呈低密度改变。随着血红蛋白降解，血肿信号逐渐降低，3～6 周变为等密度影，随着出血吸收，2～3 个月后表现为低密度囊腔。2～4 周血肿周围可出现环状强化。

CT 检查也能说明脑出血的自然史。脑出血起病后数小时内的神经系统表现恶化部分原因是活动性出血，在起病 3 小时内行头颅 CT 检查的患者，在随后的 CT 复查中发现 28%～38%患者血肿扩大 1/3 以上。血肿扩大预示临床恶化、致残率和死亡率增加。因此鉴别哪些患者血肿有扩大趋势为脑出血研究的关注点之一。CT 血管造影(CTA)和 CT 增强扫描显示在血肿内造影剂渗漏为预测血肿扩大高危表现。有研究前瞻性观察 39 例脑出血，发病 3 小时内行 CTA 检查，13 例发现有造影剂渗漏造成的斑点征，11 例发生了血肿扩大(血肿扩大 30%或 6 mL 以上)，对血肿扩大的敏感性、特异性、阳性预测值和阴性预测值分别为 91%、89%、77%和 96%。2009 年有研究者评估 CTA 所见的斑点征＋CT 增强后扫描所见的造影剂渗漏相加对血肿扩大的敏感性、阴性预测值提高至 94%和 97%。

2.MRI

可发现CT不能确定的脑干或小脑小量出血，能分辨病程4～5周后CT不能辨认的脑出血，区别陈旧性脑出血与脑梗死，显示血管畸形流空现象。可根据血肿信号的动态变化(受血肿内红血蛋白变化的影响)判断出血时间，对水肿判断较CT更为敏感。血肿演变规律：超急性期(24小时内)：细胞内期，为氧合血红蛋白，T_1WI显示为等或略高信号，质子密度相略高信号，T_2WI为高信号，数小时后出现血肿周围水肿，T_1低信号，T_2高信号；急性期(1～3天)，红细胞内期，主要为去氧血红蛋白期，顺磁性物质，T_1WI和T_2WI均为低信号，质子相略高信号，周围水肿明显；亚急性早期(4～7天)：正铁血红蛋白，顺磁性物质，细胞内期，T_1WI高信号，T_2WI低信号围绕高信号水肿带；亚急性晚期(8～14天)：正铁血红蛋白细胞外期，T_1WI/T_2WI均为高信号，可有低信号含铁血黄素环；慢性期(2周后)：铁蛋白和含铁血黄素期，细胞外期，T_1WI/T_2WI均为低信号。上述演变过程从血肿周围向中心发展。

3.脑出血急性期梯度回波T_2

和SWI均表现为边界清楚的极低信号，或表现为边界清楚的极低信号环，内部为略高信号或低信号区内混杂小点、斑片状高信号。SWI对于早期出血更加敏感，最早发现病灶的时间是发病23分钟，与CT比较，脑出血患者SWI显示病灶的敏感度、特异度和准确度均为100%。

4.关于陈旧性微出血

梯度回波T_2和SWI均可显示陈旧微出血灶，为直径2～5 mm圆形或斑点状的极低信号，周围无水肿，原因是小血管壁严重损害时血液渗漏所致，主要病理变化是微小血管周围的含铁血黄素沉积或吞噬有含铁血黄素的单核细胞。含铁血黄素作为一种顺磁性物质，可引起局部磁场不均匀，导致局部组织信号去相位，但常规MRI对这种信号变化不敏感而难以显示病变，GRE-T_2WI和SWI对局部磁场不均匀高度敏感，从而可以发现常规MRI难以发现的脑微出血，SWI较梯度回波T_2成像发现微出血更加敏感。微出血最多见于皮质-皮质下区域和基底节-丘脑区域，这些位置也是有症状性脑出血的好发部位，如多发微出血在皮质和皮质下区域，淀粉样血管病变的可能性大，基底节丘脑区域高血压引起的可能性大，而小脑和脑干较少见。脑微出血通常无相应的临床症状和体征，见于高血压、缺血性或出血性卒中患者，脑栓塞患者少见，正常老年人发生率5%～7.5%，其主要的危险因素有高血压、老年及其他原因所致的脑小动脉病变等。脑多发微出血可作为脑微血管病变的标志，常和腔隙性脑梗死和脑白质疏松伴随。有系统分析1 460例脑出血和3 817例缺血性卒中/短暂性脑缺血发作患者，结果显示应用华法林者出现多发微出血的相对风险为8.0，应用抗血小板聚集药物相对风险5.7；所有抗栓治疗开始时存在微出血患者，随访发生脑出血的相对风险为12.1。微出血常常与脑淀粉样变性所致的颅内出血相伴随，微出血的存在可能表明患者的微血管有易于出血的倾向，这使影像学技术成为在缺血性卒中后是否采取抗血小板治疗或抗凝治疗的一个可能证据。

5.MRA/MRV和CTA/CTV

如CT存在蛛网膜下腔出血、血肿形状不规则、水肿范围超出了早期出血的比例、非常见出血部位、静脉窦显示异常信号提示静脉窦血栓形成和其他结构异常如团块等，提示为高血压以外原因引起出血，MRA/MRV和CTA/CTV在鉴别出血的原因包括动静脉畸形、肿瘤、静脉系血栓形成、脑底异常血管网等比较敏感。

6.数字减影脑血管造影(DSA)

如果临床和非侵入性检查高度怀疑血管性原因如血管畸形、动脉瘤、脑基底异常血管网、静脉窦血栓形成等引起,可以考虑 DSA 检查明确原因。

7.影像学检查建议

快速 CT 或 MRI 成像区别缺血性和出血性卒中;CTA 和 CT 增强扫描可以考虑作为识别血肿扩大的手段;当临床和影像学证据怀疑脑内结构病灶如血管畸形和肿瘤等时,CTA、CTV、增强 CT、增强 MRI、MRA、MRV 可能会有帮助。

(二)腰穿检查

脑脊液压力增高,均匀血性脑脊液。仅在没有条件或患者不能行影像学检查,无明显颅内压增高和脑疝征象时进行,以免诱发脑疝风险。

(三)经颅多普勒超声检查

简便无创,是床边监测脑血流动力学的重要方法。可以监测有无血管痉挛,以及颅内压增高时的脑血流灌注情况,提供血管畸形和动脉瘤等线索。

六、诊断和鉴别诊断

大多数发生于 50 岁以上的高血压患者,常在体力活动或情绪紧张时发病,病情进展迅速;症状包括头痛、恶心呕吐、意识障碍,可有癫痫发作;局灶症状和体征包括偏身感觉障碍、偏身运动障碍、偏盲、凝视麻痹、失语等;提示脑出血可能,头颅 CT 或 MRI 见脑实质内出血改变可以确诊。应与以下情况鉴别。

(一)与脑梗死鉴别

脑梗死常为安静状态或睡眠中发病,数小时或 1～3 天达高峰,意识障碍较轻,头颅 CT 扫描见低密度影可以鉴别。和脑梗死出血转化鉴别,脑梗死低密度影范围按血管供血范围,出血多为点状、斑片状或沿皮质分布,少部分表现为圆形或类圆形血肿,脑梗死前可有短暂性脑血发作史,部分患者有心房颤动史。

(二)高血压脑出血与其他原因脑出血鉴别

正常血压老年人,脑叶多发出血,反复发生的脑出血史,可有家族史,提示脑淀粉样血管病。脑血管畸形脑出血多为年轻人,常见出血位于脑叶,影像学检查可有血管异常表现,确诊需脑血管造影。脑瘤出血前可能已存在神经系统局灶症状和体征,出血位于非高血压脑出血的常见部位,早期出血周围水肿明显。溶栓治疗所致出血有近期溶栓治疗史,出血多位于脑叶和脑梗死病灶附近。抗凝治疗所致出血常位于脑叶,出血量大。

(三)与外伤后脑出血鉴别

外伤史不明确,尤其是老年人头痛轻,可表现为硬膜外血肿、硬膜下血肿和对冲伤,病情进行性加重,出现脑部受损的表现如意识障碍,头痛、恶心、呕吐,瞳孔改变和偏瘫等,头颅 CT 可见颅骨骨板下方出现梭形或新月形高或等密度影,可见颅骨骨折线和脑挫裂伤。

(四)与蛛网膜下腔出血鉴别

发病年龄 30～60 岁多见,主要病因为动脉瘤和血管畸形,一般活动或情绪激动后发病,起病急骤,数分钟达高峰,剧烈头痛,脑膜刺激征阳性,可见眼玻璃体下出血,头颅 CT 见脑池、脑沟、蛛网膜下腔内高密度影,一般无局灶体征。表现突然起病主要表现为意识障碍的患者应与中毒(镇静安眠药物、乙醇、一氧化碳)及代谢性疾病(低血糖、高血糖、肝性脑病、肺性脑病、尿毒症等)鉴别,存在相关病史,神经系统局灶体征不明显,相关的实验室检查,头颅 CT 扫描可鉴别。脑炎等中枢神经系统疾患可表现为意识障碍,可以有局灶体征及脑膜刺激征,结合有无发热、影像学表现、出血部位、腰穿有无感染征象鉴别。

七、治疗

(一)院前处理

保持呼吸道通畅,血压循环支持,转运到最近的医疗机构,获知患者起病的准确时间或者可知患者正常的最后时间,急救系统应提前告知医院急诊室患者达到时间,以便尽量缩短等候 CT 时间。到达急诊室后对疑诊为脑出血患者医生应尽快了解患者其发病时间,脑血管病危险因素(高血压、糖尿病、高脂血症、吸烟等),服药情况包括抗凝药物如华法林、抗血小板药物、抗高血压药物、兴奋剂、拟交感药物(可卡因等),最近外伤或手术史特别是颈动脉内膜切除术或支架植入术(可以引起过度灌注),有无痴呆(与血管淀粉样变性有关),酒精和毒品使用史;凝血功能障碍相关有关疾病如肝病、血液病。体格检查应获得以下资料:量化的神经功能障碍评估如 NIHSS 评分、格拉斯哥昏迷评分(GCS)等。血常规、血尿酸、肌酐、血糖、心电图,胸部 X 线检查,肌酐和血糖水平高与血肿扩大和预后不佳有关;PT 或 INR(华法林相关出血特点出血量大,血肿扩大危险性高,残疾率和死亡率高)。青中年脑出血患者毒物学筛查可卡因和其他拟交感药物滥用;生育期女性检查尿妊娠试验。

(二)一般处理及对症治疗

脑出血 24 小时内有活动性出血或血肿扩大可能,尽量减少搬运,就近治疗,一般应卧床休息 2～4 周,避免情绪激动及血压升高;严密观察体温、脉搏、呼吸、血压、意识状态等生命体征变化;保持呼吸道通畅,昏迷患者应将头歪向一侧,以利于口腔分泌物及呕吐物流出,并可防止舌根后坠阻塞呼吸道,随时吸出口腔内的分泌物和呕吐物,必要时行气管切开;吸氧,有意识障碍、血氧饱和度下降或有缺氧现象的患者应给予吸氧,使动脉氧饱和度保持在 90%以上;鼻饲,昏迷或有吞咽困难者在发病第 2～3 天即应鼻饲;过度烦躁不安者使用镇静剂,便秘者使用缓泻剂,预防感染。加强护理,保持肢体功能位。

(三)纠正凝血功能紊乱

严重的凝血因子缺乏或血小板减少患者给予相应的凝血因子或血小板是必要的。在美国抗凝剂相关脑出血占 12%～14%,这些患者尽快停用抗凝剂,给予静脉应用维生素 K,可能需时数小时才能纠正 INR 至正常范围。凝血酶原复合物浓缩剂(PCCs)含凝血因子Ⅱ、Ⅶ、Ⅹ及Ⅸ,可以快速补充所缺乏的凝血因子,数个临床试验证实可以在数分钟内纠正 INR,可以作为口服抗凝剂相关脑出血选择之一。后分析显示,80 μg/kg 组动脉血栓栓塞事件明显高于小剂量组和安慰剂组,与动脉性血栓栓塞事件相关因素包括年龄、大剂量应用 rFⅦa、发病时有心肌或脑缺血征象、既往服用抗血小板药物。回顾性分析 101 例华法林相关颅内出血应用 rFⅦa 1 个月内血栓栓塞事件发生率为 12.8%,与 FAST 试验相仿。因此ASA/AHA指南鼓励进一步的临床试验选择有血肿扩大风险,低血栓栓塞风险的脑出血亚组患者为实验对象观察是否可能获益。

(四)预防下肢静脉血栓

在肢体瘫痪不能活动患者脑出血发病后数天且出血停止后,可予皮下注射小剂量低分子肝素,给予间歇性充气加压泵加弹力袜预防静脉血栓栓塞。

(五)处理血压

急性脑出血时血压升高是颅内压增高情况下机体保持脑血流量的自动调节机制。血压过高可使血肿扩大,过低使脑灌注压降低,加重血肿周围组织损害,可参考病前血压水平调整血压。如果收缩压＞200 mmHg或平均动脉压＞150 mmHg,考虑静脉持续泵入降压药物,每5分钟测血压;如果收缩压＞180 mmHg或平均动脉压＞130 mmHg,同时存在颅内压增高,监测颅内压并间歇或持续给予静脉降压药物,保持脑灌注压≥60 mmHg;如果收缩压＞180 mmHg或平均动脉压＞130 mmHg,无颅内压增高的证据,给予中等程度降压(平均动脉压110 mmHg或目标血压160/90 mmHg,每15分钟测量血压。

(六)抗癫痫药物

不建议预防性使用抗癫痫药物,如临床有癫痫发作或脑电图监测有癫痫波,给予抗癫痫药物治疗。

(七)颅内压监测和处理

成人颅内压(ICP)增高是指ICP超过200 mmH_2O。ICP增高是急性脑卒中的常见并发症,是脑卒中患者死亡的主要原因之一。脑血管病患者出现头痛、呕吐、视盘水肿,脑脊液压力增高提示颅内压增高。其治疗的目的是降低颅内压,防止脑疝形成。颅内压增高的常见原因包括脑室出血引起的脑积水和血肿及其周围水肿引起的团块效应,故小的血肿和少量的脑室出血通常不需降颅压治疗。脑出血的降颅压治疗包括避免引起ICP增高的其他因素,如激动、用力、发热、癫痫、呼吸道不通畅、咳嗽、便秘等。必须根据颅内压增高的程度和心肾功能状况选用脱水剂的种类和剂量。

1.甘露醇

是最常使用的脱水剂,一般用药后10分钟开始利尿,2～3小时作用达高峰,维持4～6小时,有反跳现象。可用20%甘露醇125～250 mL快速静脉滴注,6～8小时1次,一般情况应用5～7天为宜。颅内压增高明显或有脑疝形成时,可加大剂量,快速静推,使用时间也可延长。使用时应注意心肾功能,特别是老年患者大量使用甘露醇易致心肾衰竭,应记出入量,观察心律及心率变化。

2.呋塞米(速尿)

一般用20～40 mg静注,6～8小时1次,易导致水电解质紊乱特别是低血钾,应高度重视,与甘露醇交替使用可减轻两者的不良反应。

3.甘油果糖

也是一种高渗脱水剂,起作用的时间较慢,约30分钟,但持续时间较长(6～12小时)。可用250～500 mL静脉滴注,每日1～2次,脱水作用温和,一般无反跳现象,并可提供一定的热量,肾功能不全者也可考虑使用。

4.皮质类固醇激素

虽可减轻脑水肿,但易引起感染、升高血糖、诱发应激性溃疡,故多不主张使用。

5.清蛋白

大量清蛋白(20 g,每日 2 次),可佐治脱水,但价格较贵,可酌情考虑使用。

如脑出血患者 GCS≤8,且存在脑疝证据,或明显脑室内出血或脑积水证据,可以考虑监测颅内压,脑室引流管置入侧脑室可以引流脑脊液降低颅内压,放入脑实质的装置可以监测颅内压变化,保持灌注压 50~70 mmHg,主要副作用为感染和出血,536 例颅内压监测显示感染率 4%,颅内出血率 3%。有临床试验显示原发或继发脑室出血患者脑室内应用尿激酶、链激酶或 rt-PA 可以加速血块溶解,更易血液引流出从而减低残疾率和死亡率,需要进一步的临床试验证实。

(八)手术治疗

1.手术适应证

①小脑出血>10 mL,神经系统表现症状恶化或脑干受压和(或)脑室系统受压出现脑积水表现,应尽快实行出血清除,不建议单独行脑室引流术;②脑叶出血>30 mL,距表面<1 cm 可以考虑颅骨切开血肿清除术。

2.手术禁忌证

出血后病情进展迅猛,短时间陷入深度昏迷,发病后血压持续增高 200/120 mmHg 以上,严重的心肝肺肾等疾患和凝血功能障碍者。立体定向或内镜微创碎吸术无论是否使用溶栓药物,目前的证据效果不肯定,有待于进一步观察。目前无明确证据显示超早期幕上血肿清除术可以改善功能或降低死亡率,极早期的手术因为可以诱发再出血可能有害。

(九)防治并发症

包括感染、应激性溃疡、心脏损害、肾衰竭、中枢性高热。低钠血症除脱水利尿药物及进食量减少外,主要为中枢性低钠血症包括抗利尿激素分泌异常综合征和脑性盐耗综合征,前者因抗利尿激素分泌减少,尿钠排出增加,肾对水的重吸收增加,导致低血钠、低血渗透压而产生的一系列神经受损的临床表现,无脱水表现,治疗限水 800~1 200 mL 补钠,后者为肾保钠功能下降,尿钠进行性增多,血容量减少而引起的低钠血症,轻度脱水征,治疗补钠补水。

(十)康复治疗

早期肢体功能位,病情平稳后尽早进行康复治疗,包括肢体康复、言语康复和精神心理康复治疗。

八、预防和保健

针对脑出血可以干预的危险因素,应积极开展一级预防。教育民众充分认识高血压对脑血管的极大危害性,良好控制血压后脑血管病的危险性随之下降。定期进行体检,及早发现无症状的高血压患者,对高血压早期、严格、持久的控制,是预防脑出血最重要、最有效的措施;积极发现其他“出血倾向”个体(血液病,溶栓/抗凝治疗,吸毒人群和血液透析等)并采取相应的措施,以减少危险因素的损害,积极治疗,对可能发生的出血起预防或延迟作用;提倡良好的生活习惯,如规劝人们合理饮食,减少摄盐量,增加蔬菜、水果与蛋白质饮食,适当控制体重与动物脂肪摄入,加强体育锻炼,不吸烟,少饮酒,劳逸适度,心情舒畅,保持心理平衡。

脑出血复发的危险因素包括脑叶出血、正在进行抗凝治疗、存在载脂蛋白 E4 等位基因、磁共振显示较多量地微出血。脑出血急性期后如无禁忌证,血压应控制良好,尤其对典型高血压血管病变引起的典型部位脑出血，血压控制的目标值为＜140/90 mmHg(糖尿病和慢性肾疾患＜130/80 mmHg)。对非瓣膜病性心房颤动患者预防栓塞事件，脑叶出血后因复发率高应避免长期抗凝治疗，非脑叶出血也许可以抗凝或抗血小板治疗。避免大量饮酒是有益的，没有足够的资料建议限制体力锻炼和他汀类应用。

第三节　老年帕金森病

帕金森病(PD)又称为震颤麻痹，其主要病变部位在黑质和纹状体，主要临床特征是震颤、肌强直及随意运动减少。在临床上还有许多由多种其他疾病所引起的综合征，其临床表现类似 PD，称为帕金森综合征。而 PD 也称为原发性帕金森病或原发性震颤麻痹。

PD 的发病率在白种人为 12/10 万～20/10 万，黄种人为 10/10 万，黑种人为 4.5/10 万，在种族间有很大差异。

一、病因及发病机制

PD 的主要病变是中脑黑质，尤其是致密带的多巴胺(DA)能神经元变性，导致其变性的原因尚不清楚。近年来，对 PD 的病因研究主要集中在以下三个方面。

(一)年龄老化

据统计，PD 发病年龄构成比为：40 岁以下 10%，40～50 岁 20%，50～60 岁 40%，60 岁以上 30%。中老年人群的发病率明显增高。

(二)环境危险因素

近年来发现 1-甲基-4-苯-1,2,3,6 四氢吡啶(MPTP)对神经黑色素有高度亲和力，可攻击黑质的黑色素神经元，使之发生慢性进展性变性。长期接触锰尘、CO 中毒等也可出现 PD 症状。

(三)遗传因素

有研究报道，约 15%的 PD 患者有家族史，呈常染色体显性遗传，外显率低。也有研究认为 PD 符合多基因遗传。近年来发现 CYP2D6 基因的几种突变与 PD 有明显相关性。

二、流行病学

据统计，PD 的发病率随年龄的增长而增高，50 岁以上的发病率为 500/10 万，60 岁及以上则明显增加，为 1 000/10 万。综合世界各国资料，PD 的患病率为 10/10 万～405/10 万。世界各地患病率的性别分布均显示男女之比接近或男性比女性略高。

三、临床表现

PD 的性别差异不明显，男性略多于女性，多发于 50～60 岁，40～50 岁或 60～70 岁次之。以肌强直、震颤及运动减少为三大主要症状，另有姿势反射障碍、自主神经障碍、精神障碍等共存，形成了极具特征的临床表现。发病方式多以月或年为单位缓慢起病。初发症状以震颤最多(60%～70%)，步行障碍(12%)、肌强直(10%)、动作缓慢(10%)等次之。症状常自一侧上肢开始，逐渐波及同侧下肢、对侧上肢及下肢，即常呈 N 字形进展(65%～70%)；自一侧下肢开始者(25%～30%)次之。随意运动异常，以随意运动减少为主，亦有运动徐缓、运动功能减退或运动不能等。姿势反射异常，在立位、步行时可见各种姿势异常。自主神经症状较普遍，可见皮脂腺分泌亢进所致的“脂颜”，以及多汗、流涎、顽固性便秘、直立性低血压等。精神症状中以抑郁最多见，对左旋多巴治疗反应不明显。焦虑、激动、谵妄状态也较多见，有14%～80%的患者逐渐发生痴呆。本病的病程经过平均为20年左右。

四、辅助检查

(1)血常规、血液生化、尿常规、脑脊液常规等检查均无异常。

(2)脑脊液中DA的代谢产物高香草酸(HVA)及5-羟色胺的代谢产物5-羟吲哚乙酸(5-HIAA)的含量均减少，去甲肾上腺素的代谢产物3-甲氧基-4-羟苯乙醇酸(MHPC)减少。

(3)尿中HVA的排泄量减少。

(4)CT、MRI检查无特征性所见，仅在部分智力减退的患者可见脑萎缩。

(5)脑电图上除基础波型稍呈慢波化外，无明显变化。

五、诊断、鉴别诊断及病情程度的判定

(一)诊断

通常具有肌强直、震颤、运动减少及姿势反射异常四个症状中的两项以上者，即可考虑为PD。PD的诊断要点如下。

(1)中年以后起病，病因不明，病史中无脑炎、中毒、脑血管疾病、颅脑外伤及服用易致锥体外系症状药物史等。

(2)呈隐袭发病，缓慢进展。

(3)具有肌强直、震颤、运动减少、姿势反射异常等四个症状中的两项或以上。

(4)除锥体外系症状外，无锥体系统、小脑、周围神经损害及感觉障碍等症状和体征，并做CT或MRI等检查证实。

(5)排除其他锥体外系疾病及其他疾病所引起的帕金森综合征。

(二)鉴别诊断

对主要表现为或仅有震颤或肌张力增高等症状不典型的早期PD患者，特别是除锥体外系症状外，尚具有其他神经系统症状或体征者，应与其他锥体外系疾病、各种帕金森综合征及其他中枢神经系统变性疾病相鉴别，如肝豆状核变性、老年性震颤、进行性核上性麻痹。

(三)病情程度分级

Yahr的PD病情程度分级法在临床应用较广，共分为5级。

Ⅰ级：症状为一侧性，无功能性障碍或仅有轻度障碍。

Ⅱ级：有双侧功能障碍，但仍可维持正常姿势；日常生活、工作有些障碍，但仍能从事工作并完成日常生活。

Ⅲ级：可见直立反射障碍，一定程度的活动受限，但仍可从事某些职业方面的工作；功能性障碍轻度或中度，但仍能不依赖他人独立生活。

Ⅳ级：功能性障碍重度，仅靠自己的能力生活困难，但不依靠支撑仍可勉强站立、步行。

Ⅴ级：不能站立，不依靠帮助则只能勉强在床上或轮椅上生活。

六、治疗

PD的药物疗法至今仍是最有效的方法，目前主要的药物疗法有以下几种。

1.抗胆碱能药物

由于PD患者的纹状体中多巴胺(DA)含量降低，胆碱能相对占优势，因而抗胆碱能

药物可通过调节 DA 与乙酰胆碱(Ach)的动态平衡而发挥治疗作用。常在 PD 早期使用,可部分改善症状,属低效抗 PD 药物。

(1)苯海索:又名安坦,具有中枢性抗胆碱能作用,每次 2～4 mg,每天 3 次,老年患者应减量开始。

(2)开马君:中枢性抗胆碱能药物,有较强的兴奋大脑的作用,可用于伴有迟钝、抑郁的 PD 患者。起始用量为每次 2.5 mg,每天 3 次;逐渐增量至 20～30 mg/d,分 3 次服用。因该药有胃肠道刺激,可于饭后服药,或于服药同时大量饮水。

(3)苯甲托品:有抗胆碱、抗组胺及骨骼肌松弛作用,可减轻肌强直。每次 2～4 mg,每天 2～4次。

(4)环戊丙醇:每天总量为 2.5～20 mg,分 3 次服用。动脉硬化者常因不良反应大而不能耐受。

(5)比哌立登:又名安克痉,其化学结构及作用均与苯海索相似。每次 2～4 mg,每天 3 次,每天最大量可达 20 mg。

(6)苯纳哌嗪:初始用量为 50 mg/d,维持量为 100～300 mg/d,一般分 3 次服用。

2.多巴胺替代治疗药物

PD 的主要生化异常是 DA 减少,因此补充脑内 DA 不足,可使 Ach-DA 系统重获平衡,从而改善症状。常用左旋多巴。近年来研制了左旋多巴与卡丝肼的复合制剂美多巴,以及左旋多巴及卡比多巴的复合制剂信尼麦等。

(1)左旋多巴复合制剂——美多巴及卡比多巴。①美多巴:第一周为 125 mg/d,1 次或分 2 次服用;其后每隔 1 周增加 125 mg/d,分 2 次或 3 次服用。一般最大剂量为每次 250 mg,每天 4 次。症状稳定后改用维持量,一般 375～500 mg/d,分 3 次或 4 次服用。②卡比多巴:商品名有帕金宁、信尼麦、息宁等。剂型有 10/100、25/250、25/100,分别含卡比多巴 10 mg、25 mg、25 mg 以及左旋多巴 100 mg、250 mg、100 mg。开始用 10/100 半片,每天 2 次或3 次,每 3 天增加10/100剂型 1 片,直至达到合适剂量为止,每天最大量不宜超过 25/250 剂型 4 片。症状稳定后可用维持量,一般 400～500 mg/d,分 3 次或 4 次服用。③美多巴缓释剂及帕金宁控释片:是近年来问世的两种新型、长效型制剂。

(2)左旋多巴制剂的不良反应有早期不良反应和长期治疗的不良反应。

早期不良反应分外周不良反应和中枢不良反应。①外周不良反应:食欲不振、恶心、呕吐、腹痛、直立性低血压、心绞痛、心律失常、心肌损害、血尿素氮增加等。②中枢不良反应:失眠、不宁、妄想、幻觉等。

长期治疗的不良反应常见的有运动障碍、剂末恶化、开关现象和“冻僵足”状态四种。①运动障碍:发生率较高,欧美文献报道为 70%～90%,多见于持续服用 DA 数月至数年后。一般在服用左旋多巴制剂 30 分钟至 1 小时后出现,持续 2～3 小时消失,故又称剂量高峰异动症。运动障碍一般均可在减量或停药后改善或消失。若减量或更换其他药物后仍持续存在,可考虑加用舒必利(硫苯酰胺)或硫必利(泰必利)治疗。②剂末恶化或日内波动现象:其发生率随服药时间延长而逐渐增加,持续服药 5 年约为 20%,8 年约为 80%。可能与血浆 DA 浓度波动以及 DA 受体敏感阈值较窄有关,表现为每次服药有效时间缩短,在下一次服药前 1～2 小时症状恶化,再服药则恶化症状消失;或服用 DA 后浓度高峰时出现运动障碍,当 DA 浓度降低时则又转为无动状态。适当调整服药时间与方法,如多次、小剂量服药等,可减轻日内波动现象。③开关现象:常见于大剂量服用DA后疗效显著,起病较年轻的PD患者。大多于服药1年以上发生,与服药时间、剂量无关。"关"状态时症状突然加重或突然短暂性少动,此现象可持续10分钟至数小时;然后突然转为"开"状态,出现运动障碍。一旦产生开关现象,DA制剂应减量或停用1周~2周,使受体复敏;亦可改用DA受体激动剂、抗胆碱能制剂、单胺氧化酶抑制剂等其他抗DA药物。④"冻僵足"状态:无论在走路、饮食或会话时,始动均产生困难。

3.DA受体激动剂

DA受体主要分为D_1和D_2型,DA受体激动剂主要通过激活D_2型受体而起作用。

(1)溴隐亭:单独使用本药治疗PD的疗效不如左旋多巴。本药与左旋多巴合用,病情可明显改善。应自小剂量开始,每天0.625 mg,缓慢增加,维持量为10~40 mg/d,以不超过30 mg/d为宜。与左旋多巴合用时应适当减少剂量。减轻长期使用左旋多巴所出现的异动症。不良反应与左旋多巴相似。

(2)麦角乙脲:为D_2受体激动剂,对D_1受体有拮抗作用,对突触前DA能神经元消失的重症PD是较为适用的药物。本药口服吸收好,作用时间较短。

(3)硫丙麦角林:对D_2及D_1受体均有激动作用,半衰期较长。

麦角乙脲和硫丙麦角林的作用机制、用药方法与溴隐亭基本相同,药效比溴隐亭高10倍左右,溴隐亭5~10 mg相当于此两药的0.5~1 mg。

(4)其他DA激动剂:如长效DA激动剂长麦角林、罗匹尼罗、特麦角脲、他利克索。

4.金刚烷胺

金刚烷胺是一种抗病毒药,通过加强突触前DA的合成,促进纹状体神经末梢释放DA,抑制DA再摄取,从而提高纹状体DA浓度,有抗胆碱能作用。本药常用于症状较轻的患者。与左旋多巴(L-DOPA)并用可减少后者的用量,提高症状的改善率。常用量为50~100 mg/d,分3次口服。对改善少动、肌强直疗效较好。服药1周若无效应停药,不宜盲目加量和长期应用。其不良反应有口渴、失眠、食欲不振、头晕、血管运动神经障碍(如下肢网状青斑、小腿及踝部水肿等)、视力障碍、心悸、心绞痛样发作、精神症状(抑郁、焦虑、幻觉等)。有严重肾病者忌用。

5.抗组胺药物

用以调节5-HT与组胺之间的动态平衡,有镇痛作用及轻度抗胆碱能作用。属于低效抗胆碱能药物,可作为其他抗胆碱能药物的辅助剂。常用药物为苯海拉明,每次12.5~25 mg,每天2次或3次。

6.儿茶酚对甲基转移酶(COMT)抑制剂

COMT参与细胞外L-DOPA与DA代谢,COMT抑制剂有两种,即RO40-7592和恩他卡朋(安托卡朋,珂丹)。

7.PLG三肽(脯氨酸-亮氨酸-甘氨酰胺)

通过脑啡肽系统对DA系统起调节作用,作用时间持久,对长期应用左旋多巴出现疗效减退者可合并使用本药。

第六章　老年肾脏疾病

第一节　老年急性肾衰竭

一、定义

急性肾衰竭(AFR),简称“急性肾衰”。是由多种病因引起的肾功能在短期内急性进行性减退而出现的临床综合征,主要以肾小球滤过率突然下降、含氮物质(如尿素氮和肌酐)堆积和水电解质酸碱平衡紊乱为特征。大量临床研究显示,肾功能轻度损伤即可导致AFR的病死率明显增加。因此,2005年9月国际肾脏病和急救医学界在阿姆斯特丹举行的AFR国际研讨会,提议将AFR改为急性肾损伤(AKI),并就AKI的定义和分期制订了统一的标准。将AKI定义为:不超过3个月的肾脏结构或功能方面的改变,包括血、尿、组织监测或影像学方面的肾损伤标志物的异常。根据发病原因的不同和各自的病理生理特点,病因可分肾前性如失血、休克、严重失水、电解质平衡紊乱、急性循环衰竭等;肾性如急性肾小球肾炎、急性肾小管坏死、大面积挤压伤等;肾后性如完全性尿路梗阻等。其中以急性肾小管坏死(ATN)最为常见,也最具特征性,而且肾前性衰竭持续发展也会转化为急性肾小管坏死,故也是本章讨论的重点。近30年来,AFR的发病率不断上升。随着人群的老龄化、住院患者并发症发生率增加,以及新的诊断和治疗技术的应用,AFR的发病率逐年递增。

急性肾衰竭属于中医学“癃闭”“关格”范畴。

二、辨病

(一)诊断要点

1.病史

常继发于各种炎症疾病所致的周围循环衰竭,严重的肾脏疾患或肾中毒,尿路梗阻等疾病,但亦有个别病例无严重的原发病。

2.主要临床表现

(1)尿量改变:尿量仍然是反映AKI的最佳临床指标之一,也是影响患者预后的重要因素。多数患者尿量减少,甚至出现无尿。少尿是AKI的重要特征,也是临床提示诊断的重要线索。但也有患者没有少尿,尿量在400 mL/d以上,称为非少尿性AKI,其病情大多较轻,预后较好。

(2)水钠潴留、电解质紊乱:水中毒和低钠血症可见眼睑及下肢水肿,血压升高,恶心呕吐,肌张力低下,严重者可出现心力衰竭和肺水肿。高钾血症可出现心律失常,甚至心搏骤停、肌肉颤抖等;低钾血症可出现肌肉软弱无力,肌张力低下,腹胀,心律失常等。

(3)代谢性酸中毒:嗜睡乏力,深大呼吸,恶心呕吐,甚至昏迷。

(4)尿毒症:多数患者有不同程度的腰部胀痛、酸痛症状,或出现意识淡漠,或烦躁不安,定向力障碍,水肿,厌食恶心,进行性贫血,呼吸深大,呼气可有尿臭味,或胸闷气急,面色苍白,软弱无力等。若由出血热所致者可出现皮肤发红,或伴出血。恢复期多消瘦,疲劳。

(5)全身并发症有以下几点。

消化系统症状:食欲减退、恶心、呕吐、腹胀、腹泻等,严重者可出现消化道出血。少数患者可表现为难以解释的腹痛。

循环系统症状:因患者尿少以及未控制进水,导致体液过多,可引起急性肺水肿、充血性心力衰竭和高血压。临床表现为呼吸困难、心悸等。因毒素潴留、酸中毒、电解质紊乱和贫血,可引起各种心律失常、心肌病变以及心包炎。

神经系统症状:可表现为意识障碍、定向力障碍、精神错乱、躁动、昏迷等,偶见癫痫大发作。

血液系统症状:血小板质量下降、多种凝血因子减少和毛细血管脆性增加,引起出血倾向及轻度贫血现象,表现为皮肤、黏膜、牙龈出血以及头晕、乏力等。

感染:是较为常见而严重的并发症,也是患者死亡的主要原因。常见的感染部位包括呼吸道、泌尿道和手术部位,严重者可出现败血症。

其他:部分患者合并多器官功能障碍综合征(MODS)并出现相应的临床症状,是极其严重的并发症。

3.辅助检查

(1)尿液检查:外观多混浊,尿色深。有时呈酱油色;尿蛋白多为(+)~(++),有时达(+++)~(++++),常以中、小分子蛋白质为主。尿沉渣检查常出现不同程度血尿,以镜下血尿较为多见,但在重金属中毒时常有大量蛋白尿和肉眼血尿。此外尚有脱落的肾小管上皮细胞、上皮细胞管型和颗粒管型及不同程度的白细胞等,有时尚见色素管型或白细胞管型。尿比重降低且较固定,多在1.015以下,因肾小管重吸收功能损害,尿液不能浓缩。肾前性氮质血症时往往会出现尿浓缩,尿比重相对较高。

(2)血液检查:红细胞及血红蛋白均下降,白细胞增多,血小板减少。血中钾、镁、磷增高,血钠正常或略降低,血钙降低,二氧化碳结合力亦降低。

(3)肾功能:除了尿量之外,血肌酐仍然是目前反映AKI的最佳生物学标志物指标。AKI患者血肌酐和尿素氮升高,明显超出正常范围。因急性肾小管坏死患者肾小管重吸收尿素氮的能力下降,血尿素氮与肌酐的比值常小于10:1~15:1。

(4)影像学检查:双肾B超检查了解双肾形态大小及肾实质受损情况;输尿管、膀胱(前列腺)B超或CT检查或者静脉肾盂造影(IVP)检查排除有无结石、梗阻等肾后性因素所致急性肾衰竭,协助鉴别诊断。

4.病理变化

当排除肾前性和肾后性因素引起的肾衰竭后,没有明确致病因素(肾缺血或肾毒素)的肾性急性肾衰竭,或者当急性肾衰竭与慢性肾衰竭难以鉴别时,如无禁忌证,应尽快进行肾活检,协助诊断。

5.诊断标准

2005年9月在阿姆斯特丹举行的AFR国际研讨会上,制订统一了AKI的定义和分期标准。

AKI的诊断标准：肾功能在48小时内突然减退，血肌酐升高绝对值超过25μmol/L(0.3 mg/dL)；或血肌酐较前升高大于50%；或尿量减少小于0.5 mL/(kg·h)，时间超过6小时(需要除外尿路梗阻或其他可导致尿量减少的因素)。

AKI的临床类型：根据患者尿量，可分为少尿型和非少尿型。尿量小于400 mL/d的AKI称为少尿型。非少尿型是一种比较轻型的AKI，尿量在400～1000 mL/d，症状较轻，病程较短，并发症少，预后较好。但由于尿量减少不明显，易被漏诊，可因治疗不及时或治疗不当而转变为少尿型AKI。

(二)治疗对策

1.治疗原则

消除诱因、促进肾脏组织学和功能上的恢复、防治并发症、降低病死率，必要时行透析治疗。

2.一般治疗

积极治疗原发病，消除导致或加重急性肾小管坏死(ATN)的因素，是防治急性肾衰的重要原则。在诸多防治措施中，快速准确地补充血容量，维持足够的有效循环血容量，防止和纠正低灌注状态，避免使用肾毒性药物显得十分重要。一旦确立ATN，则严格按照ATN处理。有透析指征者，应尽快予以透析治疗，对于尚未达到透析指征者，可暂时对症处理。

3.病因治疗

肾前性低血容量，低血压者，若服降压药应停用；对贫血、出血、或血容量不足，静脉输给适量等渗盐(500～1000 mL)恢复正常血压，但对伴有水肿或腹水者不宜使用；对有梗阻患者，排除梗阻原因，维持机体液体平衡。

4.维持水、电解质、酸碱平衡

(1)严格控制水钠的摄入：入液量应为前一日的尿量加上其他显性失水量和非显性失水量(约400 mL)。如有发热，则体温每增加1℃，每日应增加入液量约100 mL。由于患者处于分解代谢状态，患者体重允许减轻0.2～0.3 kg；如果患者体重不减或增加，提示水钠潴留，体液量过多；如果患者体重减轻超过上述指标，则提示可能有容量不足或处于高分解状态。轻度的水量过多，只需要严格限制水的摄入，并给予25%的山梨醇导泻；严重者则需行透析治疗。

(2)高钾血症的治疗：轻度高钾血症(＜6.0 mmol/L)，应严格限制富含钾的食物和药物的摄入，积极治疗原发病和纠正代谢性酸中毒，并密切观察。如血清钾＞6.5 mmol/L则应积极处理。其措施包括：10%葡萄糖酸钙10 mL静脉注射，以拮抗钾离子对心肌的毒性作用；伴代谢性酸中毒者可给5%碳酸氢钠250 mL静脉滴注，促进钾离子向细胞内转移；25%葡萄糖液500 mL加胰岛素16～20 U静脉滴注，可促使葡萄糖和钾离子等转移至细胞内合成糖原；钠型或钙型离子交换树脂15～20 g加入25%山梨醇溶液100 mL口服，3～4次/d。严重高钾血症应尽快行透析治疗予以纠正。

(3)低钙血症与高磷血症：补钙可用10%葡萄糖酸钙，高磷血症应限含磷食物并可服用氢氧化铝或磷酸钙，严重高磷血症宜行透析治疗。

(4)代谢性酸中毒的治疗：对非高分解代谢的少尿期患者补充足够热量，减少体内组织分解，一般代谢性酸中毒并不严重；但高分解代谢性酸中毒发生早、程度严重可加重高钾血症，应及时治疗，当血浆实际碳酸氢根低于15mmol/L应予5%碳酸氢钠100～250 mL静脉滴注，根据心功能情况控制滴速并动态随访监测血气分析；对严重代谢性酸中毒应尽早做血液透析较为安全。

5.并发感染的预防和治疗

AKI易于并发感染，多见于呼吸道、泌尿道和皮肤等部位。应注意口腔、皮肤和外阴部的清洁，一般不用抗生素预防感染。但是，一旦出现感染迹象，应予以有效抗生素治疗。首选无肾毒性或肾毒性低的药物，并按肌酐清除率调整药物剂量。

6.袢利尿剂和多巴胺类药物的使用

根据英国肾脏病学会2008年6月发布的AKI治疗的临床指南，目前没有证据支持对AKI采用特异性的药物治疗。袢利尿剂和多巴胺类药物不应该作为AKI治疗的常规用药。袢利尿剂能降低髓袢升支的细胞能量代谢从而减轻肾小管的缺血性损伤；同时能使患者从少尿型转变为非少尿型。但袢利尿剂的使用使患者肾功能恢复的失败率和病死率增加，可能与使用袢利尿剂导致延迟进行性肾脏替代治疗有关。多巴胺在低剂量（0.5～3 μg/kg·min）时呈剂量依赖性地增加肾血流量、尿钠排泄和尿量。但meta分析提示多巴胺对AKI的治疗没有明显益处。可能与多巴胺进一步恶化肾脏的血液灌注有关。此外，多巴胺还可能增加心律失常和心肌缺血。

7.肾脏替代治疗（RRT）

少尿型患者一般需要肾脏替代治疗；部分非少尿型、非高分解代谢状态的患者很少或不需要肾脏替代治疗。早期预防性血液透析或腹膜透析可减少急性肾衰竭发生感染、出血、高钾血症、体液潴留和昏迷等威胁生命的并发症。所谓预防性透析系指在出现并发症之前施行透析，这样可迅速清除体内过多代谢产物，维持水、电解质和恢复酸碱平衡，从而有利于维持细胞生理功能和机体内环境稳定，治疗和预防原发病的各种并发症。紧急透析指征：①急性肺水肿或充血性心力衰竭；②严重高钾血症血钾在6.5 mmol/L以上或心电图已出现明显异位心律伴QRS波增宽。一般透析指征：①少尿或无尿2天以上；②已出现尿毒症症状如呕吐、意识淡漠或嗜睡；③高分解代谢状态；④出现体液潴留现象；⑤血pH在7.25以下，实际重碳酸氢盐在15 mmol/L以下，或二氧化碳结合力在13 mmol/L以下；⑥血尿素氮17.8 mol/L（50 mg/dL）以上，除外单纯肾外因素引起，或血肌酐442 μmol/L（5 mg/dL）以上；⑦对非少尿患者出现体液过多、眼结膜水肿、心奔马律或中心静脉压高于正常，血钾5.5 mmol/L以上，心电图疑有高钾图形等任何一种情况者亦应透析治疗。

三、辨证论治方

急性肾衰竭是肾病科的危急重症，故早期诊断及治疗至关重要。对病情较轻的患者可采用中医口服加灌肠治疗，并结合西药对症处理。对病情较重的患者，则应尽早行透析治疗，并配合中药以控制病情，减少并发症。当疾病进入多尿期或恢复期时，尤应注重中药辨证施治，以促进患者的恢复。

本病少尿期多以邪实为主，若见肝胆、胃肠道、尿路等革兰氏阴性杆菌感染者，多辨证为热毒瘀滞；若见金黄色葡萄球菌、病毒感染者，则多辨证为邪毒内侵；若外伤及挤压伤之后或病邪入络者，则多辨证为瘀毒内阻；若为热邪日久，耗伤气阴，则多可辨证为津亏气脱。多尿期由于肾脏浓缩功能差，兼余邪未清，临床表现常以气阴两虚，湿热余邪，肾阴亏损为主证。恢复期临床多属虚证，故治疗以调补脾肾为主。

1.少尿期

(1)邪毒内侵。

证候特点：尿量急骤减少，甚至闭塞不通，或高热不退，头身疼痛，烦躁不安，大便不通或神昏嗜睡，恶心呕吐，口干欲饮，舌质绛红，舌苔厚腻，脉濡滑。

治则：清热解毒，通腑泄浊。

方药：黄连解毒汤加减。黄连 10 g，黄芩 15 g，黄柏 12 g，金银花 30 g，虎杖 15 g，车前草 20 g，蒲公英 30 g，大黄 10 g，丹参 30 g，白茅根 30 g，甘草 10 g。每日 1 剂，水煎服。

加减：水肿严重者加茯苓 30 g，泽泻 15 g 以利水消肿；恶心呕吐者加姜半夏 12 g，竹茹 12 g，陈皮 10 g 以和胃止呕；大便不通者加厚朴 15 g，枳实 10 g 以行气通便。

(2)热毒瘀滞。

证候特点：尿点滴而出，或尿闭、尿血，或高热神昏，谵语，吐血、衄血，斑疹紫黑或鲜红，舌质绛紫黯，苔黄焦或芒刺遍起，脉细数。

治则：清热解毒，活血化瘀。

方药：清瘟败毒饮加减。石膏 30 g，生地 15 g，栀子 10 g，虎杖 15 g，黄芩 15 g，知母 12 g，赤芍 15 g，玄参 12 g，丹皮 10 g，丹参 30 g，大黄 10 g，甘草 10 g。每日 1 剂，水煎服。

加减：发热重而风动不止者加紫雪丹口服以清热止痉；神昏者加石菖蒲 15 g，郁金 15 g 以清热开窍，严重者可加安宫牛黄丸灌服。

(3)瘀毒内阻。

证候特点：严重外伤及挤压伤之后出现血尿、尿少、尿闭、瘀斑累累，全身疼痛，恶心呕吐，舌质紫黯，苔腻，脉涩。

治则：活血祛瘀，通腑泄毒。

方药：桃红四物汤加减。当归 15 g，生地 12 g，桃仁 10 g，红花 10 g，赤芍 15 g，枳实 12 g，大黄 10 g，水蛭 10 g，牛膝 15 g，泽兰 12 g，白茅根 30 g，甘草 10 g。每日 1 剂，水煎服。

加减：恶心呕吐者加姜半夏 12 g，竹茹 12 g，陈皮 10 g 以和胃止呕；有血尿者加茜草15 g，大小蓟各 10 g 以凉血止血。

(4)津亏气脱。

证候特点：大汗大泻，大失血后，血压下降，尿少或无尿，气微欲绝，或喘咳急促，唇黑甲青，进一步则出现汗出肢冷，舌淡或淡白，脉微细欲绝。

治则：益气回阳，养阴固脱。

方药：参附汤合生脉饮加减。人参 10 g，附子 10 g，太子参 20 g，黄芪 30 g，麦冬15 g，五味子10 g，石斛 15 g，玄参 15 g，丹参 30 g，泽兰 12 g，白茅根 30 g。每日 1 剂，水煎服。

加减：瘀血明显加桃仁 10 g，红花 10 g 以活血化瘀；血虚加当归 15 g，熟地 15 g 以养血补血。

2.多尿期

(1)气阴两虚。

证候特点：全身疲乏，咽干思饮，尿多清长，舌红少津，脉细。

治则:益气养阴。

方药:参芪地黄汤加减。太子参 20 g,黄芪 30 g,生地 15 g,麦冬 15 g,五味子 10 g,茯苓 15 g,山药 30 g,石斛 15 g,玄参 15 g,丹参 30 g,白芍 15 g。每日 1 剂,水煎服。

加减:尿多或尿不自禁加益智仁 15 g,桑螵蛸 15 g 以固涩缩尿;加升麻 6 g 以升举下陷之气。

(2)湿热余邪。

证候特点:神疲乏力,头晕心烦,纳呆恶心,口中黏腻,舌红苔黄腻,脉实有力。

治则:清化湿热。

方药:黄连温胆汤加减。黄连 10 g,枳实 15 g,竹茹 12 g,法半夏 15 g,陈皮 10 g,茯苓 20 g,石菖蒲 30 g,车前子 10 g,丹参 30 g。每日 1 剂,水煎服。

加减:尿频,尿涩痛,尿色黄加金钱草 30 g,石韦 15 g 以清热利湿;便秘加大黄(后下)10 g 以通腑泄浊。

(3)肾阴亏损。

证候特点:腰酸疲乏,尿多不禁,口干欲饮,舌红苔少,脉细。

治则:滋阴补肾。

方药:二至丸加味。女贞子 15 g,旱莲草 15 g,生地 15 g,白芍 15 g,何首乌 20 g,车前子 10 g,丹参 30 g。每日 1 剂,水煎服。

加减:腰酸腿软加山萸肉 15 g,枸杞 15 g 以养阴滋肾;尿多不禁者加五味子 10 g,牡蛎(先煎)30 g,桑螵蛸 15 g 以固涩缩尿;五心烦热加鳖甲(先煎)20 g,丹皮 10 g,知母 12 g 以清泻虚火。

3.恢复期:脾肾气虚

证候特点:腰膝酸软,头晕耳鸣,食欲不振,神疲体倦,少气懒言,舌质淡,苔薄白,脉沉细。

治则:健脾益肾。

方药:四君子汤合金匮肾气丸加减。党参 20 g,白术 15 g,茯苓 20 g,附子 10 g,生地 15 g,山萸肉 12 g,山药 30 g,丹皮 10 g,泽泻 12 g,肉桂 3 g。每日 1 剂,水煎服。

加减:食欲不振明显者加砂仁 10 g,麦芽 15 g 以化湿健脾;夜尿清长者加金樱子 20 g,芡实 20 g 以补肾固涩。

四、古医籍方

1.黄连解毒汤(本方原载《外台秘要》引崔氏方)

处方:黄连(9 g)、黄芩(6 g)、黄柏(6 g)、栀子(9 g)。上 4 味切,以水 6 L,煮取 2 L,分 2 次服。

功能:泻火解毒。

主治:一切实热火毒,三焦热盛之证。症见大热烦躁,口燥咽干,错语,不眠;或热病吐血、衄血;或热甚发斑,身热下痢,湿热黄疸;外科痈疽疔毒,小便赤黄,舌红苔黄,脉数有力。

2.清瘟败毒饮(本方原载《疫疹一得》)

处方:生石膏大剂 6～8 两,中剂 2～4 两,小剂 8 钱～1 两 2 钱,生地大剂 6 钱～1 两,中剂3～5 钱,小剂2～4 钱,乌犀角大剂 6～8 钱,中剂 3～4 钱,小剂 2～4 钱,小剂 1 钱～1 钱半,生栀子、桔梗、黄芩、知母、赤芍各3钱，玄参5钱，连翘3钱，竹叶3钱，甘草2钱，丹皮3钱。先煮石膏数十沸，后下诸药，犀角磨汁和服。

疫证初起，恶寒发热，头痛如劈，烦躁谵妄，身热肢冷，舌刺唇焦，上呕下泄，六脉沉细而数，用大剂；脉沉而数，用中剂；脉浮大而数，用小剂。如斑一出，即用大青叶，酌加升麻4～5分，以引毒外透。

功能：清热解毒，凉血泻火。

主治：瘟疫热毒，充斥内外，气血两燔证。症见大热渴饮，头痛如劈，干呕狂躁，谵语神昏，视物错瞀，或发斑疹，或吐血、衄血，四肢或抽搐，舌绛唇焦，脉沉数，可沉细而数，或浮大而数。

五、国医大师方

泻下逐瘀合剂（周仲瑛方）

处方：大黄20～30 g，枳实10 g，芒硝（冲）15 g，生地30 g，麦冬30 g，白茅根20 g，桃仁10 g，猪苓12 g。水煎成50 mL，成人每次25 mL，儿童8～10岁每次15 mL，11～14岁每次20 mL，均每日4次口服。危重患者可改为每日6次服。连用3～5天为一个疗程，必要时可重复一个疗程。

功能：泻下逐瘀，滋阴利水。

主治：急性肾衰竭，临床表现为少尿或尿闭、代谢紊乱、尿毒症等危重综合征。

六、当代名医方

1.加味神芎导水汤（何炎燊方）

处方：川芎12 g，黑丑20 g，大黄10 g，黄芩15 g，黄连10 g，薄荷9 g，滑石、苏叶各30 g，鲜崩大碗500 g。加水1200 mL，煎诸药得300 mL，入大黄，微火煮沸3分钟，取汁。另将鲜崩大碗温开水洗数遍，捣烂后绞取汁约200 mL，与煎液混匀。每日分3次服。神昏痉厥者鼻饲给药。

功能：荡涤浊邪，邪热行水，降低血中非蛋白氮。

主治：急、慢性肾衰竭。神昏加安宫牛黄丸1枚；咯血、衄血加茅根60 g，焦栀子15 g；呕逆不止，加竹茹18 g，半夏9 g；水邪射肺，喘急不得息，加葶苈子30 g，桑白皮15 g；尿闭不通加川牛膝15 g，地龙12 g；热盛动风，头痛眩晕抽搐，加羚羊角9 g，钩藤15 g。

2.徐长卿汤（潘澄濂方）

处方：徐长卿15 g，白茅根9 g，木通6 g，冬葵子30 g，滑石60 g，槟榔6 g，瞿麦15 g。共研细末，每取15 g，用清水煎汁，冲朴硝3 g，为1剂。每日早、晚各温服1剂。

功能：利尿排毒。

主治：急、慢性肾炎等多种原因所致的肾衰竭。

3.苏叶解毒汤（王瑞道方）

处方：苏叶30 g，白术30 g，泽泻30 g，炒麦芽25 g，佛手15 g，大腹皮15 g，枳壳15 g，车前子15 g，黄连6 g。

功能：和胃止呕，利湿解毒。

主治：肾炎伴肾衰。症见恶心呕吐，腹胀纳呆，精神萎靡，尿少或夜尿多，舌苔白厚，脉象滑，血肌酐及尿素氮升高等。

4.中药保留灌肠基本方(赵锦艳方)

处方:生大黄 30 g,生牡蛎 30 g,丹参 30 g,六月雪 30 g。上药用冷水浸泡 30 分钟,加水适量,煮沸后再煮 20～30 分钟,取汁 150～200 mL。保留灌肠 1～2 小时,每日 1 次。药汁温度为 37℃左右(接近直肠温度)。

功能:降低肌酐、尿素氮。

主治:尿毒症。

5.王氏肾衰方(王永钧方)

处方 1:大黄 15～30 g,水煎服。

处方 2:黄芪 30 g,红参 12 g,丹参 30 g,淫羊藿 12 g,木香 12 g,薏苡仁 30 g,参三七 9 g。每日 1 剂,水煎服。

功能:通腑泄浊,益气化湿。

主治:1 方用于急性肾衰竭少尿—无尿期;2 方用于急性肾衰竭少尿—多尿期。

6.宣畅三焦方(万友生方)

处方:麻黄 20 g,杏仁 15 g,苍术 30 g,大腹皮 30 g,陈皮 30 g,泽泻 30 g,猪苓30 g,木香 10 g,藿香 15 g。日夜尽 2 剂,水煎服。不能口服者可用直肠给药法。

功能:宣畅三焦,祛除湿(水)毒。

主治:出血热引起的急性肾衰竭少尿期。症见小便癃或闭,恶心呕吐,呃逆,脘腹胀满,腰痛,不食不寐,神萎,唇干裂,渴不欲饮,大便秘或黑如淤泥,舌质红绛而干起芒刺,苔黄腻、脉弦。

7.脉胆汤(岳美中方)

处方:陈皮 10 g,清半夏 10 g,赤茯苓 30 g,竹茹 10 g,枇杷叶 10 g,生姜 3 片,太子参 30 g,麦冬 15 g,五味子 5 g,丹参 15 g,制乳香 10 g,没药 10 g。每日 1 剂,水煎服。

功能:扶正和胃,活血利尿。

主治:急性尿毒症。症见外伤后休克,继而小便短少,接近无尿,尿中有少量蛋白、红细胞出现,微感恶心,尿黄,便稀如水,口干,舌苔稍黄,脉数。

七、验方

1.蝼蛄粉

蝼蛄 6 个,蟑螂虫(去足翅)6 个。研成粉末,分 3 次白开水冲服。功能利尿通闭。主治急性肾衰竭少尿、无尿者。孕妇忌用。

2.车前莲藕汁

鲜车前草 120 g,鲜莲藕 240 g。共捣取汁,一次服下。功能清热利尿。主治急性肾衰竭少尿或无尿者。

3.攻下化瘀汤

大黄 10 g,芒硝 10 g,生地 12 g,玄参 12 g,麦冬 10 g,桃仁 10 g,红花 10 g,赤芍12 g,丹皮 10 g。每日 1 剂,水煎服。功能攻下化瘀。主治急性肾衰竭。

4.护肾液

丹参 30 g,生大黄 10 g,白茅根 30 g,板蓝根 30 g,丹皮 10 g,生地 12 g。每日 1 剂,水煎服。功能清热解毒,化瘀泄浊。主治急性肾衰竭。

5.水蛭汤

水蛭 12 g,王不留 30 g,制大黄 10 g,桃仁 10 g,枳实 10 g,丹参 30 g。每日 1 剂,水煎,分 2 次口服。功能活血清热利尿。主治急性肾衰,湿热郁结,瘀热相搏,蕴结于肾与膀胱者。

6.利尿排浊方

内服方:银花 30 g,连翘 30 g,苏叶 10 g,车前子 15 g,石韦 30 g,白术 12 g,坤草15 g,丹参 30 g,白茅根 30 g。灌肠方:熟附子 20 g,生大黄 20 g,生牡蛎 30 g,半枝莲 30 g。

内服方每日 1 剂,水煎顿服,小儿减量。灌肠方每日早、晚灌肠,灌肠后抬高臀部保留 1～2 小时。功能清热利水,温肾泄浊。主治急性肾衰竭。

7.银翘大黄虫草方

银花 20 g,连翘 20 g,板蓝根 20 g,丹参 15 g,生地 10 g,元参 10 g,丹皮 10 g,生大黄 20 g,冬虫夏草(研末)6 g。上药研末,每日 2 次冲服。功能清热解毒,补肾泄浊。主治流行性出血热急性肾衰竭。

8.解毒扶正方

大黄 30 g,黄芪 30 g,丹参 20 g,红花 20 g。水煎浓缩为每 1 mL 相当于原药 1 g。每次取 100 mL,加 5%碳酸氢钠液 20 mL,保留灌肠,每日 4～6 次。主治流行性出血热急性肾衰竭。

9.调补汤

生黄芪 30 g,红参 10 g,丹参 30 g,淫羊藿 15 g,木香 10 g,薏苡仁 30 g,参三七10 g。水煎服。功能益气化湿,调补肾中阴阳。主治急性肾衰竭之多尿期。

10.化瘀导滞汤

鲜生地 12 g,栀子 10 g,丹参 30 g,车前子 10 g,枳实 10 g,鲜白茅根 30 g,牛角粉30 g,桃仁10 g,麦冬 10 g。水煎服。主治湿热蕴结所致的急性肾衰竭。

八、单方

1.冬虫夏草方

冬虫夏草适量。每日 5～10 g,煎汤,分多次频饮。或研粉,分 2～3 次口服。功能补肾益精。适用于急性肾衰,特别是肾毒性药物及其他肾小管-间质病变而导致的急性肾衰。

2.车前子粥

车前子布包煎汁,入粳米同煮成粥。适用于急性肾衰尿少者。

3.番泻叶饮

番泻叶 15～20 g。开水冲泡,代茶饮,每 1～2 小时 1 次,连服 3 次。泻后根据排便量再酌情调整。可通过导泻从肠道排出毒素,改善全身中毒症状。

4.龙眼菇方

龙眼菇 1/3 朵,水蛙 2 只。用清水 5 碗,煮至 2 碗,温服,较严重者,每天可服 3 次。主治急性肾衰竭。

九、食疗方

1.核桃猪腰汤

猪肾 1 个,核桃肉 25 g,山茱萸 10 g,葱 20 g,姜 10 g,盐 6 g,料酒 20 g,素油 50 g,味精、白

糖适量。猪肾剖为两半，去臊筋，洗净，剞刀花，切块；核桃肉用热水浸泡，去膜皮，油锅炸一下；油锅烧热，下葱、姜煸香，放入猪肾煸炒，烹入料酒，加水适量，放入山茱萸烧沸，加核桃肉改小火炖至猪肾熟烂入味，点入味精即成。佐餐食用，喝汤吃猪肾。功能固肾缩尿，益气温阳。适用于急性肾衰竭多尿期。

2.竹笋黄瓜汤

竹笋100 g，黄瓜100 g，冬瓜皮50 g。洗净，切碎，加水煎汤。每日1剂，7剂为一个疗程。功能清热利尿。适用急性肾衰竭少尿期。

3.西瓜芹菜汁

西瓜瓤500 g，芹菜30 g，鲜紫苏叶10片，芫荽10 g。将紫苏叶、芫荽、旱芹洗净，与西瓜瓤一起放入搅汁机内榨汁。饭后饮用，每日2次。功能利尿消肿。适用于急性肾衰竭少尿期。

4.芦根竹茹汤

芦根30 g，竹茹30 g，白糖适量。将芦根、竹茹洗净，加水500 mL，煎至200 mL，加入白糖即成。每日1剂，分2次饮用，3天为一个疗程。功能清热利水，止呃逆。适用于急性肾衰竭热毒内盛证。症见少尿，水肿，口燥咽干，呃逆，口苦等。

5.甘蔗止呕汤

甘蔗汁1500 g，鲜葡萄根30 g，生姜汁5滴。将鲜葡萄根洗净、切段，加水适量煮沸取汁，与甘蔗汁、生姜汁混合后煮沸即成。每日1剂，少量多次饮用。功能健脾，利水，止呕。适用于急性肾衰竭浊毒内盛。症见少尿，水肿，恶心，呕吐，不欲饮食等。

6.百合甘蔗饮

百合20 g，荸荠汁25 g，甘蔗汁100 g。将百合洗净，放入砂锅，加水适量煮沸，改为小火煮熟，加入荸荠汁、甘蔗汁，烧沸即成。代茶饮。功能滋阴益气，润肺生津。适用于急性肾衰竭恢复期，气阴两虚证。症见心烦失眠，手足心热，腰酸乏力，自汗盗汗等症。

7.杞子南枣煲鸡蛋

枸杞子15～30 g，南枣6～8枚，鸡蛋2只。枸杞子、南枣、鸡蛋同煮，鸡蛋熟后去壳，再煮片刻即成。吃蛋饮汤，每日或隔日1次，一般3天为一个疗程。功能补肝肾，益精血。适用于急性肾衰竭恢复期。

8.人参胡桃煎

人参3 g，胡桃肉3个。水煎1小时，饮汤、食人参、胡桃肉。晨起或晚睡前饮服，每日1剂。适用于多尿期，脾肾气虚或阳虚者。

9.冬瓜扁豆薏苡仁水

冬瓜150 g，扁豆30 g，薏苡仁60 g。水煎取汁代茶频饮。适应于恢复期脾胃虚弱者。

十、外治方

1.泡脚方

花椒、红花、苍术、细辛、防风、羌活、独活、麻黄、桂枝、艾叶各25 g。水煎取汁适量，放入水桶中，待温度适宜时浸泡双脚，每次40分钟，使周身汗出，每日1次，10～15次为一个疗程。如无不适，间隔1周后重复下一个疗程。能发汗解表，温经利水。随着浸泡、汗出，感觉身体清爽，精神好转，食欲增进，尿量可逐渐增多，每日尿量可达到(2000±500)毫升。

2.敷脐方

连根草 1 颗,生姜 1 块,淡豆豉 12 粒,盐少许。共研细粉,捏成饼状,烘热后敷于脐部,以胶布固定。适用于急进性肾炎急性肾衰竭,二便闭塞者。

3.热敷散

丹参 30 g,桃仁、赤芍、忍冬藤、车前草、龟汁各 15 g,佩兰 6 g,木香 12 g,细辛 5 g。加水适量,煎煮 30 分钟,装入布袋中,置双肾区热敷,每日 2 次。适用于急进性肾炎、急性肾衰竭少尿期。

4.药浴方

麻黄、桂枝、细辛、附子、红花、地肤子、羌活、独活适量。打成粗末,纱布包裹,水煎取汁,兑入温水适量,泡浴,使微微汗出,每次浸泡 40 分钟,每日 1 次。适用于急性肾衰少尿期。

5.针灸疗法

少尿期:取穴中极、膀胱俞、阴陵泉。每日 1 次,针法平补平泻。

休克期:取穴涌泉、人中、合谷。针用补法。

多尿期:取穴气海、中极、肾俞、大椎、三阴交、关元、足三里。每日 1 次,每次 4～6 个穴位,虚证用补法。

适用于急性肾衰竭。

6.药透疗法

板蓝根 30 g,大青叶 30 g,黄芩 9 g,金银花 9 g,萹蓄 9 g,大蓟 9 g,车前子(包煎)9 g,泽泻 9 g。每日 1 剂,水煎服,取汁后药渣趁热外敷两肾区。适用于急性肾衰竭。

7.田螺外敷方

田螺 5～7 个,去壳捣烂,敷关元穴。适用于急性肾衰竭少尿、无尿。

第二节　老年肾癌

一、概述

肾癌,又称为肾细胞癌、肾腺癌,是指发生于肾实质的恶性肿瘤,起源于泌尿小管上皮,是最常见的肾实质恶性肿瘤。肾癌约占成人肾恶性肿瘤的 80%～90%,男女之比约为 2∶1,可见于各个年龄段,高发年龄 50～70 岁。随着体检的普及,越来越多的早期肾癌得到了及时诊断。不吸烟及避免肥胖是预防肾癌发生的重要方法。

中医学无“肾癌”病名,虽有“肾岩”病名,但症状所指为阴茎癌。根据腹中有块或胀或痛或尿血等临床症状,当属中医“积聚”“肾积”“尿血”和“腰痛”等范畴。

二、辨病

(一)诊断要点

1.病史

有遗传性肾癌家族史;中年以上吸烟、酗酒、患高血压的肥胖男性。

2.临床表现

多年来,将血尿、疼痛和肿块称为肾癌的“三联征”,其实大多数患者就诊时三联征俱全者仅占10%左右,很少有可能治愈。

(1)无明显症状:目前临床上40%以上的肾癌是因健康体检或其他原因检查而偶然发现的,无明显症状或体征,其发现率逐年升高,大部分为早期病变,预后良好。定期体检很重要。

(2)典型局部症状:血尿、腰痛、腹部肿块“肾癌三联征”,在临床出现率已<15%,常预示病变已至晚期。多数患者只出现“三联征”中的一个或两个症状。

血尿:约40%的肾癌患者出现血尿,可为肉眼血尿,也可为镜下血尿。大量血尿有血块形成时可出现肾绞痛、排尿痛、排尿困难,甚至尿潴留。

肿块:肾脏位于腹膜后,位置深,腹部触诊时摸不到,只有当肿瘤较大或位于肾下极才可触及肿块,约10%~40%患者可扪及腹部肿块,有时可为唯一的症状。

疼痛:腰痛是因肿瘤长大后肾包膜张力增加或侵犯周围组织而发生,表现为持续性钝痛。肿瘤出血致肾被膜下血肿也可出现钝痛或隐痛。肿瘤侵犯邻近组织器官如腰大肌或神经可引起持续而严重的腰背部疼痛。疼痛发生率为20%~40%。有相关表现应及时就诊,以免耽误病情。

(3)全身表现:10%~40%的患者出现副瘤综合征,表现为高血压、贫血、体重减轻、恶病质、发热、红细胞增多症、肝功能异常、高钙血症、高血糖、血沉增快、神经肌肉病变、淀粉样变性、溢乳症、凝血机制异常等。约2%~3%的病例出现精索静脉曲张或腹壁静脉扩张。

(4)转移症状:约10%患者以转移症状就诊。初诊病例中30%已有转移,可由于肿瘤转移所致的骨痛、骨折、咳嗽、咯血等症状就诊。肾癌的临床表现千变万化,有上述症状,应及时进行必要的相关检查。

3.辅助检查

(1)实验室检查:肾癌患者在大量肉眼血尿发生之后,一般尿中或多或少存在镜下红细胞,部分患者尿中细胞学检查可找到癌细胞,但阳性率较低。近年发展起来的肿瘤标志物检查,是一项新的检查方法,但缺乏特异性的肾癌标志物,血、尿中的癌胚抗原、血中亲血色蛋白、尿中聚胺物等水平在肾癌患者中可有提高。

(2)影像学检查:腹部B超或彩色多普勒超声、胸部CT、腹部CT平扫和增强扫描(碘过敏试验阴性、无相关禁忌证者)。腹部CT平扫和增强扫描及胸部CT是术前进行临床分期的主要依据。

B型超声检查:能检出直径1厘米以上的肿瘤,且使用方法无创伤性,能重复检查,能准确分辨囊性病变或实性占位性病变。

CT扫描:CT扫描不仅能正确分辨病变性质是囊性还是实性外,尚能通过测定病变组织的密度进行诊断,能更形象地反映解剖结构上的变异,应用对照剂后尚能了解双肾功能情况,此已成为目前肾肿瘤术前的常规检查。

静脉肾盂造影:通过排泄性尿路造影,不但能看到肾癌引起的肾盂肾盏受压情况,如龙爪样畸形、花瓣状变形、缺损不显影等等,而且能了解对侧肾脏功能情况,这对决定切除病肾是一个重要的先决条件。

磁共振:这是继 CT 扫描后的又一新的诊断技术。据统计,应用磁共振进行肾癌临床分期正确率能达到 90%。

肾动脉造影及栓塞:肾动脉造影对肾囊肿与肾肿瘤的鉴别有重要作用,前者囊肿内无血管,囊肿周围血管少且整齐,常呈弓形移位;而肾癌血管丰富,粗大,排列紊乱。肾动脉造影目前一般作为肾肿瘤动脉栓塞前的一种辅助性诊断措施,一旦确诊肾癌,造影同时即行肾癌动脉栓塞。动脉栓塞后可使瘤体缩小,术中减少出血及癌栓扩散,亦可降低手术难度。

4.病理变化

肾癌多是不规则分叶状,体积较大,甚至大于肾脏本身。肾癌无组织学包膜,由被压迫的肾实质和纤维组织形成假性包膜,有时多个块状表面呈结节状,被扩张的静脉所覆盖。肿瘤多数伴有出血、坏死、纤维化斑块,中心坏死区形成囊肿。

5.诊断标准

肾癌典型的临床表现是血尿、包块和腰痛,但这三个症状一般只有到晚期病变时才会同时出现。因此,对 40 岁以上的患者,出现以上任何一个症状都应引起高度重视,尤其是无痛性全程肉眼血尿往往是肾癌的首发症状,更应首先考虑和排除肾肿瘤的可能。

(二)治疗对策

1.治疗原则

目前肾癌的主要治疗方法是根治性肾切除,其次是延长生存期,提高生活质量,减轻痛苦。近年来趋向根据患者的病期和具体情况综合治疗。

2.手术治疗

肾癌一经确诊,应尽早行肾切除。手术入路的选择目前一般以经腹者为多,进腹手术术野暴露较好,可避免或减少对其他邻近器官的损伤,必要时尚可行胸腹联合切口。手术时尽快阻断肾蒂血管,避免肿瘤细胞扩散。肾切除同时,尚应切除肾周脂肪、筋膜组织及淋巴结。术野再用蒸馏水浸泡 5 分钟,以消灭残留逸散的癌细胞。对已有肺部转移、患者一般情况尚可、重要器官能耐受手术者,争取切除原发肾癌,对缓解病情有一定好处。

3.放疗

放射对肾癌的治疗作用尚无定论,目前放疗对肾癌患者主要用于:①患者年龄轻、病史短、肿瘤增长快、毒性症状明显者行术前放疗可缩小肿瘤体积;②癌肿已扩展到邻近器官或肿瘤切除不彻底的病例,术后放疗可减少局部复发;③晚期肾癌,不能手术切除,放疗可减轻疼痛、血尿及肿瘤毒性症状。

4.化疗

化疗对肾细胞癌的效果较差,联合化疗可提高疗效,近年来进行的体外化疗敏感试验,对筛选化疗药物可能有一定益处。

5.激素治疗

黄体酮、睾丸酮对转移性肾癌能起到缓解病情的作用。

6.免疫治疗

卡介苗、转移因子、免疫 RNA、干扰素、白介素等对预防复发或缓解病情发展有一定用处。

三、辨证论治方

肾癌属本虚标实之证，正虚为本，邪实为标，在不同的发展阶段，虚实的程度在不断变化。肾癌的早期为湿热蕴肾，或湿热阻滞脉络，久则成痰成瘀，致尿血腰痛；中期脾肾受损，湿热蕴结，气滞血瘀，以心火亢盛，瘀血内阻多见；晚期正气虚损，气血两虚，毒邪走窜，余毒未清，多表现为气阴，气血两伤。根据具体情况，采用急则治其标，缓则治其本，扶正与祛邪兼顾，同病异治，异病同治，虚实补泻，以及因时、因地、因人制宜，辨证与辨病相结合的原则，进行灵活施治。早期正虚不甚，邪实尚浅，扶正祛邪可使肾脏肿瘤缩小或消散；中期阶段正气愈虚，邪气日进，邪实症状明显，治疗应以祛邪为主，兼顾正气；晚期正气衰弱，邪实亢盛，治疗应以扶助正气为主，兼以祛邪。

1.湿热蕴肾

证候特点：腰腹疼痛，坠胀不适，尿血，身体沉重困乏，腰腹肿块，时有低热，口苦食欲不振，舌体胖，苔黄腻，脉滑数。

治则：清热利湿，解毒化瘀。

方药：八正散加减。大黄 10 g，栀子 10 g，川木通 10 g，车前子 12 g，萹蓄 15 g，瞿麦 15 g，生地 15 g，龙葵 30 g，蛇莓 30 g，白花蛇舌草 30 g，水蛭 10 g，甘草 10 g。每日1 剂，水煎服。

加减：尿血不止加侧柏叶 10 g，小蓟 10 g，茜草 10 g 以凉血止血；恶心呕吐加法半夏10 g，竹茹10 g，陈皮 10 g 以和胃止呕。

2.瘀血内阻

证候特点：腰部憋胀钝痛，可触及肿块，按之坚硬，固定不移，血尿频作，或伴血块，面色晦黯，舌紫黯或有瘀点、瘀斑，脉弦涩。

治则：理气活血，化瘀软坚。

方药：桃红四物汤加减。桃仁 10 g，红花 10 g，当归 12 g，熟地 15 g，赤芍 15 g，丹参 30 g，川芎 10 g，元胡 15 g，郁金 12 g，枳壳 12 g，川楝子 10 g，山慈菇 30 g，莪术 10 g，穿山甲 10 g，土元10 g，水蛭 10 g。每日 1 剂，水煎服。

加减：疼痛剧烈加乳香 10 g，没药 10 g 以活血定痛；出血量多加炒蒲黄 10 g，阿胶 10（烊化），三七粉（冲服）5 g 以化瘀止血。

3.正虚瘀结

证候特点：积块坚硬，腰痛日剧，血尿频繁，面色黧黑，肌肤瘦削，乏力气短，呕恶食欲不振，舌质紫黯，无苔，脉沉细涩。

治则：补气养血，扶正抑癌。

方药：八珍汤加减。人参 10 g，白术 10 g，茯苓 15 g，当归 10 g，生地 15 g，白芍10 g，黄芪 30 g，黄精 15 g，女贞子 20 g，枸杞 15 g，白花蛇舌草 30 g，石见穿 30 g，山慈菇30 g，甘草 10 g。每日1 剂，水煎服。

加减：兼阴虚加龟板 20 g 以滋阴；兼阳虚加菟丝子 30 g，鹿角胶 10 g 以补阳。

4.肾虚余毒

证候特点：肾癌切除或放、化疗后，仍见腰痛，神疲乏力、形体消瘦，食欲不振或腹胀，低热，舌淡红，苔薄白，脉细滑。

治则:滋肾益气,利湿解毒。

方药:左归丸加减。熟地 15 g,山萸肉 15 g,怀山药 30 g,枸杞 15 g,菟丝子 30 g,女贞子 15 g,黄芪 30 g,土茯苓 30 g,半枝莲 30 g,瞿麦 10 g,马鞭草 10 g。每日 1 剂,水煎服。

加减:五心烦热,舌红少苔,脉细数加墨旱莲 15 g,地骨皮 15 g 以滋阴清热;形寒肢冷,舌淡胖,边有齿痕,脉沉迟加附子 10 g,肉桂 10 g,淫羊藿 15 g 以温阳散寒。

四、古医籍方

1.大黄 虫丸(本方原载《金匮要略》)

处方:大黄 10 分(蒸),黄芩 2 两,杏仁、桃仁各 1 升,地黄 10 两,干漆 1 两,虻虫 1 升,水蛭百枚,蛴螬1 升, 虫半升,芍药 4 两,甘草 3 两。蜜丸小豆大,酒服 5 丸,每日 3 服。

功能:活血破瘀,通经消痞。

主治:瘀血内停之腹部肿块,肌肤甲错,目眶黯黑,潮热羸瘦,经闭不行。

2.鳖甲煎丸(本方原载《金匮要略》)

处方:鳖甲(炙)12 分,乌扇(烧)3 分,黄芩 3 分,柴胡 6 分,鼠妇(熬)3 分,干姜 3 分,大黄 3 分,芍药5 分,桂枝 3 分,葶苈(熬)1 分,石韦(去毛)3 分,厚朴 3 分,牡丹(去心)5 分,瞿麦 2 分,紫葳 3 分,半夏1 分,人参 1 分 虫(熬)5 分,阿胶(炙)3 分,蜂窠(炙)4 分,赤硝 12 分,蜣螂(熬)6 分,桃仁 2 分。上药23 味,为末,取煅灶下灰 1.5 kg,清酒 5 L,浸灰内过滤取汁,煎鳖甲成胶状,绞取汁,纳诸药煎,为丸如梧桐子大。空腹时服 3～6 g,每日 2～3 次。

功能:行气化瘀,软坚消癥。

主治:疟疾日久不愈,胁下痞硬有块,结为疟母,以及癥瘕积聚。

五、当代名医方

1.肾癌出血方(张代钊方)

处方:生地 12 g,小蓟 15 g,滑石 15 g,蒲黄 10 g,木通 10 g,藕节 30 g,竹叶 10 g,栀子 10 g,当归 9 g,甘草 3 g,猪苓 10 g,金银花 9 g,太子参 15 g,白术 12 g。每日1 剂,水煎服。

2.肾肿瘤分型论证方(潘明继方)

湿热蕴肾,迫血妄行型:白毛藤 20 g,蛇莓 20 g,龙葵 20 g,白茅根 15 g,仙鹤草 18 g,猪苓 15 g,茯苓 12 g,滑石 15 g,萹蓄 18 g,薏苡仁 18 g,甘草梢 6 g,山药 15 g,白术15 g。功能清利湿热,解毒化瘀。并随证加减。

癌邪受攻,余邪未清型:党参 15 g,白术 12 g,茯苓 12 g,甘草 3 g,枸杞子 10 g,太子参 15 g,熟地黄 15 g,黄芪 30 g,仙鹤草 18 g,半枝莲 15 g,大小蓟各 15 g,猪苓 12 g,海金沙 10 g,瞿麦 10 g。功能益肾健脾,扶正祛邪。并随证加减。

瘀血内阻,肝肾阴虚型:麦冬 12 g,天冬 15 g,北沙参 12 g,石斛 8 g,知母 10 g,枸杞子 12 g,党参 15 g,黄精 12 g,女贞子 15 g,大小蓟各 15 g,仙鹤草 15 g,白毛藤 15 g,猪苓 15 g,白术 10 g,绞股蓝 15 g,西洋参(另炖)6 g。功能滋阴补肾,化瘀散结。并随证加减。

癌毒走窜,气血两虚型:黄芪 30 g,太子参 30 g,党参 12 g,茯苓 12 g,白术 12 g,甘草 3 g,生熟地黄各 15 g,枸杞子 10 g,女贞子 12 g,黄精 12 g,仙鹤草 18 g,西洋参(另炖)6 g,绞股蓝 15 g。功能双补气血,扶正抑癌。并随证加减。

3.金星散(贾堃效方)

处方:郁金 20 g,白矾 20 g,火硝 20 g,重楼 20 g,蟾酥 3 g,红硇砂 6 g,鸡蛋壳30 g,料姜石 30 g,天南星 30 g。将上药共研为细粉。每次服 1～6 g,每日 3 次。

功能:攻坚破积,清热解毒,利气止痛,养血健脾。调节机体功能,增强机体抗病能力,消除病邪的有害反应,使癌细胞退变,体积缩小,以至消失。

主治:各种癌症。

4.益肾通淋方(李曰庆方)

处方:生、熟地各 12 g,女贞子 15 g,枸杞子 10 g,补骨脂 10 g,生黄芪 30 g,白术10 g,茯苓 10 g,太子参 20 g,海金沙 15 g,瞿麦 20 g,土茯苓 20 g,半枝莲 30 g。每日 1 剂,水煎服。

功能:益气滋肾,解毒通淋。

主治:手术切除肾癌后,发现有周围浸润,淋巴结或小静脉癌栓患者。

5.利湿解毒方(李曰庆方)

处方:白英 30 g,龙葵 30 g,蛇莓 30 g,半枝莲 30 g,瞿麦 20 g,黄柏 15 g,元胡10 g,土茯苓 30 g,大、小蓟 30 g,仙鹤草 30 g,竹茹 10 g,竹叶 10 g。每日 1 剂,水煎服。

功能:清热利湿解毒,活血散结止痛。

主治:肾癌中晚期或术后复发之血尿、腰痛症状较重者。

6.段氏肾癌扶正方(段凤舞方)

处方:生地 6 g,熟地 6 g,山药 12 g,山茱萸 12 g,牡丹皮 10 g,茯苓 10 g,泽泻10 g,补骨脂 10 g,女贞子 10 g,怀牛膝 10 g,萹蓄 10 g,阿胶 10 g,桂枝 7 g,猪苓 15 g,龙葵 15 g,白英 15 g,黄芪 30 g,枸杞子 30 g。每日 1 剂,水煎服。

功能:补肾强腰,解毒散结。

主治:肾癌,腰部酸痛不解,下腹肿块,小便淋沥不畅,或尿中血块,头晕耳鸣,形体消瘦,或有广泛转移。

7.段氏肾癌攻邪方(段凤舞方)

处方:小蓟 30 g,瞿麦 30 g,菝葜 30 g,石见穿 30 g,白花蛇舌草 30 g,霹雳果 30 g,赤芍 15 g,炮山甲 15 g,补骨脂 10 g,续断 30 g,牛膝 30 g。每日 1 剂,水煎服。

功能:清热解毒,活血消积。

主治:各期肾癌。证见身热不解,小便热痛,或间有尿血,大便偏干,腰痛如折,或刺痛,舌质红而少津,舌苔黄或腻,脉数。

8.熟地芪苓汤(郁仁存方)

处方:生、熟地各 12 g,女贞子 15 g,枸杞子、补骨脂、白术、云苓各 10 g,黄芪 30 g,太子参 20 g,海金沙 15 g,瞿麦、土茯苓各 20 g,半枝莲 30 g。每日 1 剂,水煎服。

功能:滋肾益气,利湿解毒。

主治:肾癌肾亏余毒型。

9.益气补肾方(郁仁存方)

处方:黄芪 30 g,太子参 30 g,茯苓 10 g,当归 10 g,赤芍 10 g,白芍 10 g,干蟾10 g,僵蚕 10 g,猪苓 20 g,生地 20 g,女贞子 20 g,半枝莲 60 g。每日 1 剂,水煎服。

功能：益气补肾，活血散结。

主治：肾癌。症见身倦无力，体重减轻，腰酸疼痛，下腹坠痛，尿有余沥，或颜色发红，或排尿困难，尿潴留，腹部肿块，舌淡红，苔薄少，脉细数。

10.甲蛎止痛汤（郑玉玲方）

处方：牡蛎 15 g，穿山甲 12 g，全蝎 6 g，青皮 6 g，木香 4.5 g，五灵脂 9 g，桃仁 9 g，杏仁 9 g，丹参 12 g，川楝子 15 g，红花 9 g，大腹皮 15 g。每日 1 剂，水煎服。

功能：活血化瘀，软坚散结，理气止痛。

主治：肾癌疼痛属气滞血瘀者。

11.蝎蛎甲汤（胡安邦方）

处方：牡蛎 15 g，穿山甲 12 g，全蝎、青皮各 6 g，木香 4.5 g，五灵脂、桃仁、杏仁各 9 g。每日 1 剂，水煎服。

功能：理气活血，软坚散结。

主治：肾癌。

六、验方

1.温阳补肾攻瘀汤

肉桂 6 g，附片（先煎）30 g，熟地 15 g，山药 30 g，山萸肉 15 g，茯苓 30 g，淫羊藿30 g，三七粉（吞服）6 g，人参（嚼服）10 g，丹参 30 g，半枝莲 30 g，白花蛇舌草 30 g。每日1 剂，水煎服。功能温阳补肾，佐以攻瘀。主治肾阳虚衰型肾癌。

2.双补抑癌汤

生黄芪 25 g，太子参 18 g，党参 12 g，茯苓 12 g，白术 12 g，甘草 3 g，麦冬 12 g，天冬 12 g，生熟地各 15 g，枸杞子 10 g，女贞子 12 g，黄精 12 g，银花 9 g，仙鹤草 18 g，八百光（另炖）6 g，绞股蓝 15 g。每日 1 剂，水煎服。功能双补气血，扶正抑癌。主治肾癌。

3.肾癌术后方

生熟地各 12 g，海金沙、女贞子各 15 g，枸杞子、补骨脂、白术、茯苓各 10 g，生黄芪、半枝莲各30 g，太子参、瞿麦、土茯苓各 20 g。每日 1 剂，水煎服。主治肾癌术后。

4.肾癌中、晚期或术后复发方

半枝莲、白英、龙葵、蛇莓、土茯苓、大蓟、小蓟、仙鹤草各 30 g，瞿麦 20 g，黄柏 15 g，延胡索、竹茹、竹叶各 10 g，每日 1 剂，水煎服。

5.鹤仲汤

仙鹤草 60 g，焦杜仲 30 g，补骨脂 30 g，生地黄 30 g，白茅根 30 g，焦地榆 30 g，知母 10 g，黄柏 10 g，干荷叶 15 g，山慈菇 30 g，料姜石 60 g。每日 1 剂，水煎服。功能补肾养阴，止血降火。主治肾癌初起，反复血尿。

6.莪蓟汤

莪术 10 g，大蓟 20 g，小蓟 20 g，三棱 10 g，五灵脂 10 g，生蒲黄 10 g，三七 10 g，郁金 20 g，露蜂房 10 g，全蝎 10 g，元胡 15 g，猪苓 60 g，白芍 15 g，薏苡仁 30 g，龙葵30 g，料姜石 60 g。每日 1 剂，水煎服。主治肾癌大量血尿，腰腹肿块明显疼痛，消瘦，贫血。

7.茅地汤

白茅根 60 g,生地黄 30 g,黄药子 20 g,薏苡仁 30 g,半枝莲 30 g,半边莲 30 g,小蓟 30 g,猪苓 50 g,全蝎 10 g,露蜂房 10 g,仙鹤草 60 g,山豆根 10 g,瓦楞子 30 g。每日1 剂,水煎服。功能活血止血,软坚消瘀。主治肾癌反复出血,腰部扪及包块。

8.肾癌方

黄芪 30 g,白术 15 g,鳖甲 15 g,菟丝子 15 g,女贞子 15 g,赤芍 15 g,鹿角霜 20 g,莪术 12 g,三七末(冲)3 g,全蝎 8 g,大黄 6 g。每日 1 剂,水煎服。功能补肾活血,益气健脾。主治肾癌。证见腰部酸痛,腹部触及包块,小便发红或尿血或夹有血块,身倦体乏,食纳减少,面色萎黄,形体消瘦,舌质淡,苔薄白,脉细无力或沉。

9.八月札汤

猪苓 30 g,薏苡仁 60 g,汉防己 12 g,八月札 20 g,石上柏 15 g,夏枯草 30 g,石见穿 30 g。每日 1 剂,水煎服。功能清热利湿解毒。主治肾癌。

10.慈姑桃仁甲珠汤

桃仁、当归、莪术各 10 g,红花 8 g,生地、赤芍、延胡索各 15 g,枳壳、郁金,川楝各12 g,丹参、山慈菇各 30 g,甲珠 12 g,土鳖虫 6 g。每日 1 剂,水煎服。功能理气活血,化瘀软坚。主治肾癌气血瘀阻。

11.化瘀煎

大黄 12 g,水蛭 3 g,莪术 15 g,土鳖虫 6 g,生地 30 g,红参(嚼服)10 g,黄芪 30 g,甲珠 15 g,赤芍 12 g。每日 1 剂,水煎服。功能活血化瘀益气。主治气虚血瘀型肾癌。

12.蝎鳖蛎甲汤

牡蛎 15 g,穿山甲 12 g,全蝎 6 g,青皮 6 g,木香 4.5 g,五灵脂 9 g,桃仁 9 g,杏仁9 g,鳖甲煎丸(吞)12 g。每日 1 剂,水煎服。功能攻坚破积,理气化痰,滋阴潜阳。主治肾癌。

13.砒石解毒丸

砒石、雄黄、硼砂、黄丹、火硝、矾石各等份。共为细末,甘草膏为丸,每丸重 3 g。每服 1 丸,每日2 服,酒送下。主治肾癌。

七、单方

1.琥珀散

琥珀粉 3 g,每日分 2 次冲服。主治肾癌。

2.藕节煎

藕节 50 g,水煎分 2 次服。主治肾癌。

3.马鞭草方

马鞭草 60～120 g。每日 1 剂,水煎分 3 次服。功能活血,利水。主治肾癌。

4.半边莲方

半边莲 120 g。每日 1 剂,水煎分 3 次服。功能清热解毒,利尿。主治肾癌。

5.菝葜方

菝葜 60～120 g。每日 1 剂,水煎分 3 次服。功能消肿止痛。主治肾癌。

6.瞿麦方

瞿麦 120 g。每日 1 剂,水煎分 3 次服。功能消肿止痛。主治肾癌。

八、食疗方

1.薏苡仁煎

生薏苡仁 120 g,水煎服。适用于肾癌。

2.槐豆煎

槐豆 30～60 g,水煎服,每日 2 次。适用于肾癌。

九、外治方

1.癌痛散

山奈、乳香、没药、姜黄、栀子、白芷、黄芩各 20 g,小茴香、赤芍、公丁香、木香、黄柏各15 g,蓖麻仁 20 g。共为细末,用鸡蛋清调匀外敷肾俞穴,6～8 小时更换 1 次。功能止痛。适用于肾肿瘤。

2.乳香止痛液

朱砂 15 g,乳香 15 g,没药 15 g,冰片 30 g。上药用 500 mL 米醋密封浸泡 2 天,滤取上清液贮存。用时拿棉棒蘸药液涂痛处,稍干再涂。功能止痛。一般用药 10～15 分钟后疼痛消失,可维持 2 小时以上。

3.冰片止痛液

上等冰片 50 g,白酒(好粮食酒)500 mL。用白酒浸泡冰片至溶,用以涂搽疼痛剧烈处。开始用药1 天可搽 10 次以上,以后疼痛减轻,涂药次数亦酌减。功能止痛。适用于肾癌疼痛剧烈者。亦可用于其他癌痛。皮肤破损处禁用。

4.肾癌止痛散

冰片 3 g,藤黄 3 g,麝香 0.3 g,生南皂 20 g。共研细末,用酒、醋各半调成糊状,涂于腰部肿瘤处,药干换之。适用于肾癌疼痛。

5.外敷方

方 1:肉桂 30 g,吴茱萸 90 g,生姜 120 g,葱头 30 g,花椒 60 g。共炒热,以布包裹,熨腰痛处,冷则再炒热。功能止痛。适用于肾癌术后肾虚腰部冷痛。

方 2:乳香、没药、姜黄、栀子、白芷、黄芩各 20 g,小茴香、公丁香、赤芍、木香、黄柏各15 g,蓖麻仁 20 粒。共研细末,用鸡蛋清调匀,外敷肾俞穴,6～8 小时更换一次。适用于肾癌疼痛。

第三节 老年良性小动脉性肾硬化

一、概述

良性小动脉性肾硬化(BAN)是由长期良性高血压未能良好控制或老年人血管老化引起。高血压持续 5～10 年即可能出现良性小动脉性肾硬化、肾供血不足,继而发生缺血性肾病,晚期则出现肾小球硬化、肾小管萎缩和间质纤维化。本病多见于 50 岁以上中老年人,男性多见,有长期缓慢进展的高血压史,多伴有吸烟、酗酒等危险因素。随着病情的发展,肾功能逐步减退。临床上早期出现夜尿增多、多尿等肾小管损害表现，晚期可出现肾小球功能损害。尿常规检查仅有轻度异常，部分患者有少量蛋白尿，以小分子蛋白为主，病理上主要是弓形动脉、小叶间动脉、入球小动脉的硬化，内膜增厚，管腔狭窄，发生缺血性肾脏病变。

根据其临床症状及疾病的发展过程，中医多将其分属于“眩晕”“水肿”“关格”等病范畴。

二、辨病

(一)诊断要点

1.病史

年龄在40～60岁，出现尿蛋白前一般有5年以上的高血压病史，或有过度烟酒嗜好。

2.临床表现

(1)肾脏病变：首发的临床症状是夜尿增多，表明肾小管已发生了缺血性改变，尿浓缩功能开始减退。继而出现蛋白尿，表示肾小球已受到损害，蛋白尿的程度一般为轻度，定性为＋～＋＋，24小时尿蛋白定量不超过1.5 g，但亦有出现大量蛋白尿的报道，可能是代偿肥大的肾小球高灌注、高滤过状态，甚至发展至继发性局灶节段硬化。尿沉渣镜检有形成分很少，红细胞、白细胞、透明及颗粒管型少见。极少患者可因肾毛细血管破裂或肾小球硬化基底膜崩解出现发作性肉眼血尿，此时常伴有肾功能不全。双下肢水肿不多见，除非出现心脏并发症或充血性心力衰竭。尿量减少少见，即使发展到肾衰竭时尿量减少也不明显。随病情发展，肌酐清除率开始下降，当降到50 mL/min以下时，在应激下出现氮质血症，进而继续缓慢发展，最终发展为肾衰竭尿毒症。

(2)合并其他器官损害：主要是心脑并发症，甚至这些并发症比良性小动脉性肾硬化发生更早，病情更严重，并成为影响预后的主要或关键因素。心脏并发症可见高血压性左心室肥厚，室间隔增宽，可出现心前区不适，心绞痛，甚至心力衰竭。脑并发症中脑梗死、脑出血等脑血管意外的发生也常常是影响其预后的主要原因。高血压可引起视网膜动脉硬化，视网膜硬化一般与肾小动脉硬化程度平行。眼底镜下可见小动脉呈不规则局限性或弥漫性狭窄，动静脉交叉压迫症，反光加强，铜丝或银丝样变，以及沿血柱的平行白线表现。甚至可以出现视网膜孤立性出血或硬性渗出，小静脉闭塞，还可以引起局限性水肿。

3.辅助检查

(1)尿液检查：仅有轻度尿异常，或尿微量白蛋白排出增加。部分患者有少量蛋白尿，24小时尿蛋白定量一般少于1～1.5 g/ 24小时，以小分子蛋白为主。少有肉眼血尿及镜下血尿，尿β_2微球蛋白及尿N-乙酰-β-D葡萄糖氨基苷酶(NAG)排出量增加。

(2)血、尿β_2微球蛋白测定：测定血、尿β_2微球蛋白，目前已被公认为测定肾小球滤过率和肾小管重吸收功能的敏感指标，高血压患者的尿中β_2微球蛋白排出可增加，血压控制后可减少。在肾功能有轻度损害时，血中β_2微球蛋白即可升高。

(3)血生化：一般电解质及酸碱平衡无明显异常，早期血尿素氮及肌酐可在正常范围，随着病情发展血尿素氮及肌酐可有不同程度的增高，但常常在肾小管功能损害之后。

(4)影像学检查：超声早期可见双肾大小正常，晚期双肾缩小，肾皮质变薄或肾内结构紊乱。心脏超声心动图可见左心室肥厚，室间隔增宽。

4.病理变化

如临床诊断发生困难，可做肾穿刺活检以明确诊断。光镜下可见血管肌内膜增厚及玻璃样变，符合原发性高血压引起的良性小动脉肾硬化。肾小动脉硬化与肾小球、肾小管和间质缺血及纤维化病变程度相一致。由于本病因有高血压和小动脉硬化，肾穿刺易出血，应加以重视，严格掌握适应证。

5.诊断标准

(1)有原发高血压病史，病程＞5 年。

(2)有持续性蛋白尿(一般为轻至中度)，血尿多为镜下血尿。

(3)有视网膜动脉硬化或动脉硬化性视网膜改变。

(4)除外各种原发性肾脏病及其他继发性肾脏疾病。

(5)如临床诊断发生困难，可做肾穿刺活检，其结果符合良性小动脉肾硬化，其硬化程度与肾小球、肾小管和间质缺血及纤维化病变程度相一致。

(二)治疗对策

1.治疗原则

关键是有效地控制血压，严格控制血压能预防、稳定甚至逆转高血压肾损害。高血压的良好控制可有效地防止老年患者发生高血压肾损害和良性小动脉肾硬化所致的终末期肾衰的发生率。同时戒除一些不良生活习惯，治疗高尿酸及高脂血症。

2.一般治疗

(1)非药物治疗：临床高血压无合并心、脑、肾病变者，非药物治疗已成为首选方案，并作为其他所有高血压患者的基础治疗。包括减肥、限盐、限酒、练气功及太极拳，适当的体力活动和良好的休息等。只要持之以恒，就能达到一定的降压效果。

(2)饮食：主要有限盐、限酒、适当充分的碳水化合物，合并高脂血症者应适当限制脂肪摄入，尤其应限制含有大量饱和脂肪酸肉类的摄入。出现肾功能不全者，应根据肾功能损害程度控制蛋白质及磷的摄入量，必要时以优质低蛋白加必需氨基酸(α-酮酸)治疗。

3.药物治疗

一般认为下列情况应该开始药物治疗：轻型高血压经非药物治疗无效；轻型高血压伴冠心病危险因素或有脑卒中、心肌梗死家族史；中、重度高血压。药物的选择应个体化，但无论用哪一种或联合使用降压药，只要能满意地控制血压，都能预防高血压肾小动脉硬化的发生。治疗目标是，选用对肾脏血流动力学有利的降压药，使老年患者至少降至 140/90 mmHg，伴糖尿病者降至 130/85 mmHg，中青年患者应降至理想(120/80 mmHg)水平。但需避免血压过低和降压过快，以免肾脏及其他脏器的灌注过低，加重其损害，出现心肌缺血或脑梗死。

(1)血管紧张素转化酶抑制剂(ACEI)和血管紧张素Ⅱ受体拮抗剂(ARB)：常用的血管紧张素转换酶抑制剂有：卡托普利 12.5～25 mg，每日 2～3 次；贝那普利 10 mg，每日 1～2 次。常用的血管紧张素Ⅱ受体拮抗剂有：氯沙坦 50～100 mg，每日 1 次；缬沙坦 80～160 mg，每日 1 次。应用该类药物应注意防止高钾血症，肾功能不全患者应用该类药物时，应监测血清肌酐和尿素氮水平，当血肌酐大于 350μmol/L 时应慎用或停用该类药物。少数患者服用血管紧张素转换酶抑制剂后有持续性的干咳不良反应，改用血管紧张素Ⅱ受体拮抗剂可消失。

(2)钙通道阻滞剂:常用口服制剂有:氨氯地平 5～10 mg,每日 1～2 次;硝苯地平控释片 30～60 mg,每日 1～2 次等。

(3)利尿剂:有水钠潴留的高血压患者,可联合应用利尿剂,肾功能正常者可选用噻嗪类如氢氯噻嗪 12.5～50 mg,每日 2～3 次;肾功能较差者应选用袢利尿剂如呋塞米 20 mg,每日 2～3 次。

(4)β受体阻滞剂:如美托洛尔 25～50 mg,每日 2 次;比索洛尔 2.5 mg,每日 1～2 次。

4.肾功能不全的治疗

进入肾衰竭各时期时,其非透析疗法和替代疗法(透析和移植)均与其他慢性肾病者相同。

三、辨证论治方

本病临床上表现为虚实夹杂的证候,以本虚标实为多,需详察病情,准确辨证施治。治法以扶正为主,兼以祛邪,滋补肝肾,健脾为法治其本,平肝潜阳,活血祛瘀,化痰泄浊利水为法治其标,标本兼治,提高疗效。

1.阴虚阳亢

证候特点:头痛,眩晕,视物不清,健忘,耳鸣,五心烦热,腰膝酸软,口干口苦,面色潮红,舌质红,苔薄黄,脉弦细。

治则:滋阴潜阳。

方药:天麻钩藤饮合六味地黄汤加减。天麻 15 g,钩藤 10 g,石决明 30 g,川牛膝15 g,桑寄生15 g,杜仲 15 g,熟地 15 g,山萸肉 12 g,茯苓 20 g,泽泻 15 g。每日 1 剂,水煎服。

加减:肝火盛者可加栀子 15 g 以清泻肝火;阳亢动风者可加龙骨 30 g,牡蛎 30 g,珍珠母 30 g 以镇肝息风。

2.肾气不固

证候特点:腰膝酸软,夜尿频多,尿后余沥,或有男子滑精早泄,女子带下清稀,舌淡苔薄白,脉沉弱。

治则:益气固摄。

方药:五子衍宗丸加减。菟丝子 15 g,枸杞子 10 g,覆盆子 10 g,五味子 10 g,金樱子 15 g,益智仁 15 g,桑螵蛸 10 g,莲子 15 g。每日 1 剂,水煎服。

加减:症见恶心呕吐,纳呆腹胀夹有湿浊者加法半夏 12 g,陈皮 10 g,藿香 10 g 以健脾化湿;若水肿,心悸,尿少加车前子 15 g,茯苓 30 g,泽泻 15 g 以利尿泄浊。

3.湿瘀交阻

证候特点:面色晦黯,腰部酸痛,乏力或水肿,腹胀,纳呆,口干不欲饮,唇舌紫黯或有瘀斑,苔白腻,脉濡或涩。

治则:活血化瘀,利湿。

方药:桃红四物汤合四君子汤加减。桃仁 10 g,红花 10 g,生地 10 g,川芎 10 g,当归 10 g,赤芍 10 g,黄芪 30 g,白术 15 g,茯苓 15 g,泽泻 15 g。每日 1 剂,水煎服。

加减:湿重欲呕加法半夏 12 g,草果 10 g 以化湿止呕;腰痛加三七 10 g 以加强活血止痛之功。

4.脾肾阳虚，湿浊内阻

证候特点：纳呆，食后腹胀，恶心呕吐，身重困倦，形寒肢冷，面色苍白，腰膝酸冷，面浮肢肿，舌淡胖有齿印，苔白厚腻，脉沉迟。

治则：温补脾肾，祛湿化浊。

方药：实脾饮合真武汤加减。附子(先煎)10 g，白术 10 g，茯苓 30 g，党参 15 g，木香 10 g，草果 10 g，干姜 10 g，巴戟天 12 g，淫羊藿 15 g。每日 1 剂，水煎服。

加减：水肿甚者加泽泻 15 g，猪苓 15 g 以加强利水；夹瘀者加桃仁 10 g，赤芍 12 g，红花 10 g 以加强活血；大便秘结者加肉苁蓉 15 g，大黄 10 g 以通便泄浊。

四、古医籍方

1.天麻钩藤饮(本方原载《杂病证治新义》)

处方：天麻、栀子、黄芩、杜仲、益母草、桑寄生、夜交藤、朱茯神各 9 g，川牛膝 12 g，钩藤(后下)12 g，石决明(先煎)18 g。水煎服。

功能：化痰清热，平肝潜阳。

主治：高血压。症见肝经有热，肝阳偏亢，头痛头胀，耳鸣目眩，少寐多梦；或半身不遂，口眼㖞斜，舌红，脉弦数。

2.镇肝熄风汤(本方原载《医学衷中参西录》)

处方：怀牛膝 1 两，生赭石(轧细)1 两，川楝子(捣碎)2 钱，生龙骨(捣碎)5 钱，生牡蛎(捣碎)5 钱，生龟板(捣碎)5 钱，生杭芍、玄参、天冬各 5 钱，生麦芽、茵陈各 2 钱，甘草 1 钱半。

功能：镇肝息风，滋阴潜阳。

主治：凡高血压、血管性头痛等，属肝肾阴亏，肝阳上亢者，均可加减应用。症见阴虚阳亢，头目眩晕，目胀耳鸣，脑部热痛，心中烦热，面色如醉，或时常噫气，或肢体渐觉不利，口角渐形歪斜；甚或眩晕颠仆，昏不知人，移时始醒；或醒后不能复原，脉弦长有力者。若心中热甚加生石膏以清热；痰多加胆星以清热化痰；尺脉重按虚者加熟地、山萸肉以补益肝肾。

五、国医大师方

1.肝肾双补方(邓铁涛方)

处方：桑寄生 30 g，首乌 24 g，川芎 9 g，淫羊藿 9 g，玉米须 30 g，杜仲 9 g，磁石(先煎)30 g，生龙骨(先煎)30 g。水煎服。

功能：补肝肾潜阳。

主治：阴阳两虚的高血压。兼气虚加黄芪 30 g；以肾阳虚为主者，用附桂十味汤(肉桂3 g，熟附子 10 g，黄精 20 g，桑椹 10 g，丹皮 9 g，云茯苓 10 g，泽泻 10 g，莲须 12 g，玉米须 30 g，牛膝 9 g)；肾阳虚兼水肿者，用真武汤加黄芪 30 g，杜仲 12 g。

2.赭决七味汤(邓铁涛方)

处方：黄芪 30 g，党参 15 g，陈皮 6 g，法半夏 12 g，云茯苓 15 g，代赭石(先煎)30 g，草决明 24 g，白术 9 g，甘草 2 g。水煎服。

功能：健脾益气。

主治：气虚痰浊的高血压。兼肝肾阴虚者加首乌、桑椹、女贞；兼肾阳虚者加肉桂心、仙茅、淫羊藿；兼血瘀者加川芎、丹参。

3.石决牡蛎汤(邓铁涛方)

处方:石决明(先煎)30 g,生牡蛎(先煎)30 g,白芍 15 g,牛膝 15 g,钩藤 15 g,莲子心 6 g,莲须 10 g。水煎服。

功能:平肝潜阳。

主治:肝阳上亢型高血压。苔黄、脉数有力者加黄芩;兼阳明实热便秘者,加大黄;苔厚腻,去莲须,加茯苓、泽泻;头痛甚属热者,加菊花或龙胆草;头晕甚者,加明天麻;失眠者,加夜交藤或酸枣仁。

4.双降汤(朱良春方)

处方:水蛭(粉碎,装胶囊吞)0.5～5 g,生黄芪、丹参、生山楂、豨莶草各 30 g,广地龙、当归、赤芍、川芎各 10 g,泽泻 18 g,甘草 6 g。每日 1 剂,水煎服。

功能:益气化瘀,清化痰浊,降脂降压。

主治:高血压气虚,血瘀,痰浊兼夹之证,气虚痰瘀型高血压患者伴高血黏、高脂血症。

5.调和气血汤(周仲瑛方)

处方:丹参 12 g,川芎 10 g,大蓟 15 g,怀牛膝 10 g,天仙藤 12 g,生槐米 10 g,广地龙 10 g,代赭石 25 g。每日 1 剂,水煎服。

功能:调气和血。

主治:高血压气血失调证。症见头痛头胀,面色黯红,时有烘热,胸闷或胸痛如刺,止痛窜痛或顽麻,妇女月经不调,舌质偏黯,或有紫气,脉细涩或结代。

6.育阴潜阳汤(张琪方)

处方:代赭石 30 g,怀牛膝 20 g,生龙牡各 20 g,石决明 20 g,钩藤 15 g,生地黄20 g,白芍 20 g,枸杞子 15 g,菊花 15 g,玄参 20 g,甘草 10 g。水煎服。

功能:滋阴补肾,平肝潜阳。

主治:高血压,证属肝肾阴虚,肝阳上亢。症见眩晕,头目胀痛,视物模糊,腰膝酸软,心烦少寐,舌红苔薄黄或薄白干,脉弦细或弦数。

六、当代名医方

1.滋肾方(杨霓芝方)

功能:补肾活血。

处方:熟地 15 g,山茱萸 12 g,女贞子 15 g,泽兰 12 g。

主治:良性小动脉性肾硬化。

2.黄芪人参汤(钟玉衡方)

处方:黄芪 100 g,人参 20 g,山药 5 g,芡实 25 g,薏苡仁 25 g,覆盆子 15 g。

功能:益气补肾固摄。

主治:水肿,大量蛋白尿属气虚不固者。

3.黄精四草汤(董建华方)

处方:黄精 20 g,夏枯草 15 g,益母草 15 g,车前草 15 g,豨莶草 15 g。水煎服。

功能:平肝补脾,通络降压。

主治:眩晕,手麻,肿胀兼有高血压。

4.清肝汤(郭士魁方)

处方:白薇 10～15 g,葛根 15～20 g,菊花 12～15 g,钩藤 15～20 g,生牡蛎 15～20 g,黄芩 12～15 g,磁石 20～30 g,草决明 12～20 g。水煎服。

功能:平肝潜阳。

主治:肝阳上亢的高血压。

5.调络饮(王乐善方)

处方:桑寄生 15 g,生地 15 g,丹皮 15 g,白芍 15 g,黄芩 15 g,菊花 15 g,夏枯草30 g,杜仲 15 g,牛膝 15 g,桑枝 15 g,桂枝 15 g,石决明 30 g,甘草 15 g。水煎服。

功能:益血脉,平血逆,凉血生血,补肝血,益精气,调和营卫,养阴清热。

主治:高血压。

6.潜降汤(邢子亨方)

处方:熟地 18 g,山萸 12 g,枸杞 12 g,女贞子 15 g,丹参 15 g,赤芍 12 g,牛膝15 g,石决明 24 g,珍珠母 24 g,紫贝齿 15 g,杜仲 15 g,桑寄生 15 g,川断 15 g,钩藤 12 g,夏枯草 15 g。水煎服。

功能:滋阴平肝,潜阳降压。

主治:虚性的高血压。症见头晕目眩而头很少胀痛,下肢多软弱,腰困乏力,脉多沉细或弦细。

7.平降汤(邢子亨方)

处方:当归 15 g,生地 20 g,生白芍 20 g,黄芩 10 g,菊花 12 g,草决明 20 g,生石决明 30 g,珍珠母 30 g,丹参 15 g,牛膝 12 g,钩藤 12 g,夏枯草 15 g。水煎服。

功能:清肝泻火,潜镇降压。

主治:实性高血压。症见头晕头痛,懑闷甚而下肢多不软弱,脉搏弦劲有力。

8.活络蠲痹饮(郭振球方)

处方:天麻 10 g,钩藤 20 g,木瓜 10 g,萆薢 15 g,当归 15 g,白芍 15 g,续断 12 g,黄芪 15 g,牛膝 10 g,僵蚕 12 g,松节 15 g,威灵仙 15 g。每日 1 剂,水煎服。

功能:息风蠲痹,养血活络。

主治:高血压脑病。症见风痰袭络,半身不遂,手足不能举动,麻木不仁,关节酸痛或咯吐痰涎者。

9.八味降压汤(周次清方)

处方:何首乌 15 g,白芍 12 g,当归 9 g,川芎 5 g,炒杜仲 18 g,黄芪 30 g,黄柏 6 g,钩藤 30 g。每日 1 剂,水煎分 2～3 次,饭后 2 小时温服。

功能:益气养血,滋阴泻火。

主治:原发性高血压、肾性高血压以及更年期综合征、心脏神经官能症等。症见阴血亏虚,头痛,眩晕,神疲乏力,耳鸣心悸等。

七、验方

1.补肾摄精方

猪肚、乌龟、益母草、芡实各适量。将猪肚、乌龟洗净剁成小块,入药,用文火炖至黏稠,去药渣食肉。主治高血压肾病。

2.天麻钩藤汤

天麻 18 g,钩藤 30 g。水煎服。功能息风定弦。主治眩晕症。

3.钩藤饮

钩藤 12 g,荔枝干 15 g,冰糖 9 g。功能定风止痛。主治头晕头痛。

4.灵芝苦丁茶

灵芝 20 g,苦丁茶 8 g。将灵芝切成薄片,放入锅内,加水用文火煎煮 1 小时,加入苦丁茶,再煮15 分钟,滤取头煎液,再加水煎取二煎液,合并 2 次煎液,分 2 次饮服,每日 1 剂,也可作 1 天茶饮。具有降血压功效。

5.降压汤 1 号

紫贝齿(先煎)、夏枯草各 15 g,紫石英(先煎)、菊花、生地黄、山栀子各 9 g,磁石(先煎)、生石决明(先煎)各 30 g,钩藤 9 g,白芍、牛膝各 12 g,玄参 18 g。每日 1 剂,水煎服。主治肝阳亢盛型肾动脉硬化症。

6.降压汤 2 号

白芍 20 g,生地黄、杜仲、紫贝齿(先煎)各 12 g,玄参 15 g,何首乌、天麻各 9 g,桑寄生、灵磁石(先煎)、牡蛎、生石决明(先煎)各 30 g。每日 1 剂,水煎服。主治肝肾阴虚、肝阳亢盛型肾动脉硬化症。

7.泡茶剂

桑寄生、钩藤、荷叶、菊花各 5 g,开水冲泡,代茶饮。主治肾动脉硬化症血压升高不严重者。

8.健肾冲剂

生地黄、萆薢各 30 g,山茱萸肉 20 g,山药、泽泻、茯苓、红花、夏枯草、菊花各 10 g,蝉蜕、川芎、益母草各 15 g,石决明 30 g。制成冲剂,每次 20 g,每日 2 次冲服。主治阴虚夹瘀型肾动脉硬化症。

八、单方

1.玉米须汤

玉米须干品 15 g,或鲜品 30 g,每日 1 剂,水煎服。适用于尿少、水肿有蛋白尿者。

2.桑寄生红枣茶

桑寄生 30 g,红枣 5 枚,滚水泡,代茶。适用于一般高血压血虚者。

3.黄芪方

黄芪 30~60 g,每日 1 剂,水煎服。有利尿消肿、减少尿蛋白之效。

4.荷叶粥

用鲜荷叶 1 张,煎汤,入粳米 100 g 煮粥,经常食用。功能利尿化湿。

5.玉米穗汤

玉米穗 60 g,决明子 10 g,甘菊花 6 g,水煎取汁分 2 次饮服。玉米穗有利尿作用,对肾炎、水肿等有显著的治疗效果,尤其对肾性高血压,功效尤佳。

九、食疗方

1.山楂粥

山楂 30~40 g,粳米 100 g,砂糖 10 g。将山楂入砂锅煎取浓汁,加入粳米、砂糖煮粥。可在两餐之间当点心服食，不宜空腹食，以7～10天为一个疗程。功能健脾胃，消食积，散瘀血。适用于高血压、冠心病、心绞痛、高脂血症以及食积停滞、腹痛、腹泻、小儿乳食不消等。

2.桃仁粥

桃仁10～15 g，粳米50～100 g。将桃仁捣烂如泥，加水研汁去渣，同粳米共煮为粥。每日1次，5～7天为一个疗程。功能活血通经，祛瘀止痛。适用于高血压、冠心病、心绞痛等。用量不宜过大；孕妇及平素大便稀薄者不宜。

3.胡萝卜粥

新鲜胡萝卜、粳米各适量。将胡萝卜洗净切碎，与粳米同入锅内，加清水适量，煮至米开粥稠即成。早晚餐温热食。本粥味甜易变质，需现煮现吃，不宜多煮久放。功能健脾和胃，下气化滞，明目，降压利尿。适用于高血压以及消化不良、久痢、夜盲症、小儿软骨病、营养不良等。

4.玉米糕

新玉米面450 g，红糖200 g，食用碱4 g，熟猪油15 g，发酵面50 g。将发酵粉和玉米面加适量清水合成团后发酵，发酵好之后加入上述其他原料揉匀，然后用湿布盖好，饧1小时。再反复揉匀已饧好的面团，整块投入蒸锅铺平，用旺火蒸25分钟左右。出笼略凉，切为块或菱状即成。可随意食用。功能调中开胃。适用于高血压、咯血等症。

5.西米猕猴桃粥

西米100 g，猕猴桃200 g，白糖100 g。将西米洗净，浸泡30分钟，沥干；猕猴桃去皮，切成豆粒大小丁块；锅中放适量水大火烧开，倒入西米，沸后改中火，将其他原料放入锅中，稍煮即成。功能滋补强身，解热止渴。适用于高血压、肝炎等病的中老年人。

6.藕藏花生

大藕1公斤，花生米200～300 g，白糖适量。在藕节的一端切开灌入花生米，灌满后将切下的藕接在切口处用竹签固定，放入锅内用冷水浸没，中火煮2小时至藕酥熟，滴去汁液。食用时用刀切成厚片，每日2次为宜，以白糖佐食。功能补脾润肺，止血化痰。适宜于高血压、心血管患者食用。

7.玉米须瓜皮香蕉汤

玉米须、西瓜皮、香蕉各适量。将其放入锅中，加适量水，煎煮取汤。温热饮服，宜常服。功能滋阴平肝，清热除烦。适用于原发性高血压症。

8.银叶红枣绿豆汤

鲜银杏叶30 g(干品10 g)，红枣10枚，绿豆60 g，白糖适量。银杏叶洗净，切碎；红枣用温水浸泡片刻，洗净。将银杏树叶放入锅中，加水2碗，小火烧开20分钟，弃去树叶，加入红枣、绿豆、白糖，继续煮1小时，至绿豆熟烂即成。当点心食，每次1小碗，每日2次。功能养心气，补心血，降血压，解暑热。适用于高血压，冠心病等。夏季炎热食之最宜。

9.二子加味方

桑椹子30 g，枸杞子15 g，当归15 g，黄芪30 g。共为粗末，每次10 g，煮水当茶饮。适用于气血不足有蛋白尿者。

10.天麻炖鱼头

天麻15 g，鱼头半个，生姜2片。加水180 mL，炖熟，油盐调味，喝汤吃肉。适用于肝风眩晕头痛者。

11.鳖鱼滋肾汤

鳖鱼约100 g,枸杞子15～30 g,熟地15 g。加水适量,武火烧开,文火炖至鳖肉熟透即可食用。适用于肝肾阴虚者。

十、外治方

1.穴位注射

取三组穴位,交替注射。足三里、内关;三阴交、合谷;太冲、曲池。用0.25%盐酸普鲁卡因1 mL,穴位注射,每日1次;或利血平0.1 mg,隔日1次,穴位注射。10次为一个疗程。适用于高血压。

2.梅花针

用梅花针轻叩头部、脊柱两侧,每次15分钟,每日1次或隔日1次,7～10次为一个疗程。适用于高血压辅助治疗。

3.耳尖放血

选耳尖或降压沟。将患者耳尖轻轻揉搓,局部以75%酒精消毒,用三棱针直刺耳尖约1分深,并挤压针眼,令其出血。或在降压沟上放血。有降压作用。

4.足浴疗法

脚部是足三阴经的起始点,又是足三阳经的终止点,踝关节以下有60多个穴位。如果经常用热水泡脚,能刺激足部穴位,促进血脉运行,调理脏腑,从而达到强身健体,祛除病邪,降压疗疾的目的。临床观察显示,采用中药泡脚治疗高血压,无毒副反应,且效果较好。

5.足部按摩法

脚心是肾经涌泉穴的部位,手心是心包络经劳宫穴的部位,经常用手掌摩擦脚心,可健肾,理气,益智,交通心肾,使水火相济,心肾相交,能防治失眠、多梦等,对高血压也有很好的疗效。

6.药枕疗法

将野菊花、淡竹叶、生石膏、白芍、川芎、磁石、蔓荆子、青木香、晚蚕沙等药物装布袋内作为日常睡枕,每昼夜使用时间不少于6小时。平常应保持枕面清洁,经常翻晒,以利药枕气味散发。对肝火亢盛型高血压效佳。

第四节　老年尿路感染

一、概述

尿路感染(UTI),是指病原体侵犯尿路黏膜或组织引起的尿路炎症。多种病原体如细菌、真菌、支原体、衣原体、病毒、寄生虫等均可以引起尿路感染。尿路感染是临床常见病和多发病,是所有微生物感染中最常见的临床类型。可发生在老年的各个年龄段。尿路感染的临床症状较为复杂,可表现为急、慢性肾盂肾炎,急、慢性膀胱炎,无症状性菌尿,也可引发严重并发症如败血症、感染性休克等,少数反复发作或迁延不愈,导致肾衰竭。

尿路感染临床以尿频、尿急、尿痛,偶有血尿、腰痛为主要症状,部分患者可有寒战、发热、恶心、呕吐等，属于中医学“淋证”“腰痛”“尿血”等病的范畴。

二、辨病

(一)诊断要点

1.病史

患者多为急性起病，临床症状短期内出现，其程度轻重不一。有些患者可能有明显的诱因，如近期有尿路器械使用史(包括膀胱镜检查、逆行肾盂造影、导尿和停留尿管等)、妇科检查史等。部分患者呈潜隐起病，有些甚至完全没有临床症状，仅在体检时发现。如临床症状反复出现则必须仔细询问其病程及诊治情况。

2.临床表现

(1)下尿路感染：主要表现为膀胱刺激症状，即尿频、尿急、尿痛，白细胞尿，偶可有血尿，甚至肉眼血尿，膀胱区可有不适。一般无明显的全身感染症状，但少数患者可有腰痛、低热(一般不超过 38.5℃)。

(2)上尿路感染：除有膀胱刺激症状外，还有全身感染表现，如寒战、发热、头痛、恶心、呕吐、食欲不振等。

(3)不典型尿路感染：患者的尿路局部症状多不明显，有些表现为急性腹痛和胃肠道功能紊乱的症状，有些以全身急性感染症状为主，有些仅表现为腰背部疼痛，而有些患者甚至表现为肾绞痛。

(4)慢性尿路感染：患者的临床症状相对较轻，主要是尿路局部症状，如膀胱刺激症状、膀胱区及腰背部不适感等，全身性感染症状多不明显，少数患者可有反复低热。

(5)泌尿系体征：可出现双侧或单侧肋脊角及输尿管点压痛，肾区压痛和叩击痛。

3.辅助检查

(1)尿液检查：肉眼观察尿色多混浊，可有腐败气味，极少数可有肉眼血尿，尿蛋白多为阴性或微量(±～+)。镜下血尿见于 40%～60%的急性尿路感染患者，尿红细胞多为 2～10 个/HP。对尿路感染诊断有较大意义的为白细胞尿(脓尿)，指离心后尿沉渣镜检白细胞>5 个/HP，是尿路感染诊断的一个较为敏感的指标。

(2)尿细菌学检查：如尿常规结果提示有尿路感染的存在，必须立即进行尿细菌学检查，尽量在使用抗生素治疗前进行。尿细菌学检查是诊断尿路感染的关键性手段。如发现有真性细菌尿，虽无症状也可诊为尿路感染。真性细菌尿和有意义细菌尿的含义略有不同，凡是清洁中段尿定量细菌培养≥105/mL 均可称有意义的细菌尿；真性细菌尿则除此外，还要求确实排除了假阳性可能，而且要求临床上有尿路感染症状，如无症状者，则要求连续培养两次，且菌落计数均≥105/mL，而且两次的菌种相同。

(3)尿白细胞排泄率：是较准确检测脓尿的方法，多采用 1 小时尿细胞计数法，方法为收集患者 2(或 3)小时的全部尿液，立即做白细胞计数，所得白细胞数按 1 小时折算。白细胞>30 万/h 为阳性，介于 20 万～30 万/h 者为可疑，应结合临床诊断。

(4)血常规：急性肾盂肾炎患者，血白细胞计数可轻或中度增加，中性白细胞也常增多，有核左移。红细胞沉降率可加快。急性膀胱炎时，通常无上述改变。

(5)影像学检查：尿路 X 线或 B 超检查的主要目的是了解尿路情况，及时发现引起尿路感染反复发作的不利因素如结石、梗阻、反流、畸形等。

4.诊断标准

参照1985年第二届全国肾脏病学术会议讨论通过的尿路感染诊断标准。

(1)尿路感染的诊断。①正规清洁中段尿(要求停留在膀胱中4～6小时/以上)细菌定量培养,菌落≥105/mL。②参考清洁离心中段尿沉渣≥10个/HP,或有泌尿系感染症状者。③做膀胱穿刺尿培养,如细菌阳性(不论细菌数多少)亦可确诊。④做尿菌培养计数有困难者,可用治疗前清晨清洁中段尿(尿停留于膀胱中4～6小时/以上)正规方法的离心尿沉渣革兰氏染色找细菌,如细菌>1个/油镜视野,结合临床尿路感染症状,亦可确诊。⑤尿细菌数在104～105者应复查;如复查无改变,需要结合临床表现来诊断或做膀胱穿刺尿培养来确诊。

(2)上、下尿路感染的鉴别标准。①尿抗体、包裹细菌检测阳性者,多为肾盂肾炎,阴性者多为膀胱炎。②膀胱灭菌后的尿标本细菌培养阳性者为肾盂肾炎,阴性者多为膀胱炎。③参考临床症状,有发热(>38.5℃)、腰痛,肾区叩、压痛或尿中有白细胞管型者,多为肾盂肾炎。④经抗生素治疗后症状消失,但不久复发者多为肾盂肾炎(多在停药后6周内),用单剂抗生素治疗无效或复发者多为肾盂肾炎。⑤经治疗后仍留有肾功能损害表现,能排除其他原因所致者,或肾盂造影有异常改变者为肾盂肾炎。

(二)治疗对策

1.治疗原则

尿路感染主要是抗感染治疗,治疗的目标就是以最低廉的费用、最小的副作用、最少的细菌耐药的抗菌药物来获得最佳的治疗效果。选择抗菌药物要循序以下原则:①选用对致病菌敏感的药物;②选用尿液中药物浓度高的药物;③选用肾毒性小的药物;④联合用药:主要限于严重的感染,指征为:单一药物治疗失败;严重感染;混合感染;耐药菌株出现;⑤确定治疗疗程:不同临床类型的尿路感染应予不同的治疗方案。同时需注意预防和治疗败血症。

2.一般治疗

应根据尿路感染的部位和类型制定不同的一般治疗,以求达到良好的疗效。

(1)急性膀胱炎:大多数膀胱炎患者经大剂量单剂抗菌治疗后1～2天,尿菌就可转阴,通常用磺胺甲基异恶唑(SMZ)2.0 g、甲氧苄氨嘧啶(TMP)0.4 g、碳酸氢钠1.0 g,一次顿服(简称STS单剂)。临床上采用STS、羟氨苄青霉素或氟哌酸3天疗法对膀胱炎的治愈率与较长疗程治疗相似,但不良反应少。

(2)急性肾盂肾炎:急性肾盂肾炎治疗的关键是使用血浓度高的及对致病微生物敏感的抗生素。急性肾盂肾炎的治疗目的是控制和预防败血症;清除进入泌尿道的致病菌;防止复发。治疗主要分两个阶段:静脉给药迅速控制败血症;继而口服给药清除病原体,维持治疗效果和防止复发。

(3)尿路感染再发的处理:尿路感染的再发可分为复发和重新感染,复发是因为相同的菌株从隐匿的感染灶(通常是肾或前列腺)重新出现,大多数复发发生在疗程结束1周以内,几乎都在1个月内。重新感染则是前次治疗已经成功清除感染,没有隐匿的感染灶,但病原体从肠道储存所重新进入尿道,超过80%的再发是重新感染。复发和重新感染的治疗是不同的。菌种类型及抗生素敏感性情况有助于判断是相同菌株还是不同菌株。再发的尿路感染,应做尿路X线检查,必要时还要做泌尿外科检查,以确定尿路有无畸形、梗阻或反流等易感因素。如有畸形或梗阻等应予纠正,否则尿路感染不易治愈。

三、辨证论治方

本病属中医学“淋证”范畴,临床上以膀胱湿热居多。根据“实则清利,虚则补益”的原则,分别采用清热利湿通淋,滋阴清热利湿通淋,健脾益气佐清热利湿理气等法治之。中医药治疗对改善尿路感染症状效果较好。急性膀胱炎中医药治疗见效快,且不易复发。急性肾盂肾炎因感染较严重,常需及时配合西药抗感染治疗以尽快控制病情,防止产生败血症等并发症。复杂性尿路感染病情往往迁延不愈,中西医结合治疗可明显提高疗效。

1.膀胱湿热

证候特点:尿频、尿急、尿痛,尿道灼热感,小便混浊或短赤,小腹拘急,腰痛,伴恶寒发热,口渴,大便干结,舌红苔黄腻,脉滑数。

治则:清热泻火,利湿通淋。

方药:八正散加减。萹蓄12 g,瞿麦12 g,滑石20 g,通草3 g,车前草15 g,大黄10 g,白花蛇舌草30 g,甘草10 g。每日1剂,水煎服。

加减:伴见寒热,口苦呕恶,加柴胡12 g,黄芩12 g以和解少阳;口舌生疮加淡竹叶10 g,黄连6 g以清心火。尿血加小蓟12 g,白茅根30 g以清热止血。

2.阴虚湿热

证候特点:尿频、尿急、尿热,尿痛,腰酸乏力,手足心热,午后潮热,咽干舌燥,眠差多梦,舌质红,苔薄白或少苔,脉细数。

治则:滋阴清热,利湿通淋。

方药:知柏地黄汤加减。知母10 g,黄柏10 g,生地10 g,山萸肉12 g,山药15 g,茯苓20 g,泽泻10 g,丹皮10 g,蒲公英30 g。每日1剂,水煎服。

加减:若小便不利明显加车前草15 g,荠菜15 g以加强利湿通淋;兼见骨蒸潮热加青蒿10 g,鳖甲15 g以滋阴清热;伴见气虚之象加黄芪30 g,太子参15 g以加强益气之功。

3.脾肾两虚,湿热内蕴

证候特点:尿频而余沥不尽,少腹坠胀,时作时止,遇劳则发或加重,神疲乏力,食欲不振,面色少华,或伴面、足轻度水肿,舌质淡,苔白腻,脉沉细。

治则:健脾益气,佐以清热利湿。

方药:无比山药丸加减。山药30 g,肉苁蓉15 g,菟丝子15 g,生地15 g,山萸肉12 g,黄精15 g,茯苓30 g,薏苡仁30 g,白茅根30 g。每日1剂,水煎服。

加减:脾虚气陷,会阴坠胀感明显,少气懒言者,加党参20 g,黄芪30 g,升麻10 g以补中益气;面色苍白,手足不温,腰膝酸冷,脉沉细者,加附子10 g,肉桂3 g以温补肾阳;湿热明显者加珍珠草20 g,土茯苓30 g,蒲公英30 g以清热利湿。

4.肝郁气滞

证候特点:尿频、尿急,小便涩滞不畅,少腹拘急满痛,苔薄白,脉弦。

治则:疏肝理气,利湿通淋。

方药:沉香散加减。沉香10 g,陈皮10 g,白芍15 g,石韦15 g,滑石20 g,冬葵子15 g,王不留行 10 g,甘草 10 g。每日 1 剂,水煎服。

加减:尿痛明显加元胡 15 g,香附 10 g 加以强理气止痛;血瘀明显加丹参 30 g,赤芍15 g,川牛膝 10 g 以活血行瘀。

四、古医籍方

1.八正散(本方原载《太平惠民和剂局方》)

处方:车前子、瞿麦、萹蓄、滑石、山栀子仁、甘草(炙)、木通、大黄(面裹煨,去面,切,焙)各1斤(各500 g)。上为散,每服 2 钱,水 1 盏,入灯心,煎至 7 分,食后临卧,去滓温服。小儿量力与之。

功能:清热泻火,利水通淋。

主治:膀胱炎、尿道炎、急性前列腺炎、泌尿系结石、肾盂肾炎、术后或产后尿潴留等湿热下注者。症见尿频尿急,尿时涩痛,淋沥不畅,尿色浑赤,甚则癃闭不通,小腹急满,口燥咽干,舌苔黄腻,脉滑数等。

2.济生肾气丸(本方原载《济生方》)

处方:白茯苓(去皮)1 两,泽泻 1 两,山茱萸(取肉)1 两,山药(炒)1 两,车前子(酒蒸)、牡丹皮(去木)各 1 两,附子(炮)2 枚,官桂(不见火)半两,川牛膝(去芦,酒浸)半两,熟地黄半两。上为细末,炼蜜为丸,如梧桐子大,每服 70 丸,空心米饮送下。

功能:温补肾阳,利水消肿。

主治:慢性肾炎、慢性肾盂肾炎、前列腺炎、尿潴留等肾阳虚弱,气化失常,无力通调水道之证。症见脚肿,小便不利,畏寒肢冷,腰膝酸软,舌淡苔白,脉沉等。

3.金锁固精丸(本方原载《医方集解》)

处方:沙苑蒺藜(炒)2 两,芡实(蒸)2 两,莲须 2 两,龙骨(酥炙)1 两,牡蛎(盐水煮一日一夜,煅粉)1 两。莲子粉糊为丸,盐汤下。

功能:固肾涩精。

主治:肾盂肾炎、膀胱炎、乳糜尿、慢性前列腺炎、遗精、早泄、老年性尿频、小儿遗尿等属肾虚精气不足,下元不固者。症见遗尿,小便失控,遗精滑泄,腰酸耳鸣,四肢乏力、舌淡苔白,脉细弱等。亦可用治女子带下属肾虚滑脱者。

4.大补阴丸(本方原载《丹溪心法》)

处方:熟地黄(酒蒸)、龟板(酥炙)各 6 两,黄柏(炒褐色)、知母(酒浸,炒)各 4 两。上为末,猪脊髓蒸熟,捣如泥状,与药粉混匀,炼蜜为丸。每服 70 丸,空心盐白汤送下。

功能:滋阴降火。

主治:肾结核、尿路感染等属阴虚火旺者。症见骨蒸潮热,盗汗遗精,咳嗽咯血,心烦易怒,足膝疼热,舌红少苔,尺脉数而有力等。

五、国医大师方

1.清淋汤(李振华方)

处方:白术 10 g,茯苓 18 g,泽泻 12 g,茅根 30 g,黄芪 10 g,石韦 30 g,公英 15 g,丹皮 10 g,黑地榆 15 g,生薏苡仁 30 g,滑石 18 g,甘草 3 g,台乌药 10 g。水煎服。

功能:清热化湿通淋。

主治:脾失健运,湿郁化热,湿热下注,膀胱气化失司所致的肾盂肾炎。腰痛重加川断

18 g，故纸12 g，桑寄生 18 g；如午后下肢水肿，晨起眼睑水肿加玉米须 30 g，猪苓 10 g；尿常规化验红细胞多，加生地炭 15 g，黑柏叶 12 g，白细胞多加二花 15 g，黄连 6 g，如有蛋白尿，可用健脾之品，如山药、莲子肉、芡实等。

2.益气解毒饮（张琪方）

处方：黄芪 30 g，党参 20 g，柴胡 15 g，白花蛇舌草 30 g，麦冬 15 g，地骨皮 15 g，黄芩 10 g，蒲公英 30 g，车前子 15 g，生地 15 g，甘草 15 g。每日 1 剂，水煎服。

功能：补气滋阴，清热解毒。

主治：小便涩痛，淋沥不已，遇劳即发，时作时止，腰酸，气短，乏力，五心烦热，舌红苔白，脉弱或细数无力。小便不利加瞿麦 20 g，竹叶 15 g；腰痛甚加山萸肉、枸杞子各 15 g；血尿加茅根 30 g，小蓟 20 g；小腹凉加茴香 10 g，肉桂 7 g。

3.渗湿理淋汤（任继学方）

处方：漏芦 15 g，瞿麦 20 g，荔枝核 15 g，牛膝 20 g，蒲公英 30 g，威灵仙 15 g，苡米 20 g，萹蓄 20 g，海金沙（包煎）15 g。每日 1 剂，水煎，早饭前、晚饭后 30 分钟温服。服药期间停用益气中西药物。

功能：渗湿理淋，解毒化浊。

主治：慢性淋证。症见妇人尿频、尿急、尿痛，小腹坠胀，腰酸乏力，尿有余沥，颜面青黄而无华，舌质淡，体大，苔黄，脉沉弦无力等。发热恶寒加柴胡 15 g，荆芥 15 g，防风 15 g；少腹冷胀加盐茴香 10 g；便秘加酒军 5 g；腰痛加狗脊 15 g，川断 20 g。

4.益肾温化汤（任继学方）

处方：虎杖 15 g，海金沙（包煎）20 g，牛膝 25 g，荔枝核 15 g，盐茴香 15 g，官桂 15 g，威灵仙 15 g，蒲公英 50 g，萹蓄 15 g，瞿麦 15 g，仙茅 10 g。每日 1 剂，水煎服。

功能：温肾化气，渗湿解毒。

主治：慢性淋证。症见淋证日久，小便频急，小腹坠胀，腰酸乏力，尿有余沥，颜面青黄而黯，舌质淡红，舌体胖大，苔薄白或少，脉多沉弦无力或沉虚。

5.珍凤汤（邓铁涛方）

处方：珍珠草 15 g，凤尾草 15 g，太子参 15 g，茯苓 12 g，白术 9 g，百部 9 g，桑寄生 18 g，甘草5 g。每日 1 剂，水煎服。

功能：健脾利水。

主治：慢性肾盂肾炎，反复发作，以脾虚危重者。

6.清淋合剂（朱良春方）

处方：生地榆 30 g，生槐角 30 g，半枝莲 30 g，白花蛇舌草 30 g，大青叶 30 g，白槿花 15 g，飞滑石 15 g，生甘草 6 g。每日 1 剂，水煎服。

功能：清热解毒，利湿通淋。

主治：急性泌尿系感染。

六、当代名医方

1.加味当归贝母苦参汤（谭日强方）

处方：当归 10 g，浙贝 10 g，苦参 10 g，柴胡 10 g，白芍 10 g，苡仁 15 g，冬瓜仁15 g，赤小豆

15 g,甘草 3 g,鱼腥草 15 g,车前草 10 g。水煎服。

功能:清热解毒,健脾除湿,疏肝止痛散结。

主治:急、慢性肾盂肾炎,前列腺炎。急性者加银花 10 g,连翘 10 g;慢性者加黄芪 20 g。

2.蠲淋方(田玉美方)

处方:生地黄 30 g,山药 10 g,茯苓 12 g,山茱萸 6 g,丹皮 6 g,泽泻 6 g,白茅根30 g,黄柏 10 g,银花 15 g。水煎服。

功能:清热养阴,利尿排淋。

主治:泌尿系感染、泌尿系结石和肿瘤,前列腺疾病。症见小便频数短涩,滴沥刺痛,欲出未尽,小腹弦急或痛引腰腹者。坠痛明显加连翘 15 g,滑石 10 g,甘草 6 g;小便带血加地榆炭 30 g,阿胶(烊化)15 g;病久易复发,小腹坠痛明显加党参 10 g,黄芪 15 g;小便不适连及腰部加续断 10 g,白芍 15 g,玄胡 12 g;热不甚重者去黄柏、银花;病局限气分者,去白茅根。

3.通淋方(李文湳方)

处方:败酱草 20 g,蒲公英 20 g,黄柏 15 g,木通 9 g,白花蛇舌草 90 g,石韦 15 g,车前 15 g,滑石 20 g,桑枝 20 g,桂枝 5 g,泽兰 15 g,甘草梢 10 g。水煎服。

功能:清利湿热,通行经络,通阳化气。

主治:湿热内蕴,下注膀胱致小便失禁,泌尿系感染。

4.芙蓉清解汤(李丹初方)

处方:芙蓉花 15 g,忍冬藤 20 g,蒲公英 20 g,板蓝根 15 g,车前草 15 g,泽泻 15 g,木通 10 g,萹蓄 15 g,连翘 12 g,地丁 15 g,黄柏 12 g。水煎服。

功能:解毒,清热,利湿。

主治:尿路感染。尿检脓细胞增多在(++)~(+++)以上。伴小便涩痛重用芙蓉花;红细胞增多加丹皮,重用生地、生地榆以凉血解毒;兼有少阳证候加柴胡、青蒿;若膀胱湿热明显,重用忍冬藤、连翘、黄柏;如有心烦、口渴、舌红少苔、脉细数,可配用导赤散以清心泄热。

5.生地连栀汤(余瀛鳌方)

处方:生地 20~30 g,黄连 9 g,栀子(炒黑)9 g,赤芍 9 g,丹皮 9 g,瞿麦 9 g,滑石9 g,木通 9 g,地骨皮 9 g。每日 1 剂,水煎服。

功能:清热利湿通淋。

主治:尿路感染,属湿热下注者。

较为急重者加琥珀(研末,分冲)2 g,生牛膝 15 g;溺时灼热感明显者加侧柏叶 12 g,螺厣草(又名镜面草、地连钱草等)24 g;溺时涩痛甚者去丹皮、地骨皮,加小蓟 15 g,生蒲黄9 g;兼有肺肾阴虚,口干腰酸者,去滑石,加麦冬 15 g,续断 9 g;病情缠绵,反复发作者,去瞿麦、地骨皮,加阿胶 12 g,生牛膝18 g,另加服六味地黄丸以育阴扶正。

6.通淋化浊方(柴彭年方)

处方:萆薢 15 g,石菖蒲 15 g,黄柏 15 g,白花蛇舌草 30 g,石韦 15 g,土贝母 10 g,马勃 5 g,牛膝 10 g,蝎尾 1 g(亦可全蝎 5 g,研面冲服)。每日 1 剂,水煎服。

功能:通淋利湿,分清化浊。

主治:泌尿系感染,属慢性顽固性,为湿浊下注引起者。症见尿液混浊,尿检白细胞持续不减。

7.五草汤(王琦方)

处方:车前草 15 g,鱼腥草 15 g,白花蛇舌草 15 g,益母草 15 g,茜草 15 g。每日1剂,水煎服。

功能:清热利湿,凉血解毒。

主治:急性尿路感染。症见尿频、尿急、尿痛,小便淋沥不畅,肉眼血尿或镜下血尿,尿常规检查可见大量白细胞或红细胞。

8.补肾利湿汤(李斯炽方)

处方:生地黄 9 g,丹皮 9 g,山药 12 g,茯苓 9 g,泽泻 9 g,菟丝子 12 g,牛膝 9 g,车前子(包)9 g,桑寄生 12 g,续断 9 g,独活 6 g,升麻 6 g。每日 1 剂,水煎服。

功能:滋阴散表,清热利尿。

主治:肾盂肾炎。症见突然腰痛似折,剧烈难忍,小便黄赤,排尿涩痛,睡眠不好,形瘦身疲,气短乏力,少腹气坠,饮食甚少,微恶风寒,脉浮紧而细数,舌淡红,中有细黄腻苔。

9.三黄汤(张伯叟方)

处方:生地黄 18 g,炒黄连 3 g,炒黄柏 6 g,泽泻 9 g,炒丹皮 9 g,旱莲草 12 g,大小蓟各 15 g,萆薢 12 g,茜草 18 g,甘草 3 g。每日 1 剂,水煎服。

功能:滋阴凉血,清化湿热。

主治:血淋。症见尿频且痛,余沥不尽,量少色赤,腰酸痛,反复发作,舌质红中裂色黯,脉弦小。

10.血余茅根汤(魏长春方)

处方:血余炭 10 g,白茅根 15 g,淡竹叶 10 g,生地黄 15 g,甘草梢 6 g,知母 9 g,怀牛膝 10 g。每日 1 剂,水煎服。

功能:滋阴利水,通淋止血。

主治:热淋、血淋证。病见小便频数、涩痛、色赤,或见血疼痛,腰部酸痛,面色潮红,舌红干,苔黄、脉弦滑或滑数者。

11.清热通淋汤(李寿山方)

处方:凤眼草 10～15 g,败酱草 30～50 g,金钱草 15～30 g,白茅根 30～50 g,萹蓄15～25 g,冬葵子 15～30 g,生地黄 20～30 g。每日 1 剂,水煎服。

功能:清热解毒渗湿,佐以养阴扶正。

主治:劳淋。症见小便涩痛,点滴而下,尿窍灼热刺痛,窘迫不畅,或见发热,尿血,腰酸隐痛,少腹会阴坠胀,舌质红,苔白薄或黄腻,脉沉弦或滑数。

12.益肾通淋汤(李寿山方)

处方:熟地黄 15～25 g,山萸肉 10～15 g,黄芪 20～30 g,山药 10～15 g,肉苁蓉 10～15 g,鹿角霜 10～15 g,冬葵子 15～30 g,茯苓 15～20 g,石韦 15～20 g。每日 1 剂,水煎服。

功能:健脾益肾,淡渗通淋。

主治:劳淋经治疗急发证候缓解,但出现脾肾亏虚证候。症见倦怠少气,腰酸隐痛,时有小便频数,尿意不尽,少腹坠胀,舌淡,脉细。

13.疏肝益气汤(黄星垣方)

处方:柴胡 24 g,莲子肉 15 g,党参 15 g,黄芪 30 g,地骨皮 10 g,麦冬 15 g,茯苓15 g,车前草 30 g,炙远志 10 g,石菖蒲 10 g,甘草 9 g。每日 1 剂,水煎服。

功能:扶正祛邪,虚实兼顾。

主治:肾盂肾炎非急性发作阶段。

14.升降清化汤(吴立文方)

处方:淡豆豉 10 g,荷叶 10 g,半夏 10 g,枳实 10 g,制没药 10 g,通草 6 g,土茯苓30 g,萹蓄10 g,生蒲黄 10 g,生甘草 6 g。每日 1 剂,水煎服。

功能:升清降浊,清化湿热。

主治:慢性尿路感染。症见尿次频多,小便涩痛不畅,或有尿急,或尿检有少量脓细胞、白细胞及红细胞,小便色黄,小腹胀满,或坠胀,或坠痛,舌苔黄腻或厚或薄,尤其舌根部比较明显。

15.内托生肌汤(岳美中方)

处方:黄芪 15 g,甘草 9 g,乳香 6 g,没药 6 g,白芍 9 g,丹参 12 g。每日 1 剂,水煎服。

功能:内托生肌。

主治:慢性肾盂肾炎。症见反复发作,正气已虚,但瘀滞肾络,湿热留恋,肾络受伤。

16.温肾助阳汤(邹云翔方)

处方:独活 12 g,桑寄生 12 g,杜仲 12 g,牛膝 9 g,制附片 2.4 g,细辛 0.3 g,人参3 g,当归 9 g,茯苓 9 g,紫河车 9 g,菟丝子 12 g,全鹿丸(吞服)9 g,滋肾通关丸(吞服)3 g。每日 1 剂,水煎服。

功能:温肾利湿,养血和络。

主治:慢性肾盂肾炎。症见腰部酸痛,不能转摇和久坐,两肾区有明显叩击痛,腰部觉冷,小便频数,有时微浑,苔色淡嫩,脉象细迟。

17.滋肾养肺汤(邹云翔方)

处方:百合 30 g,沙参 15 g,麦冬 9 g,贝母 4.5 g,天花粉 9 g,海蛤粉 9 g,玄参 12 g,黑芝麻 15 g,茯苓 9 g,白蒺藜 9 g,天麻 12 g,桑寄生 9 g,续断 9 g,鲜芦根(去节)60 g。每日 1 剂,水煎服。

功能:滋养肺肾,润肠濡肝。

主治:慢性肾盂肾炎。症见小便淋沥难净,口干作苦,咽喉起燥,头时胀痛,血压偏高,大便秘结,数日一行,苔少舌质偏绛,脉象细弦。

七、验方

1.地榆琥珀汤

地榆 30 g,琥珀 10 g,白茅根 15 g,石韦 15 g,木通 10 g,车前子 30 g,瞿麦 15 g,金银花 15 g,白花蛇舌草 30 g,黄柏 10 g,地肤子 15 g,石榴皮 10 g,甘草 5 g。每日 1 剂,水煎服。功能抗菌、抗病毒、利水止血。主治:急性肾盂肾炎。以血尿为主者加大蓟、小蓟、三七;以小腹胀痛为主者加川楝子;大便秘结加大黄(后下)10 g;发热加柴胡、栀子;呕吐加竹茹、神曲。

2.清热利湿汤

金银花 30 g,蒲公英 30 g,车前子(包煎)15 g,滑石 15 g,木通 6 g,栀子 10 g,瞿麦 15 g,萹蓄 30 g,黄柏 9 g,香附 12 g,丹参 12 g。水煎服,病轻者每日 1 剂,病重者每日2 剂。功能清热利湿,行气开郁,活血化瘀。主治肾盂肾炎。寒热往来,口苦加柴胡 10 g,黄芩 10 g;血尿明显加白茅根 30 g,小蓟 15 g;脾虚湿重加薏苡仁 30 g,茯苓 20 g;体虚气弱加太子参 30 g,茯苓 20 g;腰痛加桑寄生 15 g。

3.金银花土茯苓汤

金银花、连翘、土茯苓、白头翁、蒲公英各 15 g,生地黄、黄芩、黄柏、车前子、泽泻、生甘草各 10 g。煎取药液,代茶饮,每日 1 剂,连用 10 周。功能清热利湿,通利三焦。主治慢性肾盂肾炎。急性发作期,有尿路刺激症状或尿白细胞增多者,加生地榆 40～60 g,地骨皮 15 g,鲜白茅根 60 g,白花蛇舌草 15 g;临床缓解期,无尿路刺激症状,病情相对稳定者,去黄芩、车前子、泽泻,加猪苓、白术各 15 g,阿胶 10 g,黄芪 30 g,山药 20 g。

4.益肾止淋汤

熟地黄 20 g,枸杞子 20 g,牛膝 15 g,菟丝子 20 g,金钱草 20 g,瞿麦 10 g,萹蓄10 g,蒲公英15 g,滑石 20 g,生甘草 6 g。每日 1 剂,水煎温服,10 天为一个疗程,观察 2～5 个疗程。并嘱慎饮食、免过劳、远房帏并注意经期卫生,病情好转或痊愈后,仍嘱其月服基本方 3 剂以资巩固。补虚益肾,清热通淋。治疗慢性肾盂肾炎。偏阴虚加阿胶 15 g,白芍 15 g,白茅根 30 g;偏阳虚加补骨脂 10 g,巴戟天10 g,淫羊藿 10 g;偏气虚加党参 20 g,北芪25 g,升麻 6 g。

5.知柏地黄汤加味

知母 10 g,黄柏 10 g,生地黄 12 g,泽泻 15 g,茯苓 15 g,牡丹皮炭 6 g,山茱萸10 g,山药 12 g,萹蓄 20 g,瞿麦 20 g,大血藤 20 g,败酱草 30 g,白茅根 30 g,桑寄生 12 g,杜仲 12 g,凤尾草30 g。每日 1 剂,水煎服。功能补益脾肾,清热利湿。主治慢性肾盂肾炎。

6.健肾清热汤

黄芪、山药各 30 g,菟丝子、枸杞子、生地黄各 15 g,金银花、白花蛇舌草、白茅根、败酱草、土茯苓各 30 g,车前子、萹蓄、瞿麦、石韦各 12 g。腰痛加杜仲、桑寄生;偏气虚加党参、升麻;偏气滞血瘀加乌药、橘核、丹参;血尿加大、小蓟;尿蛋白多加金樱子、芡实;尿培养细菌难消加白头翁、马齿苋。

7.补肾解毒汤

巴戟天、炒杜仲、枸杞子、黄芪、石韦、瞿麦、连翘、蒲公英、牡丹皮、丹参各 10 g。每日1 剂,水煎服,2 个月为一个疗程。功能清热利湿,解毒通淋。主治慢性肾盂肾炎。

8.补肾活血方

生地黄 10 g,山茱萸 15 g,山药 15 g,泽兰 10 g,赤芍 15 g,白花蛇舌草 25 g,炮穿山甲(打碎,先煎)12 g。每日 1 剂,水煎服,15 天为一个疗程,停 5 日后再用下一疗程,连用 8～10 个疗程。功能补肾活血。主治慢性肾盂肾炎。急性发作时加金钱草 15～30 g,白茅根10～15 g,蒲公英 15～20 g;频繁复发者加绞股蓝 15 g,鸡血藤 30 g。

9.益肾汤

太子参 15 g,黄芪 30 g,山药、茯苓各 15 g,枣皮、生地黄各 10 g,白花蛇舌草、凤尾草、丹参各15 g,益母草10 g,甘草3 g。每日1剂,水煎服,6周为一个疗程。功能补肾强腰,活血化瘀。主治慢性肾盂肾炎。

10.劳淋汤

黄芪30 g,山药30 g,山茱萸15 g,女贞子20 g,墨旱莲20 g,茯苓15 g,泽泻15 g,牡丹皮10 g,白茅根30 g,半边莲30 g,滑石30 g,车前草30 g。每日1剂,水煎服,疗程为6周。功能补肾益气,清热利湿。

八、单方

1.金丝草茶

金丝草(又名笔仔草),生于山坡或田间湿地。药用全草,晒干备用,亦可鲜用,效更佳。一般用单味鲜品50～200 g。煎汤代茶饮,每日1剂。功能清热解毒,利尿凉血。适用于急性肾盂肾炎。

2.水芹菜根饮

水芹菜白根适量。去叶捣汁,井水和服。适用于本病各证急性发作者。

3.马齿苋方

马齿苋120～150 g(鲜品500 g),红糖90 g。煎服,服药后盖被卧床出汗。适用于急性尿道炎、膀胱炎、肾盂肾炎。

4.泡桐花煎

泡桐花(带蒂,鲜、干品皆可)20～30个,水煎,将花弃去,1次服下,早晚各1剂。适用于急性膀胱炎。

5.薏苡仁草

薏苡仁茎、叶、根适量(鲜草约250 g,干草减半)。水煎煮去渣,以汤代茶饮。每日1剂。

九、食疗方

1.鱼腥草蜜饮

鱼腥草200 g,蜂蜜30 g。将鱼腥草洗净,放入砂锅内,加水适量,煮沸20分钟,加入蜂蜜煮沸即成。随意饮用。功能清热解毒,利尿消肿。适用于肾盂肾炎急性感染。

2.甘蔗茅根汤

白甘蔗100 g,白茅根100 g,粳米100 g。将茅根、甘蔗洗净,切段,煎汁去渣,与粳米煮成稀粥。每日早、晚餐服食。功能清热利尿,凉血止血。适用于肾盂肾炎急性感染所致的血尿、小便不利等。

3.金银花莲子粥

金银花30 g,净莲子50 g,白糖适量。将金银花去杂洗净,放入砂锅内,加水适量煮沸20分钟,去渣滤汁;将莲子洗净,放入锅内,加入金银花煎汁和适量水,煮沸后改用小火,煮至莲子熟酥,加入白糖煮沸即成。吃莲子喝粥。功能清热解毒,健脾止泻。适用于肾盂肾炎急性感染。

4.补骨脂蒸猪腰

补骨脂15 g,猪腰2只,葱20 g,姜5 g,绍酒15 g,盐6 g。将猪腰去白筋,切为两半,将补骨脂放入猪腰中,加入绍酒、盐、葱、姜、30 mL清水;将盛猪腰的蒸盆,置蒸笼内,大火蒸25分钟即成。空腹顿服,每日1次。功能补肝肾,益肾气。适用于慢性肾盂肾炎。症见小便频数,腰膝酸痛,头晕耳鸣等。

5.大枣虫草鸡

鸡1只,冬虫夏草20 g,大枣10枚,冰糖100 g。将鸡宰杀洗净,虫草用酒浸泡30分钟,大枣洗净去核,冰糖打碎;将虫草、大枣、冰糖放入鸡腹内,装入蒸盆,加水500 mL,上蒸笼武火蒸1小时即成。既可单食,又可佐餐,吃肉喝汤,食虫草、大枣,每日食2次。功能补气养血,固腰健体。适用于脾肾两虚之慢性肾盂肾炎,腰部酸软疼痛,神疲乏力等。

6.白术猪肚粥

猪肚1只,白术10 g,槟榔10 g,粳米100 g,生姜适量。将猪肚洗净,切成小块,同白术、槟榔、生姜煎煮,去渣取汁,用汁与粳米煮粥即成。喝粥,食猪肚(蘸麻油、酱油佐餐)。功能补中益气,健脾补肾。适用于脾肾气虚之慢性肾衰竭。症见腹胀食欲不振,便溏,少气懒言,腰膝酸软等。

7.车前田螺汤

田螺(连壳)1000 g,车前子30 g,大枣10枚。将田螺用清水清养1～2日,经常换洗以漂去污物,两日后斩去田螺壳顶尖;将大枣洗净去核,车前子用纱布包起,共放田螺煲内,武火煮沸后,改文火煲2小时,调味即成。饮汤,吃田螺。功能利水通淋,清热祛湿。适用于肾盂肾炎急性感染,泌尿系结石等。

8.姜苓粥

干姜5～10 g,茯苓15 g,大枣5枚,粳米100 g。将干姜、茯苓煎汁,与大枣、粳米共煮为粥。每日1次,每次1碗。功能温中散寒,渗湿利水。适用于脾肾两虚的慢性肾盂肾炎及慢性肾炎,症见小便不利,水肿胀满,肢冷便溏等。

9.黄瓜煲猪蹄

猪蹄450 g,老黄瓜600 g,蜜枣6粒。将猪蹄去毛洗净,用凉水涮过;黄瓜洗净,连皮切成厚块;适量水烧开,放入猪蹄、黄瓜、蜜枣煲滚,慢火煲3小时,下盐调味即成。佐餐食用。功能清热解毒,除湿利尿。适用于肾盂肾炎急性感染。症见口干口苦、咽喉肿痛、小便黄赤涩痛等,属于肝胆郁热型。

10.赤豆桑皮汤

赤小豆100 g,桑白皮15 g。将赤小豆、桑白皮共入砂锅中,加水煎煮至烂熟后离火,去桑白皮。吃豆喝汤,每日1剂,7天为一个疗程。功能健脾利湿消肿。适用于肾盂肾炎。症见肚腹胀满,胃纳食少,时而腹泻及脾虚水肿,小便不利等。

十、外治方

1.坐浴方

苦参、土牛膝、土茯苓、黄柏、蛇床子、枯矾各20 g。水煎取汁,趁热熏洗会阴部,然后坐浴,每日1剂,每日坐浴2次。适用于急性肾盂肾炎或伴有阴道炎。

2.瓦松外洗方

瓦松60 g,加水煎汁1000 mL,放入盆内,趁热熏洗小腹及会阴部。每日1次。适用于急性肾盂肾炎。

3.三味敷脐方

鲜车前草 90 g,连须葱白 60 g,食盐 15 g。上 3 味共捣成糊状,炒热,趁热敷脐部,冷则再炒再敷,至小便通利为度。功能清热解毒。适用于肾盂肾炎。

4.针灸疗法

取穴中极、膀胱俞、行间、阴陵泉、足三里。用补法,每日 1 次,10 次为一个疗程。适用于急性肾盂肾炎。

5.沐浴疗法

苦参、土牛膝、土茯苓、黄柏、蛇床子、枯矾各 20 g。水煎取汁,趁热熏洗会阴部,然后坐浴,每日 1 剂,每日坐浴 2 次。适用于急性肾盂肾炎或伴有尿道炎。

6.推拿疗法

先掌按小腹部,重点在中极、气海、水道穴;继用拇指按揉肾俞、三阴交穴;最后掌擦腰背部,重点为气海俞、膀胱俞穴。适用于气虚淋证。

7.绞股蓝敷脐方

鲜绞股蓝适量,捣成糊状,敷于脐部,用消毒纱布覆盖,胶布固定,每日 1 次。功能清热解毒。适用于肾盂肾炎。

第五节　老年药物性肾损害

一、概述

药物性肾损害是指肾脏对治疗剂量药物的不良反应和因药物过量或不合理应用而出现的毒性反应,是由包括中草药在内的不同药物所致、具有不同临床特征和不同病理类型的一组疾病。肾脏是药物代谢和排泄的重要器官,药物引起的肾损害日趋增多,主要表现为肾毒性反应及过敏反应。故临床医师应提高对药物性肾毒性作用的认识,以降低药物性肾损害的发生率。约 20%～34%的急性肾衰竭患者与应用肾毒性药物有关。据国外报道,住院患者中约 2%～5%发生药源性急性肾功能不全,监护室患者中甚至可高达 15%,在老年人中,发生率更高。

药物性肾损害主要引起急性肾病综合征、急性间质性肾炎、急性梗阻性肾病以及急性肾小管坏死致急性肾衰竭,属中医“腰痛”“尿血”“水肿”“癃闭”和“关格”等范畴。

二、辨病

(一)诊断要点

1.病史

有明确用药史。

2.临床表现

药物性肾损害与药物种类、使用时间及机体状况有关,可表现为各种临床综合征。

(1)急性肾衰竭:急性肾衰竭(ARF)较为多见,由 X 线造影剂导致的 ARF 多在造影后 48 小时内出现;由磺胺氨基糖苷等肾脏毒性药物所导致的 ARF 主要见于用药 5～7 天后或一次性大剂量用药后24～48 小时。由青霉素类所致过敏反应损害多在用药后 24 小时内发生肾衰竭。

(2)肾小管-间质疾病:青霉素可引起急性过敏性间质性肾炎,而表现为血尿、白细胞尿、蛋白尿,尿白细胞中有较多嗜酸性粒细胞(可＞30%)。同时伴肾功能不全发热、药疹,血中嗜酸性粒细胞升高。慢性间质性肾炎可由非甾体类抗炎药以及含马兜铃酸的中草药所引起,用药时间往往长达数月以上。肾毒性抗生素(氨基糖苷及头孢霉素类)和抗肿瘤(顺铂)等药物除直接损伤肾小管上皮细胞外,也可引起慢性间质性肾炎。近年来,由卡托普利所致的慢性间质性肾炎也逐步增多;此外,两性霉素、四环素及部分中药,可引起肾小管性酸中毒范可尼综合征肾性尿崩症等肾小管疾病。

(3)肾病综合征:肾病综合征表现为大量蛋白尿、水肿、低蛋白血症等。青霉胺、非甾体抗炎药等均可导致肾病综合征。

(4)肾炎综合征:表现为血尿、蛋白尿、高血压。

(5)单纯性血尿和(或)蛋白尿:各种肾毒药物如氨基糖苷头孢菌素磺胺、非甾体抗炎药、抗肿瘤药物均可引起。

(6)慢性肾衰竭:由木通、防己、益母草等含马兜铃酸的中草药所引起的肾损害,表现为进行性难以逆转的肾衰竭。

(7)梗阻性肾损害:主要由大量磺胺结晶阻塞肾小管引起,肿瘤化疗药物也可引起尿酸结晶阻塞肾小管。

(8)继发溶血尿毒综合征(HUS):避孕药、环孢素、FK506、奎宁等的应用可导致继发溶血尿毒综合征。

3.辅助检查

(1)尿液检查:可以出现少尿、蛋白尿血尿、白细胞尿及肾小管功能改变。磺胺药物肾损害时尿中可出现大量磺胺结晶;过敏性间质性肾炎时,尿中可出现嗜酸性粒细胞。此外尿渗透压多明显低于正常反映肾小管功能的一些小分子蛋白,如视黄醇结合蛋白(RBP)、β_2 微球蛋白、溶菌酶等均升高,尿 N-乙酰-β-D 葡萄糖氨基苷酶(NAG)水平也增高。

(2)血液检查:过敏性间质性肾炎时可见血嗜酸性粒细胞升高,IgG 组胺升高;不同的临床表现类别可出现相应的血液生化方面的改变,血药浓度监测对环孢素肾损害、氨基糖苷类肾损害及顺铂肾毒性作用有一定诊断价值,如环孢素安全血浓度＜250 ng/mL,超过这一浓度肾损害可能性较大。

(3)X 线检查:X 线片持续存在较稠密的阴影是造影剂肾中毒的一个敏感指标,但缺乏特异性。

(4)B 超:药物所致的急性间质性肾炎,B 超常显示双肾体积对称性增大。

(5)核素检查(SPECT):如双肾^{67}镓(^{67}Ga)静态显像间质性肾炎时双肾镓吸收均匀且浓度高,以 48 小时左右吸收最多,对诊断药物所致的间质性肾炎有较大的帮助。^{99}mTc 二乙三胺五乙酸(DTPA)三相动态显像在肾小管-间质病变时显示肾灌注好,但肾实质吸收功能差。肾小管功能受损时,^{131}Ⅰ-邻碘马尿酸钠(OIH)动态肾显像不清,并特别敏感,诊断符合率达 95%。

4.病理变化

肾脏毒性药物在肾小管内浓度增高至中毒浓度时,可直接损伤肾小管上皮细胞;收缩肾脏血管影响肾脏血流动力学,血流量减少,可降低肾脏滤过清除功能,同时还可导致肾脏缺血缺氧;药物与肾小管或肾间质蛋白作用,成为半抗原或抗原诱导抗体,形成免疫复合物,激发免疫炎症反应;磺胺结晶沉积堵塞肾小管,上皮细胞变性,坏死间质炎细胞浸润,大剂量氨甲蝶呤以及超大剂量免疫球蛋白,可通过梗阻引起肾损害。

5.诊断标准

根据用药病史,临床表现以及肾损害的实验室检查指标,诊断并不困难,但缓慢发生的肾脏损害的早期识别仍有一些难度。因此,使用这些药物应注意比较用药前后的肾功能、尿改变以及一些尿小分子蛋白和尿酶的改变,以早期诊断,避免不可逆损害的出现。

(二)治疗对策

1.治疗原则

预防为主,慎重用药,认真观察,及时停药及对症治疗是药物性肾损害的主要治疗原则。

2.一般治疗

(1)停用引起肾损害的药物:一旦疑诊药物性肾损害,应立即减量甚至停药,患儿肾功能常可迅速恢复,尿改变逐渐消失。

(2)饮水利尿:磺胺、抗肿瘤药物形成结晶损害肾脏时可以采用大量饮水、呋塞米(速尿每次 2 mg/kg)来清除阻塞肾小管的结晶。但表现为肾衰竭的患儿则不宜大量饮水,以免增加容量负荷。

(3)肾上腺皮质激素:青霉素类抗生素、抗癌药和非甾体抗炎药引起的急性过敏性间质肾炎可以使用糖皮质激素,如泼尼松 1～2 mg/(kg·d)疗程 1～2 周,可明显改善肾功能。对于表现为肾病综合征或肾炎综合征的药物性肾损害也可酌情使用肾上腺皮质激素。

(4)免疫抑制剂:由非甾体抗炎药所引起的间质性肾炎,且肾上腺皮质激素治疗效果不满意时使用。

(5)肾小管上皮细胞保护及促进细胞再生药物:有虫草制剂、大剂量维生素 E(100～200 mL/次,3 次/天)、促肝细胞生长因子及表皮生长因子等。还有人报告钙离子拮抗药如尼莫地平、维拉帕米(异搏定)等对药物(氨基糖苷类)引起的肾小管上皮细胞坏死有预防和治疗作用。

(6)透析疗法:急性肾衰竭时采用血液净化或腹膜透析治疗,透析还有助于药物的清除。

三、辨证论治方

中医学认为药物性肾损害的病机关键是药毒伤肾,由服用肾毒性的药物,郁积成毒,酿生火热毒邪,灼伤肾络,痹阻水道所致;或药毒日积月累,暗耗肾气,渐至肾元衰败;或耗伤肾阴,至精亏血少,肾阴亏虚而发病。本病总属邪实所伤,正气受损,故其辨证,首当分辨药毒初袭,或邪毒渐入,以明确邪实与正虚的主次。一般初发为药毒内侵所致,当辨火毒内生,瘀血痹阻,治以解毒利尿,引毒从小便而解;随着病情发展,浊毒伤肾,清浊不分,肾功能损害,故以益气补肾,分清泌浊;晚期脾肾虚衰,湿阻血瘀,肾脏萎缩,以正虚邪实为主,当以补脾肾,化浊解毒为本。

1.药毒伤络

证候特点:发热,肌肤斑疹,瘙痒,肌肉酸痛,关节痛楚,尿色鲜红,心烦口干,小便灼热,大便干结,舌红苔薄黄,脉弦数。

治则:清热解毒,利尿凉血。

方药:小蓟饮子加减。小蓟 15 g,生地 15 g,赤芍 15 g,知母 15 g,石膏 20 g,金银花 20 g,连翘 15 g,大黄 10 g,白茅根 30 g,土茯苓 30 g,甘草 10 g。每日 1 剂,水煎服。

加减:皮肤出现斑疹加紫草 10 g,丹皮 10 g 以凉血止血;腰时酸时痛加怀牛膝 10 g,炒杜仲 12 g,续断 15 g 以补肾强腰。

2.毒浊伤肾

证候特点:腰腹急痛欲溺,尿浊或脓尿夹有血块或阻塞不通,面浮肢肿,倦怠乏力,心悸气短,头晕耳鸣,舌红苔腻,脉弦滑。

治则:益气补肾,解毒化浊。

方药:清心莲子饮加减。莲子 15 g,柴胡 12 g,黄芩 10 g,麦冬 12 g,地骨皮 15 g,黄芪 30 g,党参 20 g,连翘 15 g,栀子 12 g,蒲公英 30 g,萆薢 30 g。每日 1 剂,水煎服。

加减:腰痛如绞、溺少加丹参 30 g,川芎 10 g,牛膝 10 g,枳壳 10 g 以理气化瘀止痛;头晕、头痛明显加天麻 10 g,钩藤 10 g,怀牛膝 15 g 以平肝潜阳。

3.正虚浊瘀

证候特点:全身乏力,腰膝酸软,面色晦黯无泽,面浮肢肿,小便不通或尿少,食欲不振,不欲饮食或食后腹胀,恶心呕吐,甚则吐血便血,或口中尿味,心悸头眩,精神萎靡不振,舌质淡苔腻,脉沉弱。

治则:温补脾肾,活血泄浊。

方药:济生肾气丸合桃红四物汤加减。附子(先煎)10 g,肉桂 6 g,熟地 12 g,山萸肉10 g,炒山药 30 g,茯苓 15 g,泽泻 10 g,桃仁 10 g,红花 10 g,当归 10 g,川芎 10 g,赤芍 15 g。每日 1 剂,水煎服。

加减:恶心呕吐明显加竹茹 10 g,半夏 10 g,生姜 6 片以化浊止呕;腰膝酸痛加炒杜仲 10 g,续断10 g以补肾强腰。

四、古医籍方

1.木香流气饮(本方原载《太平惠民和剂局方》)

处方:半夏(汤洗 7 次)600 g,陈皮(去白)1 千克,厚朴(去粗皮,姜汁炒)、青皮(去白)、甘草(爁)、香附(炒去毛)、紫苏叶各 500 g,人参、赤茯苓(去黑皮)、木瓜、石菖蒲、白术、白芷、麦门冬各 120 g,草果仁、肉桂(去粗皮,不见火)、蓬莪术(煨,切)、大腹皮、丁香皮、槟榔、木香(不见火)、藿香叶各 180 g,木通(去节)240 g。诸药粉碎成粗末,每服 12 g,加生姜 3 片,大枣2 枚,水煎,去滓热服。

功能:调顺荣卫,通流血脉,快利三焦,安和五脏。

主治:气滞痞满不通。症见胸膈膨胀,口苦咽干,呕吐食少,肩背腹胁走注刺痛;喘急痰嗽,面目虚浮,四肢肿满,大便秘结,小便赤涩;忧思太过,怔忪郁积,脚气风热,聚结肿痛,喘满胀急。

2.济生肾气丸(本方原载《严氏济生方》)

处方:熟地黄 160 g,山茱萸(制)80 g,牡丹皮 60 g,山药 80 g,茯苓 120 g,泽泻 60 g,肉桂 20 g,附子(制)20 g,牛膝 40 g,车前子 40 g。粉碎成细粉,过筛,混匀。每 100 g 粉末用炼蜜 35～50 g,适量水泛丸,干燥,制成水蜜丸;或加炼蜜 90～110 g 制成小蜜丸或大蜜丸。水蜜丸每次 6 g,小蜜丸每次9 g,大蜜丸每次 1 丸,每日 2～3 次。

功能:温肾化气,利水消肿。

主治:肾虚水肿,腰膝酸重,小便不利,痰饮喘咳。

五、当代名医方

1.健脾益气利水汤(和剑华方)

处方:黄芪 18 g,白术、泽泻、猪苓、党参各 10 g,桂枝 6 g,甘草 3 g,茯苓 20 g。

功能:健脾益气利水。

主治:对肾小球滤过功能和肾小管重吸收功能有保护作用。

2.培土生金益肾调肝方(邹云翔方)

处方:炒白术 9 g,茯苓 9 g,炙黄芪 15 g,北沙参 12 g,广橘络 3 g,炒当归身 6 g,炒白芍 12 g,炒郁金 9 g,川百合 12 g,川贝母 6 g,阿胶珠 6 g,枸杞子 9 g,炒独活 3 g,桑寄生 15 g,盐杜仲 12 g,川断肉 9 g,香连丸(吞服)1.2 g,滋肾丸(吞服)3 g。每日 1 剂,水煎服。

功能:培土生金,益肾调肝,宣湿和络。

主治:间质性肾病。

3.清热利湿通淋汤(李寿山方)

处方:凤眼草 15 g,金钱草 15 g,败酱草 30 g,白茅根 50 g,生地 30 g,柴胡 20 g,黄芩 15 g,清半夏 10 g,萹蓄 15 g,冬葵子 30 g,甘草梢 6 g。

功能:清热渗湿通淋。

主治:间质性肾病。

六、验方

1.赤小豆汤

萹蓄、瞿麦、滑石、赤小豆、败酱草各 15 g,苍术、黄柏、通草、川楝子各 10 g,白芷 6g。每日 1 剂,水煎服。功能清热利湿,通淋。主治急性间质性肾炎。

2.地黄甘草汤

生地黄、甘草、通草各等份。加工成粗粉,每次用 9 g,加竹叶水煎服。功能清心凉血,通淋。主治急性间质性肾炎。

3.玉米须饮

玉米须 30 g,荠菜花 15 g,白茅根 18 g。水煎服。主治尿血。

4.红参黄连胶囊

红参 60 g,黄连 60 g,泽泻 120 g,黄精 250 g,天花粉 120 g。共研细末,混匀装入胶囊,每次9 粒,每日 3 次。主治急性药物肾损害。

5.益肾解毒合剂

生黄芪、冬虫夏草、生大黄、白花蛇舌草,按 10∶1∶3∶5 之比例配方制成合剂,每次 30 mL,每日3 次。主治顺铂引起的急性肾功能损害。

6.新鲜羊血或鹅血

200～300 mL,生饮,昏迷者可由鼻饲管灌入,急性中毒者应争取在 1～2 小时内服下。主治雷公藤中毒。

7.复方土茯苓方

土茯苓 30 g,金银花 30 g,甘草 10 g。每日 1 剂,水煎服。主治汞中毒。对于改善症状效果较好,并有缓慢驱汞作用。

8.甘草绿豆汤

绿豆 120 g,甘草 15 g,或金钱草,水煎服。有辅助驱铅作用。

七、单方

1.冬虫夏草

冬虫夏草 50 g,研粉装胶囊。每次 3 粒,每天 3 次。

2.蜂房灰酒

蜂房(烧成灰)6～9 g,以酒送服,每日 2 次。适用于小便不通。

3.槐花胶囊

炒槐花适量,研粉后装胶囊。以冰糖水送服,每次 5 粒,每日 4 次。适用于急性间质性肾炎引起的尿血。

八、食疗方

1.小白菜粥

小白菜 500 g,薏苡仁 60 g。将薏米煮成粥,然后加入洗净切好的小白菜,再稍煮至白菜熟即成。食用时不加盐或少许盐。功能健脾祛湿,清热利湿。适用于急性间质性肾炎。

2.黄芪茅根糖水

黄芪、茅根各 30 g,肉苁蓉 10 g。水煎,加适量白糖,分次作饮料服,每日 1 剂。适用于急性间质性肾炎。

3.甘蔗莲藕汁

新鲜甘蔗 250 g,削去蔗皮,榨汁;新鲜嫩莲藕 250 g,榨汁。两种汁混合,分次饮服,一日内饮完。适用于急性间质性肾炎。

4.赤小豆鸡内金粥

赤小豆 50 g,鸡内金 15 g,粳米 100 g。作粥服食。适用于本病早期,可帮助排除体内毒素。

5.绿豆芽汁

绿豆芽 100 g,榨汁,加入白糖 5 g,代茶饮。适用于急性间质性肾炎阴虚较甚者。

6.人参枸杞炖鸡

鸡肉 75 g,人参 3～5 g,枸杞子 15 g,大枣 2 枚,生姜 2 片。加适量水,炖熟,油盐调味食用。适用于本病肾虚、气虚者。

7.黄芪当归炖羊肉

羊肉 100 g,黄芪 30 g,当归 15 g,大枣 2 枚,生姜 2 片。加水适量,炖熟,油盐调味食用。适用于本病气血虚弱者。

8.冬虫夏草三七炖鸡

鸡肉 100 g,冬虫夏草 3～5 g,三七 10 g(或三七粉 3 g),大枣 2 枚,生姜 2 片。加水适量,炖熟,油盐调味食用。适用于本病肾虚者。

9.车前草煲猪小肚

猪小肚 1/3～1/2 个，车前草（干品）30 g。加水适量煲汤。适用于本病兼有湿热证者。

10.怀山炖猪肾

猪肾或羊肾 1 只，怀山药 5 片，枸杞子 15 g，大枣 2 枚，生姜 2 片。加水适量，炖熟，油盐调味食用。适用于本病肾虚者。

11.冬瓜薏米汤

冬瓜 150 g，生薏苡仁 60 g。加水适量，煲汤，油盐调味食用。适用于本病湿热证者。

九、外治方

1.灌肠方

生大黄 30 g，六月雪 30 g，煅牡蛎 30 g。水煎取液 300 mL，保留灌肠，每日 1 次。适用于消炎镇痛药引起的急性肾衰。

2.外敷方

人参、附子、川芎、沉香、冰片各等量。研末，用布包好，放于脐上，热敷。每日 1 次，7～14 天为一个疗程。适用于急性间质性肾炎，脾肾阳虚者。

第六节　老年缺血性肾脏病

缺血性肾脏病（IRD）是由多种因素引起的双侧肾动脉狭窄或闭塞，或孤立肾肾动脉狭窄导致的严重肾脏血流动力学改变，使肾脏灌流量减少，肾小球滤过率下降，肾功能不全，以及肾实质损害的慢性肾脏疾病。即指慢性缺血作为主要原因和始动因素所引起的肾脏病变，方可认为缺血性肾脏病（此主要谈动脉粥样硬化而引起的缺血）。

随着人口老龄化的进展，以及糖尿病、高血压和动脉粥样硬化患者的增多，缺血性肾脏病明显增加。缺血性肾脏病发生率的平均年上升速度已达 12%，超过糖尿病肾病的 8.3%。成为成长最快的终末期肾脏疾病的病因性疾病，老年人中常见此病证。

一、西医病因病机

（一）病因

由多种原因引起肾脏的大、中、小动脉病变引发的肾脏血管狭窄、阻塞，肾脏血液供应不足，均可导致肾缺血的发生，常见因素如下。

1.动脉粥样硬化

动脉粥样硬化是中老年人缺血性肾脏病（IRD）最常见的病因，有相当高的发病率，并且随年龄增大有升高趋势，动脉粥样硬化可限于肾脏动脉本身，占 15%～20%，临床上较难诊断，也可同时累及肾动脉、腹主动脉、冠状动脉、脑动脉或四肢动脉等，约占 80%～85%。

2.动脉狭窄和胆固醇结晶栓塞

是中老年缺血性肾病患者的原因之一。

3.高血压

原发性高血压和继发性高血压经治疗未有控制者。

4.大动脉炎

年轻缺血性肾病患者发生肾动脉狭窄的病因,大多因多发性动脉炎和纤维肌增生不良,其中大动脉炎在我国多见,主动脉瘤、结节性多动脉炎及创伤等。

5.肾小球病变

肾小球肾炎,肾小血管炎,肾小管间质病变,药物性肾病,慢性间质性肾病,糖尿病肾病,慢性肾盂肾炎等均有缺血因素参与。

(二)病理机制

1.肾脏血液灌注减少

肾脏血流量与肾功能有着十分密切关系,其中肾脏髓质对缺血非常敏感。当肾动脉狭窄时,肾脏血流灌注逐渐减少,肾内血流重新分配。同时由于代谢的需求及肾小管对溶质再吸收减少等原因,使得氧消耗也减少,从而保证组织包括髓质一定的血液灌注及氧的需要。此时,肾髓质常常处于缺氧边缘状态,一旦出现急性血液灌注的变化,则可发生肾小管坏死。如果当肾动脉狭窄大于75%时,肾脏的自动血流调节机制不足以维持肾脏的血液灌注,即开始出现肾小管萎缩。初始肾小管细胞尚有再生的能力,若及时纠正缺血,肾小管结构有恢复的可能。但持续严重的缺血,则将出现肾小球的皱缩,及相应肾小管结构的损伤及局部炎症反应。

2.肾素-血管紧张素改变

当肾脏出现低灌注时,肾素-血管紧张素系统被激活,其不仅在肾血管性高血压的形成中起关键作用,而且可直接或间接导致多种病理生理反应,而致肾脏损伤。血管紧张素Ⅱ具有双重作用,它在收缩出球小动脉,提高灌注压维持肾小球滤过率的同时,导致了一系列的病理级联反应,造成进行性肾损害。

(三)病理表现

肾小管上皮细胞剥脱凋亡和灶心坏死,小管萎缩,小管基底膜多层化,局灶性间质性反应或坏死,肾内小动脉中层增厚及玻璃样变,弓形动脉纤维弹性组织变性,胆固醇碎片致动脉局灶梗塞。肾小球的改变多继发于小管及血管改变,出现较晚肾小球局灶节段性硬化改变,而逐渐导致肾单位纤维化或斑片状肾皮质瘢痕形成,最后导致整个肾脏萎缩。

二、临床表现

(一)病史

此病常发生于50岁以上老年人,常伴有身体其他部位如心、脑、外周血管动脉粥样硬化的患者,30岁以下女性患者多为大动脉炎及肾动脉狭窄者。

(二)血压

高血压病史者,或不伴高血压者。

(三)肾功能

进行性减退,肾小管浓缩功能损害出现早,患者夜尿增多,尿比重下降,肌酐清除率下降,继而出现血清肌酐升高。

(四)常见原发病

糖尿病肾病患者,或原发性及继发性肾小球疾病患者。

(五)疼痛

常有肾区隐痛或叩击痛。

(六)发病年龄

老年人出现原因不明的进行性肾功能不全,伴随尿常规检查轻微异常,B超检查双肾大小不对称,表现为难治的高血压老年患者。出现较快的进行性肾功能不全,提示有缺血性肾功能不全。

(七)肾性高血压

老年患者当有动脉粥样硬化性肾动脉狭窄的同时,引起肾血管性高血压时常有以下特点。

血浆肾素-血管紧张素-醛固酮水平增高,患者出现低血钾。对血管紧张素转换酶抑制剂(ACEI)或血管紧张素Ⅱ受体拮抗剂(ARB)敏感,服药后血压可陡降或突然诱发肾衰竭。

原本稳定的高血压突然变化,甚至迅速进展为恶性高血压,多种抗高血压药物联合治疗无效,呈难治性高血压表现。

患者还可反复发作急性肺水肿,其中部分患者并存冠心病,是导致急性肺水肿因素之一,但部分患者冠状动脉完全正常,故急性肺水肿发病更主要与高肾素性高血压相关。

三、西医诊断与鉴别诊断

目前无统一的诊断标准。许多缺血性肾病患者,临床症状较隐匿,临床主要依据肾动脉狭窄和慢性肾功能不全同时存在,而作出缺血性肾病的诊断。肾动脉粥样硬化狭窄所致的缺血性肾病的临床表现提示如下:

(一)诊断

1.老年50岁以上有以下疾病者

嗜酒,冠心病,高血压,高胆固醇血症,糖尿病,老年性心力衰竭病史。周围血管病变等患者出现不能解释的进行性肾功能不全,伴随轻度尿异常和肾脏大小不对称。

2.并发肺水肿

高血压伴肾功能不全的老年患者反复出现肺水肿,少尿或夜尿增多者。

3.难治性高血压较快出现肾功不全

表现为难治性老年高血压者出现较快进行性肾功能不全,应用转换酶抑制剂或血管紧张素受体拮抗剂治疗后,肾功能不全急剧进展,乃至出现肾衰竭。

4.原因不明的肾功能不全

具有全身动脉粥样硬化病的老年患者,出现原因不明的进行性肾功能不全,血肌酐、尿素氮升高者。

5.尿常规沉渣检查

轻微异常,轻度蛋白尿,镜下少量红细胞及管型,夜尿增多,双下肢轻度水肿。

6.B超检查

彩超检查双肾体积大小不对称,可发现肾动脉主干血流加速,及肾内血流阻力指数减低,肾脏回声粗乱,对本病的诊断意义较大。

7.肾动脉造影

均能准确显示肾动脉狭窄部位、范围、程度及侧支循环形成情况,是诊断肾动脉狭窄的金指标。缺点是具有创伤性(而且需用碘造影剂)。

(二)鉴别诊断

应与良性小动脉硬化症及小动脉胆固醇结晶栓塞引起的慢性肾脏缺血性改变相鉴别。

1.良性小动脉硬化症

良性小动脉硬化症有长期的持续的高血压,常有10年以上高血压病史。而缺血性肾脏病可不伴高血压,或仅有短期高血压。良性小动脉硬化与缺血性肾脏病,临床表现相似,但良性小动脉硬化很少见,双肾大小不对称。肾脏病理改变均显示肾实质缺血改变。良性肾小动脉硬化患者,肾小动脉硬化十分突出,而缺血性肾脏病不伴高血压时,肾小动脉硬化可不明显。除上述各点外,有无肾动脉粥样硬化狭窄是两病鉴别的关键。良性小动脉硬化患者,无肾动脉粥样硬化狭窄,缺血性肾脏病却明显存在。

2.肾小动脉胆固醇结晶栓塞

又称"粥样栓塞性肾病",与缺血性肾病一样,均可由肾动脉硬化引起。血管外科手术或导管插管,诱发管壁粥样硬化斑大量碎裂,胆固醇结晶广泛栓塞肾小动脉时,临床出现急性肾衰竭;而管壁粥样硬化斑反复自发小量破裂,引起肾小动脉多次小范围栓塞时,临床呈现进行性慢性肾衰竭。后者需与缺血性肾脏病相鉴别。鉴别的要点是在肾穿刺组织的小动脉和肾小球中发现胆固醇结晶。

在此,应该注意的是肾动脉粥样硬化性缺血性肾脏病,常能与良性小动脉性肾硬化症和胆固醇结晶栓塞同时并存,同时共同致肾脏缺血性损害,加速肾衰竭的进展。

四、西医诊断标准

早期表现应以下几方面考虑。

(一)顽固性高血压

顽固性高血压应用多种药物不宜控制者。

(二)突发高血压

近期突然发生高血压。

(三)老年患病者

老年冠心病,充血性心力衰竭和周围血管病变者,反复出现肺水肿;原因不明的肾功能不全或在短期内发生肾衰竭者。

(四)服用ACEI类药物后

出现肾衰竭者。

(五)彩超检查

双肾体积大小不一,或回声粗乱,一侧或两侧肾萎缩者。

(六)尿常规沉渣检查

常有少量白蛋白或红细胞。

目前,临床对年轻患者肾血管性高血压的诊断一般较熟悉,但对老年人中缺血性肾病的诊断较生疏,易误诊漏诊。一般来说,发现老年人肾功能减退超出一般老龄生理性下降速度,肾脏一侧或双侧开始萎缩,但无其他肾脏病证据,无尿沉渣的变化,无明显蛋白尿者,则应高度怀疑是否存在缺血性肾病。诊断肾动脉狭窄的金指标仍然是肾动脉造影。

五、西医治疗

随着我国人均寿命的延长,营养条件的改善,及生活习惯的改变,缺血性肾脏病在逐年上升,而且预后较差,其病死率较高。由于动脉粥样硬化缺血性肾病进展快,大部分缺血性肾脏病可转为急慢性肾衰竭,故应采取积极措施抢救残存肾功能,以尽早保护和恢复患者的肾功能,改善患者的生存质量和延期生存率。

治疗措施包括介入治疗,血管重建术和药物治疗。

(一)药物治疗(疗效不理想)

1.降压药物的选用治疗

首先选用钙离子通道拮抗剂控制高血压,改善肾脏的血流灌注,保护残存肾功能。但肾功能的恶化率仍很高,应慎用或不用 ACEI 类药物和利尿药物。ACEI 类药物可以加速患肾萎缩,促使纤维化。

2.降脂治疗

如应用辛伐他汀类药物。

3.抗血小板聚集药物

双嘧达莫(潘生丁)、阿司匹林等,抗氧化药物如 ATP 等。

4.控制高血糖

对于高血糖患者应严密控制高血糖。

5.中药制剂

活血化瘀类:丹红注射液,血塞通,疏血通,苦碟子等。

(二)介入治疗

介入治疗包括经皮腔肾血管成形术(PTRA)及肾动脉支架置入术(PTAS),此两种介入术已广泛应用于肾动脉粥样硬化狭窄的肾缺血性肾病患者,手术成功率已达 90%～100%,为首选治疗方法。但最大的缺点是术后段狭窄发生率可达 20%～40%,主要原因为内膜增殖,扩张后的动脉粥样回缩,及动脉粥样硬化复发。为此近年来多在 PTRA 后再放置金属血管支架,以减少再狭窄发生,而再狭窄率已降至 10%左右,疗效明显提高。

(三)血管重建术

外科手术血管重建术是指动脉内膜切除术,主-肾动脉旁路移植术(应用自身血管或人工血管)多项统计显示,经手术血管重建后,80%～100%患者肾功能可得到改善或稳定。

六、中医病因病机概述

中医文献中未有缺血性肾病的记载,根据临床证候表现,属中医的眩晕、腰痛、虚劳、关格范畴。本病常因年老体衰,先天禀赋不足,后天失养等因素,痰浊留滞于肾体,而致气血运行不畅,气化不利;或瘀久化热,痰热互结;或肝失疏泄,肝风内动,上扰神明孔窍;或久病不愈,脾肾两虚,纳运失常,开阖失司而致关格、虚劳重症,常及心脑肺等脏腑组织。

(一)病因

1.饮食不洁

过食膏粱厚味,肥甘,辛辣温燥之品,烟酒嗜好,脾失运化,痰浊内蕴。

2.外感淫邪

素体虚损,常外感风、寒、热等淫邪伤及肺肾,气化失常,下注肾络。

3.劳倦过度

过度劳作,房室不节,而致肾脾虚损,气化失常。

4.情志不调

过急过怒,致肝失疏泄,气郁而化火,或忧思悲恐,伤及脾气而失健运。

5.先天禀赋失调

年老体虚,肾本虚损;或精气过亢;肾阴虚损;阴阳失调,气血失和。

(二)病机

病位 病本在肾、肝、膀胱,常及心肺、脾、经络组织。

病性 本病多发生于老年体弱者,发病隐匿,进展缓慢;或肾本患病,精气不足,肾气虚损,阴阳失调,气血失和,血循不畅。肝肾本虚为要,常因外感淫邪与过食肥甘厚味之品等因素,导致痰浊留滞于肾络,郁而化热,生寒,血瘀等标实证。本虚标实并存的虚实夹杂证。

病机转化因先天禀赋不足,年老体衰,肾精失调,阴虚阳盛,不能行气化水,聚而为痰浊,痰浊凝阻于肾络,郁而化热;或痰凝生寒,过食肥甘厚味,辛辣温燥之品,日久损伤脾肾,脾为后天之本,运化失司,聚湿成痰,痰湿凝阻脉络;或情志不舒,忧思伤脾,急怒伤肝,肝失疏泄,肝失健运,肝脾不和,津液不得输布,聚而成痰,痰瘀互阻;肝脾肾虚损,气化不利可致实,湿浊,湿热,瘀血等又可损伤正气,精、血、气亏虚加重,相互作用,呈现正虚邪实的夹杂证候。

七、中医辨证诊断要点

(一)辨证要点

本病起病隐匿,缠绵难愈,常发生于老年人。因多种病因引发,病机错综复杂,病位在肾肝,常及心、脑、肺等脏腑。本病常因先天禀赋不足,老年体弱,肝气郁滞,脾肾两虚而肝失疏泄,肾失气化,脾失健运,不能行气化水,气血不畅,直至聚湿成痰,血滞不行,痰血互结,凝阻肾络的本虚标实夹杂证。临床常见:头晕目眩,视物不清,耳鸣耳聋,乏力,腰困痛,尿清长。如误治失治,夜尿增多,面色无华,少气乏力,纳呆呕恶,便溏,轻度水肿等,多预后不佳。

(二)辨证分型

1.肝肾阴虚,肝阳上亢证

主证:尿赤黄浊,头晕耳鸣,或头痛,潮热或五心烦热,腰痛腿酸。

副证:口干喜饮,或喜冷饮,大便秘结,焦躁不安,目睛干涩。

宾证:舌质红,干燥,苔无或苔微黄,脉弦细弦数。

辨证解析:素体阴虚或久病致阴虚,阴虚不敛阳则阳亢,阳盛则火旺。津液耗伤则不能荣充机体,故见口干舌燥,欲饮水,尿赤黄,便燥难解,舌红苔少或薄黄。阴精不足,脑海失养,加之虚火上扰,则头晕目眩或头痛,目睛干涩。肝阴不足,疏泄失常,热扰心神,则焦躁不安。阴虚内热丛生,故见潮热或五心烦热。阴精失充肾府经络,则见腰痛肢困。脉细数弦,为阴虚阳亢之象。

2.气血双虚,痰血互结证

主证:尿清长,泡沫多,面色晄白无华或萎黄,少气乏力,纳呆腹胀,轻度肢肿。

副证：大便溏薄，呕恶，腰刺痛，倦怠。

宾证：舌质紫暗或淡白，苔薄白，口淡不欲饮，脉沉细弱。

辨证解析：因久病而致肾脾气血双虚，气血不充，则见面色㿠白无华，少气乏力，倦怠。脾气化失司，水湿内停，故见纳呆腹胀，便溏，时有呕恶，不思饮食，口淡不欲饮。轻度水肿，肾府不充，气滞血瘀，则腰痛肢困。肾气虚损，开阖失司，精微下泄，故见尿清长泡沫多。舌质紫暗，有瘀斑，脉沉细弱，皆为气血双虚，瘀血互结证象。

3.阴阳两虚，浊毒蕴结证

主证：夜尿增多，或尿少浑浊，倦怠乏力，头晕目眩；或畏寒肢冷，五心烦热；或上身热下身冷；或双腿冷，双足心热；或上午冷，下午夜间热等寒热错杂并存，腰酸痛，腿困，面色黧黑无华等。

副证：纳呆不思饮食，时有呕恶，大便溏薄或秘结，时有下肢水肿或面部水肿。

宾证：舌质红或淡白，舌体胖有齿痕，脉弦细弱或滑数。

辨证解析：因肾本久病迁延不愈，精气耗竭，阴阳本源皆虚，脑海亏虚，机体肾府失荣，故见腰痛肢困，身倦乏力，头晕耳鸣目眩。肾病及脾，脾阳虚损，脾胃纳运升降失常，则见呕恶纳呆，不思饮食，便溏或便秘结，脘腹胀闷。阴虚则潮热，五心烦热，由内热丛生而致，时有畏寒肢冷为肾阳气虚损不能温煦机体征象。夜昼寒热并存交错呈现，则为阴阳皆虚表现。肾精不足致肾、膀胱气化不利，加之痰血互阻肾络，开阖失司，固摄失常则小便清长，或夜尿增多或短少，浑浊。脾肾虚损，升降纳运失司，水湿内停，溢于肌肤则水肿。精气虚亏，不能上荣面部则面色黧黑无华。舌质淡，胖嫩，苔白腻，脉弦细弱或滑数，皆为阴阳两虚之象。

八、中医中药论治法则

（一）论治要点

中医治疗本病应遵循“急则治其标，缓则治其本”的法则。因本病多因痰浊、湿热、瘀血引发的标实证，为此首先应化痰浊，祛湿邪，清热毒，破瘀血，利水湿，疏通肾络，健运脾气，尽快去除邪毒，而不引发正气虚损。如久病失治误治，皆可引起肝肾正气虚损。论治时应以益肝肾，健脾肺，兼祛实邪的扶正祛邪，标本兼顾的论治法则。

1.肝肾阴虚，肝阳上亢证

治法：滋补肝肾，平肝潜阳，疏通肾络。

方药与方解：天麻钩藤饮，滋阴益肾利水消肿汤，血府逐瘀汤加减(阅方剂篇)。

疗程与转归：4周为1个疗程，一般需2～3个疗程。如证变随证立法选方。

2.气血两虚，痰血互结证

治法：益气补血，逐痰祛瘀。

方药与方解：八珍汤，金匮肾气丸，加制半夏、胆南星、益母草、藿香、积雪草各15g(阅方剂篇)。

疗程与转归：4周为1个疗程，2～3个疗程。如证变随证立法选方。

3.阴阳两虚，浊毒蕴结证

治法：滋阴补阳，化浊泻毒。

方药与方解：金匮肾气丸，肾衰散化裁(阅方剂篇)。

疗程与转归：4 周为 1 个疗程，2～3 个疗程。证变随证立法选方。

(二)外治法

1.足部手法治疗

反射区穴：肝，肾，胆，输尿管，脑垂体，大脑，心脏等区穴。

应用手法：扣，按，推，压等手法。

操作治疗：按上手法选区穴，自上而下治疗，每区穴 3～5 分钟，每足约 30 分钟，双足同时治疗，每日 1 次，10～15 次为 1 个疗程。

2.针刺疗法

取穴：解溪，太冲，涌泉等经穴；足部：肾，肝，脾，脑，心，垂体等区穴。

操作：局部常规消毒，选毫针直刺穴位，得气后留针 30～40 分钟，留针期间 3～5 分钟行针一次，按辨证行补泻法，每日 1 次，10～15 次为 1 个疗程。

3.足浴疗法

清热化痰，破血化瘀方：羊蹄根、龙胆草、刘寄奴、三棱、莪术、胆南星、制半夏、怀牛膝各 50g。

用法：将上方剂凉水浸泡 2 小时以上，煮煎 2 小时，然后过滤置入电控足浴盆中，加水至可淹没双小腿下 2/3 处，水温调至 38～40℃左右，浸泡 40～60 分钟，每日 1 次，10～15 次为 1 个疗程，浴盆中药液不须更换，可连用 3 次。

4.灌肠疗法

组方：肾衰方(阅方剂篇)。本方适用于阴阳双虚，浊毒内蕴证。

用法：每剂凉水浸泡 2 小时，煎煮 2 小时，过滤 600mL 备用。

操作：用药前清洁灌肠或排净大便，患者取卧位或左侧卧位，抬高臀部 5～10 cm，局部消毒，取上药液 200mL 徐徐灌入，速度不宜过快。药温保持在 38℃左右。药液灌入后静卧，尽量保持长时间，睡觉前或午休前用药最佳，每日 1 次，4 周为 1 个疗程。

九、调护与转归

(一)饮食调护

清淡素食，少食肥甘厚味，辛辣温燥之品。忌烟酒。

(二)调情志

防过急过怒，忧思悲伤，保持心情舒畅。

(三)防过劳

以静为主，起居规律，防过度劳作。

(四)转归

目前，随着缺血性肾病确诊率大大提高，及外科血管的重建术和介入治疗，结合药物治疗等技术的不断普及与改进，其预后情况也大有改善。在未有进行外科手术的患者中，大部分缺血性肾脏病可进展为慢性肾衰竭。在所有慢性肾衰竭患者中，缺血性肾脏病死亡率最高。肾衰竭替代疗法已显著提高了患者的生存年限。

十、中西医结合论治体会

缺血性肾脏病多因肾动脉狭窄而发病，如迁延日久，可严重影响肾功能，最终导致肾衰竭，是肾功能不全患者的主要病因之一，为此，当发现患者应用药物很难控制的高血压，应及早进行影像学手段进行诊断，进行血管重建手术和介入治疗，配合降压、降脂、降糖、抗凝、抗血小板聚集药物的治疗，以达到改善肾的血流灌注，保护肾功能的目的。

中医治疗本病应根据临床证候表现，进行辨证治疗。本病属于本虚标实、虚实夹杂并存症，虚以肝、肾、脾阴虚为主，实以湿热，痰浊，血瘀标实为重，论治时宜整体调护，扶正祛邪，固本泻实，以祛痰浊，清利湿热，破血化瘀，配合外治等法则治疗，可显著改善患者的临床症状，稳定血压，保护肾功能作用。运用中西医结合治疗，取长补短，发挥各自优势，进行论治，可显著提高疗效。

第七节　老年高尿酸血症肾病

随着经济和人口老龄化的快速发展，生活习惯和饮食结构的改变，高尿酸血症将成为仅次于糖尿病的第二号代谢病。高尿酸血症肾病是由于血尿酸产生过多，或排泄减少而形成高尿酸血症所致的肾损害，通常称为“痛风性肾病”。临床表现可有尿酸结石，小分子蛋白尿，水肿，夜尿增多，高血压，血尿酸升高及肾小管功能损害。

近年来，中国老年人因饮食中蛋白及富含嘌呤成分的食物摄入量增加，使痛风病发病率增高，以北方多见，无明显的季节性，肥胖、喜肉食及酗酒者发病率高。男女之比为9∶1，85%为中老年人，而痛风肾病的发生多在患痛风者10年以上。

一、西医病因病机

尿酸是内源性和饮食中嘌呤核苷酸的最终代谢产物。机体内源性形成的尿酸占80%，其生成量增多是高尿酸血症的主要原因，其余20%来自于食物。在生理情况下，每更新30%～60%，尿酸30%由肠黏膜细胞分泌进入肠腔，经细菌分解成氨排出体外，其余60%～70%经肾脏排出。肾脏排泄尿酸主要经肾小球的滤过，近曲小管的重吸收，远曲小管的分泌，肾小管重吸收。而影响肾脏排泄的主要因素：尿的pH值，肾小管的液体流速，肾的血流量等。

（一）病因

高尿酸血症可分为原发性和继发性。

原发性高尿酸血症，基本属于遗传性，但遗传方式尚不明确。越来越多的临床资料显示，原发性痛风与肥胖、原发性高血压、血脂异常、糖尿病、胰岛素抵抗密切相关。主要直接与嘌呤核苷酸代谢中特异性酶缺陷有关。

继发性高尿酸血症，主要因其他疾病使尿酸排泄障碍和生成过多有关。

1.尿酸生成过多的因素

有不少疾病和治疗手段可使尿酸生成过多，如下。

(1)细胞增殖性疾病如，白血病、淋巴瘤、骨髓瘤、红细胞增多症。

(2)细胞过量破坏，溶血，烧伤外伤，化疗，放疗，过量运动。

(3)药物，毒物，如CTX、氮芥、烟酸、果糖、乙醇等。

(4)饮食，过食海鲜，肉类，富含嘌呤类食物。

(5)各种白酒,啤酒,葡萄酒均含大量嘌呤。因为乙醇代谢所产生的乳酸暂时抑制了肾小管对尿酸的排泄。

2.尿酸排出减少

如肾衰竭,酮症酸中毒,妊娠高血压综合征等因肾脏疾病,导致肾脏清除尿酸减少。

(二)病机

尿酸是嘌呤代谢最终产物,存在于血液的组织间液中,它在 pH 值 7.4 时主要以尿酸钠的形式存在。人体尿酸三分之二通过肾小球滤过,以尿酸盐形式从肾脏排出,其余三分之一由肠道细菌分解为尿素,或由尿酸氧化酶作用进一步氧化成较易溶解的尿素排出体外。嘌呤代谢失常导致血尿酸产生过多而排泄减少,遂引起高尿酸血症。

尿酸性肾脏病理表现为肾间质和肾小管内出现尿酸盐沉积。可见双折光的针状尿酸盐结晶,这些结晶造成其周围单核细胞浸润,导致肾小管上皮细胞坏死,肾小管萎缩,管腔闭塞,间质纤维化,进而使肾单位毁损。在集合管形成的微小钙质,可使集合管扩张,并引起继发性细菌感染。由于管内沉积造成管内压力增高,导致肾内压力随之增加,压迫小口径静脉,使肾血管压力增加,从而降低肾血流灌注。

上述的改变而致肾小球滤过率下降,引发肾功能的改变和一系列临床症状。

二、临床表现

慢性尿酸性肾病(痛风病)常见于 30 岁以上男性,多起病隐匿,部分患者可有痛风发作及肾绞痛病史。早期可无肾病表现,仅有肾外症状。晚期可出现慢性肾功能不全的症状。绝大多数伴有痛风性关节炎或痛风石,但肾脏病变与痛风关节炎的程度不平行。

(一)肾外表现

1.关节肿痛

60%的患者关节肿痛先于尿酸肾病发生,首次痛风发作 60%以上的关节肿痛发作在足大趾跖趾关节处,多在夜间起病,局部疼痛剧烈,发热,皮肤暗红,炎症消退后关节外的皮肤脱皮脱屑。反复发作者局部可发生痛风石,甚至关节畸形。痛风发作也可波及足背、踝、足跟、膝、腕、指、肘等关节。若痛风石处皮肤破溃可形成溃疡,经久难愈。可有纤细状结晶物组成,面糊样的白色物质溢出。

2.高血压表现

约有 40%～45%的患者可出现高血压。

3.贫血表现

晚期患者有程度不同的贫血。

4.其他

常伴有肥胖、糖尿病、高脂血症、动脉硬化等。

(二)肾脏表现

1.血尿

约 70%的尿酸肾病可出现镜下血尿和肉眼血尿。

2.尿酸结石

约 17%～40%尿酸性肾病患者可发现肾及尿路结石,肾区可有压痛或叩击痛。若尿酸结石梗阻尿路,可出现肾绞痛所致的肉眼血尿。

3.尿常规沉渣检查

早期仅有轻度的蛋白尿和少量红细胞,尿蛋白以小分子为主,肾功能表现为尿浓缩能力减退,尿渗透压＜800mmol/L,肾小球滤过率正常。晚期随着病情的进展,逐渐影响肾小球的滤过功能,可发生显著的高血压和氮质血症。

三、西医诊断与鉴别诊断

(一)西医诊断

1.慢性高尿酸肾损

多见于中年以上男性,多伴有痛风性关节炎或痛风石。肾损害早期表现为轻度蛋白尿,少量红细胞及尿浓缩功能减退;后期可有高血压,肾功能减退,少数导致尿毒症。肾活检可见髓质内有放射状针形尿酸结晶及间质性慢性炎症改变。

2.急性尿酸性肾病

起病急,多见于骨髓增殖性疾病,及恶性肿瘤化疗、放疗后,临床表现为少尿或无尿,及肾功能急剧恶化(即急性肾衰竭,为尿酸或其他盐类)。

诊断依据为:通常 30 岁以上男性患者较多,常有家族遗传史,常有关节病变,尿呈酸性,尿蛋白轻微,肾小球及肾小管功能多有损害。尿中常有鱼子样砂粒,镜检呈双折光尿酸结晶,也可有排黄褐色结石者,成分为尿酸,X 线能透过,故有阴性结石之称。尿尿酸 4.17mmol/L(＞700mg/dL),血尿酸＞ 390μmol/L(＞ 6.5mg/dL)。

(二)鉴别诊断

1.慢性肾盂肾炎

多伴有尿频、尿急、尿痛等症状,而尿酸性肾病约 60%合并有尿路感染,尤其是尿酸结石梗阻引起感染者更为常见,但慢性肾盂肾炎血尿酸正常。

2.肾系结石

肾结石可由尿路感染、异物、水电解质紊乱等原因引起,尿酸结石是其中一种,但有高尿酸血症表现。与其他结石形成原因不同,且 X 线检查尿酸结石不显影。

3.慢性肾衰竭引起的继发性尿酸性肾病

常先有肾炎病史,以肾小球功能损害为主,多有大量蛋白尿,血尿素氮升高明显。

4.风湿、类风湿关节炎

本病易误诊为风湿性、类风湿关节炎,故有关节疼痛者应常规检查血尿酸。尿酸性关节疼痛,呈夜间发作,白天消失,昼夜分明“特性表现”。夜尿增多是肾脏受损的最早表现。

四、西医诊断标准

(一)符合原发性高尿酸血症

男性血尿酸＞ 420μmol/L(7mg/dL)。女性＞ 360μmol/L(6mg/dL)。尿尿酸＞ 6000μmol/d(1.0g/d)。

(二)同时具有以下 2 项或 3 项

1.持续性尿异常

蛋白尿,白细胞＞5/HP,红细胞＞3 个/HP。

2.肾功能损害

Ccr下降,Scr、BUN升高。

3.尿排石史

结石成分为尿酸盐。

五、西医治疗

(一)一般治疗

尿酸肾病患者的饮食主要是针对其高尿酸血症来决定其饮食治疗原则。

1.应多食用含水分量高的食物

如西瓜等各种含水量较高的瓜果类,以利于尿酸的排出。最好每天饮用大量水分,保持2000～3000mL左右,以维持一定的尿量,这是整个饮食治疗中较为重要的一环。

2.多选用蔬菜、水果等碱性食物

特别是高钾低钠的碱性蔬菜,既有利尿作用,又能促进尿酸盐溶解和排泄。

3.食物以蒸、煮、炖、汆、烩等用油量较少的烹调方法为宜

4.低嘌呤饮食

应限止食用如,肉类,动物内脏,脑,虾,蟹,蚌,沙丁鱼,菇类等酸性食品。因限制了肉类、内脏及豆制品等,应适当补充铁剂,维生素B族,维生素C,维生素E等。此类药物能促进组织内沉着的尿酸盐溶解。

5.控制总热量

因患痛风者常肥胖,总热量宜较正常饮食略低10%～15%,以免体重增加。根据劳作情况,一般以每日105～126kJ/kg计算。

6.限制蛋白质摄入

因蛋白质可增加体内尿酸的形成。为此,蛋白质摄入应以0.8～1.0g/kg计算较适宜。当肾功能受损伤时,则可根据病变情况适当调整。如出现蛋白尿时,以患者血浆白蛋白浓度和尿蛋白丢失量决定蛋白质的用量。一般尿蛋白量少者可不予调整。如出现氮质血症,则采用低蛋白、低嘌呤饮食。

7.戒酒类饮品

忌服含有酒类饮品,尤其是啤酒更应忌饮。因酒精饮料可使肾脏排出尿酸减少,易使体内乳酸堆积,故必须严加控制。

(二)药物治疗

1.抑制尿酸形成的药物

别嘌呤(别嘌呤醇):通过竞争抑制了黄嘌呤或次黄嘌呤转化为尿酸,使尿酸合成减少,血尿酸下降。但不增加尿酸排泄,更适应于尿尿酸较高的患者。对伴有肾损害者同样有效。所以是痛风患者的首选药物。

别嘌醇其不良反应为眩晕、恶心、发热、皮疹和血清转氨酶升高,很少发生表皮脱落性皮炎,如发生立即停药后6～7日即可恢复。较严重者可用激素脱敏治疗。有肾功能损害的患者,应根据肌酐清除率的不同来决定用量。肾小球滤过率分别为30mL/min、60mL/min,别嘌呤醇剂量分别为100mg/d、200mg/d,肾功能正常者别嘌呤醇为300mg/d。

2.促使排泄尿酸的药物

(1)丙磺舒(羧苯磺胺):能抑制肾小管对尿酸的重吸收,如肾功能不全者难于秦效,但尿酸排泄低下型高尿酸血症,肾功能有轻度损害也可应用。当尿酸排泄增多后,肾功能也可改善,常用剂量0.5g,口服2次或3次。常见不良反应有发热、皮疹和白细胞减少等过敏或毒性作用。

(2)磺吡酮:其药理作用与羧苯磺胺相似,但作用较强,常用量为每日25～100mg,分2～3次口服。

(3)苯溴马隆(苯溴酮,痛风立仙):通过抑制肾小管对尿酸重吸收,以增强尿酸排泄,其毒性低,是较强的降尿酸药物。肾功能不全者其疗效优于其他降尿酸药,其有效剂量为每日25～100mg。

(4)ACEI制剂:近年来有资料报道应用血管紧张素转酶抑制剂和受体阻断剂能抑制近曲小管对尿酸盐的吸收,使尿酸盐排泄增加,其相应制剂可作为降尿酸药物使用。

排尿酸药能使血尿酸降低,并可防止痛风结节形成。对已形成的结节可使其缩小。但在使用上述排尿酸药可使尿中尿酸升高,导致结石形成。特别是在起始治疗时更应注意。使用本类药物时必须从小剂量开始,然后逐渐增加剂量,以免血液数值急剧下降,使组织中沉积的尿酸结晶溶解而使痛风急性发作。

(5)碱化尿液治疗:口服或静点碳酸氢钠,避免使用抑制尿酸排泄药物,如速尿或噻嗪类药物利尿剂。

(三)肾脏病变的治疗

1.肾结石治疗

嘱患者大量饮水,每日2～3L,特别是尿酸排泄过高者,合用碱性药物,矫正尿pH在6.0～6.5,可使尿酸转变成易溶解性的尿酸盐,降低血尿酸。枸橼酸钾可和钙结合,减少尿钙而降低结石的复发率。有痛风性关节炎发作病史者,不宜应用排尿酸的药物,以致加重病情。在上述处理2～3个月仍未见好转或结石较大,肾积水较重,可考虑超声碎石或手术取石。

2.痛风性肾病治疗

凡肾功能正常,24小时尿尿酸＜700mg者,可采用排尿酸药物。用药期间应保持足够的液体摄入。碱化尿液,乙酰唑胺0.25g,睡前服用,可保持夜间有足够的尿量并能碱化尿液。当肾功能不全时,使用别嘌醇,需按肾小球滤过率加以调整用量。如内生肌酐清除率为20mL/min,剂量应＜0.1g/d。如发生急性肾衰竭及终末期肾衰的患者,按尿毒症处理,必要时行血液透析治疗。大多数急性肾衰经透析治疗后可以逆转。

3.积极控制高血压

痛风患者约有1/3有高血压,严重高血压的并发症,远较高尿酸血症严重,应及时加以控制,减少心脑血管损害,并能保持改善肾功能。

4.控制高脂血症

痛风患者中有50%以上有高甘油三酯血症,如在饮食控制,体重减轻后而得不到改善,应服用降脂药物。

5.防治感染

合并感染者积极应用抗生素治疗。

(四)痛风急性发作的治疗

关节炎症状一旦急性发作,有时会痛不堪言,宜尽快治疗和控制症状。可选用秋水仙碱和非甾体类抗炎及皮质激素类药物治疗。

1.秋水仙碱

是治疗急性痛风性关节炎的首选药物,能迅速控制急性发作的疼痛难忍的症状。其药理机制可抑制中性粒细胞对尿酸盐结晶的吞噬作用;并阻断趋化因子的释放,减少多形核蛋白细胞流动和粘连;抑制酪氨酸磷酸化及白三烯 B4 的产生从而减少尿酸结晶的沉积,减轻炎症反应,消肿和缓解疼痛;为治疗急性痛风发作的特效药。

用药愈早,效果愈好。如急性发作最初几小时立即治疗,90%有效,如超过 12 小时,75%在 24 小时到 48 小时奏效。

虽然秋水碱控制急性痛风有显著疗效,但它不能干扰嘌呤代谢,无抑制尿酸生成或促进尿酸排泄的作用,故不能作为常规用药。

2.非甾体消炎药

能迅速有效地缓解疼痛,减轻炎症。药物种类多,不良反应较小,使用比较广泛,主要有双氯芬酸(扶他林),布洛芬,萘普生,吡罗昔康(炎痛喜康),保泰松,吲哚美辛(消炎痛),舒林酸等。双氯芬酸(扶他林)为消炎止痛和解热药,比吲哚美辛(消炎痛)强 2～2.5 倍,其特点为疗效强,不良反应小,个体差异小,口服剂量初始 50mg,以后 25mg,每日 3 次。

3.糖皮质激素

对病情严重及对秋水碱或非甾体抗炎药禁忌,或无效者可口服皮质激素类药治疗,能迅速缓解急性发作。

泼尼松开始剂量每日 30～50mg,晨一次顿服或分 3 次服用,症状缓解后,逐渐撤减剂量,服用 7～14 天后停用。皮质激素虽然可迅速控制症状,但停药后易反跳,长期使用激素后,可大大减小秋水仙碱和非甾体抗炎药的疗效,所以尽量不用皮质激素。

对于痛风的治疗目标之一,是降低血尿酸,应使血尿酸降至 360μmol/L 以下,定期监测血尿酸及肝肾功能、血脂、血压,根据情况调整用药量。

应用调节血尿酸,别嘌呤和排尿酸药物的疗程无统一的标准,但在应用上述药物 2 周后尽量可使尿酸降至较低水平。不少患者在临床治愈后的 2～4 年内复发,或高尿酸血症呈波动状况。有些患者虽然高血尿酸症较低,但关节症状未消除,只要对别嘌醇的使用顺应性好,就应继续长期使用并合用排尿酸药物。并要改变不良嗜好,如饮酒和过食可增加血尿酸食品,并应尽量避免大剂量的应用利尿药。肥胖者尽量减轻体重,克服不良诱因。对尿酸性结石,更需要长期治疗。根据血尿酸水平和临床症状来判断是否长期治疗或停药,是目前普通的用药方法。

六、中医辨证诊断要点

(一)辨证要点

辨病情缓急:本病辨证当以先天禀赋失调,肾虚为本。肾精虚损,气化失常,浊毒化生过多,肾元排泄不利,浊湿内蕴,聚而成石为标证。虚实夹杂为本病病机特点。据风寒、湿热证候表现,邪正盛衰之特点,临床可将本病分为急性发病及慢性发生期。如在短时间内关节剧痛,屈伸不利,当按“痹痛”论治。如因“石淋”瘀阻于肾系而致气血运行失常,则腰痛或绞痛,尿中夹带泥沙,或尿赤鲜红,则以石淋论治。如本病误治、失治或药毒等因,长期不愈,可致虚劳、关格等证候。

辨病邪性质:在急性发作期,多以邪气亢盛为主,主要表现为痹证。当四肢关节红肿、热痛证候表现,多为湿热证。当关节疼痛酸麻,肿胀,畏风寒;或遇风寒而加重,得温而舒,则为风寒证。长期不愈,病程久长,或病情稳定时,为正气虚损而为,以肾脾之气虚损为要。脾虚以乏力或双下肢困重,纳呆,脘腹不适证候多见;肾虚以夜尿清长,尿浊,腰困痛证候表现为多。如关节肿胀,僵硬变形,屈伸不利,痛风结节,多为湿、痰、瘀交阻证候。

(二)辨证分型

1.湿热痹阻证

主证:尿赤黄,腰困痛,关节红肿热痛,痛有定处,屈伸不利。

副证:时有双下肢轻度水肿,或困重。

宾证:舌质红,苔黄黏腻,面色红润,脉弦数。

辨证解析:主因为先天禀赋失调,精气虚衰,气化水湿、排泄浊毒功能下降,或饮食不节,药毒等因素;痰湿浊毒内入,致使体内痰湿、浊毒壅盛,流注经络关节,痹阻不畅,日久不愈而化热,气化运行不畅,则关节红肿热痛,屈伸不利。湿热下注,损伤肾络,则尿赤黄,腰痛,肾元气化不利,湿浊不去,溢于肌肤,则双下肢轻度水肿和困重。舌质红,苔黄黏腻,脉弦数皆为湿热之象。

2.寒湿痹阻证

主证:尿浊或尿赤,肢节疼痛,形寒肢冷,遇寒加甚,得温则舒。

副证:关节肌筋伸屈不利,疼痛而不红肿发热。

宾证:面色暗而无光泽,舌质淡,苔白腻,脉多沉紧而弦。

辨证解析:此证多因痹证误治、失治或经久不愈,加之寒湿之邪外侵,湿寒相聚痹阻关节;寒盛阳虚,阳虚不能温煦四肢百骸,故形寒肢冷,关节疼痛,困重乏力,伸屈不利。寒湿之邪凝阻肾络,气化失常则尿浊;水湿溢于肌肤则双下肢水肿、腰困。舌质淡、苔白腻,脉沉弦,皆为寒湿之象。

3.气阴两虚,肾络痹阻

主证:尿浊赤红,或尿淋砂,面部及双下肢水肿,神疲乏力,气短懒言,头晕目眩,五心烦热或潮热。

副证:动则四肢关节疼痛,伸屈不利,功能受限,口干舌燥,或干而不欲饮,便秘。

宾证:舌质暗红,或有瘀斑,苔白,或微黄,脉细数弱。

辨证解析:因痹证久治不愈,耗气伤阴,而致脾气虚损;肾气耗竭;肝阴耗损;脾气虚损,纳运失常,精微不能荣运四肢百骸,故神疲乏力,气短懒言。水湿内停,溢于肌肤,则水肿。肾阴耗竭,则气化不利。开阖失常,则尿浊,尿赤红。阴虚内热亢盛,则五心烦热或潮热。阴津亏虚不能上承则口干舌燥。肠欠滑润,则大便干燥。气阴两虚,肝失疏泄,肾阴亏虚,不能疏利关节,加之痰湿痹阻,则关节疼痛,伸屈不利,动则疼痛加甚。病久不愈,耗气伤阴,致气行不畅而致血瘀，则见舌质紫暗，或有瘀斑。脉细数弱，为气阴两虚之象。

七、中医中药论治法则

(一)论治要点

本病病位在肾、肝、脾三脏，及肌筋关节。其因，为先天禀赋失调，脏腑气化不利，肾精不足，肝失疏泄条达，脾失健运，水湿升降失常，三脏相互依存，相互为用的功能失调，而致内生浊毒过多。加之肾脏的气化排泄减弱，浊毒聚而成石，虚实夹杂证候。治当重在益肾，健脾利湿，疏泄肝气为主，泻浊祛毒为辅，固本泻标，标本兼顾的法则。

1.湿热痹阻证

治法：清热解毒，清利水浊，疏通痹阻。

方药与方解：抑气凉血止血散，八正散，二妙散化裁(阅方剂篇)。

疗程与转归：4 周为 1 个疗程，一般服用 2 个疗程。证变随证立法选方。

2.寒湿痹阻证

治法：温经通络，温化寒湿，降浊活血。

方药与方解：鸡鸣散，萆薢分清饮，羌活胜湿汤(阅方剂篇)。

疗程与转归：4 周为 1 个疗程，2～3 个疗程。证变随证立法选方。

3.气阴两虚，肾络瘀阻证

治法：益肾健脾，运化水湿。

方药与方解：左归散，参苓白术散加减(阅方剂篇)。

疗程与转归：4 周为 1 个疗程。应用 2～4 个疗程，证变随证立法拟方。

(二)外治法

1.足部手法治疗

反射区穴：肾，输尿管，膀胱，尿道，下身淋巴结，子宫，腹股沟，腰椎等反射区。

应用手法：点法，按法，刮法，推法，扣法等手法。

操作治疗：用单示指扣、点、压等法，在双足部所治各区穴，约 3～5 分钟。每足约 30～40 分钟，每日 1 次，15 次为 1 个疗程

2.经穴针刺疗法

取穴：太冲，水泉，大钟，涌泉，足部穴：肾，膀胱，腰痛点，下身淋巴结等。

操作：皮肤常规消毒，选毫针直刺，得气后留针 20～30 分钟，留针间期 3～5 分钟行针一次。根据虚实证候，分别采用补泻手法，每日 1 次，10～15 次为 1 个疗程。

3.刮痧疗法

取穴区：取阴陵泉，三阴交，复溜，太溪等穴位。取足区：肾，膀胱，下身淋巴腺，子宫等区穴。

操作：使用专用刮痧板，选以上区穴反复刮拭，至皮肤潮红出痧。隔 3 日或 5 日治疗1 次，7～10 次为 1 个疗程。

4.足浴疗法

湿热痹阻方：炒苍术、山黄柏、忍冬藤、川芎、川羌活、威灵仙、海金沙、金钱草、土茯苓各 50g。寒湿痹阻方：桂枝、川乌、草乌、川芎、威灵仙、金钱草、海金沙、川羌活各 50g。

操作方法：根据证型选用上方，每剂凉水浸泡2小时以上，煎煮2小时以上，过滤倒入足浴电热盆中，加水至可淹没双小腿下2/3处，水温调至38～40℃左右，每日足浴1次，每次40～60分钟，10～15次为1个疗程。每剂药可连用3日后更换。

八、调护与转归

(一)饮食调护

减少食入富含嘌呤高的食品，如鸽肉、牛羊肉、动物内脏、扁豆、豆豉、菜花及虾等海产品。

(二)忌酒类饮品

乙醇可减少尿酸的排泄，引起血尿酸急剧升高，可使糖代谢中的丙酮酸转向形成乳酸，乳酸为尿酸排泄的强烈抑制物。

(三)大量饮水

每日大量饮水(2000～3000mL)，促进尿酸的排泄。

(四)慎用药物

忌用可引起血尿酸升高及对肾脏有损害的药物。

(五)适当运动

升高正气，防治外邪入侵。

(六)早发现早治疗

当体检时发现高尿酸血症时，或有痛风证候的表现，及时治疗控制发作，防止发展为尿酸性肾病。

(七)转归

本病多因先天禀赋不足，素体虚弱，饮食失节所致。根治颇难，如果早期发现，正确调治，大多数疗效满意。一般讲尿酸性肾病多隐匿，进展缓慢，预后相对良好，当失治误治时，常经历10～20年后可发生肾衰竭。关节疼痛反复发作，缠绵不已的患者可致关节畸形，活动受限，终身卧床残疾。

九、疗效评价标准

(一)显效

症状、体征基本消失，关节功能恢复正常，血尿酸正常，尿中白蛋白、红细胞消失，血肌酐正常或下降大于30%。

(二)好转

症状、体征均有改善，主要理化指标也有改善，但未达到显效指标。

(三)无效

症状、体征无改善，血尿酸和(或)血肌酐升高。

十、中西医结合论治体会

高尿酸性肾病既往在我国发病较少，但近年来随着我国经济的发展，饮食结构的改变，及医疗条件的改善，其发病率已逐年增加，以中老年男性发病率较高。

在辨证诊断时，中医学者也需依靠现代检验学和影像学技术进行鉴别诊断，结合中医辨证诊断论治。此病易与类风湿关节炎肾损害相混淆而误治失治。在治疗本病时，应突出调护，尽量少食富含高嘌呤食品，严忌酒类饮品，多饮水，使尿酸化生降低，排泄增加，病情多可控制。

西医学多对症治疗，当血尿酸高时，更应用促进尿酸排泄的药物，促进尿酸从肾脏排出，碱化尿液，同时应用别嘌醇抑制血尿酸的合成。

中医对尿酸性肾病的认识，认为肝肾先天禀赋失调，气化失司，湿浊内生蕴结于体内，凝久化热；或久病肾阳虚损而寒邪丛生；或因湿热、浊毒之邪外侵遂成此病。湿浊凝滞，气血不行，骨失所养，不荣则痛，日久肾虚脾虚，肝失疏泄，水湿运化失常而致水肿。风、寒、热、湿痹阻关节经络，不痛则痛，日久不愈，反复发作。脏腑受损，湿热浊邪痹阻化热，浊阴耗液，积聚成石，若入脏穷必及肾，而致肾气不足，肾经痹阻，开阖失司。

中医论治本病，多从补益肾脾，荣肝疏肝为主，并以清热除湿，温经祛寒湿，活血化瘀，疏通经络等扶正祛邪，标本兼治的整体调治论治本病，常有显著疗效。

中西医结合治疗本病皆有长处和优势，可相互取长补短，补其不足，除其无益。中医的整体调治和西医的对症治疗本病前景良好。

第八节　老年梗阻性肾病

梗阻性肾病，是指肾单位产生的尿液，经肾盂至尿道口外（男性至包皮）任何部位上，因各种梗阻性病变引起的肾结构和功能上的损害。本病可以急性发作，也可以慢性发生；病变常为单侧性，也可以为双侧性。尿路梗阻通常是造成梗阻性肾病的重要原因。

但如果该梗阻并未影响到肾实质时，一般不称为梗阻性肾病，而称为阻塞性尿路病。尿路梗阻可分为上尿路梗阻和下尿路梗阻。上尿路梗阻是指发生在输尿管和膀胱连接处以上的梗阻，常引起单侧性肾积水；下尿路梗阻是指发生在膀胱输尿管连接以下的梗阻，可引起双侧肾盂积水。

泌尿系梗阻老年人常因肿瘤、结石、炎症、前列腺增生、放疗、外伤等多见。

一、西医病因病机

（一）病因

1.先天性畸形

尿道口、包皮粘连狭窄，后尿道瓣膜，先天性膀胱痉挛，膀胱输尿管反流，输尿管口囊肿，先天性巨输尿管，肾盂输尿管口部畸形，肾血管畸形等。

2.结石

肾，输尿管，膀胱，前列腺，尿道结石。

3.肿瘤

膀胱瘤，前列腺瘤，输尿管周腹腔肿瘤，或盆腔肿瘤压迫输尿管。

4.炎症

急性、慢性泌尿系反复感染或结核引发输尿管狭窄。

5.医源性

盆腔手术误扎输尿管，盆腔、阴道、宫颈放疗，损伤尿道、输尿管引发狭窄等。

6.前列腺病

老年男性,慢性前列腺增生压迫尿道,或者急性前列腺炎肿胀压迫尿道排尿不畅。

7.外伤

腰椎损伤,或其他原因引起脊髓病变引起的膀胱源性麻痹,收缩功能丧失,或外伤引起的尿道断裂,输尿管狭窄等排尿不畅,膀胱尿潴留。

8.其他

邻近器官病变压迫尿路,或原发性腹膜后纤维化。

(二)病机病理变化

根据梗阻发生的快慢,单侧或双侧,以及梗阻程度是否完全而有不同,病理改病也不尽相同,病理改变可有多种表现:

1.输尿管内压力升高

尿量较多时,则上升较快,管腔内压力升高,可促使管腔扩张,蠕动增强。

2.肾血流动力学改变

急性双侧性梗阻,肾血流可先用短暂上升,之后即减少。肾小球滤过率下降,这是由于肾小管腔内压力上升后,直接对抗了肾小球内滤过压所致。

3.肾小管功能改变

如果梗阻是部分而非完全性,则可出现近端肾小管功能障碍,表现肾脏尿液浓缩障碍。由于集合管受压力影响,该处细胞对血管升压素反应失常。部分病例还可以表现为钠重吸收障碍而表现为失盐,小管酸化功能障碍。在梗阻较长的病例中,也可出现尿 pH 增高,及代谢性酸中毒。

4.肾小管、肾小球病理改变

随着梗阻时间的延长,肾小管上皮细胞变为扁平,并渐萎缩。病变由远端肾小管逐渐迁延至近端肾小管。肾小球在早期病变不明显,肾小球周围逐渐出现炎症细胞浸润,纤维化形成。随着病变时间延长,小管间质慢性炎症细胞浸润更明显,小球部分可完全塌陷,肾血管也可产生类似改变。梗阻后肾功能变化表现为肾小球滤过率下降。肾血流量减少,尿浓缩功能下降和尿酸化能力受到损害,但尿稀释能力一般不受影响。

二、临床表现

临床表现因基本病因,梗阻程度,病程长短常表现不同。

(一)疼痛

典型的表现为肾绞痛,可以持续性伴阵发性加剧,并向会阴部扩散。在慢性梗阻性肾病患者,疼痛表现不一定很突出,或仅表现为腰部钝痛,刺痛,重胀等表现。

(二)尿量改变

当下尿路梗阻时,可现尿少或无尿,排尿困难,或点滴不尽,小腹胀满不适。合并感染时,可现尿频、尿急、尿痛等刺激症状。若双侧上尿路梗阻时可造成无尿,但大部分患者梗阻并不十分完全,因此呈多尿。在间歇性发作的患者有时可有无尿和多尿交替出现。

(三)全身症状

患者乏力头晕,在肾功能不全时,可现食欲减退,恶心、呕吐或便秘,合并感染时可有恶寒发热表现。

(四)高血压

高血压表现,是梗阻性肾病常见的继发证,其机制可能为肾小管腔内和间质压过高等,促使肾素分泌过多。也可因肾脏对钠的调节障碍,水钠潴留而致高血压。

(五)红细胞增多症

真性红细胞增多症常见于肾肿瘤,肾囊肿,多囊肾和肾积水等,主要因为肾盂积水等刺激红细胞生长素分泌过多而发生。

三、西医诊断与鉴别诊断

(一)诊断

1.病史

梗阻性肾病由多种原因造成,是否有外伤(脊柱骨折),妇科疾病,手术及放疗史,渐进性消瘦,腰腹部不适疼痛,或肾系结石等病史。慢性肾盂肾炎、结核病史。50岁以上男性者是否有尿等待、尿不净等表现。

2.体征

肾肿大在梗阻性疾病中常见。常呈上腹部肿块,梗阻严重时,可完全无尿,耻骨上可扪及充盈的膀胱。合并感染时,肾区叩击痛;下神经源性膀胱患者,会阴区皮肤感觉消失,肛门括约肌松弛;下尿道梗阻时,尿道管不易插入。

3.实验室检查

(1)血常规:感染时白细胞升高,肾衰竭后期可出现血色素下降。

(2)尿常规:感染时,可现白细胞、脓细胞。出血时,可见红细胞,偶有微量蛋白。

(3)尿培养:在合并泌尿系感染时,常可培养出相关细菌。

(4)血生化检验:梗阻性肾病晚期出现肾功能减退时,有氮质血症,肌酐升高,酸中毒,电解质紊乱。

4.其他检查

(1)X线腹部平片:腹部平片检查,可帮助发现肾输尿管结石。如由肾结核引起者,可在腹腔内及肾区见到钙化灶。脊柱X光拍片可发现脊柱裂或骨折、肿瘤,神经性膀胱存在。

(2)B超检查:超声波检查发现肾积液,阳性率达100%,结核肾脏钙化,脓肿大小形态结构,诊断阳性率极高。肾脏肿瘤,膀胱内肿瘤,前列腺增大、肿瘤或尿路结石有重要的诊断价值。对输尿管周,肾周及腹壁后,盆腔病变不易确诊。

(3)静脉肾盂造影:造影可明显反应肾脏、肾盏、肾盂和输尿管解剖结构。当肾积水时,可见到造影剂滞留于扩大的肾盂内,并可观察输尿管的扩张程度,及输尿管周围的病变。当下尿路梗阻时,在造影结束,等待膀胱充盈后,做排尿性膀胱尿道造影可显示病变。

(4)CT检查:对确立梗阻性肾病的梗阻部位和病因作用较大,除可测得肾脏的形态大小外,还可检出有各集合管系统扩张的情况,特别是由于肾内、肾外、腹膜后等肿瘤病变,引起压迫者更为重要。

(5)膀胱尿道镜检查:通过尿路膀胱镜检查,可直接观察到尿道及膀胱病变情况,如尿道狭窄、瘢痕、膀胱肿瘤、息肉、出血等。

(二)鉴别诊断

1.反流性肾病

本病婴幼儿多发,为先天性或由某种原因引起尿液自膀胱反流入输尿管中,然后进入肾盂内。鉴别诊断时,可做排泄性膀胱输尿管造影。为患者排尿动作时可见膀胱内尿液反流入输尿管内,结合X线造影,可见肾瘢痕及无梗阻的肾盂积液,可以鉴别诊断本病。

2.先天性肾畸形合并尿路感染

如马蹄肾、重肾、输尿管解剖异常,进而致结石形成,导致梗阻肾,引发肾衰,应详细鉴别诊断。

3.肾皮质坏死

急性肾小管坏死,肾动脉或肾静脉闭塞,药物中毒等。

四、西医诊断标准

梗阻性肾病必须具备两个条件,即尿路梗阻与肾损害,后者包括肾小球和肾小管功能损害,两者缺一不可。单纯的尿路梗阻和单纯的肾损害,均不足以诊断本病。

(一)患者存在典型的尿路症状

如排尿不畅,或无尿,尿急,或尿失禁,尿潴留。

(二)尿路感染

反复发作性,或难治性尿路感染,可有腰困、腰痛。

(三)急性肾功能不全

或少尿与多尿交替出现,肌酐、尿素氮升高,酸中毒,电解质平衡失调。

(四)影像学检查

肾盂积水,输尿管扩张或狭窄,输尿管,肾盂内结石或肿瘤占位,前列腺增大。

(五)当导尿时,导尿管难于插入

直肠指检,前列腺增大坚硬,中央沟消失,边缘不清。

五、西医治疗

(一)外科治疗

1.下尿路梗阻

如前列腺肥大,或前列腺肿瘤。应早期行外科手术切除,解除梗阻。如果不宜手术者,可行留置导尿。无法插入导尿管者,可行耻骨上膀胱切开留置导尿。由于外伤、手术、放疗、或慢性炎症引起的尿道狭窄,可行尿道扩张术。无法扩张者可行耻骨上膀胱切开留置导尿术。

2.膀胱先天反流性肾病

首先要留置导尿,在此基础上,进行按摩针灸,中药治疗,必要时外科手术治疗。

3.输尿管梗阻

结石是成人输尿管梗阻最常见的病因。结石直径小于5～7mm,或7～15mm者,可用体外碎石治疗,90%结石可被击碎,加用利尿排石等对症治疗,即可排出结石,解除梗阻。当结石直径超过20mm或更大者,在输尿管上段者经碎石治疗无效,需作外科手术取石。当结石较大,不宜粉碎,在输尿管下段者,可应用输尿管膀胱镜取石。

如结核引起或其他炎症引起的输尿管狭窄和肿瘤,后腹膜纤维化引起的压迫,积极手术治疗。

(二)内科治疗

1.积极控制高血压

梗阻性肾病未及时治疗,常可继发血压升高,可服用钙通道阻滞药,血管紧张素转换酶抑制剂予以控制。

2.严密控制感染

在尿路梗阻情况下,常诱发急性感染和慢性感染。需做尿细菌培养和药敏试验,有针对性选择抗生素治疗。如长期留置导尿的患者,定期更换导尿管,每日冲洗膀胱,冲洗后将抗生素注入保持局部抗菌治疗。

3.维持水电解质、酸碱平衡

在肾功能损害时,易出现水、电解质酸碱平衡紊乱,注意纠正。

4.替代疗法

尿路梗阻引起的慢性肾衰竭,或终末期肾衰时需行血透治疗。

六、中医病因病机概述

梗阻性肾病,中医文献中属肾着、癃闭、水肿、腰痛、关格范畴。《金匮要略·五脏风寒积聚病脉证并治》述:“肾着之病,其人体身重,腰中冷,如坐水中,形如水状反不渴,小便自利,饮食如故”。《证治准绳·杂病·闭癃遗尿总论》中说:“闭癃者,溺闭不通而淋沥滴点也”。“盖闭者暴病,为溺闭,点滴不出……”。此临床证候,皆与梗阻性肾病相类似。初病以实为主,后期多为虚实夹杂,肾气衰败表现。

(一)病因

1.先天禀赋不足

肾系化生不全,肾气虚损,气化失司,浊毒蕴滞。

2.饮食不洁

内生湿热浊邪聚结为石,阻塞肾系尿路。

3.后天肾气虚损

直至积聚癥瘕丛生,阻塞肾系尿路。

4.外淫内侵

湿热浊邪经肌肤孔窍侵入,或从下阴上犯,蕴结肾与尿路阻塞不通。

5.劳倦致病

因刀刃或跌打损伤腰部经络及肾、尿路,或手术误伤尿路等。

6.孕育胎大

胎大挤压尿路,排尿不畅。

7.瘀血阻滞

各种原因引发的血不循经,溢于尿路阻塞不通。

(二)病机

1.病位

病位主在肾、膀胱、尿路,常及肝脾三焦。

2.病性

本病发病多复杂、多变，呈急性和慢性。主因为脾肾虚亏为本，寒湿热，砂石、癥瘕、外伤、气血瘀滞，阻塞尿路不畅为标。初起以邪实为主，进而则虚实夹杂并存。如久损不复，则致肾痨、肾痹、关格等证候。

3.病机转化

本病初发常因砂石、湿热浊邪、血瘀、积聚、癥瘕、痰浊阻塞尿路。致肾及膀胱气化不利的实证为主。如失治误治，久治不愈，在中后期，精气耗伤亏虚；实邪未去，因实致虚，虚实并存证候。而且，可虚实相互转化，而致本病缠绵不愈进展为肾痨、关格。

七、中医辨证诊断要点

(一)辨证要点

梗阻性肾病发生因素呈复杂多样性。因先天禀赋不足，孕育缺失者少见，多见于后天饮食不洁，水湿气化失常，痰凝热盛，砂石、癥瘕、积聚、外伤等因素致病。尤其以砂石、男性尿道痰凝癥瘕最为常见。临证表现主以小便淋沥，点滴不畅，腰部少腹疼痛，虚损乏力等。发病初期多以邪实为主；实则以湿热、砂石、血瘀、痰浊、积聚病邪常见。如失治误治，病情迁延，可致肾脾虚损，肾气衰败，关格，阴阳失调，气血亏虚的本虚标实证。

(二)辨证分型

1.湿热蕴结，膀胱气化不利证

主证：小便艰涩，刺痛灼热，尿赤红，频急，时有身热。

副证：腰痛，少腹拘痛，口渴喜饮，时有呕吐。

宾证：舌质红，苔黄腻，脉滑数。

辨证解析：本证多因内生浊毒，郁久化热，或因外感湿热毒邪，循经下注，蕴结肾系、膀胱尿路；或煎熬阴液，聚结成石，阻滞尿路；气化不利，溲泻不畅，故小便艰涩，点滴不尽，刺痛，灼热；砂石损及脉络，血行脉外，则见尿赤黄，尿频急，时有身热。灼热之邪凝结肾体，气机不畅，不通则痛，故腰痛，少腹拘痛。病及脾胃，升降失常，则时有恶心呕吐。热灼耗阴，则见口渴喜饮。舌质红，苔黄腻，脉滑数皆为湿热蕴结之象。

2.气滞血瘀，痰浊、石、滞阻证

主证：腰府刺痛隐痛，甚则绞痛难忍，痛引胁腹，并向少腹、阴骶放散，尿赤红，血丝血块，尿急尿痛。

副证：时有畏寒、汗出及呕恶，口渴欲饮。

宾证：舌质紫暗，或有瘀斑点，苔白或黄，脉弦紧数。

辨证解析：本证腰府刺痛，隐痛等疼痛的成因，主要为浊、石、瘀血阻滞肾系气机而发的证候。尿红赤，血丝血块，溲时疼痛，皆为气滞血瘀所为。疼痛甚则，可伤阳耗气，卫气不固，故见畏寒汗出。肾病犯及脾胃，升降失常，故伴呕恶、口渴、舌质紫暗，瘀斑。苔白或黄，脉弦紧，皆为气滞血瘀征象。

3.肾脾气虚，癥瘕、痰浊阻滞证

主证：发病渐进迁延，小便滴点不利，少腹胀滞，腰膝酸软，倦怠乏力。

副证：食少纳呆，脘腹胀满，大便溏薄，面色无华，头晕脑胀。

宾证：舌质淡，苔薄白，舌体胖嫩，脉沉细，双踝水肿。

辨证解析：本证多因尿路痰浊、癥瘕阻滞，迁延渐进，膀胱气化失司，故尿点滴不尽。因误治失治，缠绵不愈，久病伤肾耗气，肾气虚损，久之及脾，而致脾气虚损，纳运失常，故食少纳呆，脘腹胀闷，大便溏薄，时有双踝水肿。脾肾气虚，精微不足，不能荣养机体，故见面色无华；腰膝酸困，倦怠乏力。舌质淡，苔薄白，脉沉细弱，头晕，皆为久病脾肾气虚之象。

八、中医中药论治法则

（一）论治要点

本病多发于后天，论治时关键找出不通之因，尽早尽快祛除阻塞之邪。中医中药辨证论治，常采用清热利湿、化石排石、祛痰、软坚、活血化瘀等通利法则为主的治疗方法。当久病呈现肾脾虚亏时，应及时给予益肾健脾的扶正治疗。如不能缓解治愈时，应及早采用西医学的手术、碎石、导尿等治疗，切勿贻误机会，预防不可逆的肾功能恶化。

1.湿热蕴结，膀胱气化不利证

治法：清利湿热，通逐浊石。

方药与方解：八正散，石韦散，加金钱草 30g、海金沙 30g、赤白芍各 30g、醋元胡 20g（阅方剂篇）。

疗程与转归：一周为 1 个疗程，一般需 2～3 个疗程。证变随证立法选方。

2.气滞血瘀，痰浊、石滞阻证

治法：理气，活血化瘀，泻浊石，通滞阻。

方药与方解：桃红四物汤，八正散，加金钱草 30g、海金沙 20g、赤芍 30g、延胡 20g（阅方剂篇）。

疗程与转归：一周为 1 个疗程，2～3 个疗程。证变随证立法选方。

3.脾肾气虚，癥瘕、痰浊滞阻证

治法：益肾健脾，豁痰软坚，破积除聚。

方药与方解：济生肾气丸，四君子汤，加三棱 15g，莪术 15g，半夏 15g，白芥子 10g，赤白芍各 30g，桂枝尖 10g（阅方剂篇）。

疗程与转归：2 周为 1 个疗程，2～4 个疗程。证变随证立法选方。

（二）外治法

1.尿道扩张术

此术适用于膀胱颈痉挛，尿道外伤，长期淋球菌感染，会阴、子宫、阴道放疗等引起的尿道狭窄，排尿不畅，尿潴留者。

操作治疗：金属尿道扩张器，高压消毒后，从小号至大号按序逐步进行扩张术，当扩张器缓缓插入后，上下左右适度加压，每号 2～3 分钟。初始每周 1 次，随排尿情况可 1～2 周治疗 1 次，持续 6～12 个月，直至排尿后，膀胱内无残留尿液为主。操作时要轻柔，避免损伤尿道。

2.针刺疗法

适应证：神经源性膀胱，膀胱颈痉挛，尿路结石，绞痛等。

取穴区：足三里，中极，三阴交，阴陵泉，关元，气海；足反射区：肾，膀胱，输尿管，脑垂体等区。

操作治疗：穴区穴位常规消毒，选毫针直刺，得气后留针30～40分钟，留针期间3～5分钟行针一次，按证型选用补泻手法。疼痛解除时可停用治疗。对神经源性膀胱及膀胱颈痉挛者，每日1次，10～15次为1个疗程。

3.按摩疗法

在排尿前，可行下腹部膀胱区按摩治疗，从轻到重，可恢复膀胱气化收缩功能而助排尿，排尿后继续治疗10～15分钟。

4.足部手法治疗

选取区穴：头部，大脑，脑垂体，肾上腺，肾，膀胱，尿道，输尿管，肝脾等。

应用手法：点法，按法，扣法，刮法，推法等手法。

操作治疗：选上法按各区穴从上到下，从内到外，每穴区治疗3～5分钟，双足同时治疗，每日1次，10～15次为1个疗程。

5.刮痧疗法

选区穴：腰背部，腹部，双肘窝，双腘窝区，双足掌区。适用于疼痛，时冷时热，伴恶心呕吐者。

操作治疗：皮肤涂介质，专用刮痧板，先背腰后腹部，先上后下进行刮拭，直至皮肤潮红，皮下出痧为主，经治疗后疼痛呕吐、时冷时热即效。

九、调护与转归

(一)饮食调护

宜清淡饮食，少纳膏粱厚味、辛辣温燥之品，适量多饮水，忌烟酒。

(二)调情志

防过怒过急，忧思悲恐，保持心情舒畅。

(三)防过劳

以静为主，动静结合，适当活动，起居规律。

(四)防外淫侵入

保持室内空气新鲜，会阴部清洁卫生，防邪毒上犯。

(五)转归

预后与梗阻的持续时间，患者年龄、阻塞因素及自身抗病能力关系密切。如果及时解除梗阻，原发病较轻者，治疗得当，则一般预后良好。反而梗阻时间长，可引起不可逆的肾功能不全，则预后不佳。

十、疗效评价标准

参考《中华人民共和国中医药行业标准，中医病证诊断疗效标准》，1995年1月1日实施。

(一)治愈

小便通畅，症状体征消失，尿常规、肾功能、影响学检查在正常范围。

(二)好转

主要临床症状明显好转，梗阻明显减轻，尿常规、肾功能较前好转，或接近正常。

(三)无效

主要症状无改善，尚有恶化征象，或出现严重并发症。

十一、中西医结合论治体会

梗阻性肾病是引发间质性肾病或慢性肾功能不全的常见病因。中医文献无此病名，据临床证候所见，归属于中医的石淋、热淋、腰痛、癃闭证，可继而发展为虚劳、肾劳、关格证。中西医治疗本证，皆以通利解除阻塞为原则。因结石、肿瘤、前列腺增生，外伤、输尿管畸形异常等梗阻者，多以外科手术碎石、扩张尿道等为最有效的治疗方法。同时结合中医的通利活血化瘀、软坚等中西中药内治与外治相用，可加强西医的治疗功效，而且后遗症可大大减少。

当有慢性感染，或砂石小而少者，或梗阻时，已有肾功能轻度损害者，在梗阻解除的基础上，应用中医中药、内治和外治方法，清利湿热，活血化瘀，疏通肾络，补益脾肾论治方法，结合抗生素治疗，纠正酸中毒和电解质紊乱，可显著改善肾缺血，恢复细胞萎缩，使坏死细胞组织修复，进而抑制肾小球、肾小管间质纤维化，恢复肾功能，疗效显著。

中西医结合治疗本病明显优于单纯的西医治疗和中医治疗。为此，当确诊为此类病证时，应根据不同的病因，把握时机，选择不同的行之有效的治疗方法和两类技术，进行论治本类疾病。

第七章　老年肿瘤

第一节　膀胱癌

一、概述

膀胱癌是泌尿系统最常见的恶性肿瘤，90％以上为移行细胞癌，其中80％以上为无浸润的浅表性癌，初次治疗后复发率高达70％。据世界卫生组织2002年统计，全球每年约有36万新发病例，发病率居恶性肿瘤第九位，男性患者约占75％～80％，发病率近年呈增高趋势，每年约有15万人死于膀胱癌，居所有癌症第12位，自然生存期约16至20个月。膀胱癌的发病率随着年龄急剧增加，40岁以下发病的少见，中位发病年龄65岁。发病年龄高峰为70岁；膀胱癌的发病有地区性和种族性，美国和西欧高，日本低，美国的白人高于黑人，男女比例为3∶1。我国尚无全国性膀胱癌的发病率统计，据1996年公布的1990—1992年我国22个省、市地区居民恶性肿瘤死亡率及死因构成统计，膀胱癌世界标化死亡率男性占第11位(1.89/10万)，女性占第16位(0.55/10万)，合计1.15/10万。

膀胱癌的病因目前尚不明确，一般认为抽烟或职业原因而长期接触芳香胺类物质，如染料、皮革、橡胶和油漆等，是重要发病因素。另外，人体内色氨酸的异常代谢产物经肝代谢后进入膀胱，具有致癌作用。患有血吸虫病、炎症、膀胱结石及尿路梗阻等疾病的患者膀胱癌的发病率亦高于一般人。根据流行病学研究显示，膀胱癌具有一定的家族相关性，尤其是直系亲属，具有较高的患病风险。

中医古籍中没有膀胱癌病名的记载，从临床表现看，膀胱癌属“溺血”“血淋”“癃闭”等范畴。《医学精要》云：“溺血者，溺下红赤也。”朱丹溪进一步指出“溺而痛者为血淋，不痛者为溺血”。《金匮要略》则有“淋之为病，小便如粟状，小腹弦急，痛引脐中”的描述。《素问・宣明五气》记载“膀胱不利为癃”。《素问・标本病传论》同时记载“膀胱病，小便闭”，说明该病发于膀胱。《类证治裁・闭癃遗溺》更指出“闭者，小便不通……癃者，小便不利……”并形象地描述“闭者点滴难通”“癃为滴沥不爽”。《证治要诀》则补充到“小便滴沥涩痛者，谓之淋”。《丹溪心法》认为“血淋一证，须看血色分冷热。色鲜者，心，小肠实热；色瘀者，肾，膀胱虚冷”。《诸病源候论》则概括该病是“由肾虚而膀胱热之故也”，说明本病发病机制是正虚邪实，正虚为本，邪实为标。在治疗方面，除传统的辨证施治外，对于小便不通，《备急千金要方・膀胱腑》记载道“以葱叶除尖头，内阴茎孔中深三寸，微用口吹之，胞胀，津液大通，便愈”，这是最早关于导尿术治疗该病的记载。

二、病因病机

正虚邪实，本虚标实是本病发病的两大因素。一般初病为实，久病为虚。其主要病因病机如下。

(一)外感邪毒

外阴不洁,湿毒邪热上移膀胱;或外受温热邪毒,致湿热内生,下注膀胱,湿热瘀阻,伤及脉络发为本病。

(二)饮食所伤

饮食不洁,恣食膏粱厚味、肥甘辛辣之品,嗜烟喜酒,损伤脾胃,脾失健运,津液内停,滞而成湿,化热下注膀胱,阻滞气机、壅塞脉络发为本病。

(三)情志不调

忧思郁怒,致肝郁气滞,气机不调,津液停滞形成痰湿,痰气交阻于络,气滞血瘀,致痰、气、瘀相互搏结,发为本病。

(四)正气虚损

先天肾气亏虚,素有脾胃,或年老体弱,以及劳累过度、房事不节均可导致脾肾亏虚,水液代谢失常,水湿不化,瘀积成毒,湿毒化热下注膀胱,发为本病。

三、诊断

(一)诊断要点

1.临床表现

(1)血尿:绝大多数以间歇性、无痛性肉眼血尿就医,偶表现为镜下血尿。一般为全程血尿,终末加重,血尿浓度与肿瘤大小、数目、恶性程度并不一致。

(2)尿路刺激征:肿瘤有坏死或浸润膀胱壁或者是实体性癌的时候可表现为尿频、尿急、尿痛或夜尿增多,原位癌常有类似于膀胱炎的症状,位于膀胱颈或带蒂的肿瘤会引起排尿困难或尿潴留。

(3)其他:肿瘤压迫局部可出现排尿困难、下肢水肿,当肿瘤直径大于 5 cm 时可触及下腹部肿块,晚期肿瘤侵犯周围组织、器官或有盆腔淋巴结转移时可出现膀胱区疼痛、尿道阴道瘘等。

2.辅助检查

怀疑膀胱癌的患者首先进行尿常规、尿脱落细胞学、血肿瘤标志物、腹部和盆腔 B 超等检查,根据上述检查结果决定是否行膀胱镜、静脉尿路造影、盆腔 CT 或(和)盆腔 MRI 等检查明确诊断。其中,膀胱镜检查是诊断膀胱癌的最主要方法,结合活体组织检查即可明确诊断,影像学检查可协助诊断,并可进行分期以了解膀胱癌的浸润情况。

(二)辅助检查

1.膀胱镜及细胞学检查

(1)膀胱镜检查及肿瘤活检:经尿道膀胱镜检查能直接观察膀胱内部结构,确定有无膀胱肿瘤的存在,了解肿瘤的部位、数目、大小、形态,提供直接肿瘤组织分级依据,并可取活组织以明确诊断,被认为是膀胱癌诊断中最为重要的方法,在膀胱肿瘤诊断中占有重要的地位。所有疑为膀胱肿瘤的患者均应接受膀胱镜检查。

(2)尿脱落细胞学检查:尿脱落细胞学检查方便,简单易行,但存在一定的局限性,阳性率为 70%～80%。假阴性病例多数为分化良好的乳头状肿瘤;假阳性常为结石、感染、损伤、尿潴留等所致。职业性膀胱癌的筛选及初诊时一般选择尿细胞学检查(特异性接近 100%),因为尿细胞学检查能在非侵入的情况下筛查尿内是否存在癌细胞,且简便廉价。

2.影像学检查

(1)B超:费用较低,方法简单、无痛苦,准确率高,能较好地提供膀胱肿瘤的大小、数目、定位和浸润情况,但小于0.5 cm且位于膀胱前壁者不易发现。

(2)CT:常用作膀胱癌的分期,有助于发现肿瘤浸润深度、邻近脏器侵犯范围和淋巴结的转移,也可用作鉴别隐性结合、乳头状肿瘤和血块,但不能发现直径<5mm的肿瘤和原位癌。

(3)MRI:在分期方面不比CT优越,对软组织显示优于CT,能发现膀胱壁炎症、肥大和充血等症状,可更准确判断肿瘤大小和浸润深度、转移淋巴结的大小等。当肾功能不全导致静脉肾盂造影肾脏不显影时,可采用MRI水成像使无功能肾的集合系统显像,有助于发现上尿路肿瘤。

(4)静脉肾盂造影:所有临床怀疑膀胱肿瘤的患者,一般考虑行此项检查以了解上尿路有无异常。

(5)膀胱动脉造影:一般不需要,可清晰看到膀胱瘤血管,对于动脉插管化疗及动脉栓塞止血有一定价值。

3.肿瘤指标

癌胚抗原(CEA)、膀胱肿瘤相关抗原(BTA)、LDH同工酶、β-葡萄糖醛酸苷酶(β-GRS)、尿N-乙酰-β-D-氨基葡萄糖苷酶(NAG)、尿纤维蛋白降解产物(FDP)、血型抗原Lewis A抗原和Lewis X抗原等指标可能在膀胱肿瘤患者中升高,可作为诊断膀胱癌的参考指标。有文献报道BTA、FDP和D-二聚体(D-Dimer)检测、细胞核基质蛋白-22(NMP-22)、血型相关Lewis X抗原;核酸水平检测:端粒酶、染色体异常和荧光原位杂交(FISH)、微卫星DNA序列检测等,作为辅助手段越来越多地应用到膀胱癌,尤其是早期诊断膀胱移行细胞癌的临床诊断中,增加了早期肿瘤的检出率。

(三)临床分型

膀胱癌可以分为上皮癌和非上皮癌,其中上皮癌占95%以上,其中90%以上来源于移行上皮,另外3%左右为鳞癌、2%为腺癌、1%为小细胞癌。在埃及血吸虫病流行的地区,膀胱鳞癌的发病率较高,55%的泌尿上皮肿瘤可为鳞癌。除了上述单一病理类型外,泌尿上皮肿瘤常常有混合型,如移行细胞癌合并鳞癌、移行细胞癌合并腺癌等等。

根据癌细胞分化程度,膀胱癌的组织病理学分级(G)可分为:G_1:高分化,G_2:中分化,G_{3-4}:低分化或未分化。膀胱癌的分级与浸润性成正比。

(四)TNM分期

美国癌症联合会(AJCC)分期标准(2010版)如下。

1.原发肿瘤(T)

T_x:原发肿瘤无法评估。

T_0:无原发肿瘤证据。

T_a:非浸润性乳头状癌。

T_{is}:原位癌。

T_1:侵及上皮下结缔组织。

T_2:侵及固有肌层。

pT_{2a}:侵及浅肌层(内 1/2)。

pT_{2b}:侵及深肌层(外 1/2)。

T_3:侵及膀胱周围组织。

pT_{3a}:镜下可见。

pT_{3b}:肉眼可见。

T_4:侵及以下任何部位:前列腺,精囊,子宫,阴道,盆壁,腹壁。

T_{4a}:侵及前列腺,子宫,阴道。

T_{4b}:侵及盆壁,腹壁。

2.区域淋巴结(N)

N_x:区域淋巴结无法评估。

N_0:无区域淋巴结转移。

N_1:单个真骨盆内淋巴结。

N_2:多个真骨盆内淋巴结。

N_3:髂总淋巴结。

3.远处转移(M)

M_0:无远处转移。

M_1:远处转移。

(五)中医辨证分型

1.证候要素

临床上膀胱癌虚实夹杂,可数型并见。在既往研究基础上,结合文献报道以及国内中医肿瘤专家意见,膀胱癌可分为以下 7 种证候要素。

(1)气虚证。

主症:神疲乏力,少气懒言,腹痛绵绵。

主舌:舌淡胖。

主脉:脉虚。

或见症:食少纳呆,形体消瘦,气短,自汗,畏寒肢冷。

或见舌:舌边齿痕,苔白滑,薄白苔。

或见脉:脉沉细,脉细弱,脉沉迟。

(2)阴虚证。

主症:五心烦热,口咽干燥,小便短赤。

主舌:舌红少苔。

主脉:脉细数。

或见症:五心烦热,形体消瘦,两颧红赤,咽干口燥,潮热盗汗。

或见舌:舌干裂,苔薄白或薄黄而干,花剥苔,无苔。

或见脉:脉浮数,脉弦细数,脉沉细数。

(3)阳虚证。

主症:面色㿠白,畏寒肢冷,排尿乏力。

主舌:舌淡苔白。

主脉:脉沉迟。

或见症:小便淋漓,尿流渐细,下肢酸软,喜温喜按,水肿,大便溏泄,小便不通或点滴不爽,腰膝冷痛,畏寒肢冷。

或见舌:舌胖大苔滑。

或见脉:脉细弱。

(4)血虚证。

主症:面色无华,头晕眼花,爪甲色淡,尿血色淡。

主舌:舌淡。

主脉:脉细。

或见症:心悸怔忡,失眠健忘,小便短少。

或见舌:苔白,苔薄白。

或见脉:脉沉细,脉细弱。

(5)血瘀证。

主症:下腹包块,刺痛固定,肌肤甲错。

主舌:舌质紫黯或有瘀斑、瘀点。

主脉:脉涩。

或见症:面色黧黑,唇甲青紫,阴道出血色黯瘀,或夹血块。

或见舌:舌胖嫩,苔白滑,苔滑腻,苔厚腻,脓腐苔。

或见脉:脉沉弦,脉结代,脉弦涩,脉沉细涩,牢脉。

(6)热毒证。

主症:口苦身热,尿赤便结。

主舌:舌红或绛,苔黄而干。

主脉:脉滑数。

或见症:尿血、尿痛、小便频数短涩,口干不欲饮,腰痛不适,小腹胀满。

或见舌:舌有红点或芒刺,苔黄燥,苔黄厚黏腻。

或见脉:脉洪数,脉数,脉弦数。

(7)气滞证。

主症:下腹胀满,痛无定处。

主舌:舌淡黯。

主脉:脉弦。

或见症:烦躁易怒,口苦咽干,嗳气,少腹包块,攻撑作痛。

或见舌:舌边红,苔薄白,苔薄黄,苔白腻或黄腻。

或见脉:脉弦细。

2.辨证方法

(1)符合主症2个,并见主舌、主脉者,即可辨为本证。

(2)符合主症2个,或见症1个,任何本证舌、脉者,即可辨为本证。

(3)符合主症1个,或见症不少于2个,任何本证舌、脉者,即可辨为本证。

3.辨证分型

见表7-1。

表7-1　膀胱癌辨证分型

治疗阶段	手术阶段	化疗阶段	放疗阶段	单纯中医治疗阶段
辨证分型	气血亏虚	脾胃不和	气阴两虚	湿热下注
	脾胃虚弱	气血亏虚	热毒瘀结	瘀毒蕴结
		肝肾阴虚		肾气亏虚
				阴虚火旺

四、治疗原则

根据膀胱癌病变浸润程度、治疗及预后,可将膀胱癌分为3类:非浸润性病变、浸润性病变和转移性病变,对不同的分类采用不同的治疗措施。

(1)非浸润性病变(0、Ⅰ期):行保留膀胱的治疗。

(2)浸润性病变(Ⅱ、Ⅲ期):此类患者的标准治疗为根治性膀胱切除术。有高危复发危险的患者如T_3病变或T_2病变伴分化差、病变浸透膀胱壁、有脉管瘤栓的应考虑术后辅助化疗。为减轻根治性膀胱切除术的后遗症、提高患者的生活质量,近年有学者提出采用经尿道膀胱肿瘤切除术联合化疗、放射治疗的综合治疗来达到保留膀胱的目的,初步研究显示其疗效与根治性膀胱切除术相似,但尚待进一步证实。

(3)转移性病变(Ⅳ期):放射治疗和化疗为主。

(一)中西医结合治疗原则

对于接受手术、放疗、化疗且具备治疗条件的膀胱癌患者,采用中西医结合的治疗方式。西医治疗具体可参照NCCN肿瘤学临床实践指南原则进行。在膀胱癌的多学科综合治疗中,在不同的治疗阶段,可选择不同的中医治疗方法,其基本原则是:在手术、放疗、化疗期间及恢复期,不宜运用攻伐太过的中药,应以扶正治疗为主,以起到减毒增效的作用;在手术、放化疗后,视患者具体情况,采取或补、或攻、或攻补兼施的治疗,以防治肿瘤的复发和转移。可以分为以下4种治疗方法。

1.中医防护治疗

适应人群:围手术期、放化疗期间的患者。

治疗原则:以扶正为主。

治疗目的:减轻手术、放化疗等治疗手段引起的不良反应,促进机体功能恢复,改善症状,提高生存质量。

治疗手段:辨证汤药±口服中成药±中药注射剂±其他中医治法。

治疗周期:围手术期,或与放疗、化疗等治疗手段同步。

2.中医加载治疗

适应人群:有并发症,老年 PS 评分 2,不能耐受多药化疗而选择单药化疗的患者。

治疗原则:以祛邪为主。

治疗目的:提高上述治疗手段的疗效。

治疗手段:中药注射剂±辨证汤药±口服中成药±其他中医治法。

治疗周期:与化疗同步。

3.中医巩固治疗

适应人群:手术后无需辅助治疗或已完成辅助治疗的患者。

治疗原则:扶正祛邪。

治疗目的:防止复发转移,改善症状,提高生存质量。

治疗手段:辨证汤药+口服中成药±中药注射剂±其他中医治法。

治疗周期:3 个月为 1 个治疗周期。

4.中医维持治疗

适应人群:放化疗后疾病稳定的带瘤患者。

治疗原则:扶正祛邪。

治疗目的:控制肿瘤生长,延缓疾病进展或下一阶段放化疗时间,提高生存质量,延长生存时间。

治疗手段:中药注射剂±辨证汤药±口服中成药±其他中医治法。

治疗周期:2 个月为 1 个治疗周期。

(二)单纯中医治疗原则

适应人群:不适合或不接受手术、放疗、化疗等治疗的患者。

治疗原则:扶正祛邪。

治疗目的:控制肿瘤生长,减轻症状,提高生存质量,延长生存时间。

治疗手段:中药注射剂+口服中成药±辨证汤药±中医其他疗法。

治疗周期:2 个月为 1 个治疗周期。

五、治疗手段

(一)辨证汤药

1.中西医结合治疗

(1)手术结合中医药治疗。

气血亏虚

临床表现:面色淡白或萎黄,唇甲淡白,神疲乏力,少气懒言,自汗,或肢体肌肉麻木、女性月经量少,舌体瘦薄,或者舌面有裂纹,苔少,脉虚细而无力。

治疗原则:补气养血。

中药汤剂:八珍汤加减,或当归补血汤加减,或十全大补汤加减。

药物组成:人参、白术、茯苓、当归、川芎、白芍、熟地黄,或黄芪、当归,或人参、肉桂、川芎、地黄、茯苓、白术、甘草、黄芪、当归、白芍、生姜、大枣。

辨证加减:兼痰湿内阻者,加半夏、陈皮、薏苡仁;若畏寒肢冷,食谷不化者,加补骨脂、肉苁蓉、鸡内金。若动则汗出，怕风等表虚不固之证，加防风、浮小麦。

脾胃虚弱

临床表现：纳呆食少，神疲乏力，大便稀溏，食后腹胀，面色萎黄，形体瘦弱，舌质淡，苔薄白。

治疗原则：健脾益胃。

中药汤剂：补中益气汤加减。

药物组成：黄芪、人参、白术、炙甘草、当归、陈皮、升麻、柴胡、生姜、大枣。

辨证加减：肾精亏虚者，加熟地、制山萸肉、覆盆子、金樱子、桑螵蛸。

(2)放疗结合中医药治疗。

热毒瘀结

临床表现：会阴部皮肤肿痛、破溃，尿频、尿急、尿痛、小便短赤，腰背酸痛，小腹胀满、疼痛，口渴，食欲不振；舌红或绛，苔微黄腻，脉滑数或脉弦。多见于放射性皮炎、膀胱炎。

治疗原则：清肠燥湿，活血解毒。

中药汤剂：芍药汤合八正散加减。

药物组成：芍药、当归、黄连、木香、大黄、黄芩、肉桂、车前子、瞿麦、山栀子仁、通草、灯心草、炙甘草。

辨证加减：会阴部皮肤肿痛、破溃者，用黄连、黄柏、虎杖煎汤外敷；血尿不止者，加琥珀粉、杜仲炭、小茴香炭、仙鹤草；小便淋漓不尽者，加生杜仲、菟丝子；小腹坠胀疼痛者，加蒲黄、炒五灵脂、川楝子、乌药。

气阴亏虚

临床表现：口干，乏力，盗汗，尿频、尿血，伴腰膝酸软，或伴纳呆食少，舌红，苔白或少苔，脉细或数。多见于放射性损伤后期，或迁延不愈，损伤正气者。

治疗原则：益肾滋阴。

中药汤剂：知柏地黄汤加减。

药物组成：熟地黄、山茱萸、山药、泽泻、茯苓、丹皮、知母、黄柏。

辨证加减：血尿者，加大小蓟、地榆、白茅根；阴虚重，潮热、盗汗者，加女贞子、墨旱莲；血虚者，加阿胶、当归、丹参。

(3)化疗结合中医药治疗。

脾胃不和

临床表现：胃脘饱胀、食欲减退、恶心、呕吐、腹胀或腹泻，舌体多胖大，舌苔薄白、白腻或黄腻。多见于化疗引起的消化道反应。

治疗原则：健脾和胃，降逆止呕。

中药汤剂：旋覆代赭汤加减，或橘皮竹茹汤加减。

药物组成：旋覆花、人参、生姜、代赭石、甘草、半夏、大枣；或半夏、橘皮、枇杷叶、麦冬、竹茹、赤茯苓、人参、甘草。

辨证加减：若脾胃虚寒者，加吴茱萸、党参、焦白术；若肝气犯胃者，加炒柴胡、佛手、白芍。

气血亏虚

临床表现：疲乏、精神不振、头晕、气短、纳少、虚汗、面色淡白或萎黄，脱发，或肢体肌肉麻木、女性月经量少，舌体瘦薄，或者舌面有裂纹，苔少，脉虚细而无力。多见于化疗引起的疲乏或骨髓抑制。

治疗原则：补气养血。

中药汤剂：八珍汤加减，或当归补血汤加减，或十全大补汤加减。

药物组成：人参、白术、茯苓、当归、川芎、白芍、熟地黄，或黄芪、当归，或人参、肉桂、川芎、地黄、茯苓、白术、甘草、黄芪、当归、白芍、生姜、大枣。

辨证加减：兼痰湿内阻者，加半夏、陈皮、薏苡仁；若畏寒肢冷，食谷不化者，加补骨脂、肉苁蓉、鸡内金。

肝肾阴虚

临床表现：腰膝酸软，耳鸣，五心烦热，颧红盗汗，口干咽燥，失眠多梦，舌红苔少，脉细数。多见于化疗引起的骨髓抑制或脱发。

治疗原则：滋补肝肾。

中药汤剂：六味地黄丸加减。

药物组成：熟地黄、山茱萸（制）、山药、泽泻、牡丹皮、茯苓。

辨证加减：若阴虚内热重者，加墨旱莲、女贞子、生地；若阴阳两虚者，加菟丝子、杜仲、补骨脂。兼脱发者，加制首乌、黑芝麻。

2.单纯中医药治疗

(1)湿热下注。

临床表现：血尿、尿急、尿痛、尿频、腰背酸痛、下肢水肿，或纳呆食少，或心烦口渴，夜寐不能，舌苔黄腻，舌质红，脉滑数或弦数。

治疗原则：清热利湿，凉血解毒。

中药汤剂：八正散加减。

药物组成：车前子、瞿麦、萹蓄、滑石、山栀子仁、炙甘草、木通、大黄。

辨证加减：尿血明显者加大蓟、小蓟、地榆、白茅根；大便秘结者加大黄、芒硝、郁李仁、火麻仁、全瓜蒌。

(2)瘀毒蕴结。

临床表现：血尿，尿中有血块、腐肉，味恶臭，排尿困难或闭塞不通，少腹坠胀疼痛，舌质黯有瘀点，脉沉细。

治疗原则：解毒祛瘀，清热通淋。

中药汤剂：抵当丸合五苓散。

药物组成：大黄、水蛭、虻虫、桃仁、猪苓、泽泻、白术、茯苓、桂枝。

辨证加减：会阴部痛甚者加制马钱子；口舌生疮者合导赤散；下肢肿甚者加白术、泽泻；尿少腹胀者，加萹蓄、沉香；腰骶疼痛明显，加三棱、莪术、露蜂房。

(3)肾气亏虚。

临床表现：无痛性血尿，呈间歇性，伴腰酸腿软，神疲乏力，头晕眼花，舌淡红，脉沉细，尺弱。

治疗原则：益气补肾，收敛摄血。

中药汤剂：金匮肾气丸合二至丸加减。

药物组成：地黄、茯苓、山药、山茱萸、牡丹皮、泽泻、桂枝、牛膝、车前子、附子、女贞子、墨旱莲。

辨证加减：尿血多者加黄芪；眩晕、耳鸣者加杭菊、女贞子；伴津亏便结者加玄参、决明子、肉苁蓉；血虚甚者加熟地、阿胶。

(4)阴虚火旺。

临床表现：小便不爽，尿色鲜红，腰酸，形体消瘦，口苦口干，舌质嫩红，苔薄黄，脉细数。

治疗原则：滋阴降火。

中药汤剂：知柏地黄丸加减。

药物组成：熟地黄、山茱萸、山药、泽泻、茯苓、丹皮、知母、黄柏。

辨证加减：眩晕，耳鸣者加杭菊、女贞子；伴津亏便结者加玄参、决明子、肉苁蓉；尿血者加大蓟、小蓟、地榆、白茅根。

(二)膀胱癌常用中成药

中成药因其药效持久稳定、服药方便等优势在中医药治疗肿瘤中扮演着重要角色，但由于膀胱癌相对发病率较低，故近年来中成药治疗膀胱癌的高质量循证医学证据较少，目前推荐仅限于专家共识的高度，以下仅供参考。

1.八正合剂

清热利湿、通淋散结。适用于湿热下注型膀胱癌。口服，每次 15～20 mL，每日 2～3 次。1 个月为1 个疗程。

2.尿塞通片

理气活血、利水散结。适用于淤血内阻型膀胱癌。口服，每次 4～6 片，每日 3 次。1 个月为1 个疗程。

3.分清五淋丸

清热泻火，利湿通淋。适用于湿热型膀胱癌。口服，每次 9 g，每日 1～2 次，温开水送服。1 个月为1 个疗程。

4.知柏地黄丸

养阴清热，泻火解毒。适用于阴虚火旺型膀胱癌。口服，每次 8 丸，每日 3 次，温开水送服。1 个月为 1 个疗程。

5.平消胶囊

活血化瘀，止痛散结，清热解毒，扶正祛邪。适用于各期膀胱癌患者，有缓解症状、缩小瘤体、抑制肿瘤生长、提高人体免疫力、延长患者生命的作用。口服，一次 4～8 粒，每日 3 次。1 个月为 1 疗程。

6.六味地黄丸

滋阴补肾。适用于膀胱癌肾阴亏损，头晕耳鸣，腰膝酸软，骨蒸潮热，盗汗遗精。口服，每次 9 g，每日2 次。1 个月为 1 疗程。

7.金匮肾气丸

温补肾阳,化气行水。适用于膀胱癌阳虚水肿,腰膝酸软,小便不利,畏寒肢冷。口服,每次 4～5 g,每日 2 次,淡盐水送服。1 个月为 1 疗程。

8.康莱特注射液

益气养阴,化痰祛湿,抑瘤散结。适用于膀胱癌属气阴两虚、痰湿困阻型患者,配合放、化疗有一定的增效作用。静脉滴注,每次 200 mL,每日 1 次。21 天为 1 疗程。联合放、化疗时,可酌减剂量。

9.榄香烯乳注射液

活血化瘀,祛毒抗癌。适用于膀胱癌属于淤血内结型,联合放疗、化疗方案可增强疗效,降低放、化疗的不良反应。静脉滴注,每次 0.4～0.6 g,每日 1 次。2～3 周为 1 疗程。

10 康艾注射液

益气扶正。适用于膀胱癌属于正虚邪毒者。静脉滴注,每日 1～2 次,每次 40～60 mL。30 天为1 疗程。

11.艾迪注射液

清热解毒,消瘀散结。适用于膀胱癌气滞血瘀者。静脉滴注,每次 50～100 mL,每日 1 次。30 天为1 疗程。

12.其他

可根据病情的变化用于膀胱癌晚期扶正的中药注射液。

生脉注射液、参麦注射液、黄芪注射液、川芎嗪注射液、参芪扶正注射液等。

(三)针灸治疗

针灸是针法和灸法的合称,针法是把针灸针按一定穴位刺入患者肌内,运用捻转、提插等针刺手法来治疗疾病;灸法是把燃烧着的艾绒按一定穴位熏灼皮肤,利用药物的温通性来治疗疾病。

1.注意事项

(1)对患者要做必要的解释工作,以消除思想顾虑。

(2)注意检查针具有无损坏,严格消毒,防治感染。

(3)体质虚弱、孕妇、产后及有出血倾向者慎用,注意患者体位要舒适,谨防晕针。

(4)对胸、胁、腰、背脏腑所居之处的穴位,不宜直刺、深刺,肝脾肿大、肺气肿患者更应注意。对尿潴留等患者在针刺小腹部的腧穴时,应掌握针刺方向、角度、深度等,以免误伤膀胱等器官,出现意外事故。

2.针灸方案

实证尿血者,可选小肠俞、中极、太冲、膀胱俞;虚证尿血者,可选肾俞、气海、大钟、三阴交。久病体弱者,可选石门、关元、中极、水泉、足三里。术后尿频尿痛者,可选膀胱俞、关元、中极、三阴交、血海。术后尿潴留者,可选关元、阴谷、三焦俞、委阳、三阴交、水道;放疗后继发膀胱纤维化及挛缩性膀胱者,可选气海、阳陵泉、水道、膀胱俞、三阴交、关元。

六、预防与调护

(一)预防

(1)针对膀胱癌病因,对不同人群采取不同的预防措施:对于从事橡胶、皮革、染料、油漆等工作的人员应减少直接接触的时间,增强这方面的认识;对于长期患有慢性膀胱感染、膀胱结石的患者来说,应积极治疗原发病,去除病因,减轻和避免膀胱慢性刺激;避免抽烟和大量服用非那西汀类药物,以减少导致膀胱癌的机会。

(2)膀胱癌术后复发率约为50%~70%,如何有效的预防术后复发率成为当前研究的热点。膀胱灌注药物被认为是行之有效的方法,过去单种化疗药物或免疫制剂虽然有一定疗效,但其带来的严重的不良反应也是令人生畏的。为了提高疗效,降低不良反应,解决获得性耐药问题,采用局部联合灌注和免疫制剂提取物等新手段、新方法,取得了一定的效果。应根据患者具体情况,选择中医药、膀胱灌注、全身化疗、介入治疗、放射治疗及光动力等治疗方法,以有效的延长患者的生存期。

(二)调护

注意保持会阴区特别是尿道口的清洁,预防感染;不憋尿,勿劳累,禁房事;进行心理护理,帮助患者解除紧张、恐惧、失望等不良心态,引导其忘记疾病,保持心情舒畅,更好地配合多种治疗。

七、研究进展

在中医药防治膀胱癌的临床实践中,各地医家以中医学辨证施治的原则为基础,结合各自独到的临证经验及现代医学理论,在症、病、药、法、方等方面做了大量的工作,取得了一定的成绩,但仍缺乏高质量的循证医学证据。

(一)以扶正解毒为基础的单纯中药治疗对膀胱癌显示出了一定的疗效

现代医学认为,膀胱癌的发病与长期接触芳香族类化学物质、抽烟、膀胱炎症的慢性刺激等密切相关。上述致病因素,中医学认为均属热毒范畴。临床上以此理论为指导,以清热解毒法为主治疗膀胱癌取得了较好的疗效。如谢桐等用龙蛇羊泉汤(组成:龙葵、白英、蛇莓、海金沙、土茯苓、灯心草、威灵仙、白花蛇蛇草)治疗膀胱肿瘤33例,并对其中21例患者作5年治疗和观察。结果发现5年生存率90.47%,死亡2例均为T_3期患者全膀胱手术后死于转移。雷永仲单纯应用清热解毒中药为主治疗膀胱癌32例,治后生存1年以上19例,占59.38%;2年以上11例,占34.38%;3年以上6例,占18.75%;4年以上者3例,占9.38%;5年以上3例,占9.38%。有研究者以化痰软坚、散瘀消结配合清热解毒法(组方为:生牡蛎60g,昆布15g,海藻15g,土木鳖5g,僵蚕15g,炮甲片10g,山慈菇12g,半枝莲30g)辨证加减治疗13例膀胱癌,结果发现经治生存1~3年2例,3~5年3例,5~10年4例,10~16年4例。也有研究者以补肾解毒,清热利水法(组方为:沙苑子15g,山慈菇15g,桑寄生30g,猪苓30g,白花蛇舌草30g)辨证加减治疗治膀胱癌53例,其结果为:治愈2例,显效33例,有效11例,无效7例,总有效率86.8%。其中44例有效病例中有37例加用膀胱镜电灼或电切。

(二)针灸疗法治疗膀胱癌相关不良反应

在膀胱癌的治疗中,针灸疗法作为一种辅助治疗,具有一定的作用。如黄喜梅以艾炷灸治化疗引起的白细胞降低114例,取穴膈俞、脾俞、胃俞、肾俞和大椎,总有效率达91.2%;陈惠玲以温针组121例、艾灸组117例、对照组34例治疗化疗引起的白细胞降低272例，结果，三者的总有效率分别为88.4％、91.5％、38.2％。两治疗组与对照组比较差异均有统计学差异（P＜0.01）；温针组与艾灸组比较无显著差异（P＞0.05）。临床在应用该法治疗时，常用隔姜灸，取膈俞、脾俞、胃俞、肾俞、足三里等穴，并结合辨证取穴以提高疗效，改善症状。

（三）中西医配合治疗膀胱癌

目前治疗膀胱癌主要以手术、放疗、化疗等西医手段为主，中医在提高患者免疫力，降低复发率，减少西医治疗产生的不良反应方面有明显优势，越来越多的临床医师有意识地使用中西医结合的方式进行膀胱癌的治疗。

曾晔等对浅表性膀胱癌经尿道膀胱肿瘤电切术的患者，术后2周起定期行丝裂霉素膀胱灌注的基础上，于术后1周开始给予十全大补丸，发现配合中药治疗能明显降低肿瘤复发率，改善膀胱刺激症状和减轻化疗药物的不良反应。卢子杰等随机将50例浅表性膀胱肿瘤患者分为中西医结合治疗组和手术结合膀胱灌注对照组。对照组术后2周用丝裂霉素膀胱灌注；治疗组在此基础上于术后1周开始口服1年益肾化瘀、扶正抗癌中药（黄柏、知母、炙黄芪、白术、当归、丹参、枸杞子、半支莲、蛇莓、白花蛇舌草、龙葵、白英等）。结果治疗组和对照组的复发率分别为24％、40％，并且对照组不良反应比较明显，说明中西医结合治疗在改善膀胱刺激症状、保护肝肾功能和造血方面有着良好的作用。马纯政等予31例膀胱灌注化疗患者辨证口服汤药，比较单纯使用膀胱灌注化疗的膀胱癌患者（15例），结果发现膀胱灌注期间服用中药者在生存率、缓解率、症状缓解程度、不良反应等几方面明显高于未服用中药者。

张代钊认为中药配合放疗，有一定协同增效作用，在具体的治疗中，可服用马蔺子、地龙、枸杞子、防己、川芎、红花；放疗后血尿、血便者，可服三七粉、云南白药、槐花、地榆、茜草、大蓟、小蓟、侧柏叶、棕榈炭；放疗后膀胱炎、直肠炎者，可服瞿麦、车前子、车前草、黄柏、马齿苋、败酱草、葛根、大腹皮、生黄芪、三七粉、北沙参、山萸肉、女贞子、枸杞子、生甘草。一些扶正中药对化疗有增效作用，可服猪苓、甘草；化疗后全身反应或骨髓抑制者，可服八珍汤；化疗后膀胱炎者，可服五苓散和小蓟饮子；化疗后闭经者，可服金匮肾气丸和桃红四物汤；化疗后炎症反应者，可服金银花、连翘、板蓝根、蒲公英、黄连。康复期毒热下注、蕴结膀胱者，可服八正散；康复期脾肾双虚、气不摄血者，可服六味地黄丸。

（四）中药基础研究

临床部分中草药经药理学证实也存在一定的抗肿瘤活性。

Rittenhouse等发现女贞子水提物在50～100mg/L时可逆转鼠膀胱癌MBT细胞对巨噬细胞氧化发光反应的抑制，即女贞子能对抗膀胱癌肿瘤组织及其分泌物对巨噬细胞功能的抑制作用。陈波等也发现熊果酸在10～200mg/L时质量浓度和时间相关地抑制高危浅表性膀胱癌5637细胞增殖并引起细胞凋亡，100mg/L作用48小时的增殖抑制率为41.2％，细胞凋亡率为40.3％，也质量浓度和时间相关地抑制5637细胞的存活素（suvrivin）蛋白表达。金钱草对膀胱肿瘤细胞的生长有明显抑制作用；石韦能增强机体单核细胞的吞噬活性，具抗癌作用，更可缓解放化疗引起的白细胞下降；萆薢对小鼠肉瘤S180有一定抑制作用；萆薢、大蓟、牡丹皮、牛膝和冬葵子有抑制肿瘤细胞作用；乌檀对人体膀胱癌T-24细胞系列呈显著生长抑制作用；落花生能治疗恶性肿瘤贫血症；仙鹤草能治疗癌性疼痛。

总之,辨证施治的原则,是中医整体观念的体现,是中医药治疗的根本点和精华所在,其辨证组方的科学性和有效性已屡屡为现代医学及临床所证实。各地医家独特的临床经验,是长期临床和实验的总结,它吸收了千百年来前人膀胱肿瘤治疗的精华,极具实用性和高效性。而现代医学关于癌症的形成和治疗的理论,目前已发展到一个崭新的阶段,面临着突破的极大可能,特别是分子遗传学和免疫学的进展,在膀胱癌的诊断、治疗、预防复发等方面将会发生越来越重要的作用。所以,中医治疗膀胱癌不应局限于中医药手段本身,而是要密切结合现代医学的理论和技术,勇于创新和突破,采取辨证和辨病相结合的原则,归纳、更新、总结以提高治疗的效果,并能运用现代医学的理论和方法来加以阐述。

第二节 皮肤癌

皮肤癌是来自表皮细胞外胚叶及其附属器官的一种恶性肿瘤,包括基底细胞癌、鳞状细胞癌、原位癌及少见的附件癌,如皮脂腺癌、汗腺癌等。其中基底细胞癌、鳞状细胞癌约占皮肤恶性肿瘤的90%以上。各类皮肤癌的早期表现多为红斑状皮损,伴有鳞片状脱屑或痂皮形成,仅凭肉眼观察难以区分组织学类型,且易与银屑病等良性皮肤疾病相混淆,常需借助病理检查才能确诊。

皮肤癌发病率全球各大洲差异很大,在白色人种中发病率较高,其中澳大利亚接近555/10万,0～70岁累计发病率为67%,其中南部昆士兰地区的白种人发病率高达650/10万;在美国,白种人的发病率为165/10万,地区分布中,德克萨斯州的发病率为全美最高,占全部肿瘤的35%;皮肤癌的发病率随地球纬度的下降而增加,即从北方到南方,发病率逐渐升高。而我国的发病率较低,主要为鳞癌,鳞癌与基底细胞癌的比例为(5～10):1。主要发生在老年人。国内资料以50～60岁的发病数(30.1%～35.3%)为高峰,其次为61～70岁(20.4%～28.0%),40岁以下较少见。男性多于女性,好发于身体的暴露部位,大多数见于头颈部,此外,四肢、躯干皆可见到。

皮肤癌属于中医学的“翻花疮”“石疔”“恶疮”“失荣”“赘瘤”“石疽”等范畴。

一、病因

皮肤癌的中医病因多为外因所致,外受风毒燥热之邪,羁留日久,耗伤阴血,气血凝滞所致。《诸病源候论》中曰:“翻花疮者,初生如饭粒,其头破则血出,便生恶肉,渐大有根,脓汁出,肉反散如花状”。具体病机如下。

(一)肝郁血燥

久因恚怒忧思,肝气郁结,脾失健运,湿浊内生,以致气滞火郁,湿浊阻于肌肤,气血凝结而成癌瘤。

(二)湿毒蕴结

外受风毒燥热之邪,羁留日久,耗伤阴血,气血凝滞而成癌瘤;或嗜食肥甘厚味,损伤脾脏,运化升清失司,津液内停,可致皮肤肿物溃后经久不愈等症状,又可致血瘀及痰湿等与皮肤癌有关的病理产物。

(三)血瘀痰结

肝脏主藏血和主疏泄,调节人体气机的变化,肝喜条达,恶抑郁,肝气郁结,情志抑郁,可导致血瘀、水停、痰结等多种疾患。

(四)气血两虚

久病或老年脏腑气衰,气血渐亏,肝阴血虚,难荣于外,肌肤失养,肺气失调,皮毛不润,易招外邪,日久皮生湿毒恶疮。肺主气,司呼吸,外合皮毛,肺气虚则卫外不固,卫气低下,不能紧固肌腠,导致邪气易于入侵。肾脏主藏精,皮肤癌晚期大多有肾气虚的表现。

皮肤癌的发生,本质上是正气虚弱,但初期不明显,中晚期虚象较显著。初期多以实证为主,中晚期则虚实夹杂,病位在皮肤腠理,与肝脾肺肾相关。

二、病理

(一)鳞状细胞癌

皮肤鳞状细胞癌一般分化都较好,高分化的鳞状细胞癌约占75%。癌细胞呈乳头状、巢状、条索状或腺样结构,可浸润至真皮深层或皮下组织。按癌细胞分化程度分为4级。Ⅰ级:分化成熟的鳞状细胞,具有细胞间桥和癌珠,癌珠是以同心性排列的角化癌细胞构成,为一特殊结构。Ⅱ级:以棘细胞为主要成分,并且具有明显的异型性,包括细胞体积增大,核大小不等,染色深浅不一,核分裂象增多,癌珠少见,中间可有角化不全。Ⅲ级:细胞分化差,表皮层大部分细胞排列紊乱,细胞体积大,核大且异型,核分裂象多见,无癌珠。Ⅳ级:未分化癌,无棘细胞,无细胞间桥和癌珠,癌细胞小而呈梭形,核细长而染色深,伴有坏死和假腺样结构。

(二)基底细胞癌

表浅溃疡型基底细胞癌常为多发,癌巢呈实质性团块状、条索状或巢状,由基底层向深部浸润。癌巢周围的细胞呈柱状或立方形,排列为栅栏状。癌巢的细胞排列紊乱,呈现各种形状,核分裂象多见。有时癌细胞内含有黑色素,黑色素位于细胞核顶部。部分癌细胞群与表皮相连。局部表皮常常萎缩或溃疡,真皮内有不同程度的炎性反应和纤维组织增生。

表皮下基底细胞癌与表浅溃疡型相似,表皮的皮肤可完整,亦可溃疡,癌巢中央有囊腔,其周围的癌细胞常呈空泡性。癌细胞可呈管状或腺样结构,排列成条索状、网状或岛屿状。

基底鳞状细胞癌:基底细胞癌内有鳞状细胞癌的癌珠和角化珠。基底细胞癌伴有鳞状细胞癌时,可发生转移。但是,如为伴有鳞状化生,则预后同基底细胞癌。

(三)皮肤原位癌

皮肤原位癌的基膜完整,病灶局限于表皮层,表皮层增厚,有排列紊乱的不典型细胞,层次不清、角化过度和角化不全。棘细胞层明显增厚,细胞增大,核大小不一,形态各异,染色不均,可见含巨核的较大的上皮细胞,或有多个核聚集在一起的多核巨细胞,偶可有癌珠。表皮全层受累,伴有角化不良,基膜完整是本病的特点。

(四)乳腺外Paget病

表皮内细胞为体积增大,呈圆形或椭圆形,胞质丰富而透亮,核大而染色深的特殊细胞,散在分布或聚集成巢状,偶尔排列成腺状结构,限于基层以上,称为Paget细胞。常见到大汗腺癌。本病实际上来源于大汗腺管,为大汗腺癌向表皮内扩散而形成。

(五)汗腺癌

可见到胞质透亮或红染的多边形或立方形细胞及胞质深染的梭形细胞,细胞相互交织成条索或结节状,有形成腺腔或囊腔的倾向,网状纤维呈巢状分布。核分裂象多见,有时可见到含透明黏液的粒状细胞。

三、临床表现

各类皮肤癌的早期表现多为红斑状皮损,伴有鳞片状脱屑或痂皮形成,不同的细胞类型有不同临床表现。

(一)症状与体征

1.鳞状细胞癌

占皮肤癌的20%～25%。大部分发生在慢性溃疡、黏膜白斑、着色性干皮病等基础上。好发部位为眼睑、鼻唇、颞、颊、额、包皮、龟头,四肢、躯干也可发生。初起为黯红色、质硬、高于皮面的结节,以后表面的角质层脱落出现红色的糜烂面,伴有渗血、渗液,病灶渐渐扩大。当病灶向深部浸润时,形成溃疡,边缘略高起,基底高低不平,常因感染而有恶臭味的分泌物。有的鳞状细胞癌突出皮肤,生长较快,呈典型的菜花样肿物。有的可无溃疡而呈疣状突起,称乳头型鳞状细胞癌。与基底细胞癌相比,鳞状细胞癌发展较快,易出现转移。据统计,下肢皮肤癌发生转移的较多,其次为手背部和面颈部,血行转移罕见,肺脏为最常见的转移脏器。

2.基底细胞癌

好发部位以表皮菲薄、富有皮脂腺及经常受阳光照射的暴露部位为最多见,如鼻翼、眼睑、上下唇、额部、颏部等处,耳前、颈部和手背等处少见,发生于躯干者占10%左右。基底细胞癌生长缓慢,初起为淡黄色或粉红色略高于皮面的小结,常呈现珠状结节,伴有明显的毛细血管扩张,质地硬,常无疼痛或压痛,缓慢向周围浸润,在较大病灶中间可有浅表溃疡,溃疡边参差不齐,呈虫蚀样,经久不愈,但在肿瘤边缘仍保持珠状特征,有的病变有鳞状脱屑,部分基底细胞癌伴有黑色素沉着,黑色素播散于病灶,融合成黑色或棕色,称为色素性基底细胞癌,易被误诊为恶性黑色素瘤。应根据病程长短、发展快慢、有无区域淋巴结转移等给予区分。基底细胞癌主要呈局部浸润生长,鼻翼、耳郭的基底细胞癌可破坏软骨,发生于头皮可浸润颅骨及硬脑膜,一般没有区域淋巴结转移。

3.皮肤原位癌

又称鲍恩(Bowen)病,好发于60～70岁,部位以头颈部最多见,约占44%～54%。多为单发,亦可有2～3个病灶。临床表现为淡红色或黯红色稍隆起的皮损,表面有脱屑和痂皮,边缘清楚,病灶可渐渐扩大成圆形,表面有棕色或灰色厚痂。强行剥离痂皮则露出细颗粒状湿润面,有轻微刺痛,较少出现溃疡。病程较长,可有5～35年不等。20%～30%发展成浸润癌,极少有区域淋巴结转移。

4.乳腺外Paget病

本病为大汗腺癌向表皮内播散所致,故多见于肛周、会阴、外生殖器和腋窝等部位。多数为单发,偶尔可见多发。病灶呈褐色或淡褐色,边界清楚,直径0.5～10 cm不等。病灶中央糜烂、潮红,表面有少许鳞屑或痂皮。发生于肛周或会阴部者呈现乳头状瘤样突起,溃破可出血,常伴有瘙痒、疼痛。此病发展缓慢,局限于局部多年,但有的可为浸润性癌,出现转移。

5.汗腺癌

是比较少见的皮肤附件恶性肿瘤,占皮肤恶性肿瘤的2.2%~8.4%,好发于40~60岁,女性较男性为多见。大部分发生于头皮、面部、腋下、胸壁、阴囊及肛门周围等处,可为单发或多发。临床表现多为实性肿块,边界不清,位于表皮下或真皮层,质地坚硬,直径多在2 cm以上,大者可达20 cm,与皮肤常常粘连,肿块表面色泽正常或略呈淡红色。有时可有毛细血管扩张,病灶大时可溃破呈菜花状,常伴感染。病程一般较长,发展慢,但少数进展快,生长迅速,出现远处转移。

(二)常见并发症

皮肤癌为体表肿瘤,极易导致肿瘤破裂出血,如发展至肿瘤晚期,免疫力低下,易并发感染。

四、实验室和其他辅助检查

(1)皮肤癌目前尚未发现有意义的肿瘤标志物,血液检查无特殊意义。

(2)病变部位早期活检对明确诊断意义重大。可根据病变情况,做病灶刮片、钳取、钻凿及切除组织做病理学诊断。

(3)若肿瘤侵犯骨膜或经血道骨转移,X线可显示局部骨质破坏,核素扫描显示异常浓聚。肺为最常见的转移部位,X线及CT可显示两肺多发性转移病灶。

五、诊断要点

(一)诊断依据

皮肤癌的正确诊断,根据其肉眼表现很难判断及鉴别,必须获取准确的病理组织学证据。故临床见到以下几种情况,需经病理学检查以明确诊断。

(1)凡40岁以上患者若原先皮损处经久不愈,或时好时犯,或有少量出血的皮肤溃疡。

(2)凡日光性角化病出现流血,溃烂或不对称结节突起等征象。

(3)往日射线照过的皮肤或旧伤疤,或窦道出现溃疡或结节突起时。

(二)临床分期

1.皮肤癌的TNM临床分期(AJCC,2010年,第7版)

T:原发肿瘤(眼睑鳞癌排除在外)。

T_x:原发肿瘤不能确定。

T_{is}:原位癌。

T_0:无原发灶证据。

T_1:肿瘤最大直径≤2 cm,且少于两个高危因素。

T_2:肿瘤最大直径>2 cm,或者任意大小肿瘤合并2个或以上高危因素。

T_3:肿瘤侵犯皮肤以外其他结构,如上颌骨、下颌骨、眼眶、颞骨。

T_4:肿瘤侵犯皮肤以外其他结构,如四肢骨、脊柱及颅底周围神经。

N:区域淋巴结。

N_x:区域淋巴结转移不能确定。

N_0:无区域淋巴结转移。

N_1:在原发灶同侧发现有单个淋巴结转移,且最大直径≤3 cm。

N_2：在原发灶同侧发现有单个的淋巴结转移，3 cm＜最大直径≤6 cm；或多个同侧淋巴结转移，但最大直径＜6 cm；或在双侧或对侧发现淋巴结转移，但最大直径≤6 cm。

N_{2a}：在同侧发现有单个的淋巴结转移，3 cm＜最大直径≤6 cm。

N_{2b}：多个同侧淋巴结转移，但最大直径≤6 cm。

N_{2c}：在双侧或对侧发现淋巴结转移，但最大直径≤6 cm。

N_3：有淋巴结转移，且最大直径＞6 cm。

M：远处转移。

M_0：无远处转移。

M_1：有远处转移。

2.皮肤癌的临床分期

0 期：$T_{is}N_0M_0$

Ⅰ期：$T_1N_0M_0$

Ⅱ期：$T_2N_0M_0$

Ⅲ期：$T_3N_0M_0$、T_1-3N_1M_0

Ⅳ期：T_1-3N_2M_0、TanyN_3M_0、T_4NanyM_0、TanyNanyM_1

六、鉴别诊断

早期皮肤癌与某些皮肤病的鉴别较为困难，常见有如下几种。

(一)盘状红斑狼疮

多见于中年男女，初发时为小丘疹，渐渐扩大成斑状，表皮角质增生，毛囊口扩张，内有角质栓刺，不形成溃疡，较干燥，边缘多充血。发生于颜面可呈蝴蝶状。血沉、类风湿因子、抗核抗体、组织病理可助鉴别。

(二)日光性角化病

多发生于受阳光照射的暴露部位。临床为粗糙高出皮肤的红斑，表面有鳞屑，将鳞屑刮去可有出血，鳞屑下方的基面红肿，凹凸不平呈乳头瘤状，往往同时伴有老年性皮肤萎缩、色素沉着、皮肤干燥等变化。病理上可见表皮棘细胞不规则地增厚，细胞排列不整齐，真皮内有炎性浸润，角质层肥厚。患此病的多半是农民、渔民、海员或野外工作者。本病发生癌变的概率较常人为高，应高度警惕。

(三)银屑病

一种常见的慢性皮肤病。通常为红色或棕红色斑丘疹或斑块，表面覆盖银白色干燥鳞屑，边界清楚，多发生于头皮及四肢伸侧，搔抓皮肤时，鳞屑呈碎末状纷纷飞落，露出红色光滑基面，并有针头样的小点状出血，这一现象称为薄膜现象。通常不影响健康。病理上在角质层内见到细胞被破坏的中性粒细胞群，这些细胞群同变性的表皮细胞混在一起成为微小脓肿，这是此病的病理特征之一。颗粒层消失，乳头水肿而成杵状，乳头顶部的棘细胞层很薄，角质层角化不全。

(四)角化棘皮瘤

多发生面部，单个或多发，坚实的半球形肿物，正常皮色，或苍白或淡红色，边隆起，顶端中央呈凹陷形，火山口形状，其中含角质痂。本病发展迅速，但长到直径 2 cm 左右不再继续生长,2～6个月内能自行消退,自然痊愈,遗留微凹的萎缩性瘢痕。

七、治疗

皮肤癌治疗方案的选择受多种因素的影响,原则上应根据患者情况和肿瘤情况与医师的经验进行综合分析,制订出治疗措施。用以治疗皮肤癌的方法很多,若原发肿瘤较小,且未侵犯骨组织,手术切除、冷冻、放射治疗、激光治疗、刮除治疗等几乎能达到同等满意的疗效,但对于病变较深或已侵犯骨质,或已证实有区域淋巴结转移,则首选手术治疗。对于局部治疗不彻底或有远处转移可采取全身化疗。中医中药适用于各种、各期皮肤癌,特别是对于西医局部治疗效果差、全身化疗不能耐受、暴露部位肿瘤采用内服外治、治本与治标方法常收到满意疗效。中医采用外治方,先祛腐解毒、后生肌收敛,内服根据早期属实、中期虚实夹杂、晚期属虚的特点,分别采用清热解毒、活血调润、化痰软坚等祛邪方法,健脾化湿、补益气血、滋补肝肾等扶正方法,或祛邪扶正兼施等方法辨证治疗。

(一)辨证治疗

皮肤癌中医辨证上,尤其注重肝脾两脏,外邪方面与血瘀、血燥、血虚、湿毒等相关;其初起以实证为主,治疗上多采用清热解毒、活血调润、化痰软坚等方法,中晚期则虚实夹杂,虚则宜选用健脾化湿、补气益血、滋补肝肾等方法。中医中药治疗可贯穿皮肤癌治疗的全过程,处方除辨证用药外,需要配合辨病抗癌用药,并内外兼治。

1.肝郁血燥

证候特点:皮肤有小结节,质地坚硬,溃后不易收口,稍触之则渗血不止,性情急躁,心烦易怒,胸胁苦满,舌质红或有瘀斑,苔薄黄或薄白,脉弦细。

治法:疏肝理气,养血活血。

推荐方剂:丹栀逍遥散加减。

基本处方:柴胡10g,栀子12g,桃仁10g,红花10g,牡丹皮12g,白术10g,香附12g,赤白芍10g,七叶一枝花10g,郁金15g,当归12g,黄芪10g,黄芩10g,半枝莲15g。每日1剂,水煎服。

加减法:出血者加生地榆10g、生蒲黄10g以清热止血;舌红口干者加生地黄15g、天花粉15g以养阴生津;疼痛者加延胡索15g、制乳香6g、制没药6g、徐长卿15g以活血止痛,夜寐不安者,加酸枣仁9g、合欢皮30g、夜交藤30g以养心安神;发热者加地骨皮30g以清虚热。

2.湿毒蕴结

证候特点:皮肤肿物呈囊肿状,呈蜡色,内含黏液,逐渐增大,可破溃流脓,其味恶臭,舌质黯,苔黄腻,脉滑数。

治法:燥湿解毒,软坚祛瘀。

推荐方剂:羌活胜湿汤加减。

基本处方:羌活10g,独活10g,藁本10g,白芷10g,防风10g,川芎10g,土茯苓10g,白鲜皮20g,生薏苡仁30g,地肤子20g,丹参15g,山慈菇15g,鬼箭羽20g,苦参15g,牛膝9g。每日1剂,水煎服。

加减法:若低热者,加地骨皮15g、青蒿10g以除虚热;肿物坚硬者,加海藻12g、夏枯草15g以软坚散结;疼痛较重者加延胡索15g、没药10g以活血止痛。

3.血瘀痰结

证候特点:肌肤甲错,有小丘疹或小结节,渐渐扩大,中央糜烂,结黄色痂,边缘隆起,边界不清,舌质黯红,有瘀斑,苔腻,脉沉滑。

治法:活血化瘀,软坚散结。

推荐方剂:血府逐瘀汤加减。

基本处方:当归 12g,川芎 12g,赤芍 12g,炒桃仁 10g,红花 10g,枳壳 15g,牛膝 10g,丹参 15g,莪术 10g,白花蛇舌草 15g,瓜蒌 15g,生牡蛎 20g,海藻 15g,昆布 10g。每日 1 剂,水煎服。

加减法:若大便溏薄加薏苡仁 30g、党参 15g 以健脾止泻;皮肤干燥瘙痒,加防风 10g、地肤子 10g 以疏风解毒。

4.气血两虚

证候特点:皮肤肿物破溃经久不愈,流液清稀,病程长,面色苍白或萎黄,乏力,自汗,大便溏薄,舌质淡红,黄薄白,脉沉迟。

治法:补益气血,托毒敛疮。

推荐方剂:十全大补汤加减。

基本处方:党参 15g,黄芪 15g,白术 12g,熟地黄 12g,川芎 9g,当归 9g,白芍 9g,茯苓 9g,炙甘草 9g,白芷 9g,薏苡仁 15g。每日 1 剂,水煎服。

加减法:若自汗明显加黄芪 30g、糯稻根 30g 以益气敛汗;若头晕眼花加枸杞子 12g、刺蒺藜 12g、女贞子 12g 滋肝补血;若夜寐欠佳者加酸枣仁 12g、合欢皮 30g 以养心安神。

(二)中成药

1.平消胶囊

功能活血化瘀,止痛散结,清热解毒,扶正祛邪,主治皮肤癌属有痰瘀热毒互结,伴有正气亏虚者;每次 4～5 粒,每日 3 次;适用于皮肤癌邪实正虚者。

2.西黄丸

功能清热解毒,和营消肿,主治热毒蕴结者;每次 2g,每日 3 次;适用于皮肤癌瘀毒较甚者。

3.小金丹

功能化痰散结,祛瘀通络,主治皮肤癌痰瘀互结者;每次 3g,每日 3 次。适用于皮肤癌初期患者。

4.六味地黄丸

滋阴补肾。适用于肝肾阴虚型皮肤癌。口服,每次 9g,每日 3 次。2 个月为 1 疗程。

5.华蟾素注射液

解毒,消肿,止痛。适用于中晚期癌肿、慢性乙肝等。静脉滴注,30～40mL 加入 0.9%生理盐水或 5%葡萄糖注射液 250mL 中,每日 1 次,15 日为 1 疗程。

6.鸦胆子油乳注射液

适用于实证为主的恶性肿瘤特别是伴脑转移者。静脉滴注,每次 20～40mL,加入 0.9%氯化钠注射液或 5%葡萄糖注射液 250mL,每日 1 次。10 天为 1 疗程。

7.康莱特注射液

益气养阴，消癥散结。适用于气阴两虚，脾虚湿困型癌肿。静脉滴注，每次100～200mL，每日1次。20天为1疗程。

8.榄香烯乳注射液

属细胞毒类抗癌中药，其主要生物学活性为降低肿瘤细胞有丝分裂能力，诱发肿瘤细胞凋亡，抑制肿瘤细胞的生长。适用于除咯血外的癌肿，对癌性胸、腹水及某些恶性实体瘤有一定疗效。静脉滴注，每次0.2～0.6g，加入0.9%氯化钠注射液或5%葡萄糖注射液250mL，每日1次。每5～7天为1疗程。

9.艾迪注射液

清热解毒，消瘀散结。适用于气虚瘀毒内蕴的癌肿患者。静脉滴注，每次50～100mL，加入0.9%氯化钠注射液或5%葡萄糖注射液250mL，每日1次。10天为1疗程。

10其他可用于皮肤癌晚期或有虚证表现的扶正中药注射液

参芪扶正注射液、参麦注射液、生脉注射液、黄芪注射液等

(三)针灸、砭石、穴位注射

1.体针

(1)肺脾气虚，湿浊中阻。

取穴：肺俞，中府，太渊，足三里，丰隆，阳陵泉，脾俞，大都，委中，阴陵泉。

操作：肺俞、中府、太渊、阳陵泉、脾俞、大都、委中、阴陵泉平补平泻，足三里用补法，丰隆用泻法，留针时间：30分钟，每日1次，疗程：7～10天为1疗程。

(2)气郁痰结。

取穴：太冲，足三里，阳陵泉，曲泉，悬钟，三阴交，内关。

操作：内关、三阴交平补平泻，太冲、足三里、阳陵泉、曲泉、悬钟用泻法，留针时间：30分钟，每日1次，疗程：7～10天为1疗程。

2.耳穴

适应证：脾肾气虚的皮肤癌患者，合并机体免疫力低下者。取穴：神门，皮质下，内分泌，肝，脾，肾。

操作：王不留行籽胶布固定穴上，反复按压。

疗程：5～7天1疗程，可连续治疗2～3疗程。

3.穴位注射

适应证：皮肤癌肺脾气虚者。

取穴：肺俞，足三里，丰隆，曲池，风门及病变部位经络之穴。

操作：每次取2～3穴，选用维生素B_{12} 100μg或0.2%普鲁卡因注射液穴位注射，隔日1次。

疗程：5～7天1疗程，可连续治疗2～3疗程。

(四)名家名医经验方

1.白砒条、一效膏合清热解毒方治初期皮肤癌

组成：白砒条：白砒10g，淀粉50g，加水适量，捻成条状干燥备用。一效膏：朱砂50g，冰片

50g,炉甘石150g,滑石粉500g,粟粉100g(或淀粉100g),麻油适量,调成糊状外敷患处。清热解毒方:生地黄15g,赤芍15g,连翘15g,茯苓15g,泽泻15g,马齿苋30g,蒲公英30g,忍冬藤30g,水煎服。

主治:皮肤癌初期,肿瘤溃破流脓,其味恶臭,舌质黯,苔黄腻,脉滑数。

本疗法主要是白砒条对肿瘤的腐蚀作用,再配合一效膏祛腐生肌,内服清热解毒药,达到不使毒邪四散,护内攻外的效应。

2.补中益气汤加味方治肝火血燥生风

组成:黄芪15g,白术10g,陈皮10g,党参15g,升麻3g,柴胡5g,当归15g,甘草3g,乌梢蛇10g,蜈蚣10g,土鳖虫10g。水煎服,每日1剂,另服蕲蛇10g,每日1次。外敷葵花籽末。

主治:皮肤癌溃烂不易收口,流液清稀或渗血不止,舌淡苔白,脉弦细。

3.枯矾散加减方治皮肤鳞癌

组成:枯矾30g,黄柏粉10g,煅石膏20g,黄升丹10g。上药共研末备用,用熟菜油调成糊状外敷,每日2次,同时不用其他药物。

主治:皮肤癌初起,属实证者。

4.五烟丹治颜面部皮肤癌

组成:五烟丹:石胆、丹砂、雄黄、矾石、磁石各30g;上药共研细末,置瓦罐内,然后用另一瓦罐将口扣紧,并用泥封,罐下用炭火烧3天3夜,去火冷却,隔日后打开瓦罐,见上罐附有灰白色之粉末,此即为五烟丹。可用此粉均匀涂抹于肿瘤表面,隔日换药1次。

主治:皮肤癌初起,肿瘤呈菜花状或已破溃呈溃疡型,舌红,苔黄,脉数。

(五)单方验方

1.三品一条枪粉

白砒45g,明矾60g。按古法炼丹术煅制成白色块状物,药经检验合格者,研细加雄黄7.2g,没药3.6g混合成粉剂。用呋喃西啉液棉球清洗局部,将药粉0.3～0.6g撒布于癌灶,用凡士林纱布覆盖,加盖纱布后固定,每天换敷料1次,3～5天上药1次,待癌组织全部腐蚀,坏死组织全部脱落后经活检证实局部无癌组织存在时改用四环素软膏涂布,使新生肉芽组织形成鳞状上皮覆盖。每天换敷料1次,3～5天上药1次。

2.农吉利制剂

鲜农吉利适量,捣烂成糊状,敷于患处,每日1～2次直至痊愈。

3.黄永昌外用方

枯矾30g,黄柏粉10g,黄升丹10g,煅石膏20g。用法:共研细末,用熟菜油调成糊状外敷,每日3次。功能化癌解毒,消肿散结。主治皮肤鳞状上皮细胞癌。

4.蟾酥膏

蟾酥10g,粉碎成粉末状,放入30m生理盐水,浸泡10～48小时后,蟾酥成糊状,再加入外用的磺胺软膏拌匀,制成蟾酥软膏。皮损局部先以酒精或生理盐水消毒,祛除痂皮,把蟾酥膏均匀地涂于肿瘤上,每日或数日换药1次。功能解毒祛腐。主治皮肤癌。

5.谢秋声方

生地黄、当归各12g,赤芍药、丹参、川牛膝、僵蚕、金银花各9g,蒲公英、白花蛇舌草、汉防己、茯苓皮各 30g，赤小豆 60g，干蟾皮 6g，制乳香、制没药、甘草各 4.5g，随症加减。水煎服，每日 1 剂。外用金黄膏解毒消炎，千金散蚀恶祛腐，玉红膏、桃花散生肌收口。功能补益气血，解毒除湿祛瘀。主治足底鳞状上皮细胞癌。足底溃疡恶变，局部坏死，肿胀疼痛，行走不便。

八、难点与对策

皮肤癌的发病机制虽然不甚明了，但通过长期的临床实践，早期皮肤癌的治疗方法较多，治愈率亦高。目前对于早期皮肤癌的认识、治后常带来毁容及功能障碍以及晚期皮肤癌疗效的提高等问题仍是临床研究的主要课题。

（一）防治皮肤癌复发转移

西医学对皮肤恶性肿瘤术后复发转移的治疗，仍是以再手术、放化疗为主。除单一孤立病灶可用手术切除、放疗或局部治疗外，对于广泛病灶，西医尚无控制肿瘤术后复发转移的有效手段。

癌毒传变是恶性肿瘤术后复发转移的基本病理过程，而正气亏虚、余毒未尽、伏邪流注经络脏腑肤表则是其病因病机，扶正祛邪乃是治疗的总纲。根据“正气存内，邪不可干”的理论，审时度势，将扶正与祛邪药物有机地组合配方，虚实兼顾，恰如其分地用于癌症患者，可收到很好效果。故其一，应当扶助机体正气为主，提高机体免疫力，加强抗癌能力。其二，在顾护正气的基础上，应以祛邪为主，减少体内癌毒。体内癌毒残存是术后复发转移的根源，经过之前的扶正阶段，患者的免疫功能和骨髓功能已得到恢复，这时应予以化疗，化疗即“祛邪”之法，能对全身的余毒进行抑杀；如此扶正祛邪为一体，祛邪而不伤正，以期达到“养正积自消，邪去正方安”之目的。预防复发转移是提高癌症患者 5～10 年生存率、降低病死率的关键。其中治疗方法是以中药为主，结合身体锻炼（包括气功）、精神调养等，尽量减少降低抗癌能力的不利因素。中药扶正培本选用黄芪、党参、白术、炙甘草等。适当结合其他治法，如活血化瘀选用莪术、丹参、赤芍等；软坚散结选用夏枯草、猫爪草、牡蛎粉等；清热解毒选用白花蛇舌草、蛇莓、白英等；以毒攻毒选用壁虎、生半夏、生南星等。

（二）提高治疗皮肤癌所致癌性溃疡的疗效

皮肤癌晚期经常合并癌性溃疡，临床表现为局部皮肤经久不愈的大面积溃烂、渗血、腐臭、流脓。且晚期患者经常合并全身营养情况差，免疫力低下，常导致感染，存在着局部和全身的低营养状态及循环障碍，因此创面很难愈合。

癌性溃疡治疗当以中药外治法为主，并注重患者整体调理。外治用药早期当以祛邪为主，古今医家治疗专方甚多，如五虎丹、五烟丹、三品一条枪、白砒条等，不少方药多含有毒物信石（砒石），信石的主要成分为三氧化二砷。其具有细胞原浆毒，可抑制癌细胞的氧化过程，干扰癌细胞正常代谢，导致其脱落坏死，符合中医“以毒攻毒”的原则。治疗后期，以生肌敛疮类药物为主，如大黄、红花、黄芪、当归、紫草、炉甘石等。其上述药物有增强机体免疫力，能增强局部免疫和抗感染能力，有扩血管、改善微循环作用，能增加局部组织血供和营养，有利于肉芽生长和创伤愈合。

除传统中医治疗外，可配合光动力学治疗、放射治疗、电化学治疗等西医治疗，其对癌性溃疡的愈合有其良好的促进作用。

九、预防与调护

(一)预防

对皮肤癌前病变如角化病,着色性干病,X线及日光性皮炎溃疡,应提高警惕,防止本病的发生,必要时做组织病理学检查。避免过度日光曝晒,使用遮光剂,避免与各种射线、化学毒物的长期接触,注意及时诊治皮肤慢性炎性或溃疡性病变。保持局部清洁,防止感染的发生。

(二)调护

1.生活调护

对于有明确诊断的皮肤癌患者,要做好身体与心理护理。要求患者适当运动,不可过劳,避免日光照射及长时间工作于日光下。少去人群聚集的场所,以避免患感冒的流行性或传染性疾病。保持局部皮肤清洁,不要随便抓搔患处,避免引起感染。生活环境舒适,生活习惯应改善,杜绝不良嗜好。

2.饮食调养

皮肤癌患者应戒烟酒,忌食生姜、生葱、大蒜等刺激性食物。适合食用香菇、黑木耳、蘑菇和富含维生素C、维生素A、维生素E的食物。这些食物都有防癌的作用,因此提倡多吃这类的食物。维生素C大量含于橘子、鲜枣、鸭梨等水果和许多新鲜蔬菜中;维生素A在鱼肝油、动物肝脏、蛋、奶、鱼中含量较多;黄豆、玉米、小米及瓜类蔬菜中含有进入人体后可转变为维生素A的胡萝卜素。维生素E在植物油、麦芽、花生、猪肉等含量较高。

皮肤癌术后易耗气伤血,宜多食用补气养血之品,选用粳米、扁豆、大枣、龙眼、荔枝、香菇、鹌鹑蛋、胡萝卜、山药、藕粉粥、黄芪粥、豆类等。放疗时饮食放疗时耗损阴液,宜多食滋阴养液之物,选用新鲜蔬菜,新鲜水果如菠菜、小白菜、藕、白梨、香蕉、葡萄及泥鳅、海参、甘蔗粥等。化疗时饮食化疗时气血两损,宜常服补养气血之品,选用核桃仁、桑椹、白木耳、香菇、菱角、薏苡仁粥、黄鳝等。

(1)白果发菜鲜汤:白果20个,发菜20g,鸡丝20g,鸭丝20g,肉丝20g。用法:白果煮烂去壳,用各式鲜汤煮发菜,加上鸡丝、鸭丝、肉丝、白果,制成白果发菜鲜汤,常服。功能:健脾益气。适用于皮肤癌手术、放疗、化疗后胃纳不香,神疲乏力,头晕腰酸等症。

(2)人参30g,黄芪50g,当归50g,枸杞子30g,大米250g。用黄芪、当归、枸杞煮水,用此水煮大米成饭,另取人参煮水,在饭将熟时,加入人参水少量,至饭熟。功能:益气养血。适用于皮肤癌中、晚期气血两亏者,症见乏力、面色苍白、舌淡苔白、脉沉细,白细胞下降。

(3)枸杞甲鱼猪肉汤:枸杞子40g,猪瘦肉150g,甲鱼560g。将枸杞子洗净,猪瘦肉切细,甲鱼去内脏切块,将上述原料放入锅内,加适量冷水炖熟。撒入盐调味,即可食用。功能:滋阴降火。适用于皮肤癌后期或放、化疗后,症见腰酸肢软,头晕口干,舌质红,脉细数。

(4)三七枸杞元肉蒸鸡:嫩母鸡1只,三七2g,枸杞子10g,大枣10枚,桂圆肉10g。鸡去内脏、爪、头后,将上述药和适量生姜、盐、酱油、料酒拌匀后,填入鸡腹内,再把鸡放入搪瓷或陶瓷盆中,腹部朝上,加盖后置笼中或铁锅内蒸熟,2～3小时后出笼,食鸡吃药。功能:益气养血,活血通络。适用于皮肤癌中、晚期气阴亏虚合并血瘀者,症见乏力、面色苍白、舌淡苔白、边有瘀斑,脉细涩。

(5)蘑菇炒鸡蛋:蘑菇100g,鸡蛋200g,植物油、香葱、精盐各适量。蘑菇洗净,切片,香葱洗净去根须,切成葱花,取鸡蛋放入碗内,投入蘑菇、油、盐,用筷子打搅均匀,放入烧热油锅中,不停地煸炒,待结成块时,即盛入碗内食用,每日 1 次,或隔日 1 次。功能:益气健脾,化痰理气。适用于皮肤癌手术、放疗后脾胃虚弱,纳食欠佳,舌淡有齿印,脉细滑等症。

3.精神调理

人的情绪过度变化可影响五脏六腑的功能,会导致气滞血瘀、湿痰凝聚而引起癌肿或加重病情,因此要善于调节情绪,使情绪稳定,精神乐观,机体阴阳平衡,从而更好地配合治疗,以利康复。

十、现代研究

(一)基础研究

皮肤癌属中医学“翻花疮”“赘瘤”“石疔”“石疽”“恶疮”“癌疮”等范畴。关于皮肤癌的中医病机论述存在各家之言,李氏认为,皮肤癌多由风毒相搏,或肝火血燥生风,或疮疡溃后风寒袭于患处,或由肝郁不舒,木火鸱张而患此病。贲氏认为,本病多由风毒相搏,外有火毒,内有痰浊,气滞血瘀等致病因素引起。周氏认为皮肤癌是在正虚的基础上,外感邪毒,邪毒淤积肌肤而发病,与肺、肝、脾关系最为密切,即肺气失调,则皮毛不润,肝阴血不足则皮肤血燥不荣,脾失健运,则气血生化乏源,肌肤失养,且脾虚易聚湿为痰,与外邪互结而引起本病。综上所述,皮肤癌的病因病机是脏腑功能失调,正气亏虚,痰、湿、气、瘀相互搏结,郁积化毒内留,正不胜邪,邪盛正虚而发为本病。

(二)临床研究

1.辨证论治研究

严洲平认为鳞状细胞癌分为 6 个证型,即疮感风毒证,治以清肝解郁、息风化毒,方以逍遥散加减;肝火血燥证,治以清肝火、养肝血,方以丹栀逍遥散加减;元气虚弱证,治以扶正固本、益气托毒,方以补中益气汤加减;肝肾亏损证,治以养肝滋肾、固本托毒,方以大补阴丸加减;脾虚证,治以健脾利湿、软坚化痰,方以除湿化痰汤加减;肝郁证,治以疏肝理气、通经活络、化瘀散结,施以醋柴胡、川楝子、丝瓜络、赤芍、红花、三棱、莪术等。严氏同时认为基底细胞癌分为以下 6 个证型,即血热湿毒证,治以清热解毒、活血祛腐、化痰软坚,方以金银地丁散加减;火毒瘀结证,治以清热解毒、化瘀散结,施以金银花、白花蛇舌草、连翘、蒲公英、三棱、莪术、海藻等药;血瘀痰结证,治以清热解毒、健脾利湿、活血化瘀、软坚散结化痰,方以活血逐瘀汤加减;肝郁血燥证,治以疏肝理气,养血活血,方以丹栀逍遥散加减;气血亏虚证,治以补益气血,方以八珍汤加减;脾虚痰凝证,治以健脾利湿,软坚散结,方以羌活胜湿汤加减。陈熠认为皮肤癌中医辨证分为8 个证型,即热毒内蕴型,治以清热解毒、祛瘀扶正,方以紫公白莲汤或双紫白公汤加减;湿毒内蕴型,治以败毒祛湿、软坚消瘀,方以双土参尾汤或羌活胜湿汤加减;湿热交阻型,治以清热凉血、祛湿解毒,方以除湿解毒汤加减;肝郁湿毒型,治以疏肝解郁、利湿解毒,方以逍遥散加减;血燥风毒型,治以活血润燥、疏风解毒,方以活血逐瘀汤加减;脾虚湿阻型,治以健脾助运、利湿软坚,方以参苓白术散加减;肝郁血瘀型,治以疏肝理气、活血化瘀,方以疏肝活血汤加减;肝肾阴虚型,治以柔肝养血、补肾滋阴,方以双冬双参汤加减。周宜强认为皮肤癌中医辨证分为 4 个证型,即血热湿毒型,治以清热凉血、除湿解毒,方以银花解毒汤合萆薢胜湿汤加减;肝郁血燥型,治以疏肝理气、养血润燥,方以丹栀逍遥散加减;瘀毒内结型，治以活血化瘀、清热解毒，方以桃红四物汤合四妙勇安汤加减；气血两虚型，治以补益气血、扶正祛邪，方以八珍汤加减。

2.专病专方研究

张晴将54例皮肤鳞状细胞癌术后患者给予口服“增免方”治疗，应用流式细胞仪检测治疗前后外周血中免疫指标的变化，结果显示患者治疗后免疫指标均高于治疗前，提示“增免方”可显著改善皮肤鳞状细胞癌术后患者的免疫功能。方氏等用如意金黄散外敷治疗36例急性阳证疮疡患者，其中10例为皮肤癌性溃疡，平均每天给药1次，5天为1疗程，共2个疗程，结果提示痊愈患者13例，占36.11%，好转18例，无效5例，总有效率86.11%。刘氏等用三品一条枪治疗皮肤癌患者19例，其中鳞状细胞癌12例，基底细胞癌7例，结果发现，1例患者仅用药2次即治愈，用药少于10次即痊愈者2例，用药为10～20次即痊愈者3例。田氏等报道外用白砒条(白砒少许，白及30g，甘草20g等药物研末制成长为10 cm，其直径为0.1 cm线条状，待自然干燥后备用)，局部常规消毒后，于肿瘤边缘刺入白砒条，深达肿瘤基底部，每个药条间隔1 cm左右，外敷一效膏(滑石、炉甘石、冰片以3∶2∶1比例，研末后麻油调成膏状)，72h后肿瘤组织形成坏死灶，与健康组织分离，剪除坏死组织，创面每日换一效膏1次，直至愈合，治疗皮肤癌50例(鳞状细胞癌34例，基底细胞癌12例，乳头状瘤恶变2例，皮肤原位癌2例)，结果：治愈48例占96%，显效1例占2%，有效1例占2%。总显效率98%，总有效率100%，复发率2%。张氏选用蟾酥膏予皮肤肿瘤患者128例作为临床观察对象，其中72例6d～15d取得显著疗效。肖氏报道外用五虎丹治疗皮肤癌162例，药物组成及制备：水银、牙硝、明矾、青矾与食盐五味药，按比例用传统炼丹方法炼制，成为白色针状结晶，棕色瓶装备用。用药方法：肿瘤已溃烂者，用五虎丹糊剂(五虎丹研细末调适量糯米浆而成)，均匀涂布肿瘤表面，约0.2 cm厚，外贴神仙膏(广丹、黄枸、麻油煎熬成膏药)密封，否则药力不佳，药物流散而损伤正常组织；癌瘤未溃烂者，用五虎丹针(又名拔毒钉，五虎丹研细末与米饭调研均匀后，搓成钉状干燥备用)1支(根据肿块大小或用2～3支)，先用三棱针直刺肿块1～2 cm(进出针要快)，然后取拔毒钉1支，顺针眼插入肿块，外贴神仙膏，结果：鳞癌84例，痊愈60例，显效14例，有效5例，无效5例；基底细胞癌68例，痊愈63例，显效5例；恶性黑色素瘤10例，痊愈3例，显效、有效各2例，无效3例；总有效率95%。母氏等用苍耳草膏治疗皮肤癌38例，苍耳草膏药物组成：夏日嫩苍耳草茎叶、冰片，将苍耳草洗净切细，武火煎至浓，去滓，文火收膏，入适量研细之冰片调匀，消毒密贮。用法：将药膏均匀涂布于油纱上，以覆盖溃疡面为度，1～2日换药1次，2个月为1个疗程，视病情轻重，使用1～5个疗程不等。结果38例中23例治愈，15例好转(用药时间最短57天，最长19个月)，治愈23例中随访1年无转移，未复发；随访2年有7例复发，无转移。除敷药时出现短暂轻度局部刺激性疼痛外未见其他不良反应，所有患者在治疗前后查血常规、尿常规、肝功，均未见异常改变。冯氏用大蒜对小鼠皮肤癌的干预实验，研究发现对沥青诱癌染毒后7个月，染毒＋大蒜组的皮肤癌诱发率下降至21.05%，明显低于染毒组的41.67%。赵氏曾外用白及治疗1例皮肤癌患者，该患者为右眼外眦上方鳞状皮肤癌，治疗时给予白及粉100g，外敷患处，每日1次。治疗1个多月后，瘤体干燥无发展征象。临床应用时，也可用白及配伍山慈菇、黄药子、莪术、青木香、寒水石、雄黄等消肿散结、行气化瘀药共同研末外敷患处，以增强疗效。

3.针灸治疗研究

周宜强使用针灸治疗皮肤癌分为如下5个证型:寒痰凝滞型,穴位:三阴交、丰隆、足三里、阴陵泉,配穴:颈部恶核可加外关、天井,方法:毫针刺,泻法,或加灸,每日1次;气郁痰结型,穴位:太冲、足三里、阳陵泉、曲泉,配穴:如气郁化火,症见口干口苦、急躁易怒,可加悬钟、三阴交,胸闷呕恶加内关,方法:毫针刺,泻法,不灸,每次1次;痰热蕴结型,穴位:合谷、内关、曲池、尺泽,配穴:如见高热不退,可加手少阳三焦经井穴关冲,点刺出血,腹胀便秘加巨虚,丰隆,方法:毫针刺,泻法,不灸,每次1刺;肝肾阴虚型,穴位:太溪、三阴交、中都、阴谷,配穴:潮热、盗汗者,加鱼际、劳宫,如兼肝火旺盛,可加太冲、阴陵泉,方法:毫针刺,平补平泻法,不灸,每次1次;气血两虚型,穴位:足三里、三阴交、阴陵泉、血海,配穴:如见神疲畏寒,可加灸命门、气海俞,如见恶心呕吐,可加内关。陈氏使用电热针治疗皮肤癌取得一定的临床疗效:采用内蒙古中蒙医研究所电热针小组研制的“DRZ-1型电热针机”,根据肿瘤面积的大小,决定金针多少,针刺时以瘤体中心为圆心呈放射状平刺,一般进针5～7针,再在瘤体中心垂直刺1针,电流量控制在80～130mA之间,留针并通电30分钟左右,每日1次,18～20次为1疗程,用此法治疗皮肤鳞状细胞癌总有效率为30%,原位癌总有效率为20%。电热针法不易损伤周围正常皮肤和组织,治疗后癌肿组织结痂干燥自行脱落,基底发热不出血,无糜烂面。辛氏采用电针治疗320例体表恶性肿瘤,包括皮肤癌38例,其中CR18例,PR19例,NC1例。夏氏采用电针治疗100例皮肤癌取得满意疗效,辨证为肝郁血燥型46例、脾虚湿阻型31例、疮感风毒型23例,采用电热针病变局部治疗为主,配合毫针整体治疗,其中完全缓解56例,部分缓解26例,改善10例,无变化5例,恶化3例,有效率为92%。

第三节　老年原发性肝癌

肝脏的恶性肿瘤占肝原发性肿瘤的90%,其中原发性肝癌是最常见的一种,约占肝恶性肿瘤的75%～85%。此外,肝脏也是其他器官特别是胃肠道恶性肿瘤最易转移的部位,肝脏转移癌较原发性癌为常见,二者的发生率约为20∶1。原发性肝癌(PHC)简称肝癌,指原发于肝细胞或肝内胆管细胞的癌肿。前者称肝细胞癌(HCC),后者称胆管细胞癌,其中90%以上为肝细胞癌。

原发性肝癌占世界恶性肿瘤年发病率的4%,其中42.5%发生在中国,为我国常见癌肿之一,死亡率很高,在消化系统恶性肿瘤中,仅次于胃癌和食管癌而居第三位(男性),女性原发性肝癌死亡率仅次于胃癌、宫颈癌和食管癌,占第四位,世界地区原发性肝癌的发病均以男性多于女性,高发人群中男女之比约为4～8∶1。我国以东部及沿海地区为高发区,相当于内陆地区9倍。可发生于任何年龄,最小为两个月婴儿,大可至80岁以上老人。高发地区,一般年龄均较轻,多为30～40岁。低发区平均年龄为52～59岁。我国统计原发性肝癌的好发年龄为60～74岁。尤以70岁者为最多。有关资料提示,其发病高峰在向高龄组移动。

一、病因

原发性肝癌的病因尚不十分清楚,通过大量调查和实验研究,主要集中在肝炎病毒感染、黄曲霉毒素(AFT)、饮水污染等及肝硬化、营养、饮酒、微量元素、遗传因素、寄生虫感染(华支睾吸虫)、性激素等多种内因和外因、多种途径综合作用的结果。所有这些因素都涉及到人体内原癌基因的激活和抑癌基因的失活,因此,机体免疫功能的异常在发病中起到非常重要的作用。

(一)肝炎病毒感来

主要是慢性乙型病毒性肝炎病毒(HBV)和丙型病毒性肝炎病毒(HCV)感染,许多研究发现,HBV 与肝细胞癌之间有着明显特异关系。应用分子杂交和基因克隆技术证实,大多数与 HBV 有关的肝细胞癌患者,癌细胞有 HBV-DNA 整合现象。HBV 感染后如何导致肝细胞癌,虽然目前尚无统一的模式可解释,但经过国内外大量研究资料,提出了多种模式,从不同角度,部分地解释了 HBV 致肝细胞癌的机制。其中病毒 DNA 嵌入激活细胞基因(顺式作用),病毒产物激活细胞基因(反式作用),多阶段多基因模式等 3 个模式是近年来颇受关注的。此外,HCV 与肝细胞癌的关系也日益受到重视。尤其在日本报道的肝细胞癌患者中,53%～68%感染 HCV。

(二)黄曲霉毒素(AFT)

黄曲霉菌产生黄曲霉毒素,而黄曲霉毒素 B_1 被认为是最强的动物致肝癌剂之一,已为大量流行病学研究所证实。但能否直接导致人体发生肝癌,是否发生中毒性肝炎而后转变为肝癌,尚待作进一步探讨。据认为,$AFTB_1$ 与 HBV 感染有致肝细胞癌的交互作用。

(三)肝硬化与肝癌

肝硬化与肝细胞癌关系非常密切。肝细胞癌并发肝硬化者在国内约占 53.9%～91.8%,肝硬化合并肝癌的发生率约 12.6%～39.2%,如病毒性肝炎及酒精中毒等引起的肝硬化。但两者的因果关系尚未定论,有的认为,肝硬化本身即是一种癌前疾病,从细胞增生中发生突变而导致肝癌形成,或由于肝硬化时肝细胞对环境的致癌因子更加敏感,导致异常细胞的产生。也有的认为肝硬化是肝癌的后果,由于癌肿组织和毒素刺激作用而发生肝硬化。

(四)酒精

饮酒与慢性肝病、肝癌的关系,一直为人们所重视。国外的一项对比研究发现,每周饮酒精量超过 370mL 者,患肝细胞癌的危险性增加 4 倍。但嗜酒如何加速癌的发生,至今尚不明了。可能长期大量饮酒,较早发生肝硬化,进而发展为肝癌,尚需进一步研究。

(五)其他因素与肝癌的关系

1.饮水污染

发现肝癌高发区居民饮用水质污染。

2.寄生虫病

主要是华支睾吸虫(肝吸虫)感染。有人研究 200 例肝癌尸检中,发现 46 例合并肝吸虫感染。其中 30 例的病理切片中,胆管上皮细胞增生与逐渐形成癌变的各阶段均可见到,而无肝硬化。因此认为肝吸虫感染可能为致肝癌的一个因素,可能由于肝吸虫的物理、化学刺激所致。

3.其他危险因素

如内分泌激素(主要是性激素)、农药、亚硝胺、遗传因素、免疫功能缺陷、微量元素等,在肝癌发病中均不可忽视。

二、病理

原发性肝癌多位于右叶,可单发或多中心发生。

(一)大体类型

按 1979 年全国肝癌病理协作会议,将肝癌分为四大型。

1.块状型

癌块直径≥5 cm,若≥10 cm 则为巨块型。可单块、多块和融合块。

2.结节型

呈结节状,其直径 5～10 cm,有单结节、多结节和融合结节。

3.弥漫型

癌结节较少,许多小癌灶弥漫分布于整个肝脏,与肝硬化不易区别,难以手术切除。

4.小肝癌

单个或双个癌结节,直径≤3 cm,相邻两个癌结节直径之和≥3 cm。患者无临床症状。

1984 年 Okuda 和 Peters 根据肝细胞癌生长类型,将其分为扩张型(膨胀型)、多灶型(播散型)等。

(二)组织学类型

1.肝细胞癌

最多见,约占 80%～90%。大多伴有肝硬化。癌细胞类似正常肝细胞,但细胞大小不一,为多角形、常有巨核及多核,核仁明显,脑浆丰富。癌细胞排列成巢状或索状,癌细胞索之间有丰富的血窦,分化较好的癌细胞分泌胆汁,分化差者癌细胞异型明显。

2.胆管细胞癌

较少见,女性多见,占女性肝癌的 30.8%。其组织结构多为腺癌或单纯病。较少合并肝硬化。癌细胞较小,脑浆较清晰,形成大小不一的腺腔,间质较多,血管较少,癌细胞内无胆汁分泌。

3.混合性肝癌

最少见,部分组织形态似肝细胞癌,部分似胆管细胞疡。有些细胞则呈过渡状态。

(三)转移方式

1.肝内转移

肝癌常通过血行或直接侵犯邻近组织的方式引起肝内转移。癌结节可首先侵犯非癌肝实质,也可侵犯门静脉形成癌栓,脱落在肝内,引起多发性肝内转移病灶。无包膜、分化不良者转移发生早且更常见。癌栓阻塞门静脉之主干可引起门静脉高压和顽固性腹水。

2.肝外转移

癌细胞是通过肝静脉(56%),淋巴道(27%),直接浸润和腹膜种植(22%)的方式转移。经血行(肝静脉)转移至肺最多(51.6%),依次为肾上腺(8.4%)、骨(5.8%)、脑膜(5.4%)、胰腺(3.1%)、脑(2.7%)、肾(2.2%)及右心房。淋巴转移主要是肝门淋巴结(14.7%)、胰头(10.7%)、腹主动脉旁(7%)、腹膜后(5.8%)、胃(5.3%)、纵隔(4.9%)、气管隆突(4.0%)、颈部(3.1%)、锁骨上淋巴结(2.2%)。直接种植浸润横膈占 10.2%,Douglas 窝 6.2%,胆囊 5.8%,

腹膜种植广泛播散4.0%。

肝细胞癌早期多发生肝内播散，肝外转移以血行转移为多，也可以经淋巴系转移；而胆管细胞癌则常在早期就发生广泛的肝外转移，经淋巴系转移常见。

三、临床表现

(一)症状与体征

肝癌早期可无任何症状与体征，但一旦出现症状则病程发展迅速，多在数月或半年左右死亡。

1.上腹或右上腹或肝区痛

以疼痛为首发症状者占57.0%～68.5%，多呈持续性或间歇性钝痛或刺痛，有时剧痛不能忍受。可向右肩及背部放射。老年人有些不典型的疼痛可与心绞痛或心肌梗死相混淆。

2.乏力与消瘦

乏力也常为肝癌首发症状，但易被忽略，呈进行性加重，日久出现消瘦、虚弱，甚至恶病质状态。

3.消化道症状

上腹饱胀不适、食欲减迟、恶心呕吐、腹胀、腹泻等。尤以食欲减退、腹胀更为常见。多系肿瘤压迫，使胃肠功能紊乱或有腹水之故。

4.发热

癌性发热一般在37.5～38 ℃左右，无寒战。偶有弛张高热并伴寒战者，约占10%以上。系由于癌瘤细胞释放致热原或癌肿坏死组织吸收所引起。

5.上腹包块

最为常见，患者常因上腹包块就诊。肝脏肿大或肝癌肿块为诊断肝癌最有意义的临床症状。可局部或全肝大，肝表面可触及局限隆起及大小不等的结节，质地坚硬如石，凹凸不平，可随呼吸及体位改变而移动，有压痛。有些癌肿可使膈肌升高及局部隆起，运动受限。

6.黄疸

常是胆管细胞癌的首发症状，是肝细胞癌的晚期临床表现。肝细胞癌一旦出现黄疸，常呈进行性加深，提示近期须后不良。

7.转移灶的症状

如转移至肺，出现顽固性咳嗽、咯血、呼吸困难；胸膜转移可山现血性胸腔积液；椎骨转移可引起腰背疼痛甚至截瘫；长骨转移可发生病理性骨折；脑转移则有头痛、呕吐，甚至抽搐、失明、偏瘫等；若癌栓侵入肝静脉开口，则表现为Budd-Chiari综合征；部分或完全阻塞下腔静脉可造成严重的下肢凹陷性水肿；如癌栓脱入三尖瓣，则能导致猝死。

8.其他

可有脾肿大(约占1/5)，低血糖(10%～30%)，合并肝硬化者可出现肝掌、蜘蛛病及出血倾向，甚至因门静脉高压而致呕血、便血。有29%～33%的患者可于肝区听到血管杂音。若肝大、肝肿块伴有肝区血管杂音时，常提示为肝肿瘤。少数患者还可有红细胞增多症、高钙血症、高胆固醇血症、皮肤卟啉症、男性乳房发育等异常。

(二)实验室检查

1.肿瘤标志物检测

(1)对肝细胞癌特异性较高的有:甲胎蛋白(AFP)、γ-谷氨酰转肽酶(γ-GT)、同工酶Ⅱ、碱性磷酸酶Ⅱ(ALP-1)、异常凝血酶原(DCP)、α-L岩藻糖苷酶(AFU)、M型丙酮、酸激酶同工酶(m^2-PyK)等。

(2)非肝脏特异、但消化道癌具诊断价值的有:醛缩酶同工酶A(ALD-A)、酸性异铁蛋白(HIF)、谷胱甘肽S-转换酶B、糖链抗原(CA19-9,CA125,CA50),免疫抑制酸性蛋白(IAP)、α_1抗胰蛋白酶(A_1AT)等。

2.功能检测

肝细胞癌患者大多正常,胆管细胞癌患者可较早出现胆红素升高。

3.特殊检查

包括B超、CT、MRI、选择性肝动脉造影或腹腔镜、B超、CT引导下细针穿刺吸取活组织进行病检确诊,必要时剖腹探查。

四、诊断

根据有肝炎、肝硬化病史,临床表现,结合实验室检查包括特殊检查,肝癌诊断并不困难。但此时病情多已进入中晚期,对治疗而言已为时过晚,因此,争取早期发现与诊断是肝癌防治中的一个关键环节。

(一)亚临床肝癌

指无明确肝癌症状与体征者和小肝癌的诊断。AFP定量检测是诊断肝癌的重要依据,其阳性率达70%~90%,也是发现小肝癌的首选检查方法。其标准为>500 μg/L并持续1个月以上;AFP由低浓度逐渐升高不降;AFP>200 μg/L持续2个月并排除慢活肝等假阳性者。B超也是早期发现小肝癌的重要手段,尤其是AFP阴性的小肝癌,可列为首选。对高危人群,B超与AFP应同步进行。其他肿瘤标记检查有γ-GTⅡ及DCP与AFP联合检测,可使小肝癌检出率达84.2%。

(二)病理诊断

肝组织学证实为原发性肝癌。肝外组织的组织学证实。

(三)临床诊断

(1)若无其他肝癌证据,AFP对流免疫电泳法阳性或放射免疫法≥400 U/L,持续4周,并能排除妊娠、活动性肝病、生殖腺胚胎性肿瘤及转移性肝癌者。

(2)影像学检查肝内有明确的实质性占位性病变,能排除肝血管瘤和转移性肝癌并具有下列条件之一者:AFP≥200 μg/L;原发性肝癌的典型影像学表现;无黄疸而γ-GT、ALP明显升高;其他器官有明确的转移病灶,或血性腹水中找到癌细胞;乙肝血清学标记阳性的肝硬化。

(四)分型及分期

全国肝癌协作会会议所制定,共分3型3期标准。3型:单纯型、硬化型、炎症型。3期:Ⅰ期为无明确的肝癌症状与体征;Ⅱ期介于Ⅰ~Ⅱ期之间;Ⅲ期系有黄疸、腹水、远处转移或恶病质之一者。1990年中国抗癌协会的"规范"中,未再强调分型,但认为分期仍有很大的实用性。

五、鉴别诊断

(一)慢性活动性肝病包括肝炎、肝硬化

血清 AFP≥400 μg/L 者,常有轻度 GPT 升高或轻度胆红素升高或轻度凝血酶原时间延长,但随着 GPT 的下降,AFP 也逐渐降低。此外,还可通过查其他肿瘤标记、B 超、核素扫描等鉴别。

(二)肝脓肿

AFP 阴性、B 超可见液平段,必要时肝穿可抽到脓液。

(三)肝血管瘤

AFP 阴性,结合其他肿瘤标记及特殊检查可鉴别。

(四)继发性肝癌

有其他部位原发癌病史,无肝病史,AFP 阴性,特殊检查可区别。

(五)肝囊肿及肝包虫病

病史较长,一般情况较好。肝囊肿常合并肾囊肿,肝包虫者有疫区居住史,补体结合试验阳性。AFP 阴性。

(六)慢性血吸虫病

有血吸虫疫水接触史,肝左叶明显增大,质硬,表面有结节,AFP 阴性,可参考其他影像检查。

(七)肝脏邻近脏器和组织的肿瘤

如胆囊、胰头及壶腹周围、结肠肝曲、右肾、肾上腺、腹膜后等部位的肿瘤,均可出现右上腹肿块,可参考各自症状特点与有关检查诊断。

六、治疗

原发性肝癌目前尚无满意的治疗方法,仍以早诊、早治、争取外科手术切除为根治肝癌最好的治疗手段。

(一)手术治疗

主要针对 3～5 cm 直径以内的小肝癌,手术切除越早,5 年生存率越好,可达 62.9%～76.0%,有报告≤2 cm 单个癌结节切除术后 5 年生存率可达 82.3%。>60 岁的老年人也不例外,对于 70 岁以上的老年人,即使伴有轻度心肺功能不全,也不是手术的绝对禁忌证。

对不能切除者,可于术中行肝动脉插管灌注化疗药物、肝动脉栓塞(TAE)或结扎术、冷冻治疗、激光及微波高热治疗、单克隆抗体-化疗药导向治疗、无水酒精瘤内注射(PEI)等。

(二)选择性肝动脉插管

通过导管超选到肝固有动脉或肿瘤供血分支,注入化疗药物及栓塞剂。化疗药物常用的有丝裂霉素,5-Fu、阿霉素、顺氯氨铂或顺铂等。

(三)放射治疗

由于放射治疗装置的发展,放疗适应证放宽,外放疗已改^{60}钴为直线加速器,内放疗常用^{131}I、^{90}Y(钇)等标记的单克隆或多克隆抗体,或标记碘化油、乙碘油等。为肝癌综合(放射、手术、化疗)治疗的常用方法之一。

(四)免疫治疗

进行手术切除或非手术治疗之后,应用免疫治疗以巩固和增强疗效。免疫制剂属免疫生物调节剂,如使用卡介苗、短小棒状杆菌皮内或瘤内注射、或干扰素注射可增加细胞免疫活性。

其他有免疫核酸、转移因子、胸腺肽、左旋咪唑等，疗效不肯定。新近报道 Ok-432（从链球菌中提取），人巨噬细胞、白细胞介素Ⅱ、肿瘤坏死因子（TNF）、反义 H-ras，双特异单抗（HBx/CD3）加 LAK 细胞诱导肝癌凋亡等基因治疗是肝癌治疗的新路。

（五）导向治疗

导向治疗是用对肝癌有高亲和性的物质作载体，具有杀伤肿瘤细胞能力的物质为弹头，注入人体后能选择性杀伤肿瘤细胞。多在 TAE、PE_1 或放疗之后进行，起巩固和增加疗效的作用。但由于导向治疗尚存在许多理论和实践中的问题，目前尚难以广泛开展。

（六）综合治疗

无论手术治疗或非手术治疗，虽然也有不少新疗法，但均各有其优缺点，综合治疗可起到互补作用。因此，肝癌的治疗除积极开发一些新疗法外，更趋向于综合治疗，即联合 2～4 种方法的综合疗法，以提高肝癌生存率。

（七）肝移植

适于无肝外转移的肝癌。

七、预后

由于对肝脏早期诊断技术、治疗方法的长足进步，大大改善了肝癌的预后。生存 5 年、10 年的，甚至达 20 年者已有不少报道。这取决于诊治的早晚、肿瘤的大小、病理类型、有无转移、有无并存的慢性活动性肝炎及失代偿肝硬化、宿主的免疫功能、治疗方式等。一般来说，对预后的估计可参考以下几点：①瘤体小于 5 cm，能早期、彻底切除者（术后 AFP 持续阴转）预后好。②瘤肿包膜完整、无癌栓的肝癌 5 年生存率 50％。③瘤肿有肝外转移或破裂者，预后差。④合并失代偿期肝硬化者预后差，血清 ALT＞80 U 者，无一例生存 1 年。死亡的主要原因是食管、胃底静脉曲张破裂出血及肝衰竭，其次为癌结节破裂入腹腔、感染、全身衰竭、肝外转移等。

第四节　老年食管癌

食管癌是老年常见的消化道恶性肿瘤。我国是高发国家，世界上约有一半以上的食管癌患者是中国人。河南林县 30 年来食管癌发病率和死亡率仍保持在 100/10 万以上的较高水平。50～69 岁发病者占 60％以上。平均死亡年龄 63.49 岁，为癌症死因的第二位，男多于女，男女之比为1.79∶1。

一、病因

一般认为。食管癌的发生与下列因素关系密切。

（一）亚硝胺化合物

实验证明诱发食管癌的亚硝胺类化合物有 20 多种。存在于某些食物、蔬菜和饮水中，也可在体内或体外形成。

（二）真菌

从霉变食物中可分离出白地菌、黄霉、根霉及芽枝菌等均能诱发动物肿瘤。这类真菌与亚硝胺类化合物有协同的促癌作用。

(三)微量元素

据调查我食管癌高发区人体外环境中钼、锌、铜、镍的含量偏低。

(四)饮食习惯

食物的长期物理性刺激如热、粗、硬、吸烟、饮酒及营养缺乏等与食管癌发生有关。

(五)遗传易感性

约60%的食管癌患者有家族史,即使由高发区移居低发区长达百余年,也仍保持相对高发。说明人群的易感性与遗传有关。

(六)慢性炎症

食管炎症、贲门失弛缓症、缺铁性吞咽困难综合征、食管瘢痕狭窄、食管裂孔疝、反流性食管炎、食管憩室等均可导致食管癌的发生。

二、病理

(一)早期食管癌的病理类型

早期食管癌患者多无明显的吞咽困难症状。病变多限于黏膜表面,无明显肿块,常分为以下四型:①隐伏型。②糜烂型。③斑块型。④乳头型。以上各型以斑块型与糜烂型为常见。乳头型与隐伏型较少见。

(二)中晚期食管癌的病理类型

根据临床症状、X线造影、大体标本和病理所见分为五型。即髓质型、蕈伞型、溃疡型、缩窄型、腔内型。其中髓质型和蕈伞型较常见。

(三)食管癌的组织学分型

根据食管癌的组织学特点分为五型。即鳞状细胞癌、腺癌、腺鳞癌、小细胞未分化癌及癌肉瘤。其中以鳞状细胞癌最多见,约占90%,其他类型少见。

(四)播散和转移

1.局部扩散

食管癌早期即可自黏膜下向食管全周和上、下端扩散,扩散范围通常可距癌瘤主体1 cm以上,但一般不超过5 cm。因食管无浆膜层,故肿瘤外侵易穿透肌层而达邻近器官,如气管、肺、胸膜、心包膜、血管、喉返神经等。

2.淋巴结转移

淋巴结转移是食管癌主要的转移途径,上段食管癌常转移至食管旁、喉后及颈部淋巴结;中、下段食管癌常在局部淋巴结转移后进一步上行至颈淋巴结,向下转移至腹腔淋巴结,或沿气管旁淋巴结向肺门扩展。

3.血行转移

不常见,常见的转移部位依次是肝、肺、胸膜、骨等。

三、临床表现

多数老年食管癌患者有肯定的但较轻微的症状。主要表现为进硬食时哽噎感、吞咽时疼痛、胸骨后不适等。

(一)早期

食管癌患者可有吞咽后食管内异物感、胸骨后不适或烧灼感、轻度梗阻感、上腹部不适等,但上述症状均非特异性,多呈间歇性发作。

(二)中期

食管癌患者症状较典型,主要症状有进行性吞咽困难、梗阻并吐大量泡沫黏液、疼痛等,此外还可有不同程度的体重减轻。

(三)晚期

除上述症状外,可出现消瘦、脱水、全身衰竭及肿瘤侵犯邻近器官或远处转移而引起的相应症状,如侵犯气管出现呼吸困难、食管气管瘘,侵犯喉返神经引起声音嘶哑等。

四、诊断

根据临床症状及体征多可明确诊断,对症状不典型的可疑病例,都应进一步检查。

(一)X 线钡餐检查

早期病变 X 线表现为食管黏膜皱褶增粗、中断和紊乱,或有小的充盈缺损,中晚期者 X 线表现为充盈缺损、狭窄和梗阻。

(二)CT 检查

可清楚显示食管与邻近器官的关系,显示病灶大小、外侵范围及程度、局部淋巴结情况等,可以帮助医生决定手术方式,确定放射治疗靶区,并有助于食管癌分期水平的提高。

(三)脱落细胞学检查

为大规模普查的重要方法,操作方便、安全,患者痛苦小,准确率在 90%以上。

(四)食管镜检查

可直视下观察肿瘤大小、形态和部位,可在病变部位做活检或刷检,与脱落细胞学、病理学检查相结合,是食管癌理想的诊断方法。

五、鉴别诊断

食管癌有时需与下列疾病进行鉴别:食管瘢痕性狭窄、反流性食管炎、贲门失弛缓症、食管裂孔疝、食管憩室、外压性食管梗阻、食管良性肿瘤、食管功能紊乱等。上述疾病除通过病史、临床表现外,在很大程度上有赖于 X 线和内镜检查,而最后确诊需经组织病理学证实。

六、分期

(一)国际抗癌联盟(UICC)推荐的食管癌 TNM 分期(1987)

T:D 原发肿瘤。

T_x:原发肿瘤不能测定。

T_0:无原发肿瘤证据。

T_{is}:原位癌。

T_1:肿瘤只侵及黏膜固有层或黏膜下层。

T_2:肿瘤侵及肌层。

T_3:肿瘤侵及食管外膜。

T_4:肿瘤侵及邻近器官。

N:区域淋巴结。颈段食管癌包括颈部和锁骨上淋巴结;胸段食管癌包括纵隔及胃周淋巴结,不包括腹主动脉旁淋巴结。

N_x:区域淋巴结不能测定。

N_0:无区域淋巴结转移。

N_1:有区域淋巴结转移。

M：远处转移。包括食管癌的区域淋巴结以外的淋巴结或器官转移。

M_x：远处转移不能测定。

M_0：无远处转移。

M_1：D有远处转移。

(二)国际通用的食管癌临床分期

0期 $T_{is}N_0M_0$。

Ⅰ期 $T_1N_0M_0$。

ⅡA期 $T_2N_0M_0$；$T_3N_0M_0$。

ⅡB期 $T_1N_1M_0$；$T_2N_1M_0$。

Ⅲ期 $T_3N_1M_0$；T_4，任何N，M_0。

Ⅳ期 任何T，任何N，M_1。

七、治疗

老年食管癌患者常有不同程度的营养不良和其他疾病，如肺功能障碍、肝功损害、心脏疾病等，因此治疗前应做好全面系统的检查，正确评价各器官的功能状态，以选择合适的治疗方法，本病的治疗方法主要有手术、放射治疗和化学治疗。多学科的综合治疗能提高食管癌的治疗效果。

(一)外科手术

早期食管癌(0期和Ⅰ期)单纯手术即可获满意疗效。对不愿意手术或不宜手术者行激光配合局部抗癌药物注射或单纯放疗亦可，Ⅱ期患者以手术切除为首选。术前、术后辅以化疗可提高生存率。Ⅲ期患者行以手术为主的综合治疗，包括术前、术后的放、化疗，治疗目的是减轻症状并延长生存期。老年食管癌切除术后易并发呼吸道感染及吻合口瘘，应引起重视。

(二)放射治疗

放射治疗是上段食管癌的首选方法，此法安全。不良反应小，易为患者接受。常用^{60}Co或直线加速器，根治量60～70 Gy，6～7周，溃疡型易穿孔形成食管纵隔(或气管)瘘，应予以注意。术前放疗能提高切除率，减少术中播散。对切除不彻底者行术后放疗，以提高局部控制率。放疗、化疗联合有协同作用。

(三)化学治疗

化疗可使晚期患者症状缓解，瘤体缩小，亦常与其他疗法联合应用，以提高疗效。常用药物有顺铂(DDP)，氟尿嘧啶(5-Fu)、平阳霉素(PYM)等。老年人化疗应慎重。注意用药剂量，积极防治化疗药物的不良反应。

(四)生物治疗

生物反应调节剂(BRM)配合手术、放疗、化疗应用，似能起一定的辅助作用，生物治疗有希望成为食管癌综合治疗中的一种有效的新方法。

八、预后

早期食管癌手术切除后的5年生存率可达90%，我国食管癌术后总的5年生存率20%～30%，还远不令人满意，合理的综合治疗可使5年生存率达到40%。早期发现，早期、合理的综合治疗是食管癌治疗的方向。

第八章　老年病的康复管理和技术

第一节　老年康复概述

一、基本概念及内容

（一）康复、康复医学及老年康复医学的概念

1.康复

是指综合、协调地应用医学、教育、社会及职业的各种措施，尽最大可能减轻或消除病、伤、残者（包括先天性残）的功能障碍，使他们在躯体、精神、社会和经济方面的能力得到尽可能的恢复，并重返家庭和社会。康复不仅针对疾病而且着眼于整体，从生理、心理、社会及经济能力方面进行全面康复。

2.医学康复

是以康复为目的，研究有关功能障碍的预防、诊断、评定和治疗的一门学科，旨在促进患者的功能康复和提高生活质量。

3.老年康复医学

老年康复医学是康复医学的重要组成部分，是指针对老年人的功能障碍，增强和维持他们的功能状态而采取的预防、评定、诊断和康复治疗的措施。

（二）老年康复医学的研究内容

（1）研究制定老年常见病及障碍的康复治疗方案。

（2）调查研究导致老年人残疾的原因并制定预防措施。

（3）老年人的康复功能评定。

（4）老年人康复疗养与护理。

（5）老年人社区、家庭的康复医疗与护理。

（6）老年人康复用具及康复设备的研制 应用医学科技和康复工程等手段，与社会康复、职业康复相互配合，改善因伤、因病致残者的生理和心理的整体功能，达到全面康复，为重返社会创造条件。

（7）延缓衰老和功能退化。

（三）老年康复的特点

老年人各系统器官的组织结构及功能会随年龄的增长而衰退，疾病的发生、发展和转归均与年轻人不同，因此，老年人康复与年轻人存在较大差异，表现如下。

1.一人多病、并发症多

由于老年人全身功能衰退，往往同时存在多个系统疾病，多种疾病之间相互影响，适应内外变化能力下降，易出现并发症。

2.临床表现不典型

由于机体的衰老,各器官的反应性和敏感性减退,老年病的症状和体征往往表现不典型。

3.病情波动大、发展迅速

老年人各器官储备功能明显减退,一旦发病或处理不当,病情急转直下,所以应仔细观察,及时处理。

4.疗程长、疗效差、恢复慢、预后差、致残率高

老年病多呈慢性、进行性,疗程长,见效慢,很难彻底治愈。

5.易出现药物不良反应

老年人肝肾功能减退,药物代谢能力下降,当同时患有多种疾病时,服用药物较多,容易发生药物不良反应。

6.康复中易出现意外情况

老年人由于骨质疏松,各种功能不同程度减退,不能承受较大强度的康复训练,易发生骨折等意外情况。

7.心理承受能力差

老年人心理较脆弱,由于身体功能低下所致各个方面能力衰退,如思维能力、判断能力、生活能力以及各种刺激的承受能力有可能下降。

(四)老年康复类型

1.预防性康复

是指综合运用各种手段预防老年疾病而导致的残疾,如脑血管病肢体瘫痪的预防。通过健康宣教,建立良好的康复理念,帮助患者建立正确的运动模式,预防或降低残疾程度,同时,指导其建立正常的生活方式,尽最大可能预防疾病的发生。

2.一般性医疗康复

即解决疾病的问题,如老年人患有循环系统疾病、呼吸系统疾病等,通过药物治疗等手段进行干预,对病情较严重、不适合高强度康复训练的老人进行维持性康复,以减慢其疾病发展速度。

3.康复治疗

通过各种康复治疗手段改善或代偿功能障碍。

(五)老年康复原则

1.个体原则

即根据患者功能障碍的特点、病情、年龄和性别的差异,设定康复目标和治疗方案,并根据康复治疗进程及时调整方案。

2.循序渐进

老年人年迈体弱,康复初期治疗强度要小、治疗时间宜短,康复治疗难度、强度和总量应该逐步提高,避免突然或大幅度变化,确保老年人身体对运动负荷或相关治疗的逐步适应,随时关注老年人身体状况,避免发生危险,确保医疗安全。

3.主动参与

充分调动老年人的治疗欲望和积极性。要通过对老年患者的了解,告知其疾病的相关知

识和康复意义,争取老年人的积极主动配合。

4.心理调节

老年患者多见认知能力低下、孤独和依赖、易怒和恐惧、抑郁和焦虑等,可能会影响到老年疾病的康复疗效,因此,要注意老年人心理变化,积极采取措施,加强老年人心理调节,尽量达到老年患者处于最佳的心理状态。

5.持之以恒

即注意维持和巩固康复疗效。以功能锻炼为核心的康复治疗需要维持一定时间才能获得显著效果,否则,难以达到预期的康复目的,因此,老年人的康复治疗需要长期持续进行。

二、国内外养老模式与老年康复

老年康复离不开养老服务产业,早期的养老模式单一解决老年人的生活照料问题,但是近年来越来越多的国家和地区开始把老年康复融入了养老服务业,并逐步发展。养老模式与当地的社会保障制度、特定的生活方式和相适应的居住设施密不可分,由此也决定了老年康复的发展。

(一)国际模式

长期以来,国外养老服务业形成了多样化的模式,老年康复的发展也参差不齐,下面介绍国际上具有代表性的养老和老年康复服务模式。

1.美国模式

美国老人生活上较为独立,老人多选择设施养老模式。因此,美国的养老设施分类细致,商业化发展迅速,而设施养老的模式决定了必须要有强大的社会保障制度。美国的社保制度由养老保险与医疗保险共同构成,主要由企业和个人承担,养老保险体系由联邦退休金制度、企业退休金计划、个人退休金计划三部分组成,医疗保险体系则由私人医疗保险与社会养老保险组成。

美国养老设施的设置划分细致,根据不同健康状况的目标人群,分别设置自护型、助护型、特护型等多类型设施。老年养生社区就是美国较为典型和成功的养老模式代表。这些社区均为综合性养老社区,以老年人为居民主体,各种设施齐全,并根据老人需求设置不同功能类型,以强调老人自立、提高生活质量为社区理念,成为一种可持续发展的社区养老模式。

老年养生社区起步较早,也考虑到了老年人的医疗、护理等需求,其物业类型从老年人自身需求出发,根据老人自理能力的不同分别针对性地设置了活动自理型社区、高级人士出租型公寓、持续照料型退休社区。在服务形式上则有专门为老年痴呆症患者提供的特别护理服务、为住在单元中的生活不能自理的顾客提供的辅助生活全方位照料服务。此外,在专业护理设施中,既可以单独的形式进行专业护理,又可在“辅助生活”的服务之中提供专业护理。

2.德国模式

德国充分利用了医疗康复资源、护理资源和养老资源,发展出一套“康复养老护理一体化”的独特模式,有效地应对了老年人口的医疗和养老问题。

德国养老保险的三大支柱是法定养老保险、企业养老保险和私人养老保险,三者所支付养老金的比例大约为70%、20%和10%。法定养老保险缴费约占雇员工资的20%,职工和雇主各付一半。德国于1994年还颁布了《护理保险法》,其目的是专门为护理服务提供筹资。护理保险成为继医疗保险、养老保险、事故保险、失业保险四大险种之后的一种保险，其缴费约占职工工资的1.7%，职工和雇主各付一半。

目前，德国的养老机构主要有两种：一种是康复医院，康复医院里一般设有老年病中心；另一种是护理院，护理院里设有老年康复中心。护理人员分护理助理、普通的移动护理人员和专业的移动护理人员，而且，德国的康复、养老和护理是一个相辅相成的关系，也是一个相互转诊的关系。

3.日本模式

日本的社保制度和居住设施类型呈现多元化分布结构，老年人根据自身经济状况和健康情况选择合适的养老居住模式。日本政府根据本国实际，建立了相应的社会保障体系，包括医疗、照护等方面，考虑到了养老服务业中老年康复的需求。

日本的社会保障体系相对完整全面，养老金制度保障渠道较多，包括个人、企业以及公立养老金、公立年金等，具备多方保障。医疗保险则执行强制公立保险制度，针对一般国民和特殊人员均有相应的保险，并专门针对75岁及以上老年人制订了后期高龄者医疗保险，也就是长寿医疗保险，由地方后期高龄者医疗广域联合来管辖。除了养老金保险、医疗保险，日本还专设了照护保险这一项。照护保险则从2000年4月起以德国为范本开始设立，目的是通过鼓励原宅养老，以减轻医疗机构入院负担。老年人需要照护的程序被分为7级，在经过医疗机构认定后，申请人通过与照护援助顾问商谈，讨论援助、照护服务项目的设计，最后向政府申请并领取相应等级的“照护保险证”。

针对不同人群，日本养老模式分为如下三种。

(1)看护型养老院：主要供身体不便和患病老人入住，由养老院下属团队为入住者提供看护服务，此类养老院通常与医疗机构有固定协作关系。

(2)住宅型养老院：供身体状况正常的老人居住，当老人需要看护服务时，院方寻找上门看护，企业提供临时看护服务。

(3)健康型养老院：类似面向老年人入住的宾馆，院方负责打理老年人的日常家务，但不负责照顾入住者的日常起居。

(二)国内模式

随着人口老龄化的加速，国内养老服务业发展迅速，随之而来的养老业的医疗和护理服务需求也越来越大，多种医养结合、养护结合等服务模式不断涌现，老年康复医学开始逐步发展。较为典型的有以下几种模式。

1.台湾模式

中国台湾地区早在1993年就进入了联合国定义的老龄化社会，并产生了相应的养老服务，台湾的养老服务业发展比大陆提早了至少20年，因此，如何让老年人有尊严、有保障地生活，成为台湾当局、民间组织、家庭以及老人本身共同关注的问题。近年来，台湾当局以经济安全、健康维护、生活照料三大规划方向为主轴，对养老服务作出了一系列政策安排，构建起一个社区照顾和机构安养并重的养老服务体系。

中国台湾地区的老年社会保障制度体系的建立是一个循序渐进和不断完善的过程，养老保障制度类型多样，具有多层次性，包括自我保障、政府保障、职业养老保险、市场提供等多个层次。较为完备的社会保障法律体系、明确界定各级公共管理机构的责任、有效保障社会保障政策的贯彻实施，这些都使得台湾养老服务业发展逐步成熟。例如，以法律形式明确养老保险各方的权责，保证政府、企业、个人在其中的权利和义务；充分发挥政府在老年社会保障建设中的责任和义务，包括管理监督的责任费用的支付及部分“国民年金”项目保险费的缴纳责任等。

中国台湾地区的养老机构多由医疗机构因竞争激烈衍生，养老机构多参照美国模式，围绕CCRC概念，开设持续照料退休社区，为老年人提供自理、半护理、全护理一体化的居住设施和服务。退休社区以围墙封闭自成一体，配备安全监控、保安巡查等多种方式提供安全保障，配有大面积绿地、景观、花园、种植园区，为入住者提供居住养生环境，并且从个人居所到服务场所、公共空间全部为无障碍设计。台湾模式可分为机构式、小区式两种服务，即通常所说的机构养老、居家养老。所谓机构式的服务指的是24小时皆有护理人员照顾老人家的生活起居，如护理之家，而社区养老指老人留在自己熟悉的生活环境中，接受不同专业的服务。

2.香港模式

20世纪70年代之后，港英政府开始重视老年人问题，1973年的《香港社会福利未来发展计划》白皮书，1977年的《老年福利服务》绿皮书、《私营安老院自愿注册计划》《强制公积金计划条例》等一系列文件和法规有力推动了香港老年福利的发展，并形成了老年福利的“香港模式”。

在香港的社会福利体系中，老年物质保障和老年福利服务并重，居家安老为本、院舍照顾为后援的完善的养老服务则更具特色。社区支援服务和安老院舍服务是香港安老服务体系的两大支柱。社区支援服务是为了践行“老有所属”和“持续照顾”的施政方针，为长者和护老者提供社区为本的支援。长者中心服务侧重以中心的服务为基础，鼓励长者和护老者到中心使用所提供的服务和参与中心的活动，而长者社区照顾服务侧重以长者家居照顾服务为基础，为体弱者提供入户式的一站式服务。院舍照顾体系中根据老年人的身体状况及自理能力将安老院舍划分为长者宿舍、安老院、护理安老院和护养院四种类型，四类院舍照顾的长者所需的护理服务程度由低到高。安老院舍重点是为身体欠佳、自理能力差的长者提供持续、优质的照顾服务。

3.北京模式

2008年年底，北京提出了“9064”养老新模式，即到2020年，北京市将有90%的老年人在社会化服务的协助下通过居家养老，6%的老年人通过政府购买社区服务照顾养老，4%的老年人入住养老服务机构集中养老。健全基本养老服务制度，完善支持政策，积极推动养老、健康服务业发展，建设80个街道乡镇养老照料中心，建立一批小型社区养老机构，推行居家养老助残服务卡，发展“医养结合”服务。居家养老护理师向居家养老服务的提供和补充是政府的关注重点，而养老照料中心正是实现这些目标的重要着力点之一。

养老照料中心需具备的主要功能有：机构养老、居家助老、社区托老及专业支撑（即与辐射区域及周边的医疗机构、专业服务组织和企业建立合作或协作关系，为社区老年人开展各项服务提供专业技术支持）。

4.上海模式

目前上海实行的是9073的养老模式，即90%的老年人在家庭养老，7%的老年人享受社区养老，3%的老年人在养老机构养老。上海家庭和社区养老的“医养融合”服务主要通过社区服务的形式实现。具体的形式有家庭病床、家庭医生、日间照料中心、举办健康培训及讲座、社区提供的助医活动等。这些服务对老年人病前预防、病中就医和病后照料等方面具有一定的效果，其中比较有特色的是长者照护之家，即为老年人就近提供集中照护服务的社区托养设施。长者照护之家是调动社区资源，因地制宜发展的社区托养机构，满足了老年人就近养老服务的需求，这种模式能缓解家庭照料的压力和就近养老的困境，让老年人在继续维系原有社区关系的同时，又获得机构式照护，为小区及周边小区内的失能、失智长者提供全日制托管服务；为居家长者提供“健康监测、社工活动、上门康护”等拓展性服务；为有需要的家庭提供“长者家居环境改造体验、家庭护老者技能培训、辅具用具短期低偿租赁”等援助性服务。

5.杭州模式

2014 年 9 月初，随着《杭州市医养护一体化签约服务实施方案（试行）》的下发，试点工作有序展开。医养护一体化签约服务事关杭州市百姓，是一项民心工程和实事工程。杭州市养老保障体系中起到基本保障作用的公益性养老有以下几种形式。

（1）福利性或公益性的机构养老。①公办养老机构：保证符合条件的贫困老人获得入住养老机构的机会，能够最大限度地维护公平，在市场机制不健全的老龄事业发展初期，公办养老机构在日常管理、服务提供等方面起到了较好的示范作用。②民办非养老机构：民办非养老机构提供的养老床位中，福利性床位所占的比重较大，弥补了公办养老床位不足，其中低收入老人是其重要的服务对象。

（2）社区养老：是以家庭养老为主，社区机构养老为依托，弥补家庭养老的不足。以社区为依托的居家养老服务，是对传统的家庭养老的更新和完善。根据小型多样、就近方便、功能配套的要求，建设和改造了一批托老所、日间照料中心、老年服务之家、老年餐桌等社区养老服务机构，依托社区原有的信息服务平台，在社区普遍建立养老服务热线、紧急救援系统、数字网络系统。

6.南京模式

除原有的传统养老服务模式外，南京近几年不断创新居家养老服务模式，探索调整社会保障政策，发展政府购买居家养老服务。

（1）建立“养老服务时间银行”：鼓励社会人员根据老年人的服务需求开展志愿服务，预存养老服务时间，当需要帮助时，可以从“志愿时间银行”中提取一定时间，得到其他志愿者的服务。

（2）医保有望报销失能老人护理费用：南京从 2015 年起探索建立长期护理保障制度，按先易后难的原则，先将失能老人入住医疗保险定点机构和居家长期医疗照料的相关医疗费用按规定纳入基本医疗保险支付范围。

（3）政府“聘用”子女照顾困难老人：南京民政部门将启动老人的评估工作，“五类老人”（包括城镇“三无”人员、农村“五保”人员；低保及低保边缘的老人；经济困难的失能、半失能老人；70 周岁及以上的计生特扶老人；百岁老人）可以申请政府购买的居家养老服务。如果其子女等愿意在家照顾这五类老人，从被聘用上岗担当养护任务起，每月可领取政府发给的 300 元，或者 400 元的“补助工资”，照顾半失能老人和照顾失能老人。

政府将继续推动机构养老和居家养老的结合，希望把机构养老富余的设备、场所等向居家养老延伸，并将一些服务理念带到社区中去，帮助社区养老服务水平和质量的提升。

三、养老服务业中老年康复的基本情况

老年康复在养老服务业中的重要性是显而易见的，其市场的需求量近几年持续增长。目前养老服务业中的老年康复主要包括：居家养老中的家庭康复、社区养老中的社区康复以及机构养老中的专业康复。

（一）我国养老服务业中老年康复的基本情况

近年来，我国养老服务业发展速度较快，初步建立了以居家为基础、社区为依托、机构为支撑的养老服务体系，老年消费市场初步形成，老龄事业发展取得显著成就。但总体上养老服务业中的老年康复服务供给不足、市场发育不健全、城乡区域发展不平衡等问题还十分突出。

养老服务业中的老年康复主要是围绕老年人身体健康方面的需求来提供服务，包括家庭病床和护理、健康咨询、康复中心以及提供医疗护理等。服务对象不仅包括“生活不能自理”的老人，也包含“不健康但生活能自理”的老人。

按照居所的不同，目前我国的养老服务主要分为居家养老和机构养老。受传统观念影响，中国绝大多数老年人选择居家养老，由子女或亲属提供养老服务，因此，居家养老一直是我国养老的主要模式。随着经济和社会的发展、人口和家庭结构的变化，我国家庭承担的养老功能明显弱化。由于晚婚晚育人口增加，城乡家庭日趋小型化，实行计划生育政策以来，独生子女家庭增多，形成“4-2-1”型的家庭结构，即便在农村，独生子女婚后与父母分居现象也越来越多，这种趋势给居家养老的服务模式提出了越来越多的挑战。以往老年人的养老需求只是简单的衣食住行等基本生存需要，而现在老年人对医疗护理、康复促进、生活照料、心理关爱、精神慰藉及临终关怀等方面提出了更高的需求。老龄阶段是身体脆弱的阶段，随着身体功能下降以及疾病缠身，老年人需要更多的悉心照料以及专业的康复护理服务，因此，越来越多的老年人选择了机构养老。随着居民收入的显著增加，此类养老机构的数量和质量都远远不能适应市场需求，特别是在医疗、护理等方面的服务质量远远不能满足老年人的实际需求。即使单纯为“生活不能自理”的老人提供服务，老年康复治疗与护理人员数量也有巨大缺口，可提供床位数亦显紧张。

老年康复在养老服务业中的供需矛盾突出：社区养老服务设施、养老机构床位与社会需求相比严重不足，养老服务产品供给单一，参与养老服务的社会各方缺乏通畅的市场信息；布局不合理，区域之间、城乡之间存在巨大差距，康复设施功能、康复服务水平参差不齐；政府投入不足，一些地方和部门对老龄化快速发展的形势准备不足，对政府养老服务职能认识不到位，导致财政投入较少，对养老服务政策落实不到位；民间参与不充分，对社会力量缺乏有效调动；对企业资金扶持和对社会组织开展养老服务支持力度不够，引导社会投资规模有限，国家优惠政策难以落实；服务队伍专业化程度不高，大部分养老护理人员缺乏基本的康复护理知识、经验和技能，影响了老年康复在养老服务业中的发展。

（二）无锡养老服务业中老年康复的基本情况

无锡市人口老龄化整体趋势有以下特点。

1.人口老龄化速度快、比例高

无锡市于1983年步入人口老龄化城市行列，现有60周岁以上老年人114万人，占户籍人口的24%。据预测，到2020年，全市老年人口将达127万人，占比25%；2030年将进入稳定的重度老龄化阶段，老年人口占比接近30%。

2.不同年龄老年人服务需求总量大、多样化

随着老年人口总数和比重的快速增长，低中龄老人居家养老、高龄老人长期照料需求量大。

党的十八届三中全会通过的《中共中央关于全面深化改革若干重要问题的决定》明确提出，“积极应对人口老龄化，加快建立社会养老服务体系和发展老年服务产业。”国务院印发《关于加快发展养老服务业的若干意见》对全国加快发展养老服务做出系统安排和全面部署。这些决策部署为加快无锡市养老服务业的改革发展提供了政策支持。

无锡市在全省率先出台了《无锡市养老服务设施布局规划（2009—2020年）》，明确提出到2020年养老服务“9064”的发展目标，以及“四域导控”“四圈合一”“四级配置”和“十分钟服务圈”的规划原则。随后，又相继出台了《关于加快我市老龄事业发展的实施意见》等17个政策文件，进一步完善支持老龄产业发展的扶持政策。2013年11月，无锡市启动了《无锡市养老服务机构条例》立法起草工作，这是全国同类城市中首次尝试对养老服务机构地方立法，将对无锡养老服务业发展、依法规范管理，起到重大推进作用。近五年各级财政资金投入超10亿元，市慈善和福彩资金投入2亿多元，新建无锡市社会福利中心等一大批规模较大、设施较好、功能较全的医养结合、医康结合养老机构建设项目，并改扩建了数十家养老机构。

通过医疗机构和养老机构之间的多方式结合，使其资源共享、优势互补，建立并完善医养结合辅以康复、护理服务模式，形成以居家养老为主，社区养老为依托，机构养老为支撑，信息化管理为手段，社会保险为补助的五位一体新型的无锡养老模式。

（三）老年康复在养老服务业中享有的政策及发展前景

江苏省政府出台的《关于加快发展养老服务业完善养老服务体系的实施意见》，科学合理统筹养老和卫生两方面资源，更好地满足广大老年人的医疗服务需求，就全面推进医养融合发展指出：养老和医疗资源要充分融合，在各类养老服务机构中都能提供基本医疗服务，护理型床位占养老床位总数达30%以上；到2020年，实现养老和医疗康复资源共享，服务便捷，各类养老服务机构（护理院）医疗服务功能更加完善，与医疗机构合作更加紧密，医养融合模式更加成熟，医疗护理水平逐步提高，护理型机构床位数占养老床位总数达到50%以上。具体措施包括以下几点。

（1）鼓励基层医疗卫生机构为老年人提供便捷服务。

（2）积极推进养老机构内医疗卫生设施的建设，开展医疗服务。

（3）全面推行康复服务。

（4）大力扶持和发展护理院和护理型养老机构建设。

（5）努力提高综合医院老年人服务的能力。

（6）加快发展为老年人服务的专业医疗机构。

（7）充分发挥中医药在健康养老中的作用。

(8)完善基本医疗保险保障。

(9)探索建立长期护理保险制度。

“医养结合”是养老服务业的充实和提高,需要重新审视养老服务业各项内容之间的关系,将老年人健康医疗服务放在更加重要的位置,以区别传统的单纯为老年人提供基本生活需求的养老服务,这对于老年康复来说,是一个难得的发展机遇。老年康复的服务对象区别于普通养老机构中的所有老年人,它主要面向慢性病老人、易复发病老人、大病恢复期老人、残障老人以及绝症晚期老人,为他们提供医疗、护理、康复服务。以老年人生活护理服务、精神慰藉服务为基础,增加医疗诊治服务、大病康复服务以及临终关怀服务等服务项目。

老年人由于身体功能的不断退化,对于健康的需求远高于普通人群,因此,“医养结合”已成为业内人士的共识。医养结合机构并不是一个新的第三方服务机构,“医养结合”其实是“医疗卫生+养老服务”,其机构设置是在原有医疗机构的基础上得到民政部的许可和颁发资质,开展养老服务,或是在养老机构的基础上得到卫生部门的认可和颁发资质,具备进行医疗服务的能力,即同时兼具二者,就可称之为医养结合机构。我国目前开展的“医养结合”大体有以下四种形式。

第一种形式是鼓励医疗卫生机构开展养老服务。如属于基层医疗的社区卫生服务中心,可以在条件允许的情况下开展养老服务,从社区层面,开展“社区养老”,而一些大型的公立医院则可在医改的大背景下积极转型,成为护理型康复医院等综合性医院。

第二种形式是养老机构增设医疗资质。如规模较小的养老机构可根据自身的实际情况和需求,建立医务室或者是护理站,医务室需要配备医生和护士,而护理站则只需要配备若干名护士,对于规模比较大型的养老机构,可在机构内开设护理康复型医院等。

第三种形式是医疗机构与养老机构协议合作。该合作模式在社区卫生服务中心和就近的养老机构之间非常普遍,即社区卫生服务中心和养老机构签署合作协议,社区卫生服务中心会定期到养老机构上门巡诊,或当养老机构老人出现紧急情况,由社区卫生服务中心出动力量进行抢救,并及时转诊,这也是目前国家非常鼓励的一种合作模式。

第四种模式是医养结合服务进社区和家庭。即依靠医疗卫生的社区网络和专业人员队伍,通过家庭医生开展上门服务,实现服务对象“由个体向家庭转变”,服务形式“由坐堂行医向主动服务转变”,服务内容“由医疗服务向健康管理转变”。

我国医养结合的未来,通过医养结合的开展,促进在全国建立覆盖城乡、规模适宜、功能合理的服务网络,重点面向社区和居家老人,通过上门服务,或者立足于社区的服务,把医养结合的实惠推及所有老年人,共同促进我国老年健康事业的蓬勃发展。

综上所述,老年康复在养老服务业中的地位及作用日益重要,如何在养老服务业中做好老年康复工作,是养老机构和医疗机构均应探索的一项工作,医养护康一体化也将是养老服务业的必然发展趋势。

第二节　老年康复的管理

随着我国人口老龄化进程的加快,老年人的各种服务需求迅速释放,特别是各类养老服务业等得到快速发展。老年群体容易患有多种疾病,机体生理功能存在的不同程度的减退,或者已经处于失能与半失能状态,他们除需要日常的生活照护,更多需要得到专业的医疗和康复服务。

一、老年康复机构规划

目前大部分的养老服务业包括居家养老、社区养老、养老机构等服务,基本以提供集中居住、生活照料及一般的文化娱乐活动相关的服务为主。人员配备有医师、护士、治疗师、心理治疗师、社会工作者等专业人员,能够开展专业医疗护理、康复治疗、心理治疗等,但社会活动的服务相对较少,难以满足老年群体日趋专业化、职业化的养老服务市场需求。2014 年 7 月,国家卫生计生委在多次调研后,最终形成了《养老机构医务室基本标准》和《养老机构护理站基本标准》,这两个基本标准的实行,为养老机构老年群体解决了老年病的基本医疗和护理需求提供了标准,但对养老服务的康复需求尚缺少明确的规范和要求。为此,在养老服务业中设立专业的老年康复机构极其重要,让老年群体在养老服务中能够得到及时的专业康复服务。

(一)老年康复机构的设置

(1)养老机构设置区域交通进出要方便、安静、卫生,周边医疗、体育健身、文化娱乐、商业服务等配套设施要健全,设施建设参照相关规定执行。

(2)养老机构床位数达到 100 张以上,内部应该考虑设立老年康复机构。

(3)老年康复机构的设置要与养老机构的规模相适应,按照科学性、合理性、实用性相结合的原则,做到设施设备齐全、功能完善、配置合理、经济实用。

(二)老年康复机构的职能

1.开展老年人康复诊断、评估、治疗等基本康复医疗服务

即针对各种原因导致功能障碍的养老群体,通过专业的康复医疗,能够达到治疗疾病、恢复功能、避免或减轻残疾的目的。

2.开展老年人文化娱乐、休闲等日常康复活动

即针对所有养老群体,通过各类康复娱乐活动,能够达到延缓老人机体生理功能减退、提高日常生活能力、丰富娱乐生活和提高社会参与度的目的。

(三)老年康复机构的服务对象

(1)伴有躯体功能障碍的老年人。

(2)生理功能减退,生活自理能力下降的老年人。

(3)身体健康以预防保健为主的老年人。

(四)老年康复机构布局原则

(1)养老群体中多数是行动不便甚至不能行走的老人,各康复治疗区尽可能大的活动空间,方便使用轮椅老年人的进出。

(2)康复业务科室安排要相对集中,使科室之间能够直接或近距离连通,减少康复老年人来往或上下走动。

(3)要考虑应付意外事故的防范能力,要重视和周密设计便捷、安全、可靠的紧急疏散路线和方式。

(五)老年康复机构的基本要求

1.出入口及通道

(1)台阶。宽度:25~28 cm,高度≤15 cm,钉防滑条。扶手:扶手高度为 85~95 cm。斜坡:斜坡起止点的高度差与水平距离的比值<1∶12,宽度>120 cm,两侧最好要有 100~120 cm 的护栏。

(2)门最好是自动门或摆动门,老年人如需要使用轮椅,门宽要达到 110 cm 以上;在入口处内、外都应有一个足够大的平台,平台至少要 90 cm×150 cm。

(3)避免设置门槛。

(4)走廊和通道应宽大、畅通、无障碍、有指示标志;宽度≥240 cm(满足轮椅使用者)。

(5)楼梯两旁要有扶手,需要设置可供轮椅使用的斜坡。

2.室内

(1)地面:光滑、平坦、防滑,最好为木地板或防滑地砖;不建议使用小块地毯。

(2)家具:边角圆润,可接近;便于取放用物;无不安全区域或隐患。

(3)窗户:推拉式,质地轻巧。

(4)床:稍高或与轮椅同高,建议使用硬床垫;床边有扶手。

(5)衣柜:推拉式或折叠式门,挂衣杆高度不高于 120 cm。

(6)电灯与开关:触摸或声控开关,开关离地面高度 90~120 cm,建议使用多控开关,方便老人操作。

(7)电话:位置在床头和沙发旁,方便老人接听,最好是无绳电话或手机。

3.卫生间

(1)厕所:坐厕高 40~50 cm,两边留有不少于 20 cm 的空隙,要安装水平扶手,距地面高 85~90 cm,宽度为 3~4 cm,最好是具有冲洗和烘干功能的马桶。

(2)浴室:选用浴帘,提倡淋浴,安装可弯曲的、活动的淋浴喷头,软管长度至少 150 cm。

4.客厅、餐厅

(1)电灯、开关与电话要求同上。

(2)插座:离地面高度为 45 cm。

(3)电器控制:电视机、空调或其他电器使用遥控器控制。

(4)餐桌:高度以 80 cm 为宜,最好轮椅可以接近,方便高龄老人与家人聚餐。

5.厨房

(1)冰箱:建议双开门。

(2)洗菜盆:高度 80~90 cm,深度≤16.5 cm。

(3)水龙头:建议使用感应式水龙头。

(4)橱柜:U 形或 L 形,宽度≤60 cm,配置滑动的抽屉和拉出式隔板,插入式把手,有条件者最好配置电动橱柜。

(5)台面:高 90 cm,防火耐热,可安装抽屉式切菜板;台面光滑有利于重物移动。

(6)炉灶火熄灭后自动断气装置,可配置微波炉、电磁炉、透光的锅。

6.洗衣、卫生

(1)洗衣机:最好为全自动洗衣机,具有烘干、免熨烫功能。

(2)晾衣架:电动升降衣架。

(3)使用自动挤水的拖把。

(4)使用吸尘器。

7.其他

(1)老人活动场所应有应急照明和低位照明,光线柔和。

(2)有方便老人识别的机构建筑方位图。

二、老年康复机构内部配置

(一)建筑面积与床位面积要求

1.设置老年康复机构的养老机构房屋建筑面积

参照民政部《老年养护院建设标准》,设定为 500、400、300、200、100 张床的机构房屋综合建筑面积,其指标不得低于每张床 42.5、43.5、44.5、46.5、50.0 m^2,每张床净使用面积不少于 6 m^2,床间距不少于 1.2 m。

2.100 张床位养老机构设立的老年康复机构康复用房面积

不得低于 500 m^2,约占养老机构总建筑面积的 8.5%,随着养老机构床位数的增加,老年康复机构康复用房面积按需要相应增加。

(二)科室配置

1.医技科室

设有检验科、放射科、B 超室、心电图室、药房。

2.康复科室

诊疗室、康复评定室、物理治疗室、作业治疗室、言语吞咽治疗室、理学室、针灸室、推拿室、心理治疗室、音乐治疗室、感统训练室、文娱活动室(阅读、书画、手工、歌舞室等)。

3.职能科室

质量管理科、资料档案室、信息科、设备科。

(三)人员配置

1.100 张养老床位的老年康复机构人员配置

至少需要配备康复医师 2 名、康复治疗师 5 名(从事运动治疗、作业治疗、言语吞咽治疗)、康复护士 10 名、中医师 1 名(从事针灸、推拿治疗)、理疗师 1 名、心理治疗师 1 名、音乐治疗师 1 名、社会工作者 1 名、文娱员 1 名、老年康复训练师 3～4 名、老年康复护理员 20～30 名。当服务的老年群体人数增加时,根据工作量需要及时增加各类人员配备的比例。

老年康复训练师是指经过老年康复训练师职业理论和技能培训,获得老年康复教育、康复指导和功能康复训练服务技能和从业证书的人员。

2.配备相应的医技人员

根据开展的医技项目,至少配备相应的医技人员各1名。

3.配备其他人员

根据职能科室工作需要,配备相应的质量管理、档案管理、设备管理、信息管理的人员。

(四)设备配置

1.医技科室设备

根据开展的医技检查项目,配置相应的检验、心电、超声、放射等检查设备。

2.康复评定设备

配备肌力测试系统、关节活动度评定设备、平衡功能测定仪、认知及言语评定系统、作业评定设备等。

3.康复治疗设备

(1)运动治疗设备:包括训练用垫、肋木、姿势矫正镜、平行杠、楔形板、沙袋、哑铃、滑轮吊环、手指训练器、肌力训练器、肩及前臂旋转训练器、治疗床及悬挂装置、持续性关节被动活动(CPM)训练器、训练阶梯、花生球、平衡训练设备、运动控制能力训练设备、生物反馈训练仪等。

(2)作业治疗设备:配备日常生活活动作业设备、手功能作业训练设备等。

(3)言语、吞咽、认知治疗设备:配备言语治疗设备、吞咽治疗设备、认知训练设备、非言语交流治疗设备等。

(4)传统康复治疗设备:配备针灸、推拿、中医熏蒸等中医康复设备。

(5)理学治疗设备:低频电治疗仪、中频电治疗仪、高频电治疗仪、超声波治疗仪、传导热治疗设备、牵引治疗设备等。

(6)感统训练设备:声、光、电等训练设备。

(7)文娱活动设备:音响、相应康复活动道具等。

(8)音乐治疗设备:音乐播放器、声卡、音响、耳机、录音机、话筒、打击乐器、钢琴等。

4.急救设备

配备呼叫装置、吸氧吸痰装置、抢救车等。

5.信息化设备

配备计算机、网络及自动化办公等设备。

三、老年康复机构内部管理

老年康复机构的内部管理主要是指康复机构相适应的工作制度、人员职责、康复医疗质量的管理、设施设备的管理以及信息系统管理等,以保障康复机构日常管理和康复工作的有效开展。

(一)工作制度

1.康复科工作制度

(1)制订科室工作规划和科室管理制度,组织实施,督促检查,举行例会,定期分析、总结、汇报。

(2)制订康复科诊疗操作常规和康复科医疗质量控制标准等,保证康复医疗质量,防止医疗差错及事故的发生。

(3)应用康复功能评定及各种物理诊断技术，提高功能障碍的诊断和评定技能，提高对康复疗效的判定。

(4)采用物理治疗、作业治疗、言语与吞咽治疗、传统康复治疗等方法，不断提高康复治疗效果。

(5)开展音乐治疗、心理治疗、功能活化运动、文化娱乐活动等方法，延缓衰老，促进整体功能的康复。

(6)每月至少组织1～2次业务学习和交流，发现新问题，提出新方法，制定新方案，不断提高科室人员业务水平，开展教学、科研工作。

2.运动及作业治疗室工作制度

(1)严格遵守各项规章制度和各项操作规程，岗位人员必须按规定参加安全培训，考核合格后，才能上岗操作。

(2)凡需运动治疗患者，由康复科医生填写治疗申请单。

(3)运动治疗室的工作人员根据患者疾病的特点和患者的具体情况，制订合适的运动治疗方案。

(4)对患者的功能状况进行定期评估，并做好详细记录，以确定患者的问题，拟定治疗目标修正及治疗方案。

(5)在治疗过程中要密切观察、了解患者的情况和反应，并向患者交代注意事项和自我观察的方法，取得患者的合作。

(6)管理好康复训练器械的正常使用，定期维修、保养、确保康复医疗安全。

(7)运动治疗室工作人员要不断吸取国内外先进的治疗技术和方法，提高治疗水平。

(8)保持治疗室清洁，不得在治疗室内吸烟、喧哗。

3.言语、吞咽治疗室工作制度

(1)严格遵守各项规章制度和各项操作规程，岗位人员必须按规定参加安全培训，考核合格后，才能上岗操作。

(2)严格按照康复处方开展或指导康复治疗。

(3)熟练掌握治疗设备的性能、正确使用及维护方法。

(4)治疗前检查设备完好情况，并交代治疗注意事项。

(5)密切观察患者治疗过程中的反应，及时做好治疗记录。

(6)参与康复评定，及时调整治疗方案。

(7)不断学习新技术、新方法。

(8)保持治疗室的安静、整洁和安全。

4.理疗室工作制度

(1)严格遵守各项规章制度和各项操作规程，岗位人员必须按规定参加安全培训，考核合格后，才能上岗操作。

(2)凡需诊疗者，必须持有康复医生的治疗申请单，接诊后要进行登记，并严格掌握治疗适应证，禁忌证，选择合适的治疗方案。

(3)治疗前向患者详细交代诊疗注意事项,治疗中密切观察患者的反应,发现异常及时处理。

(4)正确使用和保管仪器设备,保持安全防护装置齐全、完好、可靠,使用前检查,使用后清洁整理并切断电源,定期检修并做好登记,消除作业环境中的危险因素。

(5)使用理疗仪器前后,检查输出是否正常,是否归零。根据病情选择强度和时间,治疗完毕后将开关关至零位。

(6)保持诊室清洁,安静,不得在治疗室内吸烟、喧哗。

5.推拿、针灸室工作制度

(1)严格遵守各项规章制度和各项操作规程,岗位人员必须按规定参加安全培训,考核合格后,才能上岗操作。

(2)凡需诊疗者,必须持有康复医生的治疗申请单,接诊后要进行登记,并严格掌握治疗适应证,禁忌证,选择合适的治疗方案。

(3)在对异性病员推拿时,治疗部位暴露要适当,治疗态度要严肃认真。

(4)推拿医生严格遵守手卫生的原则与要求。

(5)针灸治疗必须无菌操作,针具高压灭菌,防止交叉感染,治疗中严防晕针、滞针、漏针、断针,刺伤血管和内脏的发生。

(6)使用电针时,检查输出是否归零。根据病情,选择强度和时间,治疗完毕后将开关关至0位。

(7)保持诊室清洁,安静,不得在治疗室内吸烟、喧哗。

6.心理治疗室工作制度

(1)严格遵守各项规章制度和各项操作规程,岗位人员必须按规定参加安全培训,考核合格后,才能上岗操作。

(2)心理治疗室是帮助养老群体老人及其家属提供心理咨询和开展心理治疗,促进老人全面康复。

(3)心理治疗师应对来访老人的有关资料、档案予以保密,尊重老人的隐私。

(4)在心理咨询及治疗过程中,如发现有危害其自身生命和危及社会安全的情况,需立即采取必要的措施,防止意外事件的发生。

(5)心理治疗师应保持情绪稳定,在自身处在极度的情绪波动状态时,应暂停治疗。

(6)对咨询或治疗老人认真负责,咨询或治疗结束后,需及时整理、完善咨询记录卡。

(7)保持和维护治疗室的干净、整洁。

(二)人员职责

1.康复科主任职责

(1)负责科室的行政管理、康复医疗、科研、教育、培训工作。

(2)制定科室工作计划,组织实施,并定期进行检查、分析和总结。

(3)督促科室人员执行规章制度、操作规程和完成各项工作。

(4)加强康复医疗质量的管理,预防差错、事故发生。

(5)组织科室人员业务学习和培训,指导开展康复科研工作。

2.康复医师职责

(1)接诊患者,采集病历及进行体格检查,经功能评估后,列出患者存在的康复问题,制定进一步检查、观察及康复治疗计划。

(2)指导、监督、协调开展康复治疗工作。

(3)主持康复评定分析总结会,制定后续康复计划。

(4)参与本专业的康复医疗、科研工作。

3.康复护士工作职责

康复护士负责患者的临床康复护理。

(1)执行康复护理任务:体位护理并协助康复老人作体位转移。膀胱护理。肠道护理(控制排便训练等)。压疮护理。康复心理护理。配合康复治疗,鼓励患者积极进行理疗、体疗、作业治疗(尤其 ADL 训练)及言语功能康复训练。指导康复老人使用轮椅、假肢、矫形器、自助器具等训练。

(2)指导老人进行日常生活活动能力的训练。

(3)对老人及其家属进行康复卫生知识教育。

(4)作为老人与其家属之间、康复医师、治疗师的桥梁,反映老人的思维、情绪、困难和要求,保证老人有良好的生理、心理康复环境。

4.物理治疗师(PT)工作职责

主要负责老人肢体运动功能的评估和训练,特别是对神经、肌肉、骨关节和心肺功能的评估与训练,经评估后制定和执行体疗计划。

(1)运动功能评估:包括肌力、关节运动范围(ROM)、平衡能力(坐位、立位)、体位转移能力、步行能力及步态的评估。

(2)指导康复老人进行增强肌力、耐力的练习。

(3)指导康复老人进行增加关节运动范围的体操训练即关节体操。

(4)指导康复老人进行步行训练,提高步行能力,纠正错误步态。

(5)指导康复老人进行各种矫正体操、医疗体操训练,提高神经、肌肉、骨关节等的运动功能,并调整内脏功能和精神心理状态。

(6)为康复老人进行牵引治疗、手法治疗和按摩推拿治疗。

5.作业治疗师(OT)工作职责

指导老人通过进行有目的的作业活动,恢复或改善生活自理、学习和职业工作能力,对永久性残障患者,则教会其使用各种辅助器具,或进行家居和工作环境的改造,弥补功能的不足。

(1)功能检查及评估:包括 ADL、感觉及知觉、认知能力、家务活动能力等。

(2)指导康复老人进行 ADL 训练。

(3)指导康复老人进行感觉、知觉训练。

(4)指导康复老人进行家务活动能力训练,包括简化操作、减少体力消耗、避免疲劳等。

(5)指导康复老人正确使用生活辅助器具。

(6)指导康复老人进行认知功能训练。

6.言语、吞咽治疗师(ST)工作职责

对有言语障碍的老人进行训练,以改善其言语沟通能力。

(1)对言语能力进行检查评估,如构音能力检查、失语症检查、听力检查、吞咽功能检查等。

(2)对由神经系统病损、缺陷引起的言语交流障碍(如失语症、呐吃等)进行言语训练。

(3)发音构音训练。

(4)指导康复老人使用非语言性言语沟通器具。

(5)对有吞咽功能障碍的老人进行处理和治疗。

(6)对康复老人及其家人进行有关言语交流及吞咽问题的卫生和康复教育。

7.中医师工作职责

(1)根据康复老人功能障碍情况,从中医观点对制定患者总体康复治疗计划提出建议。

(2)负责开具中医处方及用药指导。

(3)根据要求进行针灸、手法和推拿按摩治疗,以促进运动和感觉功能的恢复,缓解疼痛,调整内脏功能,预防继发性功能障碍。

8.理疗师工作职责

(1)负责理疗仪器的定期保养和维护,确保仪器的正常使用。

(2)确定正确治疗方法,保证治疗效果,严防差错事故。

(3)执行规章制度和操作规程,完成各项操作,确保操作安全。

(4)观察病情变化及治疗反应,做好治疗记录。

(5)及时与临床医生沟通,反映治疗情况。

9.心理治疗师工作职责

心理治疗师为老人进行必要的临床心理测验,提供心理咨询及必要的心理治疗,帮助康复老人恰当地确定治疗目标,以心理康复促进老人的全面康复。

(1)进行临床心理测验和评定:如精神状态测定(焦虑症、抑郁症等)、人格测验、智力测验等。

(2)根据心理测验结果,从心理学角度对老人进行总的功能评估及提供诊断、治疗计划。

(3)对老人进行心理咨询服务和进行心理治疗。

10.音乐治疗师工作职责

(1)训练康复老人,尤其是患有肌肉瘫痪的老人,通过弹奏适宜的乐器,或按音乐节拍做体操,以改善和发展运动功能,尤其改善运动的协调性。

(2)指导老人通过听适宜的乐曲,达到松弛、镇静的效果,以控制应激,减轻焦虑,缓解疼痛。

(3)指导康复老人(有发音及言语障碍者)通过唱歌进行构音训练和曲调韵律治疗,以改善言语功能。

(4)以音乐疗法作为社会康复和心理治疗手段,组织老人(尤其失智老人)进行集体的音乐活动(唱歌、乐器弹奏表演等),以改善社交技能,提高自信心和自尊心。

(5)在对慢性病老人进行安抚性医护工作中,以音乐疗法为手段,调整或改善老人的情绪。

11.社会工作者工作职责

(1)了解养老服务群体老人的需求,尽可能为老人提供多方面的帮助。

(2)针对养老服务群体,广泛开展健康教育与健康促进。

(3)协助老人适应自己所在的养老服务环境和开展的各类养老服务内容。

(4)协调老人与康复人员的融合,提高老人参与康复治疗和康复文娱活动的积极性,最大限度地完成各类康复训练。

(5)对养老服务群体老人及其家属提供咨询和心理关怀。

(6)开展志愿者服务、社会活动的资源开发和活动组织。

12.文体娱乐员工作职责

通过组织老人参加适当的文体活动,延缓老年人生理功能的减退,促进身心康复并重返社会。

(1)了解和评定老人生活方式的特点、业余爱好、兴趣、社交能力、情绪行为等。

(2)根据诊断及评定结果,制定老人的文体活动治疗计划。

(3)组织老人参加对身心功能有治疗意义的文体活动,如游戏、文艺表演、音乐欣赏、电影欣赏、室内球类活动等。

(4)组织老人参加娱乐性、游戏性体育运动,如搬运乒乓球、投篮、飞镖、健身操等。

(5)组织老人走向社会,参加有趣或有意义的社交活动,如购物,参观游玩,开展节日庆祝活动,促进老人与社会结合。

(6)指导老人建立均衡的、健康的生活方式。

(7)协助社工开展社工工作。

13.老年康复训练师工作职责

(1)在康复医师和治疗师的指导和组织下开展老年人的康复训练。

(2)协助康复医师完成老年人的康复评估工作。

(3)完成康复训练记录和归档保存工作。

(4)做好康复医师、治疗师和康复老人之间的联络沟通。

(5)指导和协助老年康复护理员做好老人的护理。

(6)确保康复训练环境的安全,避免康复训练中发生意外伤害。

14.老年康复护理员工作职责

(1)负责老人的日常生活照料。

(2)陪伴老人,观察老人,负责老人的安全。

(3)协助老人完成康复训练等各项活动。

(4)在老年康复训练师和康复护士的指导下开展老人的日常生活能力康复训练。

(三)质量管理

1.质量管理基本要求

(1)严格遵守疾病诊疗、功能评估、康复治疗各项操作常规进行,避免医疗差错、杜绝医疗事故发生。

(2)诊疗室、评定室、治疗室等保持安静、整洁,保证诊疗过程有序、安全。

(3)工作人员态度热情周到,工作认真负责,不推诿,不闲聊、不离岗。

(4)各类康复设备仪器保持性能完好,摆放有序,专人负责。

(5)所有诊疗记录内容完整,字迹清楚,符合规范。

(6)康复功能评估率＞90%、康复记录书写合格率≥90%、设备完好率＞80%、康复治疗有效率≥80%、年技术差错率≤1%、服务满意率≥80%。

2.运动治疗质量要求

(1)专业治疗师及接受专业培训后的人员完成,并遵守各项规章制度和操作规程。

(2)应用规范的评定方法为服务对象进行运动、感觉、日常生活能力等功能的评定,并制定详细的训练计划。

(3)按照一对一的训练原则,根据计划安排合理的时间完成训练内容。

(4)与服务对象和家属良好的沟通,取得他们积极的配合。

(5)训练中注意服务对象的反应,及时调整训练强度,动作要轻柔,切忌手法粗暴等,防止训练中发生意外伤害。

(6)训练结束,及时做好相应训练记录。

3.作业治疗质量要求

(1)操作人员必须是专业人员或者经过相关培训合格者,严格遵守各项规章制度和操作规程。

(2)应用规范的评定方法为服务对象完成功能评定和日常生活能力评定,结合治疗对象的生活活动,制定近期、远期训练目标。

(3)按照训练计划,一对一或者小组形式开展训练,由简单到复杂,根据完成情况,调整训练内容。

(4)训练过程中保持与治疗对象的良好沟通,给以鼓励,取得配合和主动参与训练。

(5)预防训练中出现意外损伤。

(6)训练结束,及时规范记录本次训练情况。

4.言语、吞咽治疗质量要求

(1)操作人员必须是专业人员或者经过相关培训合格者,严格遵守各项规章制度和操作规程。

(2)经过专业的功能评定,制定合适的训练计划和目标。

(3)进行一对一的训练,训练时要排除外界干扰,合理安排治疗的时间。

(4)训练从简单开始,选用常用的与日常生活相关的内容进行。

(5)保持与训练对象的交流,积极鼓励训练对象的主动参与,加强自我训练。

(6)做好训练记录。

5.传统中医治疗质量要求

(1)专业人员操作,并遵守各项规章制度和操作规程。

(2)针灸用具、火罐、按摩膏等用品必须是合格产品,保证完好无损,并规范消毒,避免交叉感染。

(3)根据治疗需要,选择合适的治疗方法和部位,确定治疗时间和周期。

(4)交代治疗注意事项,防止治疗中出现意外伤害。

(5)治疗结束及时做好本次治疗记录。

6.理疗质量要求

(1)专业人员操作,并遵守各项规章制度和操作规程。

(2)严格掌握理疗适应证,为服务对象选择合适的理疗项目。

(3)治疗前确保仪器正常,输出处于关闭状态。

(4)与治疗对象做好沟通,告知注意事项。

(5)充分暴露治疗部位,治疗前后都要仔细检查治疗部位是否有异常。

(6)治疗过程中要多巡视,观察仪器是否正常输出、治疗对象有无异常反应。

(7)治疗结束,关闭电源,整理好仪器。

7.心理治疗质量要求

(1)专业人员完成,严格遵守各项规章制度和操作规程。

(2)全面了解治疗对象的躯体、家庭、生活等情况。

(3)理解、尊重、接受治疗对象,获得治疗对象的信任。

(4)做好为治疗对象的保密工作。

(5)与服务对象一同制订详细的康复治疗计划。

(6)规范做好治疗记录。

(四)设备管理

(1)各类康复设备必须"三证"齐全,有使用说明书,有生产厂家的地址和联系方式。

(2)所有康复设备要按照功能分类,放在相对固定场所,有专人负责,妥善保管。

(3)所有康复设备要定期保养维护,保证性能正常,并做好相关维护记录。

(4)康复设备的使用者必须是相应的专业人员,并经过操作培训才可使用。

(5)康复设备的操作流程和注意事项要张贴或挂在设备上或者相应的地方,方便使用。

(6)康复设备如有损坏或不能正常使用时,必须在设备上挂牌,说明该设备暂时不可以使用,并及时请专业人员检查维修。

(7)所有康复设备要安放在通风、干燥、防潮、防晒、防震等安全的地方,有特殊放置要求的要按照特殊要求放置。

(8)使用前必须检查确保设备完好并安全使用,使用结束及时归位并关闭电源。

(五)信息化管理

(1)严格按照计算机使用管理操作规程进行操作,系统开机按先外设后主机的顺序,关机时先关主机,后关外设。

(2)信息系统的使用都必须遵守计算机安全使用规则,以及有关的操作规程和规定制度,专人负责监督、检查、指导信息系统安全维护工作。

(3)发现影响信息安全系统的隐患时,应当立即向信息工程技术人员报告,对信息系统软件、设备、设施的安装、调试、排除故障等由计算机工程技术人员负责,不得自行拆卸、安装任何软、硬件设施。防止网上病毒感染的现象发生。

(4)认真、准确、及时地做好科室内各项数据和信息的汇集、录入、核对工作,所有系统、应用软件的文档资料都有指定人员专门负责管理,多种手段做好数据备份工作。

(5)严格落实现任责任制和数据安全保护措施,定期更改用户登录密码并注意保密。

(6)严禁安装和使用其他工程系统应用软件;确属工作需要安装使用其他软件,必须经负责人批准,由信息工程技术人员负责安装调试。

第三节　老年现代康复治疗技术

一、物理因子治疗技术

物理因子治疗又称理疗,即通过人工或天然的物理因子作用于人体,达到预防、保健、治疗和康复目的的方法,包括光、电、声、磁、冷、热、水、力八类,理疗具有消炎镇痛、镇静与催眠、兴奋神经-肌肉、缓解痉挛、软化瘢痕及松解粘连、促进骨痂形成等作用。

理疗对于疾病的治疗具有特异性,其特异性决定了每一种理疗都有其独特的治疗作用,如TENS主要用于镇痛等,而且,理疗的治疗剂量必须从小剂量开始,大剂量有时会起抑制作用,尤其是神经变性的初期。

(一)低频电疗法

低频电疗法是指应用脉冲频率在0～1000Hz之间的脉冲电流作用于人体治疗疾病的方法。

1.神经肌肉电刺激疗法(NMES)

适用于失神经支配后1个月之内,预防肌肉萎缩,如患者失神经支配数月,可用于预防肌纤维化。

(1)治疗作用:①预防肌肉萎缩:规律性收缩和舒张会产生“唧筒效应”,促进静脉和淋巴回流,改善代谢和营养;②镇痛:通过血液循环的改善,促进致痛物质的代谢,达到止痛的作用;③抑制肌肉的纤维化:电刺激可以防止肌肉结缔组织的变厚和变硬。

(2)操作方法:分双极法和单极法,一般主张用双极法,能使电流集中于病肌而不影响邻近肌肉,但当肌肉过小或刺激整个肌群时,应采用单极法。

治疗初期,每次治疗肌肉收缩10～15次,休息3～5分钟进行第二次治疗,反复4次,要求每次治疗肌肉收缩达到40～60次,随着病情的好转,每次肌肉收缩的频率达到20～30次,每次治疗量是80～120次。治疗的肌肉要求收缩足够强,患者没有疼痛感或疼痛很轻,肌肉收缩幅度每次接近,邻近肌肉反应小;如果出现肌肉收缩先强后弱,伴有明显的颤抖,每次治疗数小时后仍有僵硬感,说明电刺激过度,应减小电流或立即停止治疗。

(3)适应证:偏瘫、周围神经损伤、失用性肌萎缩、尿潴留等。

(4)禁忌证:急性炎症、肿瘤及有出血倾向疾病者。

2.经皮电刺激神经疗法(TENS)

(1)治疗作用:镇痛。

(2)操作方法:电极置于疼痛点、运动点、扳机点或穴位上,或置于病灶同节段的脊柱旁,或放置在术后切口两边,电极可以是并置或对置,每次30～60分钟,每天1～2次,老年人如果疼痛部位明显，可放在疼痛部位止痛，如老年人患骨性关节炎，可放在内外膝眼处止痛效果较好。

(3)适应证：各种急、慢性疼痛，如软组织损伤、骨折及骨折术后疼痛、神经痛(带状疱疹)、内脏痛及慢性疼痛(腰背痛、关节炎、神经源性疼痛、头痛等)。

(4)禁忌证：戴有心脏起搏器者及颈动脉窦、孕妇的腹部和腰骶部、眼睛、脑血管意外患者的头部禁用。

(二)中频电疗法

中频电疗法(MFE)指应用脉冲频率在1～100 kHz之间的脉冲电流作用于人体治疗疾病的方法。常用的有音频电疗法、干扰点疗法、调制中频电疗法及音乐电疗法。

1.音频电疗法

(1)治疗作用：镇痛、软化瘢痕、松解粘连、改善血液循环、促进炎症吸收。

(2)操作方法：①衬垫用生理盐水或温水浸湿后，将电极放入衬垫套内；②将电极放在治疗部位，用沙袋或绷带固定；③接通电流，患者感觉以麻感为最佳；④治疗完毕，将电流调到“零位”，关闭电源，取下电极。

(3)适应证：粘连、瘢痕疙瘩、肌内注射后硬结、肩关节周围炎(有粘连)、声带结节等。每次治疗15～30分钟，每日一次，15～30次为一个疗程。老年人最好在肌内注射后，采用此种治疗方法，预防硬结的形成。

(4)禁忌证：心脏、眼部、头部、孕妇的腹部及腰骶部及邻近部位禁忌；治疗部位有金属物不宜治疗；急性化脓性炎症、发热、恶性肿瘤者禁用。

2.干扰电疗法(ICT)

分静态干扰电疗法、动态干扰电疗法、立体干扰电疗法，其中静态干扰电作用于人体后会产生0～100Hz的“内生”中频电流。

(1)治疗作用：镇痛、改善血液循环、促进肌肉收缩及骨折愈合。

(2)操作方法：①选择4块大小适中的电极；②选择差频，每次选用1～3种差频；③调整治疗剂量。每次治疗15～20分钟，每日1次。

(3)适应证：习惯性便秘、肠麻痹、胃下垂、尿潴留、二便失禁、雷诺病、早期闭塞性动脉内膜炎等。

(4)禁忌证：出血倾向、急性化脓性感染、孕妇小腹部、心脏部位禁忌。

(三)高频电疗法

高频电疗法(HFT)是指利用频率在100 kHz以上的高频正弦交流电治疗疾病的方法，常用的有超短波、短波和微波等。高频电具有热效应及非热效应作用，“热效应”用于改善血液循环、止痛，“非热”效应用于增强白细胞吞噬能力、促进纤维结缔组织及神经纤维再生，其产生的热属于“内生热”。

1.超短波疗法

(1)治疗作用：改善组织血液和淋巴循环；镇静、止痛、缓解肌肉痉挛；改善器官的功能；促进新陈代谢；消炎，促进伤口的愈合。

(2)操作方法：以对置法为例。①两电极与体表平行放置；②电极之间的距离大于一个电极的横径；③体表凸凹不平部位可用软垫铺平；④选择治疗剂量：急性病变选用无热量，慢性病选用微热量，恶性肿瘤选用热量。每次 15～20 分钟，每日 1 次。

(3)适应证：亚急性及慢性炎症、疼痛，如呼吸系统炎症、消化系统炎症、泌尿系统炎症、生殖系统炎症、关节炎引起的疼痛；急性肾衰竭等，也可配合化疗及放疗治疗肿瘤。

(4)禁忌证：出血倾向、结核病、身体局部有金属物、心脏起搏器患者。

(5)注意事项：①治疗室需木制的地板、治疗床及治疗椅，暖气水管加隔离罩，治疗仪需接地线；②患者治疗时需除去身上所有金属物，禁止在身体有金属异物的局部进行治疗；③治疗部位应干燥，如有伤口需除去湿敷料及分泌物；④治疗部位需平整，如有凸凹不平应适当增大治疗间隙；双膝或双踝对置治疗时需要放置衬垫；⑤电极面积需大于病灶，并平行于体表，电极电缆线不可交叉打卷；⑥治疗中患者不得移动体位，不能触摸仪器。

2.微波疗法

治疗作用同超短波，但对含水多的组织部位更为敏感。除了上述注意事项外，眼区、睾丸区禁止使用，而且微波治疗患者需要进行防护，老年人骨性关节炎急性期，周围红肿时可采用微波无热量治疗。

(四)光疗法

利用光线的辐射能治疗疾病的方法称光疗法，常用的有红外线、紫外线和激光疗法。

1.红外线疗法

(1)治疗作用：改善局部的血液循环、消肿、降低肌张力、镇痛、减少渗出等。

(2)操作方法：①充分暴露皮肤；②辐射器距离病变部位 30～60 cm，专业人员需将手放在照射局部上面，以有温热感为宜；③每次 20～30 分钟，每日 1 次；④可以与针刺同时进行。

(3)适应证：缓解肌肉痉挛、改善血液循环止痛、减少渗出、消炎，常用于亚急性及慢性损伤和炎症，如肌肉劳损、扭挫伤、滑囊炎、肌纤维炎、静脉炎等；老年人长期卧床者，腰骶部的红外线照射可预防压疮。

(4)禁忌证：有出血倾向、高热、活动性结核、严重动脉硬化、心功能不全者忌用。

红外线是肉眼看不到的光，作用于人体可引起皮肤充血而发红，长期照射会导致色素沉着而不易消退，因此，不适合于面部的治疗；新鲜的植皮、瘢痕区，由于散热不佳，应增大距离，避免烫伤；红外线照射眼睛时易引起白内障及视网膜灼烧，因此，照射头部时眼睛需戴防护镜，此外，动脉阻塞性病变及皮炎忌用红外线治疗。

2.紫外线治疗

紫外线也是不可见光，透入皮肤的深度较浅，一定剂量的紫外线照射在皮肤上会出现红斑反应，即在皮肤出现边界清楚、均匀的充血反应，此种红斑反应属于一种光化学皮炎，属于非特异性炎症。

(1)治疗作用：杀菌消毒、促进伤口愈合、预防感染、促进钙磷代谢及维生素 D 的吸收、增加人体免疫的功能。

(2)操作方法如下。

紫外线照射剂量分级如下。

0 级红斑量：照射剂量小于 1MED，照射后无肉眼可见的红斑反应。

Ⅰ级红斑量(弱红斑量)：照射剂量小于 1～2 MED，照射后出现轻微的红斑反应，但 24 小时消退。

Ⅱ级红斑量(中红斑量):照射剂量小于3～5 MED,照射后出现明显的红斑反应,伴有皮肤水肿,2～3日消退,皮肤有脱屑及色素沉着。

Ⅲ级红斑量(强红斑量):照射剂量小于6～10 MED,照射后红斑2～3周消退,皮肤大片状脱皮,色素沉着明显。

Ⅳ级红斑量:照射剂量小于20 MED以上,主要用于炎症及感染的创面。

中心重叠照射法:即病变中心区的重叠照射,达到中心区大剂量、周边区小剂量的方法。一般病变中心区10～20 MED以上,周围3～5 MED。

偏心重叠照射法:操作同上,适用于肢体的急性软组织感染。

(3)适应证:紫外线小剂量照射可促进钙的吸收,预防骨质疏松,消除炎症,如毛囊炎、甲沟炎、皮肤的感染等,大剂量照射可局部化脓性感染等。

正常人体每天需要20分钟的紫外线照射,如果每天照射量不足可以在周末补充不足的照射时间,长期卧床患者每天紫外线的照射,对于预防骨质疏松具有重要的意义。

(五)超声波疗法

超声波疗法指利用声源的机械振动引起周围弹性介质的振动,振动沿着介质由近及远的传播,形成机械波并作用于人体治疗疾病的方法称超声波疗法。

1.治疗作用

(1)机械作用:超声波的机械振动会使介质内部发生有节律的疏密变化,对人体的组织细胞产生细微的按摩作用,从而减轻肿胀,促进积液的吸收。

(2)热作用:机械振动导致组织摩擦产生热量,改善组织的血液循环,有利于神经损伤的修复、生殖细胞的增加、骨痂的生成。

(3)空化作用:超声波在介质中传播产生声压,当声压超过液体内聚力时,液体中产生细小空腔,即空化现象。稳定的空腔在声压的作用下来回振动,在治疗中起重要作用,而暂时的空腔容易破灭,产生高热、高压、发光、放电等现象,对机体有破坏作用。

2.操作方法

(1)患者充分暴露治疗部位,在治疗部位均匀涂耦合剂。

(2)将超声波声头与治疗部位紧密接触,超声波探头不可空载。

(3)打开治疗仪开关,以每秒2～4 cm的速度移动声头。

(4)治疗时间以5～15分钟为宜,治疗面积为1 min/cm^2,每日1次,或隔日1次,急性病5～10次为一个疗程,慢性病15～20次为一个疗程。

3.适应证

血栓性静脉炎、消化性溃疡、脑血管疾病、神经痛、软组织扭挫伤、关节炎等。

4.禁忌证

恶性肿瘤、急性全身性感染、高热、活动性结核、出血倾向、严重支气管扩张、感觉神经异常等患者。

(六)磁疗法

磁疗法指应用磁场作用于人体治疗疾病的方法,也叫磁场疗法。

1.治疗作用

(1)止痛:治疗创伤性疼痛、神经性疼痛、炎性疼痛、肿瘤所致的疼痛。其止痛机制包括4个方面:①磁场能降低感觉神经末梢对外界刺激的反应,减少感觉神经的传入;②通过磁场感应电流的形成,改善机体血液循环,促进炎性物质的吸收与消散,降低钾离子、缓激肽、5-羟色胺、乙酰胆碱等致痛物质的浓度,达到消肿止痛;③通过缓解平滑肌痉挛而止痛;④刺激机体分泌类似吗啡样的物质而止痛。

(2)镇静:改善睡眠,降压,用于神经衰弱及高血压。

(3)消炎消肿,促进伤口愈合,并使良性肿瘤缩小。

(4)促进骨折愈合。

2.操作方法

分磁片法、磁针法、耳磁法,一般采用胶布将磁片直接固定在治疗部位或穴位上。当病变范围小而浅时用单磁片法;病变范围大、部位深用双磁片法,并置贴敷时同名极接触皮肤,对置法用异名极接触皮肤。

3.适应证

磁疗可用于保健,同时,对人体的心血管功能、胃肠功能、免疫功能等具有良好的调节作用,适用于高血压、风湿性关节炎、肠炎、慢性气管炎、神经痛、睡眠障碍等。

4.禁忌证

白细胞总数4000以下、危重患者、体质极度衰弱、孕妇下腹部、危重患者及内置心脏起搏器者。

(七)蜡疗法

蜡疗法是利用石蜡作为介质作用于人体治疗疾病的方法。

1.治疗作用

(1)温热作用:促进人体的新陈代谢,人体的代谢随温度的增加而加快,一般温度每升高10°,机体酶的活性增加2～3倍,表现在消化系统更为突出,温热可以使胃黏膜血流量增加,增加消化液的分泌,因此,老年人在饭前喝点热汤,有助于消化液的分泌,促进消化功能。

(2)机械作用:石蜡的可塑性及黏滞性使之与皮肤紧密接触,当冷却后体积缩小,对治疗部位起到机械压迫作用,有利于水肿的消除及淋巴的回流。脑卒中后由于肢体运动功能障碍,导致肢体末端循环不良而肿胀者,采用蜡疗有利于肿胀的消除。

(3)松解粘连、软化瘢痕:石蜡的机械压迫可增加胶原纤维的延展性,软化瘢痕,松解粘连,常用于骨折术后的康复治疗。

2.操作方法

(1)患者充分暴露皮肤,并用清水清洗。

(2)将石蜡从恒温箱中取出(恒温箱温度一般在42～45℃之间),平铺在医用胶布上。

(3)均匀平整蜡泥在1 cm厚。

(4)迅速包裹在治疗部位(新鲜瘢痕部位并有红肿者除外)。

(5)外用毛巾包裹,防止热量散发过快,用绷带固定20分钟。

3.适应证

关节退行性病变、软组织损伤、坐骨神经痛、皮肤瘢痕等。

4.禁忌证

恶性肿瘤、高热、急性炎症、急性损伤、皮肤感染及有开放性伤口部位。

蜡疗属于温热疗法范畴,温热对机体的器官和系统具有重要的调节作用,其中皮肤有丰富的血管系统,扩张状态下能容纳周身循环血量的30%,可以调节全身的血液循环,经皮肤散去的热量达60%～80%,因此,对于老年人在寒冷季节,注意皮肤的保暖,预防心脑血管疾病的发生。一般的老年人喜欢泡脚,水温最好在37～38℃,时间在10分钟之内为宜,水温过高和时间过长,由于足部血管扩张充血而影响心脑部位的血液循环,导致心脑暂时性缺血,会诱发或加重心脑血管疾病,因此,有心脑血管疾病者更应该慎重。

(八)冷疗法

冷疗法是指应用低于人体温度的物理因子作用于皮肤或黏膜治疗疾病的方法。

1.治疗作用

(1)血管收缩,减少渗出,控制水肿。

(2)物理降温。

2.操作方法

(1)检查皮肤,确保无破损。

(2)冰袋进行局部冷敷10～15分钟,每日3～4次。

(3)冷喷雾剂需在距离皮肤2 cm处喷射10～15秒。

(4)冷毛巾可敷于患处,每隔3分钟更换一次,共15～20分钟。

3.适应证

高热、急性软组织损伤、急性关节炎、骨折术后肿胀疼痛、出血、关节粘连康复牵拉后。

4.禁忌证

缺血性疾病、高血压、冠心病、雷诺病、感觉丧失者。

(九)压力疗法

压力疗法是指在人体外部施加压力,预防或抑制皮肤瘢痕增生及肢体肿胀的治疗方法,包括正压力疗法和负压力疗法。

1.治疗作用

(1)促进肢体末端静脉及淋巴管的液体回流,预防下肢静脉血栓和减轻肢体肿胀。

(2)预防瘢痕挛缩、肥厚。

2.操作方法

(1)正压顺序循环疗法:①患者仰卧位;②选择适合的气囊套在肢体,拉好拉链;③设定压力,一般末端压力在100～130 mmHg;④打开电源。每次治疗时间20～30分钟。

(2)弹力绷带加压法:肢体包扎时由远端向近端缠绕,均匀做螺旋形或8字形包扎,近端压力必须小于远端压力,每圈间相互重叠1/3～1/2,压力以绷带下刚好能放入两指为宜,每层缠绕在肢体的压力约10～15 mmHg,4～6小时更换一次。

3.适应证

增生性瘢痕、肢体肿胀、截肢残端塑性、预防性治疗(如烧伤预防瘢痕、长期卧床预防下肢静脉血栓、长期站立预防下肢静脉曲张等)。

4.禁忌证

治疗部位有感染创面、脉管炎急性发作、下肢深静脉血栓等。

(十)生物反馈疗法

生物反馈疗法(BFT)是指将控制系统的输出信号以某种方式返回控制系统,从而调节控制系统的方法,即将人体正常意识不到的肌电、皮温、心率、血压等体内功能变化,借助电子仪器将其转变成可以意识到的视听信号,并通过指导和自身训练,学会控制自身不随意的功能的康复训练方法。

1.治疗作用

(1)增强自主随意控制功能活动的能力。

(2)增加患者的主观能动性。

2.操作方法

(1)患者取舒适体位,充分暴露治疗部位。

(2)清洁皮肤。

(3)将导电膏涂在电极上,固定于治疗部位。

(4)患者戴上耳机。

(5)接通电源,调节输出旋钮,显示肌电数值,发出灯光及声音信号。

(6)专业人员通过指导语指导患者进行训练,每次训练分4组,每组5分钟,休息5分钟后进行下一组训练。

3.适应证

头痛、偏瘫、截瘫、颈椎病、腰椎病、高血压、失眠、焦虑症等。

4.禁忌证

意识障碍及认知障碍者。

二、肌力训练技术

肌力是指肌肉收缩时产生的最大力量,而肌肉的耐力是指肌肉持续收缩完成某项特定任务的能力,包括收缩的时间及次数。肌力训练包括辅助主动运动、主动运动、抗阻运动及等长运动。完全卧床的患者肌力每天将减少1%～3%,卧床3～5周,肌力减少一半,肌肉将出现失用性萎缩。

(一)辅助主动运动

在外力辅助下肌肉主动收缩完成某种运动,适用于肌力2级时,以股四头肌为例。

1.徒手训练

患者侧卧位,训练侧肢体在下方,膝关节屈曲,治疗师面向患者一手托起上方肢体,令患者主动伸展下方肢体,另一只手在下方小腿后稍加辅助力。

2.悬吊辅助训练

患者侧卧位,运动肢体在上,在膝关节垂直方向放置一挂钩,踝关节处用吊带固定,用绳索悬吊，令患者进行膝关节全范围缓慢运动。

（二）主动运动

适用于肌力达到三级以上的患者，患者采取相应的体位和姿势，将肢体置于抗重力位，防止代偿运动，如下蹲动作练习。

（三）抗阻运动

肌肉在收缩过程中，需要克服外来阻力才能完成的运动称抗阻运动。治疗师一手固定在关节的近端，向肢体的垂直方向施加阻力，动作持续 2～3 秒，运动十次为一组，一般训练以4～6 组为宜。老年人施加阻力力量应和缓，运动次数根据个人体质不同适当增减。

（四）等长收缩运动

等长收缩是指肌肉收缩时没有可见的关节运动，用于肌力 2 级以上的患者。方法是患者在不引起关节运动的前提下，尽最大力量收缩肌肉并持续 3～10 秒，每次训练 3 次，训练之间休息 2～3 分钟，每日一次。适用于肢体骨折术后，活动受限，尤其是高龄老年人下肢骨折术后，存在负重康复问题时等长收缩练习是每天不可缺少的康复训练方法。

三、体位转移技术

体位转移是指人体从一种姿势转移到另一种姿势的过程，包括翻身、起床、移向床头、从卧位到坐位、从坐位到站位、从站位到行走、轮椅与床之间的移动、轮椅与坐便器之间的移动等。体位转移是高龄老人及由于病变导致肢体功能障碍者重要的日常活动，是患者生活自理的关键性动作。

（一）转移的分类

转移分为三类。

1.独立转移

又称主动体位转移，指患者独立完成，不需他人帮助的转移方法。患者能按照自己的意愿，不需要他人的帮助移动身体，并保持一定的姿势和体位。

2.辅助转移

又称助动体位转移，即患者在外力协助下（治疗师、护理人员、家属）并通过主动努力完成体位转变的动作。

3.被动转移

指个体不能对抗重力完成独立转移及辅助转移时，依赖外力将身体抬起，从一个地方转移到另一个地方，即我们通常说的搬运。

（二）转移的基本原则

1.独立转移

（1）水平转移时，相互转移的两个平面之间的高度应尽可能地接近，如两者之间有距离，可使用转移滑板。

（2）转移的两个平面必须稳定（如轮椅制动，锁住床的脚轮），并有一定的硬度。

（3）教会患者利用体重转移，学会利用倾斜力、翻滚力和摆动惯性帮助转移。

（4）有多种转移方法时选择最安全、最容易的方法，确保转移的安全性。

2.辅助转移

(1)辅助转移人员指令应简单、明确,清楚解释转移的目的、方向、方法和程序,便于患者能正确理解并配合转移。

(2)充分了解患者的功能障碍、体重,确定转移的方式和辅助力量,转移的速度须根据患者的能力而定。

(3)转移的空间要足够大,辅助转移人员必须穿防滑平底鞋,确保转移的安全。

(4)转移过程中,要特别留意患者突然或不正常的动作,以免意外发生。

3.被动转移

(1)患者尽量放松自己,搬运时向前看。

(2)搬运过程中患者不可随意改变姿势。

(3)需要机械搬运时应检查器械是否功能完好。

(三)转移方法的选择

(1)患者能够独立转移时则尽量不要帮助,能提供少量帮助时则不要提供大量帮助,被动转移作为最后选择的转移方法。

(2)患者残疾较重或存在认知障碍时不要勉强训练其独立转移活动。

(3)转移距离过远无法依靠一个人的帮助完成时,最好需要 2 人以上帮助转移。

(4)转移频繁时不宜使用升降机。

(四)体位转移技术

1.主动转移技术

(1)床上翻身:服务对象仰卧位,双侧髋、膝屈曲,双上肢握手伸肘,肩上举约 90°,先向一侧摆动,再向反方向摆向,借摆动的惯性翻向一侧。

(2)卧位移动:服务对象仰卧位,双手放在体侧,双侧肘关节支撑床面,双足跟用力抬起臀部并移向一侧,臀部侧方移动完毕后,再向另外一侧移动。如果是偏瘫患者需将健足放在患足下,利用健侧下肢带动患侧下肢移动。

(3)独立坐起:服务对象呈侧卧位,一侧下肢跨过另一侧,用侧卧方前臂支撑自己的体重,头、颈和躯干向上方侧屈,双腿移到床缘下,改用侧卧方手支撑,使躯干直立。

(4)由坐位到卧位:服务对象坐于床边,双手放在体侧床上,先一侧前臂支撑床上,另一侧手横过身体置于对侧髋部旁边的床面上,同侧腿置于对侧腿下方,双腿抬上床面,前臂和手同时用力支撑,臀部后移,逐渐将身体放低,最后躺在床上。

(5)由坐位到立位:服务对象坐于床边,双足分开与肩同宽,两足跟落后于两膝,双臂前伸,躯干前倾,使重心前移,臀部离开床面,双膝前移,双腿同时用力慢慢站起,双腿负重均等。

(6)由立位到坐位:服务对象背靠床站立,双下肢平均负重,双臂前伸,躯干前倾,同时保持脊柱伸直,两膝前移,屈膝、屈髋,慢慢向后、向下移动臀部和髋部,坐于床上。

(7)由床到轮椅的独立转移:服务对象坐在床边,双足平放于地面上。轮椅置于患者一侧,与床呈 45°角,制动,移开近床侧脚踏板,患者一手支撑于轮椅远侧扶手,向前倾斜躯干,另一只手用力支撑,抬起臀部,以双足为支点旋转身体直至背靠轮椅,确信双腿后侧贴近轮椅后正对轮椅坐下。

(8)由轮椅到坐厕的独立转移：患者驱动轮椅正面接近坐厕，制动，移开脚踏板。双手支撑于轮椅扶手站起，先将一手移到对侧坐厕旁的对角线上的扶栏上，然后腿向前迈一步，向后转身，背向坐厕，另一只手置于轮椅另一边扶手上，移到坐厕旁的另一侧扶栏上，脱下裤子，然后坐下。

2.辅助转移技术

(1)辅助卧位：患者坐于床边，双手放在大腿上，治疗师站在其一侧(右侧)，双膝微屈，用左上肢托住患者颈部和肩部，将右手置于患者的腿下，令其侧躺并帮助其双腿抬到床上，令患者将双侧前臂置于腰及大腿下方，手和足用力支撑床面，调整好姿势达到舒适的卧位。

(2)辅助坐起：患者侧卧位，两膝屈曲，治疗师先将患者双腿放于床边，然后一手托住位于下方的腋下或肩部，另一手按着患者位于上方的骨盆或两膝后方，命令患者向上侧屈头部，治疗师抬起下方的肩部，以骨盆为枢纽转移成坐位。

(3)由坐位到立位：患者坐于床边，躯干挺直，双足平放地上，双手握住伸肘，治疗师坐在患者一侧，指引患者躯干充分前倾，髋关节尽量屈曲，引导患者将重心向前移到前脚掌，一手放在膝上，重心转移时帮助把膝向前拉，另一手放在对侧臀部帮助抬起体重，患者伸髋伸膝，抬臀离开床面后挺胸直立，起立后患者双下肢应对称负重，治疗师可继续用膝顶住膝部以防患膝突然屈曲。

(4)由立位到坐位：与上述顺序相反。

注意：无论是站起还是坐下，患者必须学会向前倾斜躯干，保持脊柱伸直。患者必须学会两侧臀部和下肢平均承重，治疗师向下压患者的膝部(向足跟方向)，鼓励患者站立时两腿充分负重，治疗师应教会患者在完全伸膝前将重心充分前移。

(5)辅助下由床到轮椅的转移：患者坐在床边，双足平放于地面上，轮椅置于患者健侧，与床呈 45°角，制动，移开近床侧脚踏板，治疗师面向患者站立，双膝微屈，腰背挺直，双足放在患者一足的两边，用自己的膝部在前面抵住其膝部，防止膝关节外旋，一手从腋下穿过置于患者肩胛上，将患者前臂放在自己的肩上，抓住肩胛骨的内缘，另一上肢托住患者另一侧上肢，使其躯干向前倾。将患者的重心前移至其脚上，直至患者的臀部离开床面，治疗师引导患者转身坐于轮椅上。

(6)辅助由轮椅到坐厕的转移：患者坐于轮椅中，正面接近坐厕，制动，移开脚踏板，轮椅与坐厕之间留有一定空间，治疗师站在患者侧方，同侧手穿拇握法握住患者的手，另一手托住肘部，患者另一侧手支撑于轮椅扶手，拉住治疗师的手站起，将手移到坐厕旁的扶栏上，治疗师和患者同时移动双足向后转身，直到患者双腿的后侧贴近坐厕，脱下裤子，治疗师协助患者臀部向后、向下移动坐于坐厕上。

3.被动转移技术

(1)标准式有两种。

坐位移动：患者坐直，双臂伸展。两位治疗师分别立于患者两侧，面向患者背侧，两腿分开，髋、膝微屈，头与腰背伸直，用肩抵住患者侧胸壁，患者上肢落在帮助者后背上。两帮助者一手通过患者股后部互握对方之腕，另一手置于患者背部，保持搬运时患者的躯干正直，然后两人同时伸直腰腿将患者抬起放入移动工具中。

卧位移动:患者取仰卧位,双手置于腹部,移动人员分别站在患者两侧,单腿跪于床上,一手拉住患者腰带,一手拉住肩部两位衣服将肩膀提起,两人同时用力移动患者。

(2)穿臂搬运法:患者取坐位,前臂互握。一治疗师站在患者椅或床的后面,身体贴近他的背部,两手穿过患者腋窝伸至患者胸前,分别握住患者两前臂,另一治疗师站在患者的侧面,双手分别置于患者双侧大、小腿之后,两人同时将患者抬起并搬到需要的位置。

(3)机械搬运:即借助器械的转移,是利用升降机提举并转运患者。

四、平衡与协调功能训练技术

(一)老年人平衡能力的训练方法

老年人平衡功能训练的原则应该以安全稳定为前提,支撑面积由大到小;身体重心逐步提高;从静态到动态;从自我保持平衡到破坏平衡;有准备情况下保持平衡和无准备下保持平衡的原则。训练方法如下。

1.走直线训练

双臂外展平举,沿直线进行脚跟脚尖步行训练,增加身体的平衡功能。

2.跨越障碍物练习

可在训练场地上增设障碍物,如凸起的路面、水沟、上下坡路等,老年人通过跨障碍物,建立及增强平衡功能。

3.集体舞

可采用华尔兹三步舞曲的转圈动作,锻炼老年人的动态平衡功能。

4.平衡仪器训练

目前的多功能平衡仪器均有游戏功能,通过游戏的参与,锻炼平衡功能。

(二)老年人协调功能的训练方法

老年人协调功能的训练原则是训练要有具体的训练任务,并在变化中完成训练任务;先进行任务的相关动作练习,再进行整体活动;任务可以分解,并进行单个动作练习,再完成整体连贯动作。

1.双上肢交替运动

(1)两臂向前平举,双臂交替进行旋前旋后运动,要求尽可能快速进行。

(2)掌心拍手背练习:用一手掌心拍打另一手手背,交替进行,要求速度尽可能快。

(3)手指指腹交替触摸练习:两手在胸前,左手五个手指指腹相继与右手相应的手指接触,快速轮替进行。

(4)握拳伸指交替练习:要求一手握拳,同时另一手伸出五指,快速交替进行。

2.双下肢交替运动

(1)双足交替拍打地面:坐位,双脚与肩同宽,双脚交替用前脚掌拍打地面,或坐位抬腿踏步。

(2)双足画圆圈:坐位,双足跟翘起,双脚尖向相反方向进行画圆圈运动。

(3)双足交叉前后运动:站立位,双足交叉画弧线向前及向后运动。

五、手功能训练技术

手功能在ADL中起着至关重要的作用,老年人随着生理功能的减退,手功能减退是其功能障碍最重要的内容，直接关系到其日常生活的管理及安全，具体表现在手的粗大运动功能、精细运动功能及作业活动方面。

(一)握力练习

1.抓握弹力球练习

选取带有弹力的球体(或橡皮泥)并进行抓握训练，如垒球、网球，或其他带有弹性的球，每次用力抓握并保持10秒钟，放松2秒钟，10次为一组，每日4～6组。此种练习主要锻炼手的屈肌力量，目的是练习日常生活中抓球状体物品，如水果、馒头、圆柱状门扶手、开车时手的换挡能力等。

2.握圆柱状物体练习

选用直径3～4 cm粗硬质或有弹性的圆柱状物体练习抓握(方法及频率同握球练习)，目的是练习握喝水杯、门扶手、拖把、公共交通工具的扶手、楼梯扶手等。

(二)捏力练习

1.捏硬纸板练习

选用0.5 cm×5 cm×5 cm大小的硬纸板(或用Valpar职业评估训练系统工具盒3和7)，从侧面捏起再放下，10次为一组，每日4～6组。

2.拾豆练习

花生米(或黄豆、绿豆、牙签等)放入碗中，将花生米从一个碗中放入另一个碗中，或放入小口瓶中；或将各种豆类混杂在一起，然后挑选分类，此种方法用于锻炼手的精细运动，如拿牙签、系纽扣、拉拉锁、系鞋带等。

3.写字及绘画练习

准备一段文字，字体至少要在四号粗体字，可选用相对较粗的笔(如毛笔)进行写字练习；或进行绘画练习。

(三)手关节活动度练习

1.揉橡皮泥练习

选取适量橡皮泥，要求服务对象模仿揉面、擀饺皮、捏泥人等，锻炼手指的关节活动度。

2.拧螺丝练习

通过拧螺丝练习，改善手指关节活动度，也可选用Valpar职业评估训练系统工具盒1和2进行训练。

(四)手耐力练习

1.哑铃练习

选用轻型哑铃进行外展或前屈90°平持练习(方法同握球练习)，锻炼手的耐力，便于完成日常生活中持物功能。

2.抗阻练习

将弹力绷带的两端固定在墙上，或其他固定物上，服务对象一手拉住弹力绷带，分别进行掌心向上、向下及侧面的牵拉练习，增强手部肌肉的耐力。

(五)计算机辅助技术训练

用于手功能评定的工具同样也适用于手功能的锻炼，因此，可采用BTE及Valpar职业评估及训练系统、Sollerman Hand Function Test 系统、Carroll 手功能测试系统等进行手功能训练。专业的评估及训练系统具有针对性强，针对日常生活中的活动进行训练，更有利于解决生活中的实际问题。

六、感觉统合训练技术

老年人的感觉统合失调与儿童感觉统合失调有着本质的区别，儿童感觉统合失调往往与个体发育、遗传、接触环境有关，而老年人的感觉统合失调是由于生理功能的减退，机体结构的退化及软组织韧性的下降所导致，感觉统合功能的训练有助于提高患者的生活质量及安全性。

(一)触觉功能训练

可以借助触觉刺激器实施触觉刺激，刺激的范围要大，或在其他训练中加入对皮肤的刺激，使服务对象能在训练气氛轻松的环境下进行，训练后没有疲劳感，有利于维持时间较长，并在一定的时期内持续进行。

1.花生球滚压训练

服务对象俯卧位或仰卧位，治疗师将球体放置于躯体上进行动态和静态的滚压，此种方法适用于长期卧床的老年人。

2.弹力球按摩训练

选取小型弹力球，充气不必太足，以便于抓握为准，服务对象可一手或双手持球，在体表可触及的部位(皮肤充分暴露最佳)进行滚压、按摩，治疗师给出节律性的口令，如“轻、重、向左、向右”等，此种方法适用于能进行主动运动的对象，可团体训练，增加训练的趣味性。

3.多种形状路面的步行训练

养老机构可以设置一段不同形状及性质的路面，如条形砖、水泥地面、鹅卵石、波纹路面、塑胶地面、地板组成的路面，服务对象在特殊设置的路面上行走，通过接触不同感觉的刺激，达到预防和改善触觉功能减退的作用。

4.徒手训练

服务对象可以围成一圈，在音乐背景下，根据治疗师的口令进行相互之间的拍手、勾手、抛接球等运动，此种方法有利于训练的持续进行。

(二)前庭功能训练

老年人由于受动脉硬化、颈椎退行性病变、高血压、椎-基底动脉供血不足等疾病的影响，经常会伴有头晕、恶心等症状，因此，前庭功能的训练不可违背其生理特点的要求，以选择动作幅度小、频率慢的训练方式。

1.旋转练习

适合采取集体训练，方法是 8～10 个服务对象手拉手围成大的圆圈，治疗师选配适合的音乐，最好是慢四步或慢三步舞曲，服务对象根据治疗师的指令进行顺时针和逆时针旋转运动，以 10～15 分钟为宜，每日一次。此项运动要求圆圈不宜过小，转动速度不宜过快，并在训练中时刻观察服务对象的变化。

2.荡摆练习

适合单人训练，采用摇椅或秋千进行前后左右的摆动，每日 1 次，每次 15～20 分钟。

(三)本体感觉功能训练

老年人本体感觉训练主要以提高动作的精细程度及肢体平衡及协调性为主。

1.彩球训练

将各种颜色的气球悬挂在空中,气球的高度不同,治疗师给出指令,服务对象根据指令指点相应颜色的气球,如“请用右手指点黄色的气球,以手碰到气球为准”,可以训练在变动中感受空间的位置。

2.运球训练

服务对象坐位或站位,将装有各种颜色的弹性球或橡皮泥块的容器(盆或小篮)放在其前面,治疗师给出口令,要求其将彩球从一侧传入到另一侧,如“请用左手拿红色的弹性球,然后传入右手放在你的右前方”。要求指定放置位置,并保证放置位置的准确性。

3.抛接球及拍球训练

通过集体进行传接球练习,或个人拍球,或端乒乓球过程,调节肢体在空间的位置,控制肢体的运动,同时也有利于平衡的练习。

4.体操

通过医疗体操、太极拳、五禽戏、健身舞等,体会肢体在空间位置的变化。

感觉统合实际是多种感觉的综合,包括听知觉和视知觉,在触觉功能、前庭功能及本体感觉功能的训练中,有些训练项目已经涵盖了听知觉和视知觉的训练,如彩球训练就包括了视知觉与肢体动作的协调性,五禽戏及健身舞练习就包括了听知觉与肢体协调性的功能,因此,老年人的感觉统合训练最好选用综合训练方法,除非老年人有明显的某种感觉统合失调而必须采用特殊有针对性的训练方法。

七、认知功能训练技术

认知功能的训练要求环境安静,并向服务对象说明训练的目的、内容及要求,训练方法包括计算机辅助训练系统及以指导 ADL 为主的训练方法。

(一)记忆功能训练

记忆功能的训练方法较多,以下的方法适合于老年记忆减退的预防和轻微记忆减退的康复治疗。

1.瞬时记忆训练

(1)图片法:准备 20 张毫不相关的图片(内容包括人物画像、几何图形、生活用品图片等),选取其中的 5 张图片要求服务对象快速浏览 1～2 秒钟,然后将图片与其他 15 张图片混在一起,令其挑选出浏览过的图片。

(2)数字游戏:随机挑选 0～100 之间的数字 5～10 个,服务对象快速浏览后,要求其说出浏览过的数字。

2.短时记忆训练

(1)图片法:准备 30 张图片,随机抽取 10 张,服务对象注视 30 秒钟后,将图片与其余 20 混杂在一起,令其指出其中看过的 10 张图片,每日训练 5～10 分钟,可以与瞬时记忆训练方法交替使用。

(2)数字法:随机挑选 0～100 之间的数字 10 个,要求服务对象在 30 秒内记住所见过的数字。

(3)短文背诵:准备一篇短的历史故事,要求服务对象在30秒内记住历史人物的名称、发生的时间及事件的内容。

3.长时记忆训练

可以通过阅读科普知识使服务对象记住与生活有密切关系的常识,可以通过几次的反复阅读记忆达到训练的目的。如记住羊绒衫的洗涤方法:洗衣盆内接好清水,温度在35℃以下,水量不宜过多,将专用的羊绒衫清洗剂或洗发水倒入水中,搅匀,将羊绒衫放入水中,轻轻揉洗几遍,用清水清洗直到无泡沫为止,然后轻轻将水分挤掉,放入干的干毛巾或专用洗衣袋中,放入洗衣机甩干,平铺在通风的平面上即可,注意两只袖口不可下垂。

(二)注意力的训练

1.数字游戏

(1)迷宫游戏:通过1~100数字的迷宫游戏进行注意力训练。

(2)数字计算:通过数字的加减乘除运算注意力,如98-75+16=?

2.计算机游戏软件

利用计算机的游戏软件选择与老年人相适应的游戏,如"找别扭""接苹果""企鹅滑雪"等。

无论是记忆训练还是注意力训练,训练的时间不宜过长,一般以10~20分钟为宜,并且训练内容要有趣味性,避免训练的疲劳和产生厌烦感,也可以采用Valpar职业评估训练系统,由于专业的工具盒多并有趣味性,训练有时间要求,患者不容易产生厌烦感。

八、日常生活活动训练技术

日常生活活动训练是指将每一项ADL活动进行动作分解,针对有困难或障碍的动作内容进行训练,最后将动作整合为一个完整的动作,以适应日常生活活动的需要。下面以偏瘫为例,叙述ADL的训练方法。

(一)穿脱衣物

1.穿脱开襟上衣

(1)患者坐在带有靠背椅子上,双足平放于地面。

(2)衣里朝外,衣领向上放在膝上。

(3)健手辅助露出患侧袖口,并将患手插入袖口。

(4)将衣袖先拉倒肘关节上,再拉衣领至健侧肩部(关键训练技术)。

(5)健侧上肢穿入衣袖中。

(6)健手整理衣服并扣上纽扣。

脱上衣顺序:解开纽扣→脱患侧上衣至肩下→脱健侧上肢至肩下→健侧上肢抽出衣袖→脱下患侧衣袖。注意:对于偏瘫的患者,如患侧肌力为0级,脱患侧衣袖时,不可用力过大,最好由他人保护肩关节,防止造成肩关节脱位。

2.穿脱裤子

(1)患者取坐位,将患侧小腿交叉放置在健侧大腿上(关键训练技术)。

(2)将患侧裤腿拉到膝关节上,放下患腿至地面上。

(3)穿上健侧裤腿,并拉至臀部。

(4)患者进行坐卧转移平躺在床上。

(5)健足支撑床面抬起臀部,将裤子拉到腰部。

脱裤子顺序:患者坐位,双脚平放于地面→倾斜身体使一侧臀部抬离床面→将裤子拉至臀部以下→再倾斜对侧身体重复上述动作→脱下健侧裤腿→健足踩住患侧裤脚→健手拉出患腿→脱下裤子。

(二)修饰

1.洗脸

(1)患者靠近洗漱盆。

(2)将毛巾放入盆中,打开水龙头冲洗毛巾。

(3)将毛巾缠在水龙头上,健手紧握毛巾拧干(关键训练技术)。

(4)擦洗面部。

2.刷牙

(1)患者靠近洗漱盆。

(2)将防滑垫放在健侧洗漱盆旁,并将牙刷放在上面。

(3)打开水龙头,牙杯接满水放在洗漱盆旁,关闭水龙头。

(4)打开牙膏盖子,将牙膏挤在牙刷上。

(5)漱口,完成刷牙动作。

(三)进食

1.进食固体食物

(1)患者坐在餐台前,餐台不能超过 80 cm。

(2)放好防滑垫。

(3)将食物盛入防漏的盘子及碗中。

(4)使用加粗加长的汤匙及筷子。

(5)将食物送入口中。

2.饮水

(1)患者坐位。

(2)将防滑垫放在餐桌上。

(3)将水倒入带豁口的杯子,或插把杯,或吸嘴杯子。

(4)双手或健手握住杯子饮水,或用吸管饮水。

(四)桥式运动

桥式运动是床上转移必须具备的技术,老年人可以在床上或垫上进行此项活动,促进腰背肌肉收缩,增强躯干部肌肉耐力。

(1)患者仰卧位,双上肢放于体侧。

(2)下肢屈曲,用健脚勾起患腿保持患脚平放,双脚平放于床面上。

(3)双膝及双脚并拢。

(4)双手及双足支撑床面将臀部抬起,保持 10 秒钟。

九、文体治疗技术

文体治疗是指采用体育运动和娱乐项目作为治疗手段治疗疾病的方法，是物理治疗和作业治疗的补充与延伸。文体治疗对于提高身体功能、防病保健、预防衰老、调节不良的心理状态、增强患者战胜疾病的信心和勇气等方面具有重要的作用，也是老年人积极参与社会活动的一种有效的方法。

(一)文体治疗的内容

1.体育项目

适合老年人的现代体育项目包括体操、游泳、登山、慢跑、乒乓球、保龄球等；传统的体育项目有太极拳、五禽戏、八段锦及气功等。

2.娱乐项目

适合老年人的娱乐项目包括：游戏活动(迷宫、观赏比赛、棋牌活动、电脑游戏、大型互助游戏)、园艺活动(花木种植、花木欣赏)、手工艺活动(手工编织、剪纸、雕刻)、制陶作业、艺术活动(舞蹈、音乐、书法、绘画)、放风筝、钓鱼、旅游等。

3.团体活动

运动会、联欢会、商场购物、游览名胜古迹等。

(二)文体疗法的分类

1.体育运动分类

分健身类、娱乐类和竞技类，老年人适合用健身类和娱乐类。

(1)健身类：此类运动的特点是动作简单、舒缓、强度小，如走、跑、太极拳、气功、徒手及轻器械的体操练习，可达到强身健体、预防疾病、延缓衰老的作用。

(2)娱乐类：此类特点是富有趣味性、轻松愉快，如游戏、棋牌、郊游、音乐舞蹈、乐器演奏、唱歌等，有利于老年人主动参与社会活动，调整心态，提高生活质量。

(3)竞技类：此类运动主要是通过比赛完成参与活动，老年人不适宜采用运动幅度大、高度紧张的活动。

(三)文体治疗的作用

1.防病治病

通过制定运动处方进行科学的训练，达到缓解及治疗疾病的作用，如颈部体操预防及治疗颈椎病、慢跑降压及增强心肺耐力、集体舞增加机体的协调性及灵活性、太极拳增强机体抵抗能力、音乐治疗改善抑郁焦虑等。

2.提高社会适应能力

通过参加文体活动，使老年人尽早融入社会，增加其生活的乐趣，正确认识自身的存在价值，提高其人际交往能力，树立良好的心态。

3.提高生活质量

通过积极参与社会活动，使老年人重新获得被重视感，减少了对家人的心理依赖，在娱乐中享受晚年生活。

(四)文体治疗的原则

1.超负荷原则

即老年人训练后既有一定的疲劳感,又有一定的负荷耐受力,并能尽快从疲劳中恢复过来,五禽戏、太极拳、徒步走等适合此类训练。

2.按需训练原则

根据老年人身体状况特点,选择适合的文体活动。

3.循序渐进的原则

运动量由小到大,难度由简单到复杂。

4.个体化训练原则

根据老年人个体生理功能状况特点,选取适合的训练方法。

(五)老年人常用的文体治疗技术

1.音乐治疗

治疗师利用音乐体验的各种形式,在治疗过程中建立作为动力的治疗关系帮助被治疗者达到健康的目的。适合于老年慢性疾病患者的治疗和护理,能够延缓疾病进展,缓解疼痛,减轻焦虑,增强机体免疫力,增加舒适度,进而提高生活质量。

(1)协调运动功能:在步行中配合节奏感较强的音乐,改善身体特定部分的颤抖、肌肉僵硬、运动缓慢或运动功能减退、步态不稳等症状,广泛应用于脑卒中、帕金森病、心肺疾病患者,可选用进行曲类,如《叽叽嘎嘎波尔卡》《胡桃夹子》等。

通过唱歌改善偏瘫患者的语言障碍,音乐通过旋律发音治疗,利用患者未受到损伤的能力唱歌,刺激患者自发和主动说话,对听理解良好,但语言表达受损的患者治疗效果为佳。

(2)改善认知:利用患者熟悉的音乐,如 20 世纪 60 年代的人喜欢《外婆的澎湖湾》《军港之夜》等,通过对他们的眨眼、言语反应、口唇动作、手脚动作、情绪反应、歌唱或哼鸣的时间、节奏模仿的次数、建立动作与音乐联系的频率等,干预老年人的认知行为和心理,减轻焦虑,保持记忆力,增加积极情绪和自我表达。

(3)呼吸训练:通过音乐歌唱调节呼吸,运用治疗性歌唱和歌唱中气息的训练及一些吹奏性乐器逐步增加肺活量,改善心肺功能,适合于慢性阻塞性肺疾病、哮喘患者,如《东方红》《滚滚长江东逝水》等。

(4)缓解疼痛:选择患者感兴趣的音乐,通过音乐掩盖医疗器械发生的声音和其他患者疼痛的哭叫声,吸引患者的注意力,从而转移一部分由这些外在因素造成的焦虑。治疗师指导和鼓励患者将注意力集中于音乐并跟随音乐,在自己的疼痛控制中担任了更积极的角色。一般开始用节奏感强,后用舒缓的音乐等,如最先用贝多芬音乐,再逐渐过渡到“Great Morning”等。

(5)心理调适:生活在社区、疗养院、养老院里的老人可以通过组织合唱,愉悦身心,减轻老年人的孤独感、无用感,增加他们与同龄人的交流、接触,起到同伴支持的作用,减轻空巢现象带来的凄凉感,如“春天的故事”“走进新时代”等。

2.体育治疗

(1)绕障碍物计时赛:可用各种瓶子(最好是彩色的)当门柱,摆放成门,门宽 80 cm,如矿泉水瓶、可乐瓶及各种饮料瓶,瓶中装至少1/3的沙土,要求遇上白色的门时面对门进入,遇上红色的门时转过身背对门进入,要求老年人在规定的时间内完成绕障碍物的比赛。

(2)颈部保健操:分腿直立与肩同宽,双手叉腰,拇指向后,头向左侧水平旋转到最大位置(正常人0°~60°),停留片刻,再向右水平旋转至最大限度,再慢慢仰头到最大位置(正常人0°~45°),低头下颌尽量触及胸骨(正常人0°~45°),再头部侧屈(正常人0°~45°)。

(3)步行:步行可以锻炼下肢肌肉、强健骨骼、增强体力、延缓衰老。

步行的姿势:抬头、挺胸、收腹、目视前方,呼吸均匀、两臂自然摆动,重心落在前脚掌上。

步行的速度:老年人体质较弱者适合用散步,每分钟70~90步;经常步行或身体矫健的老年人适合用中速,每分钟91~120步,或快速,每分钟91~120步。

步行的方式:前方走、侧方走、倒步走,下肢功能障碍者可以用侧向并步走、侧方交叉走、倒退步走、弓箭步走及地面等距离标志性步行等。

练习方法:每天20~30分钟,以最大心率的70%~80%为宜,每周步行3小时,老年人如步行速度慢可适当延长步行时间。

(4)球类练习:老年可采用自行制作的棉花球进行抛接球练习,也可以与他人进行传球练习,锻炼手眼协调能力;或用乒乓球拍进行端球练习,锻炼身体的协调及平衡能力。

此外,太极拳、五禽戏、台球、飞镖、游泳等对增进老年人身体的灵活性及协调性也有积极的作用。

第四节 传统康复治疗技术

传统康复治疗技术是指应用中医学的基础理论知识,将针灸、按摩及中医中药等应用于临床康复的技术。其康复理念是"阴平阳秘,阴阳平衡"及"天人合一"的整体观念,强调的是"辨证施治",注重人体内在环境的细微变化及人体与自然环境的和谐。传统康复疗法是我国古代医家在长期的临床实践中逐渐发展起来的各种行之有效的治疗方法,在临床康复实践中发挥着巨大的作用。

一、针刺治疗技术

针灸治疗疾病是根据脏腑及经络学说等中医学基础理论,利用针刺和艾灸的方法作用于人体,达到疏通经络,调节气血阴阳,达到阴阳平衡的目的,从而治疗疾病的方法,包括针刺、艾灸及拔罐方法。

(一)针刺前的准备

1.选择体位

体位以患者肢体舒适,能持久留针,医生有利于操作为原则,包括仰卧位(适用于取头面、胸腹腧穴及四肢的部分腧穴)、侧卧位(适用于取身体侧面的腧穴)、俯卧位(适用于取顶枕、后项、背、腰、臀部及下肢后面的腧穴)及坐位(适用于取头面、项部及手部的腧穴)。

2.消毒

针具选用高压蒸汽消毒、煮沸消毒、药物浸泡消毒,医者和患者皮肤消毒可用75%酒精消毒或安尔碘等复合消毒液常规消毒。

(二)进针方法

进针是指将消毒备用的毫针迅速准确刺入皮下的方法，通常右手持针称刺手，左手辅助按压为压手。进针方法分单手进针法和双手进针法，常用的方法包括以下几点。

1.爪切进针法

左手拇指指甲按在穴位上，右手持针，将针紧靠指甲缘刺入，多适用于短针的进针。

2.夹持进针法

用左手拇、示指以消毒棉球捏住针身下段，露出针尖，右手持针，双手配合，迅速刺入，多用于3寸以上长针，或肌肉肥厚处的进针。

3.提捏进针法

左手拇、示指将穴位部的皮肤捏起，右手持针从捏起部的上端刺入，多适用于皮肉浅薄部位的进针，如头部的进针。

4.舒张进针法

左手拇、示指将针刺部位的皮肤向两侧撑开，使之绷紧，右手持针刺入，多用于皮肤松弛或有皱纹部位的进针，如腹部的进针。

(三)针刺的角度、方向与深度

1.针刺角度

指进针时针身与皮肤表面所形成的夹角，分为直刺、斜刺、横刺三类。针身与皮肤表面呈90°垂直刺入为直刺；呈45°倾斜刺入为斜刺；呈15°～25°沿皮刺入为横刺。

2.针刺的深度

以既有针感而又不伤及重要脏器为原则，一般四肢及臀部、腹部穴位宜深刺，年老、形瘦、手足指趾部宜浅刺，头面及胸背部宜斜刺。

(四)行针

进针后为了使患者产生针刺感应而施以一定的手法，患者自觉有酸、麻、重、胀或触电样感，医者感觉手下有沉紧感觉。行针的基本技术包括提插法和捻转法两种。

1.提插法

提插法是指将针从浅层插向深层，再由深层提到浅层，如此反复上提下插，称为提插法。

2.捻转法

捻转法是指针刺进入一定深度后，将针左右旋转捻动，称为捻转法。

(五)留针与出针

留针是指进针施术后，根据病情及治疗需要，将针留在穴位内一定时间；出针是在施行针刺手法或留针后，达到一定的治疗要求时，将针自穴位内取出。出针时，先以左手拇、示指用消毒干棉球按于针孔周围，右手持针作轻微捻转并慢慢提至皮下，然后退出。出针后要核对针数，防止漏拔。并嘱患者休息片刻，检查针孔有无出血，注意保持针孔部的清洁，以防感染。

(六)针刺的适应证

1.运动功能障碍

偏瘫、面瘫、截瘫等。

2.精神病症

癫狂、痫证、郁证、惊恐证、悲笑证、喜笑不休证等。

3.老年病症

心痛、消渴、便秘、头痛、眩晕、健忘、失眠等。

4.慢性病症

哮证、喘证、虚损、胃痛、痰饮、水肿、瘾疹等。

(七)针刺注意事项

(1)过于饥饿、疲劳、精神高度紧张者,不宜针刺;体弱者不宜行强刺激,并尽可能采取卧位。

(2)针刺时应避开血管,防止出血,凡有自发出血倾向的患者不宜针刺。

(3)皮肤有感染、溃疡、瘢痕或肿瘤部位,不宜针刺。

(4)防止误伤重要器官。

二、艾灸技术

艾灸疗法是以艾绒或其他药物制成的艾炷或艾条点燃后,在人体一定穴位或体表其他部位上烧灼、温熨,给予温热刺激,通过经络的传导,起到温通经络、行气活血、扶而达到治疗和保健目的的一种外治方法。

(一)艾炷灸

艾炷灸分为直接灸和间接灸两种,本书重点介绍间接灸。

1.隔姜灸

切取厚约 2 mm 的生姜一片,中间用针穿刺数孔,上置艾炷放在腧穴上施灸。当感觉灼痛时提起或变换施灸部位,直到局部皮肤潮红为止。本法适用于阳虚体寒病症,如虚寒性腹痛、泄泻、痹证等。

2.隔蒜灸

用独头大蒜切成 2 mm 厚的薄片,中间以针穿刺数孔,作间隔施灸。每灸 4～5 壮,壮如黄豆大,换去蒜片,每穴一次须灸 5～7 壮。因大蒜液有杀菌、消炎作用,对皮肤有刺激性,灸后容易起疱,应予注意,多用于顽固哮喘、麻木等。

3.隔盐灸

主要用于神阙施灸,即用干净食盐填平脐孔,将艾炷置于其上点燃施灸,可温中祛寒。

(二)艾条灸

将艾条燃着的一端对准施灸部位,约距 2～3 cm 进行熏灸,使患者局部产生温热感而无灼痛。一般每穴灸 3～5 分钟,至皮肤稍呈红晕为度;或将艾条燃着的一端对准施灸的穴位,但二者距离不固定,而是像鸟雀啄食一样,一上一下,上下移动施灸。

艾灸可用于改善肢体循环,治疗慢性疾病,如瘫痪、痿证、风湿痹证、哮喘、虚劳、胃病、腹痛、遗精、阳痿、早泄、遗尿、耳聋等以虚寒为主表现者。

艾灸时施灸顺序:一般先灸上部、背部,后灸下部、腹部;先灸头身,后灸四肢;孕妇的下腹部和腰骶部不宜施灸;施灸后局部皮肤出现微红灼热属正常现象,若出现水疱,小者可自行吸收,大者可用消毒毫针刺破,放出水液,涂上消毒液或药膏,并用消毒纱布包敷。

三、拔罐技术

拔罐疗法古称角法或吸筒疗法，是一种以杯罐作工具，借热力排去其中的空气产生负压，使其吸附于皮肤，造成淤血现象的一种治疗方法。

(一)闪火法

用镊子夹住的酒精棉球点燃后，在罐内闪火一圈，迅速抽出，然后将罐倒扣在应拔的部位上，即可吸住。

(二)贴棉法

用一小块棉花，略浸75%酒精，贴在罐的内壁上中段，以火点着，即倒扣于应拔的部位，就可吸住。

(三)投火法

用小纸条点燃后投入罐内，待纸条燃烧后火旺时，迅速将罐倒扣在应拔的部位上。

拔罐后需留置一定时间，一般约5～15分钟，以皮肤颜色变为红紫色为度。

(四)闪罐法

用闪火法将罐子扣住后，立即起罐，反复吸拔多次，到皮肤潮红为止。多用于局部皮肤麻木或功能减退的虚证患者。

(五)针罐法

针刺得气后，再以针刺处为中心，拔上火罐。

拔罐疗法多用于风湿痹证，如肩背痛、腰腿痛等，胃肠疾病如胃痛、腹痛，肺部疾病如咳嗽、哮喘，皮肤病如银屑病、皮肤瘙痒，以及头痛、痛经、月经不调等病的康复。

拔罐疗法应注意以下方面的问题：高热、抽搐、痉挛、皮肤过敏或溃疡处、肌肉消瘦或骨骼凹凸不平及毛发多的部位不宜使用；应用闪火法、贴棉法时，酒精不要太多，以防止酒精从棉球滴下烧伤皮肤；应用投火法时纸条未燃的一端朝向罐口，以免烫伤皮肤；起罐时手法要轻缓，以一手抓住罐底，另一手抵住罐边皮肤，按压一下，使空气进入，罐即脱开，不可硬拉或旋转。

四、推拿技术

推拿，古称"按摩"，属于中医学外治法，具有通经络、畅气血、消瘀、行滞、散肿、止痛的功效，并有增进局部营养、防止肌肉失用性萎缩，促进瘢痕变软和损伤修复的作用。推拿以防治疾病为目的，属于无创伤性自然疗法，具有极强的技巧性，即手法作用力、角度、方向、频率、幅度、时间等要素最优组合以取得最佳推拿疗效的技能。

(一)手法的基本要求

手法要持久、有力、均匀、柔和，单一手法能够持续操作一定的时间而不间断、不乏力并有力量，操作的节律、速率和压力等能够保持均匀一致，手法轻而不浮，重而不滞，刚中有柔，柔中有刚。

(二)常用手法

1.㨰法

以腕关节屈伸和前臂旋转协同动作，以手掌背部近小指侧部分为施力面在体表进行连续滚动的手法，称为㨰法。手法频率约每分钟120次，肌肉丰厚处力量宜达到4～5 kg，持续时间达到10～15分钟。

该法接触面广，压力较重，刺激量较大，适宜于肩背、腰臀及四肢关节部位。常用于颈椎病、肩关节周围炎、腰椎间盘突出症、各种运动损伤、运动后疲劳、偏瘫、截瘫等病症。

2.一指禅推法

以拇指端或罗纹面着力，通过腕部的往返摆动，使所产生的功力通过拇指持续不断地作用于施术部位或穴位上，手法频率约每分钟 120 次。此法接触面小，刺激偏弱或中等，多用于躯干部及四肢部的腧穴按压，以治疗头痛、眩晕、面瘫、胃痛及关节炎见长。

3.揉法

以指、掌或肢体其他部分在体表施术部位上作轻柔灵活地上下、左右或环旋揉动。此法要求动作柔和有节律，每分钟约 120 次。揉法接触面可大可小，刺激平和舒适，具有较好的化瘀止痛作用，用于头痛、腹胀、泄泻、肌肉痉挛等。

4.捏法

用拇指和其他手指在施术部位作对称性的挤压，此法舒适自然，不会使肢体产生晃动，具有较好的舒松肌筋的作用，因而常用于颈项部、四肢部，可用于老年人消化不良及颈腰椎病等。

按摩疗法是传统康复中行之有效的一种治疗技术，但在下面情况下应该禁用，如脊柱急性损伤、骨折、重症骨质疏松、急性传染病及皮肤病、机体有出血倾向、精神病患者、皮肤有烧伤及烫伤者。

五、人体常用腧穴

(一)头颈部常用腧穴

1.百会

定位：发际正中，两耳尖连线的中点。

主治：头痛、眩晕、中风失语、癫狂痫、失眠、健忘。

操作：平刺 0.5～1.0 寸。

2.印堂

定位：前正中线，两眉头连线的中点。

主治：头痛、眩晕、失眠、多梦、鼻塞、目痛。

操作：提捏进针法，向下平刺 0.5～1.0 寸。

3.太阳

定位：眉梢与外眼角之间向后约 1 寸。

主治：头痛、齿痛、目痛。

操作：直刺或斜刺 0.3～0.5 寸，也可点刺出血。

4.下关

定位：颧弓与下颌切迹之间的凹陷处。

主治：牙痛、耳聋、耳鸣、面痛。

操作：直刺 0.5～1.0 寸。

5.颊车

定位：下颌角前上方一横指，咀嚼时咬肌隆起处。

主治：牙痛、下颌关节功能紊乱、面瘫。

操作:直刺 0.3～0.5 寸,或向地仓穴方向透刺 1.5～2.0 寸。

6.迎香

定位:鼻翼外缘,鼻唇沟中。

主治:鼻塞、流涕、面瘫。

操作:斜刺或平刺 0.3～0.5 寸。

7.地仓

定位:口角外 0.5 寸。

主治:面瘫、流涎。

操作:斜刺或平刺 0.5～0.8 寸。

8.人中

定位:人中沟中央上中 1/3 交界处。

主治:昏迷、晕厥、中风、癫狂痫、癔症、急性腰扭伤。

操作:向上斜刺 0.3～0.5 寸。

9.风池

定位:耳后,胸锁乳突肌与斜方肌之间的凹陷处。

主治:头痛、眩晕、失眠、癫痫、颈项强痛、中风。

操作:向鼻尖方向斜刺 0.8～1.2 寸。

10.翳风

定位:耳垂后,乳突前下方凹陷处。

主治:面瘫、耳聋耳鸣。

操作:直刺 0.8～1.2 寸。

11.廉泉

定位:前正中线,舌骨上缘凹陷处。

主治:舌强不语、咽炎、吞咽困难、咽喉肿痛。

操作:针尖向咽喉方向刺入 0.5～0.8 寸。

(二)躯干部常用腧穴

1.大椎

定位:第 7 颈椎棘突下。

主治:头项强痛、发热、咳嗽、气喘、癫痫。

操作:直刺 0.5～1.0 寸。

2.膻中

定位:前正中线平第 4 肋间隙处,两乳头连线的中点。

主治:胸闷、气短、胸痛、心悸、咳嗽、呕吐、呃逆。

操作:直刺 0.3～0.5 寸。

3.肩井

定位:第 7 颈椎棘突与肩峰连线的中点。

主治:颈项强痛、肩背疼痛、上肢不遂。

操作:直刺 0.3～0.5 寸。

4.天宗

定位:肩胛冈下窝中央。

主治:肩胛疼痛、背痛。

操作:直刺 0.5～1.0 寸。

5.中脘

定位:前正中线,脐上 4 寸。

主治:胃痛、呕吐、吞酸、腹胀、消化不良、泄泻等。

操作:直刺 1.0～1.5 寸,也可以用灸法。

6.天枢

定位:脐旁 2 寸。

主治:腹痛腹胀、泄泻、便秘。

操作:直刺 1.0～1.5 寸,也可以用灸法。

7.命门

定位:第 2 腰椎棘突下。

主治:腰痛、下肢痿痹、遗尿、尿频、五更泻、阳痿早泄等。

操作:直刺 0.5～1.0 寸,也可以用灸法。

8.肾俞

定位:第 2 腰椎棘突下旁开 1.5 寸。

主治:腰痛、遗尿、水肿、尿潴留、耳聋、阳痿早泄等。

操作:直刺 0.5～1.0 寸。

9.关元

定位:前正中线,脐下 3 寸。

主治:保健穴,虚劳羸瘦、中风脱证、腹痛、小便不利、疝气、泄泻、阳痿早泄等。

操作:直刺 1.0～1.5 寸,也可以用灸法。

(三)四肢部常用腧穴

1.肩髃

定位:三角肌上端,上臂外展平举时,肩前凹陷处。

主治:上肢不遂、肩痛。

操作:直刺或向下斜刺 0.8～1.5 寸。

2.曲池

定位:屈肘,当肘横纹外端凹陷处。

主治:上肢不遂、手臂肿痛、腹痛、腹泻、荨麻疹。

操作:直刺 1.0～1.5 寸。

3.内关

定位:腕横纹上 2 寸,掌长肌腱与桡侧腕屈肌腱之间。

主治:心痛、胸闷、心悸、失眠、胃痛、呕吐、呃逆、肘臂挛急。

操作:直刺 0.5～1.0 寸。

4.外关

定位:腕背横纹上 2 寸,桡骨与尺骨之间。

主治:头痛、耳聋耳鸣、上肢痿痹、胁肋痛。

操作:直刺 0.5～1.0 寸。

5.合谷

定位:手背,第 1、2 掌骨之间,约平第 2 掌骨中点处。

主治:头痛、牙痛、咽喉肿痛、上肢不遂。

操作:直刺 0.5～1 寸。

6.十宣

定位:手十指尖端距指甲 0.1 寸。

主治:昏迷、高热、晕厥、中暑、癫痫、咽喉肿痛,急救穴。

操作:点刺出血。

7.环跳

定位:股骨大转子与骶管裂口连线的外 1/3 与内 2/3 交界处。

主治:下肢痿痹、下肢不遂、腰腿痛。

操作:直刺 2.0～3.0 寸。

8.阳陵泉

定位:腓骨小头前下方凹陷处。

主治:腓神经麻痹、胁肋疼痛。

操作:直刺 1.～1.5 寸。

9.足三里

定位:外膝眼下 3 寸,胫骨前缘一横指处。

主治:胃痛、腹胀腹痛、呕吐、消化不良、泄泻、下肢不遂疼痛、身体虚弱,保健穴。

操作:直刺 1.5～2.0 寸。

10.委中

定位:腘横纹中央。

主治:腰痛、下肢痿痹。

操作:直刺 1.0～1.5 寸。

11.承山

定位:腓肠肌两肌腹凹陷的顶端。

主治:腰腿拘急疼痛、下肢痿痹。

操作:直刺 1.0～2.0 寸,也可以局部按摩。

12.阿是穴

定位:又名不定穴,压痛点,以痛为腧,即病变部位。

主治:疼痛,可用于各种原因引起的疼痛。

操作:根据解剖部位特征安全取穴。

六、传统运动疗法

传统的运动疗法是简单易学、行之有效、强身健体、防病治病及延年益寿的治疗技术。

(一)太极拳

太极拳是根据太极图形组编排动作,将意识与运动相结合的锻炼方法。此项运动要求注意力集中,“意守丹田”,不存杂念,在意识的支配下思想集中在动作上,排除干扰,使大脑得到充分的休息,有利于精神健康。

太极拳运动是意识、动作、呼吸三者同时协调运动,加强了肌肉、骨骼及关节的活动,运动时手眼协调,肌肉收缩和舒张交替运动,提高肌肤的反应能力,有利于人体的协调与平衡功能。

太极拳采用腹式呼吸,即“气沉丹田”,呼吸“深、长、细、缓、匀、柔”,通过呼吸运动,吐故纳新,促进血液循环及人体的新陈代谢,增加人体的肺活量,有利于人体的呼吸功能。

太极拳适合于强身健体、老年慢性病、年老体弱者,对于预防心脑血管疾病,提高机体免疫力和调节人体内分泌功能具有重要的作用。

(二)五禽戏

五禽戏是模仿虎、鹿、熊、猿、鸟五种禽兽,即虎的猛扑呼啸、鹿的愉快奔跑、熊的漫步行走、猿猴左右跳跃、鸟儿展翅飞翔等一系列动作,达到益肾强腰、壮骨生髓;通经活血、舒展筋骨;健脾益气、强壮身体;健脑、灵活肢体;宽胸理气、灵活关节的作用。

五禽戏要求形、神、气三者结合,强调意念、呼吸及动作的协调配合,对于强身健体、增强机体的灵活性、提高机体的平衡与协调功能及机体的耐力都具有重要的作用。适用于预防机体运动功能的减退,慢性病及老年病的康复治疗,但对于有严重平衡功能障碍者及重度骨质疏松者应该慎用。

第五节　老年健康教育

一、老年健康风险评估

(一)老年健康特点

1.老年人的生理特点

(1)老年人机体各组织、器官系统功能退化:主要表现为代偿、储备功能减退,如不患病,即使进入高龄,器官功能仍能满足日常生活的需要,但如遇疾病、意外伤害或外环境剧烈变化,则代偿能力和耐受力差而危及生命。

(2)内环境稳定能力减退:内环境稳定能力是机体固有的自行代偿适应机制,这种机制随年龄增长而减退,如机体内、外环境剧烈变化,则可表现为不适或疾病。

(3)免疫功能减退:主要是由于老年人胸腺退化、免疫细胞绝对值降低、免疫细胞亚群减少、免疫细胞的活性降低等所致,同时,淋巴细胞对特异性抗原刺激的反应性下降,抗体效价降低,导致老年人易患感染性疾病和恶性肿瘤,这也是当前老年人致死的两类主要疾病。

(4)对组织的损伤修复能力减退:老年人基础代谢率下降,合成代谢降低,分解代谢增高,各类蛋白质的合成减少,因此对组织的损伤修复能力减弱,容易发生延迟愈合或溃疡,如切口溃疡、切口疝、骨折延迟愈合、骨不连等。

2.老年人患病的特点

(1)患病率高:由于老年人身体功能退化,对诸多疾病和意外伤害的易感性增高、对外环境的适应能力差,因此绝大多数慢性病、恶性肿瘤的患病率在老年人都是随龄增加,跌倒所致的髋部骨折、颅骨骨折也大多发生在老年人。

(2)临床表现不典型或缺如:与中青年人比较,老年人对诸多疾病易感、易于患病,但老年人的反应性和敏感性降低,临床表现不典型、隐匿或缺如,不能如实反映病情。在临床上常有“无痛性胆管感染”“无症状糖尿病”“无咳嗽的肺部感染”“无症状的尿路感染”等。

(3)多种疾病并存:老年人生活经历漫长,常同时患有多种慢性疾病。据统计,老年人平均同时患有6种疾病或更多,如一个老年人可同时患有高血压、冠心病、高脂血症、颈椎病、白内障、良性前列腺增生症、腰肌劳损等。多种疾病并存,使得临床表现呈多样性和复杂性。

(4)容易发生并发症:老年人罹患某种病时,易在该病的基础上并发其他疾病,这与老年人多种疾病并存、免疫功能降低、抵抗力差、对应激抵御能力减弱有关。

(5)容易并发多脏器衰竭:老年人脏器功能随年龄增长而减退,代偿能力降低,适应能力减弱,机体自稳性差,在无病或无意外打击的情况下尚可保持平衡和正常,但是在疾病应激状态下则很容易发生脏器功能不全或衰竭,其中以肺、心、肾和脑的功能较易受影响,当发生多脏器衰竭时,患者病情急转而下,预后差、死亡率高。

(6)病情变化快,致残率、病死率高:老年人起病隐匿,易被人们忽视,但老年人对疾病的抵御力差,对损伤的修复能力差,外伤或患病后常难以彻底康复而留下残疾,病情进展快,相继累及多个器官,发生多脏器衰竭,因此死亡率也高。

(二)老年健康风险评估

健康风险评估是一种用于描述和估计某一个体未来发生某种特定疾病或因为某种特定疾病导致死亡可能性的方法或工具。这种分析过程的目的在于估计特定事件发生的可能性,而不在于做出明确诊断。通过健康风险评估,可以确定各种危险因素对某一疾病发生所起的作用强度,识别高风险人群,明确预防的重点,有利于帮助个体认识健康危险因素,强化个人的健康促进行为,制订个性化的健康干预措施,并评价这些措施的效果。

健康风险评估的种类主要包括以下六类:一般健康状况评估、疾病风险评估、生活质量评估、行为方式评估、膳食评估和精神压力评估。

1.一般健康状况评估

主要是对危险因素和可能发生疾病的评估。对危险因素的评估包括生活方式/行为危险因素评估、生理指标危险因素评估,以及个体存在危险因素的数量和严重程度的评估,发现主要问题以及可能发生的主要疾病。

2.疾病风险评估

是指对特定疾病患病风险的评估,其与健康管理措施有着密切的联系。通过疾病风险评估可以对人群进行分类,对处于不同类型和等级的个人或人群实施不同的健康管理策略,实现有效的全人群健康管理。进行疾病风险评估,首先要选择拟预测的疾病;然后发现并确定与该疾病发生有关的危险因素;再应用适当的疾病风险预测模型对疾病风险做出评估。疾病风险预测模型主要有两种:①直接源于流行病研究成果,即前瞻性队列研究(生存分析法、寿命表分析法);②对以往流行病研究成果的综合分析,即循证医学(meta 分析和 Synthesis 合成分析法)。

3.生活质量评估

生活质量也称生命质量、生存质量,是人们对自己的身体状态、心理功能、社会能力以及个人整体情形的一种感觉体验,是人们对自己生活状况的感受和理解。其评估的基本内容包括:躯体健康、心理健康、社会功能、疾病状况和对健康的总体感受。

常用评估工具:①一般性生命质量调查问卷,如 SF-12、SF-36 等;②特殊病种生命质量调查表,如帕金森病生命质量调查表(PDQ-39)、糖尿病患者生命质量特异性量表等。

4.行为方式评估

行为方式是指生活方式、膳食、运动、吸烟、饮酒等,其评估目的是识别不健康的行为方式,提出改善建议。

5.膳食评估

目的是评估个人及人群的营养状况,出具有益的营养及膳食建议。基础是膳食调查,膳食调查的方法主要有膳食回顾及血、尿的生化分析,膳食回顾的常用工具有 24 小时回顾膳食询问表、膳食日记、食物频率调查表。

6.精神压力评估

精神压力评估有 3 种不同的方法,即心理生理方法、访谈和客观评分法、自报法,其中自报法是最常用的方法。自报法包括应激源评价、心理反应性评价、认知评价 3 种类型。

常见的自评量表有生活事件量表、社会再适应评定量表、焦虑/抑郁自评量表等。

二、健康教育相关理论和形式

(一)健康相关行为改变的理论

人类的健康相关行为与其他行为一样,是一种复杂的活动,受到遗传、心理、自然与社会环境等众多因素的影响,各国学者提出多种转变行为的理论,希望改变人们的健康相关行为,促进人类健康。应用较多的有以下三种理论模式。

1.知-信-行模式(KABP)

知-信-行是知识、信念和行为的简称。这一理论认为卫生保健知识和信息是建立积极、正确的信念与态度,进而改变健康相关行为的基础,而信念和态度则是行为改变的动力。只有当人们了解了有关的健康知识,建立起积极、正确的信念与态度,才有可能主动地形成有益于健康的行为,转变危害健康的行为。例如吸烟作为个体的一种危害健康的行为已存在多年,要使吸烟者戒烟,首先需要使吸烟者了解吸烟对健康的危害,戒烟的益处,以及如何戒烟的知识,这是“知”,是吸烟者戒烟的基础;具备了知识,吸烟者才会进一步形成吸烟有害健康的信念,对戒烟持积极态度,并相信自己有能力戒烟,这是“信”,标志着吸烟者已有动力去采取行动;在知识学习、信念形成和态度转变的情况下,吸烟者才有可能最终放弃吸烟,这是“行”,标志着实现危险行为的改变。

2.健康信念模式(HBM)

是运用社会心理方法解释健康相关行为的理论模式,是基于信念可以改变行为的逻辑推理。健康信念模式认为人们要采取某种促进健康行为或戒除某种危害健康行为，需要具备以下几方面的认识。

(1)对疾病威胁的认知：①对疾病严重性的认识：即对罹患某种疾病严重性的看法，包括临床后果的判断，如死亡、伤残、疼痛等；以及社会后果的判断，如工作烦恼、失业、家庭矛盾等；②对疾病易感性的认识：即对罹患某种疾病可能性的认识，包括对医师判断的接受程度和自身对疾病发生、复发可能性的判断等。

(2)困难及益处：①对行为有效性的认识：即对采取或放弃某种行为后，能否有效降低患病危险性或减轻疾病后果的判断，包括减缓病痛、减少疾病产生的社会影响等。只有当人们认识到自己行为的有效时，人们才能自觉采取行为；②对采取或放弃某种行为障碍的认识：即对采取或放弃某种行为所遇困难的认识，如费用的高低、痛苦的程度、方便与否等。

(3)效能期待或自我效能：即一个人对自己的行为能力有正确的评价和判断，相信自己一定能通过努力，克服障碍，完成这种行动，达到预期结果。

(4)提示因素：指诱发健康行为发生的因素，如大众媒介对疾病预防与控制的宣传、医生建议采纳健康行为、家人或朋友患有此种疾病等都有可能作为提示因素诱发个体采纳健康行为。提示因素越多，个体采纳健康行为的可能性越大。

3.行为转变阶段模式(TTM)

又称跨理论模型，该理论认为人的行为变化是一个连续的、动态的、逐步推进的过程，在不同的行为阶段，每个改变行为的人都有不同的需要和动机，对目标行为会有不同的处理方式。行为转变所处 5 个不同的阶段及相应处理策略如下。

(1)没有准备阶段：处于这一阶段的人对行为转变毫无思想准备，他们不知道或没有意识到自己存在不健康的行为的危害性，对于行为转变没有兴趣。如“我不可能有问题”“吸烟不可能引起冠心病”。

转变策略：帮助提高认识，推荐有关读物和提供建议。

(2)犹豫不决阶段：人们开始意识到问题的存在及其严重性，考虑要转变自己的行为，但仍犹豫不决，如“我知道吸烟不好，总有一天我要戒烟”、“锻炼确实对健康有好处，但是我现在还不想”。

转变策略：需要帮助促进行为转变，协助他们拟定行为转变计划。提供转变该行为的技能，指导行为转变的方法和步骤。

(3)准备阶段：开始做出行为转变的承诺(向朋友和亲属宣布行为转变的决定)并有所行动，如向他人咨询有关转变某行为的事宜，购买自我帮助的书籍，制定行为转变时间表等。

转变策略：提供规范性行为转变指南，确定切实可行的目标。采取逐步转变行为的步骤，并寻求社会支持，克服在行为转变过程中可能出现的困难。

(4)行动阶段：人们已经开始采取行动，如“我已经开始锻炼”“我已经开始戒烟，并谢绝敬烟”。

转变策略：争取社会的支持和环境的支持(如从家里和办公室移走烟灰缸，不购买高脂食品，张贴警示标语等)，请行为转变成功者现身说法，并征得同伴的帮助，支持其行为转变。

(5)维持阶段：人们已经取得行为转变的成果并加以巩固。在这一阶段要得到本人的长期承诺，并密切监测，以防止复发。许多人取得了行为转变成功之后，往往放松警戒而造成复发。

转变策略：肯定其承诺和目前所取得的成功，识别存在的诱惑并解决，创造支持性环境和建立互助组等。

(二)健康教育的主要形式

按健康教育的内涵分为两类：一类是以患者为中心，称临床健康教育或患者健康教育，是针对到医院接受医疗保健服务的患者及其家属所实施的健康教育活动，其目的是提高患者及家属的保健知识及保健技能，以促进康复；另一类是以健康为中心，针对社区健康群体所实施的健康教育活动，其目的是预防疾病、维护与促进健康、提高人群的生活质量。

健康教育的核心是教育人们树立健康意识、促使人们改变不健康的行为生活方式，养成良好的行为生活方式，以降低或消除影响健康的危险因素。健康教育应该提供改变行为所必需的知识、技能与服务，并且促使人们合理的利用这些服务。因此，健康教育内容既要科学性，又要注意普及性和实用性，满足老年人及其陪护家属的需要。根据不同个体或群体，采取不同的健康教育方式。

1.宣传栏、宣传资料等书面形式

将疾病知识制作成报纸、宣传卡片或宣传手册等，通过简明、形象、生动的文字描述使人们易于接受和掌握，从而达到健康教育目的。其优点在于：①便于保存和查阅；②可以广泛传播，作用时间较持久。

2.视听教育法

利用现代化的视听系统（声、光、电）来进行的健康教育形式。此法可以使患者更加直观地认识疾病，从而配合治疗。

3.定期集中教育

采取定期集中教育的方法，进行防病及保健知识教育。

4.小组教育

采取小组教育的方法，对同类健康问题的群体进行保健、康复等教育。

5.个别教育

采取个别教育的方法，对特殊个体及家属进行疾病知识，自我监测及家庭照顾教育。

6.社会宣传教育

指医疗机构根据当地卫生主管部门的部署和要求及机构本身的工作需要，向社会人群进行的普及教育。如在重大节日或重点疾病预防控制活动中，组织医护人员上街宣传，开展卫生咨询服务，举办卫生科普展览等。

参考文献

[1] 陈锦贤.老年医学临床实践[M].北京:中国协和医科大学出版社,2018.
[2] 董碧蓉.新概念老年医学[M].北京:北京大学医学出版社,2015.
[3] 张伟新,王港,刘颂.老年心理学概论[M].南京:南京大学出版社,2015.
[4] 朱梅初,薛萍.全国医药高等学校规划教材老年病学[M].北京:科学出版社,2018.
[5] 中国发展研究基金会.中国老年人营养与健康报告[M].北京:中国发展出版社,2016.
[6] 徐军.常见老年慢性病的防治及护理[M].杭州:浙江大学出版社,2016.
[7] 徐守宇,林坚,孙里杨.老年病的现代康复[M].杭州:浙江大学出版社,2017.
[8] 严忠浩.常见老年病家庭康复操作指南[M].长沙:湖南科学技术出版社,2017.
[9] 宋明进,姜晓静,张居卫.老年病诊疗与护理[M].青岛:中国海洋大学出版社,2015.
[10] 肖子曾.老年常见病中医养生保健手册[M].北京:人民军医出版社,2015.
[11] 陈敖忠.常见老年病防治指导[M].郑州:河南科学技术出版社,2017.
[12] 王飞.全国中医药行业高等教育“十三五”规划教材中医老年病学[M].北京:中国中医药出版社,2017.
[13] 孔冰,孔明,高原.老年常见心血管病的防治[M].济南:山东科学技术出版社,2017.
[14] 赵瑞娟,杨俊慧,段凯强.老年疾病临床诊疗技术[M].北京:中国医药科技出版社,2016.
[15] 孟昭泉.中老年常见病诊疗手册[M].北京:金盾出版社,2017.
[16] 王丽,钮美娥,汪小华.老年慢病患者护理手册[M].苏州:苏州大学出版社,2017.
[17] 杨建宇,史晓,李青.药王孙思邈老年病调养验案妙方[M].郑州:中原农民出版社,2016.
[18] 刘丽萍,万军.老年人安全用药速查[M].北京:人民军医出版社,2014.
[19] 石翔,王福军.老年心血管病用药手册[M].北京:人民军医出版社,2016.
[20] 孟昭泉.中老年常见病药食宜忌[M].北京:中国中医药出版社,2016.
[21] 盛立军.现代老年肿瘤学[M].济南:山东科学技术出版社,2017.
[22] 董文哲,吴国忠.老年人合理用药[M].上海:复旦大学出版社,2015.
[23] 吴仕英,费新潮.老年疾病预防与康复保健[M].成都:四川大学出版社,2015.
[24] 曾慧,张静.老年护理学[M].武汉:华中科技大学出版社,2017.
[25] 荣湘江,陈雪丽.老年康复评定[M].北京:人民体育出版社,2014.
[26] 王清,王胜今.老年常见疾病读本[M].北京:学习出版社,2017.
[27] 沈利亚.实用临床老年病学[M].长沙:湖南科学技术出版社,2014.
[28] 陈敖忠.常见老年病防治指导[M].北京:人民军医出版社,2014.